U1006344

— 护航生命早期1000天系列 —

优孕胎教育婴

陈宝英 主编

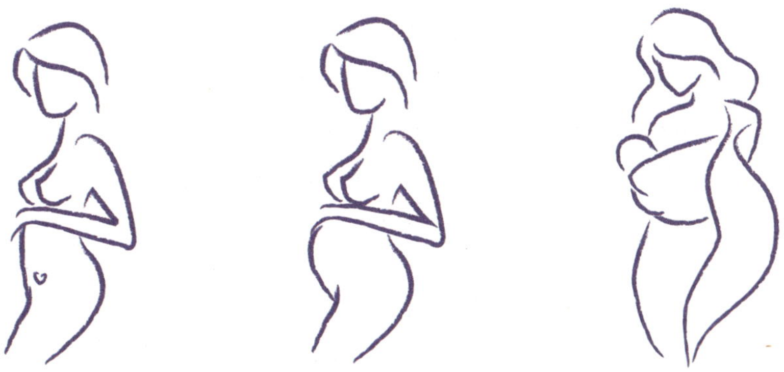

四川科学技术出版社

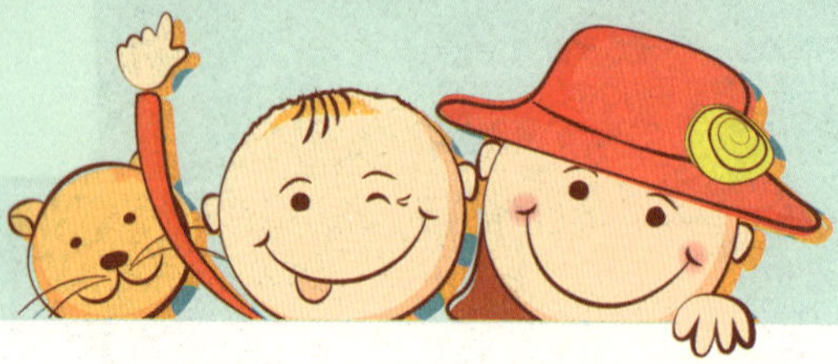

前 言

如果你是初次怀孕，你可能以为怀孕只是意味着早期会反胃，分娩会疼痛，然后你就收获了一个美好的小天使。

事实上，这个过程可能比想象的要艰难且不美好得多。

对很多女性来说，反胃甚至会持续整个孕期，而除了反胃，还有便秘、皮肤瘙痒、妊娠纹、静脉曲张、漏尿等等难以启齿的身体不适。

伴随着一声响亮的啼哭，孩子平安降生，你以为生活拉开了美好的新篇章，但是，孩子的到来对你来说是更大的考验，你开始涨奶、缺觉，无比期待一份自由……

值得庆幸的是，即使这个过程无比艰辛，身在其中的你，也一定有着满溢的期待和幸福，因为，妊娠、分娩、育儿，你正在做一件伟大的事情——培育一个生命。

没有哪位妈妈天生就有孕产和育儿的天赋，都是在书本、专家，以及过来人的指导下通过自己的实践和摸索，从而找到最适合自己的孕产与育儿方式。

本书从孕前、孕期、产后，一直到宝宝3岁，给新手妈妈详尽而实用的孕育知识及生活指导，帮助你解决在整个孕产、育儿过程中遇到的几乎所有的问题。让你在面临孕育问题时不再茫然不知所措。

妊娠、分娩、育儿，相信本书是陪伴你走过这三个孕育阶段的最佳孕育指导手册。

CONTENTS
目录

Part 1 提前准备怀上最棒一胎

备孕资讯大全

孕前应养成饮食营养好习惯

孕前调整日常生活习惯

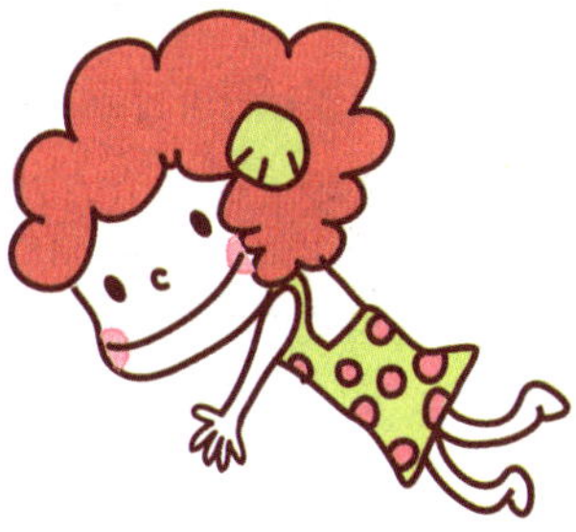

Part 2 怀孕胎教十月方案

孕1月，好“孕”来了吗？

孕2月，是小胚胎啊

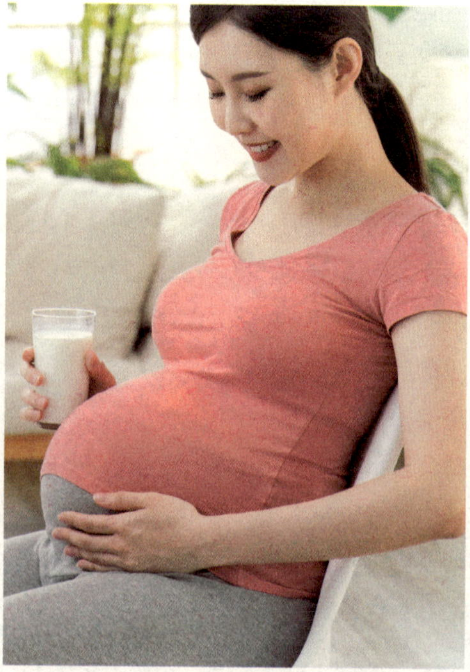

Part 3 0～3岁育婴指导

0～1个月，吃饱就睡

2～4个月，互动越来越多

5～8个月，小家伙出牙了

9～12个月，宝宝断奶期

1～2岁，可以进行有效的亲子交流

2～3岁，飞速成长

Part 1

提前准备 怀上最棒一胎

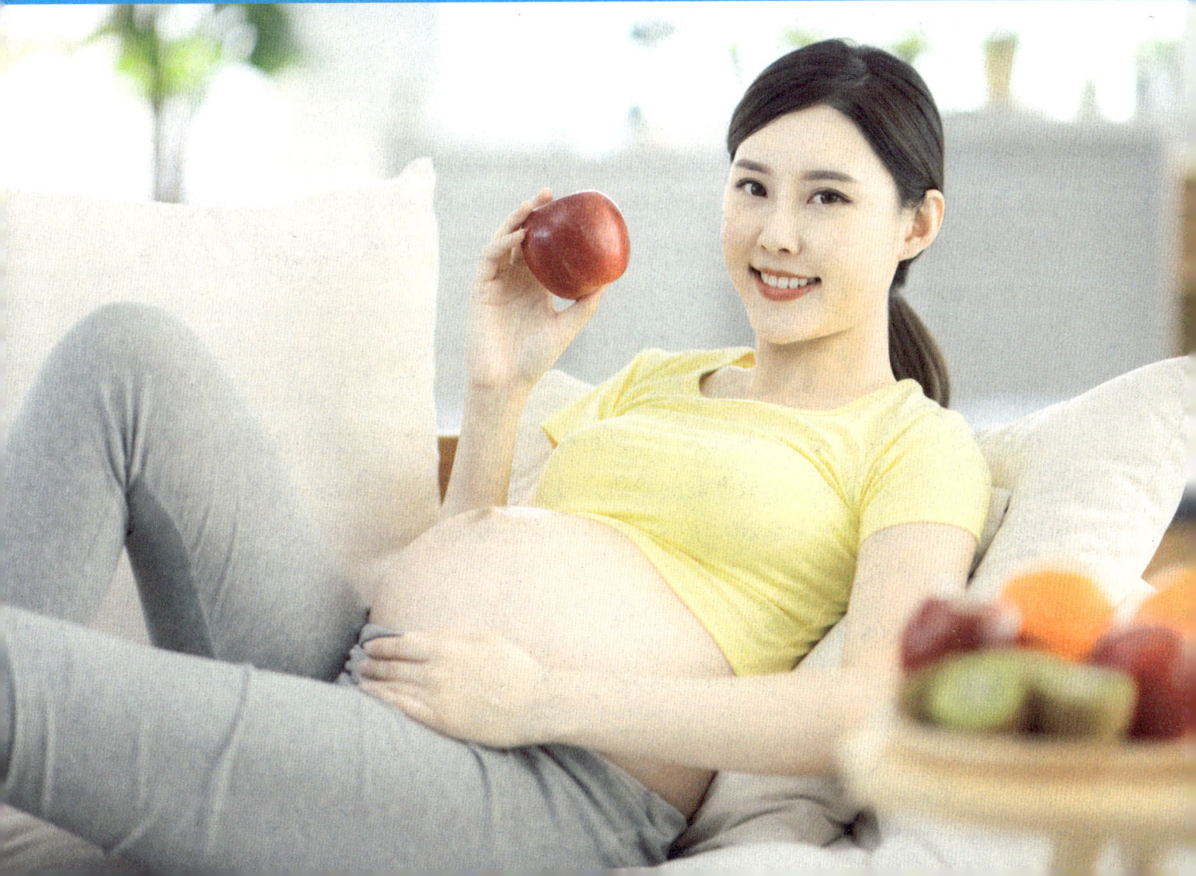

备孕资讯大全

进行遗传优生咨询

凡有不良孕产史、家族遗传病史、高龄孕妇以及早期有感染病史、放射线接触史、有害工作或生活环境接触史、特殊用药史等危及胚胎生长发育情况的准妈妈均可到产前诊断门诊进行遗传优生咨询，以保证生育一个健康、聪明的宝宝。

最常见的10种情况

❶ 高龄准妈妈。

❷ 有不良生育史的准妈妈，如生育过先天畸形、唐氏综合征以及其他染色体异常患儿等。

❸ 有反复流产、难孕、不能解释的胎儿围产期死亡（主要是多发性先天畸形）史的准妈妈。

❹ 夫妻一方是染色体平衡易位携带者。

❺ 有家族性遗传疾病史或夫妻一方患有遗传疾病。

❻ 备孕期有可疑致畸病毒感染的准妈妈。

❼ 备孕期使用过致畸药物如抗肿瘤药物、孕激素等的准妈妈。

❽ 备孕期有有害物质接触史如大剂量放射线等的准妈妈。

❾ 患有慢性疾病如胰岛素依赖性糖尿病、癫痫、甲状腺功能亢进（简称甲亢）、自身免疫性疾病、慢性心脏病、肾脏病等的准妈妈。

❿ 产前筛查高危者如唐氏综合征或NTD筛查高危的准妈妈。

遗传咨询需要夫妻双方一起去

遗传咨询时最好是夫妻双方都去门诊进行咨询，这样一方面能向咨询医师提供全面的信息，以便咨询医师作出最准确的诊断，另一方面咨询过程也是一个有关遗传病的简短教育过程，有助于夫妻双方统一对遗传病的正确认识，并能相互协作、及时决定预防遗传病再发的对策。

如实回答医生的提问

进行遗传优生咨询时不应为隐私或其他原因隐瞒或提供假信息，以免误导诊断结果。

我国法律规定医生有义务为患者保守医疗秘密，咨询时不必担心隐私泄露。

这些疾病孕前须治愈或稳定

要预防带病怀孕，最好的办法就是在实施孕产计划之前，去医院做一个全面的体检，因此孕前体检这一关是一定不能省略的环节。如果孕前患有一些不宜怀孕的疾病时，应积极治疗，待康复后再受孕。

贫血

贫血是一种女性常见病，严重贫血不仅给准妈妈带来痛苦，而且孕后会对胎宝宝发育造成不利影响。

建议准妈妈在孕前就做好防治贫血的措施，如果属于缺铁性贫血，可以采用食疗的方法来减轻症状，如仍不好转，应在医生指导下服用营养素，待贫血基本被纠正之后，方可怀孕。

高血压

高血压的准妈妈在怀孕后期将很难控制血压的急剧变化，会使胎宝宝营养供应受到影响，易发生胎盘早剥。

如果孕前患有高血压，应按医生嘱咐进行合理治疗，把血压控制在允许的水平，自觉症状基本消失后再妊娠，孕后应更加注意孕期检查，经常测量血压。

肾脏病

严重的肾脏病均不宜妊娠，否则容易出现子痫，而且往往比较严重，出现早产、流产等现象。

症状较轻且肾功能正常的准妈妈，经医生允许可以妊娠，但要经过合理治疗，必须把浮肿、蛋白尿和高血压等主要症状控制住，妊娠后也应警惕子痫的发生，多听取医生的建议。

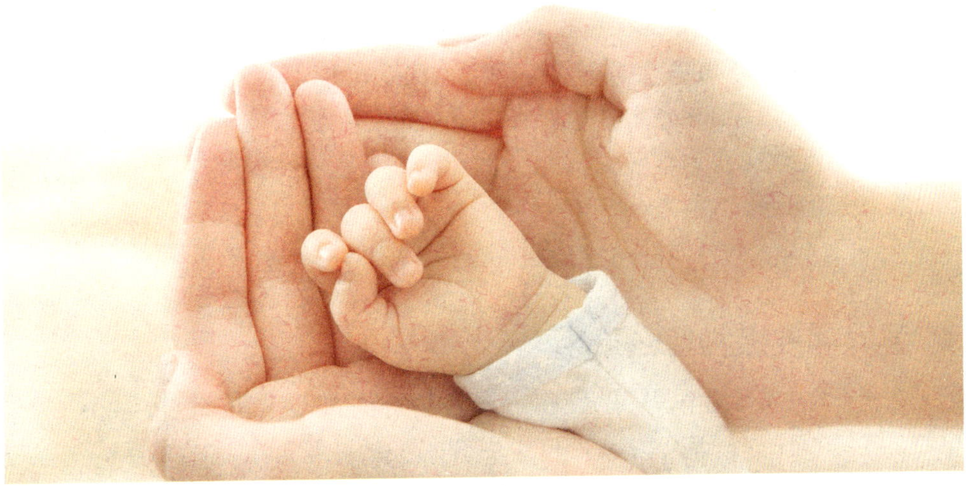

肝脏病

肝脏在怀孕后的负担增加，如果肝脏有病，怀孕会使病情恶化，而且还容易出现子痫。因此，应在肝脏疾病治疗好转之后，再考虑怀孕，而且孕期一定要加强监护。目前，对肝脏病的治疗，方法比较多，效果也很好，一般都可以把病情控制住。

糖尿病

糖尿病患者如果怀孕，病情往往变化很大，一般情况下，妊娠会加重糖尿病的病情，而且危害胎宝宝，如果治疗不及时或发生其他感染，很容易出现酮症酸中毒，发生危险。

糖尿病患者的患病程度不同，可能出现的情况也不相同，如属于轻型，不用胰岛素就可以控制住血糖，体质也好，可以在正确治疗控制好血糖的情况下受孕，孕后要注意加强产前检查和自我保健。

心脏病

所有患心脏病的女性都必须经医生允许方可受孕，因为心脏病患者在孕晚期很容易因无法负担分娩任务而发生心力衰竭。

心脏病患者在怀孕后可能需要应用一些药物，甚至必须在医院住院接受治疗和监护，不可大意，整个孕期应取得医生的指导。

饮食起居建议：孕期要注意休息，每日至少保持10小时的卧床休息和睡眠，并要注意防止情绪过度激动，孕晚期要吃得清淡些，并预防贫血和感冒，即使出现轻微感冒也应立即治疗，因为感冒容易引起心力衰竭。

阴道炎

阴道炎症会影响受孕，如果准妈妈患有阴道炎，应抓紧治疗，一般只需10余天就可以治愈。

急性传染病

如果夫妻一方或双方患有急性传染病，如流感、风疹、传染性肝炎、活动性肺结核、病毒性脑炎、伤寒、麻疹等时，暂不宜受孕，否则容易造成胎宝宝畸形，应先治愈。肺结核患者在治愈之前不应当怀孕，否则会传染给胎宝宝，并有导致早产、流产的危险。肺结核的治愈率很高，但经过药物治疗后，还应定期进行健康检查，确认已经完全治愈后，才能考虑怀孕。

孕前需要接种什么疫苗

在所有的疫苗种类中，只有乙肝疫苗和风疹疫苗需要在怀孕前注射，建议计划怀孕的准妈妈在孕前3个月做乙肝病毒和风疹病毒检查，再决定是否需要接种。

以乙肝病毒检查为例，如果多种病毒标志物均为阴性，说明没有保护性抗体，可以注射乙肝疫苗，而若乙肝表面抗体呈阳性，表示已经获得有效的保护性抗体，就没有必要再接种乙肝疫苗了。

是否注射风疹疫苗可以按照同样的方法判断。

乙肝疫苗

注射时间：至少应该在孕前3个月进行注射。

注射效果：免疫率可达95%，免疫有效期在7年以上，如果有必要，可在注射疫苗后5～6年加强注射一次。

注意：注射风疹疫苗和乙肝疫苗前，一定要先确认被注射人没有感染风疹和乙肝病毒。

风疹疫苗

注射时间：至少在孕前3个月。

注射效果：有效率在98%左右，可以达到终身免疫。

温馨提醒

疫苗在人体内一般3个月左右才开始起作用

无论注射何种疫苗，都应遵循至少提前3个月注射的原则，因为疫苗在人体内需要大约3个月时间才会产生抗体。

学会找排卵期

由于卵子排出后可存活1～2天；精子在女性生殖道里可存活2～3天。因此，在排卵前2～3天和排卵后1～2天性交（也就是基础体温上升的前2～3天，后1～2天）最宜受孕。

从排卵期的第一天开始，保持两天一次的性生活频率易受孕，暂时不想怀孕的话，就要避开这几天，并且采取避孕措施。

通过月经周期推算

如果月经周期是稳定的28天或者其他天数，从月经来潮的第一天算起，倒数14天就是排卵日，排卵日及其前5天和后4天加在一起称为排卵期。不过这个方法不太适合月经不规律的准妈妈使用。

通过白带观察

大多数时候，白带比较干、比较稠，也比较少，而在两次月经中间的那几天，白带又清又亮又多，像鸡蛋清，更像感冒时的清水样鼻涕，这几天就是排卵期。这是由于排卵时产生了较高浓度的雌激素，作用于宫颈口的柱状上皮细胞，使它们分泌大量白带。

个别女性在排卵期会出现白带有血的情况，不用担心，这并不会影响卵子的质量，假如伴随严重的腹痛，最好去医院检查。

用排卵期预测产品测试

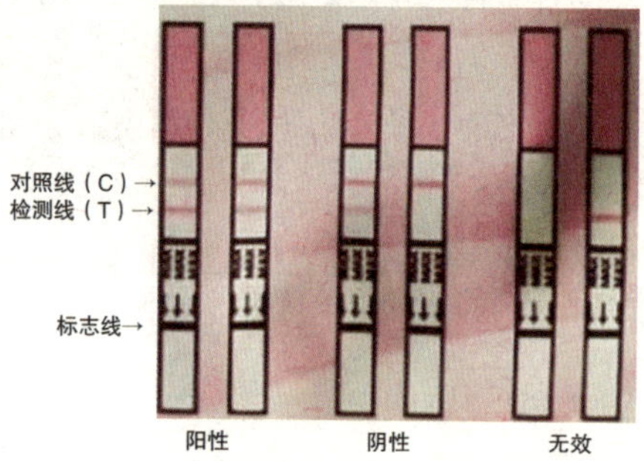

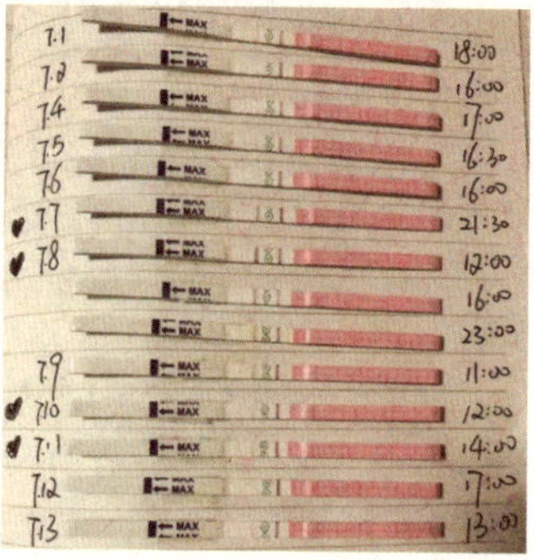

比如排卵试纸或排卵检测仪等，它们可以测到排卵前尿液中的黄体生成素（LH）激增，一般能提前12～36小时预测排卵，使用方法也较为简单。不过它们的测试结果也并非完全可靠，因为即便没有排卵，黄体生成素也可能会升高。

温馨提醒

排卵期出血应看情况决定是否同房

出血量极少的情况下是可以同房的，且不影响受孕，但要注意性交时的卫生，以免炎症感染。如果准妈妈经常有排卵期出血，且出血量过多，最好暂停同房，并去医院进行诊治。

流产之后再怀孕需要注意什么

发生流产一定是有原因的。

流产后再怀孕前要先检查身体

流产后再次怀孕之前，要先到正规医院做详细的孕前检查，查找前次流产原因，在医生指导下怀孕。检查的项目可能会是以下这些方面。

1 精子检查，早期流产多为精子、卵子异常或者受精卵异常，因此可做精卵检查，但由于卵子检查比较困难，因而可以只做精子检查。

❷ 染色体检查，染色体异常所致流产占全部流产的30.5%～54.9%，这种情况在自然流产中尤其常见。

❸ 准妈妈身体检查，如有无感染，有无内分泌异常（如甲亢或甲状腺功能减退、糖尿病等），有无免疫方面异常（如母体内是否存在特殊的抗体等）。

❹ 营养检查，有无营养缺乏（如叶酸缺乏）等。

❺ 所处环境检查，是否接触铅、汞等有毒物质，是否接触X线等放射物质等。

❻ 生殖器官检查，是否有影响怀孕的病变（如宫颈内口松弛症）等。

❼ 血型检查，检查夫妻双方的ABO、Rh血型及有关的抗体等，推测是否可能出现母儿血型不合的问题。

流产后再怀孕需要多长时间

一般认为流产后过半年到一年再怀孕较好。一来准妈妈的身体和生殖器官能得到充分的休息、调养和功能的恢复，等身体器官各方面功能正常了，更有利于受孕怀胎、母胎健康以及优生优育。二来如果第一次流产是因受精卵异常或患病所致，那么两次妊娠相隔越远，再次发生异常情况的机会就越少。

流产后注意事项

❶ 流产后需要休养半个月左右的时间，在此期间要注意卧床休息，保证充足的睡眠。

❷ 饮食方面注意营养搭配，保证蛋白质的摄入，如鸡蛋、牛奶、鱼、禽、畜肉类等。多吃蔬菜和水果，少吃生冷、油腻、辛辣的食物，以免刺激肠道引起消化不良。

❸ 保持阴部清洁，每日清洗外阴；禁止盆浴，以免污水流入阴道引起感染。

❹ 由于子宫有新的创伤，阴道流血易发生逆行感染，因此流产后一个月内禁止性生活。

❺ 休息期间适当活动，以利于子宫内积血的排出。细心观察出血情况，若阴道流血超过一周，甚至伴有下腹痛、发热、白带浑浊有臭味等异常表现，就应及时到医院复诊。

温馨提醒

流产后再怀孕要及时做B超检查

有过流产经历后再次怀孕，一定要及时做B超检查，看胚胎是否正常，因为流产会增加胎盘前置的概率，此外流产还会伤害到子宫内膜，产后出血概率加大，因此临产时需要提前跟医生商量储备一定量的血，以备不时之需。

孕前应养成饮食营养好习惯

准妈妈提前补充叶酸

叶酸的主要作用是预防胎宝宝出生缺陷。同时，叶酸还是胎宝宝大脑神经发育必需的一种营养素，对胎宝宝的细胞分裂、增殖和各种组织的生长也有着重要的作用。孕前及孕期坚持补充叶酸，可将新生儿神经管缺陷（胎儿神经管缺陷主要表现为无脑儿、脑膨出、脑脊髓膜膨出、隐性脊柱裂、唇裂及腭裂等。临床表现为足畸形，小便失禁，下肢麻木无力）发生率降低70%，还可防止低体重儿、早产等。

从孕前3个月就开始补充

准备怀孕的女性最好从孕前3个月开始科学地补充叶酸，为什么这么早就开始补充呢？因为孕早期（3～6周）是胎宝宝中枢神经系统生长发育的关键时期，而当准妈妈知道自己妊娠时，月经已过期1～2周，这时胎宝宝的脊索已形成，许多预防神经管缺陷的措施已经无效。所以，准妈妈最好从孕前3个月就开始补充叶酸，最早至孕早期结束，有条件的话建议整个孕期都坚持服用。

每天补充0.4毫克

叶酸的摄入并非越多越好，世界卫生组织推荐准妈妈每日摄入叶酸400微克，即0.4毫克。如果过量摄入叶酸（每天超过1毫克），反而会干扰准妈妈的锌代谢，锌一旦摄入不足，就会影响胎宝宝的发育。

建议准妈妈从孕前3个月开始，直到怀孕后3个月，每天坚持补充0.4～0.8毫克叶酸。进入孕中期之后，可以每天补充0.4毫克。

需要注意的是，如果你在孕前有过长期服用避孕药、抗惊厥药史，或是曾经生下过神经管缺陷宝宝，则需在医生指导下，适当调整每日的叶酸补充量。

补多久

叶酸是一种水溶性维生素，也是一种人人都需要的营养素。在正常饮食下，每日服用一片（0.4毫克）叶酸片，可维持体内叶酸水平，这种小剂量的增补剂一般不会引起过量。即使服用叶酸3个月后没有如期受孕，也可以继续补充直至怀孕。

漏服了隔天补起可以吗

叶酸片必须天天服用，最好不要漏服，如果漏服了也不要补服。因为叶酸在体内存留时间短，漏服一天体内水平就会降低，补服无效。不过，我们每日的饮食中也会摄入叶酸，如果只是偶尔一两次漏服，也没有关系。

选择哪种叶酸补充剂呢

如今市面上有很多叶酸增补剂，一般每片0.4毫克。每天只需要服用一片叶酸就能满足一天的叶酸需求。所以，建议准妈妈买这种叶酸增补剂来补充叶酸。

除了叶酸片，还有不少专门针对准妈妈的营养素制剂以及孕妇奶粉等，也有含适量的叶酸。建议准妈妈认真查看营养素制剂、孕妇奶粉中的叶酸含量，以避免重复补充叶酸，导致叶酸摄入过量。

巧用食物补叶酸

富含天然叶酸的食物有很多，包括动物肝脏、豆类、深绿叶蔬菜（如西蓝花、菠菜等）、葵花子、花生和花生酱、柑橘类水果和果汁、豆奶和牛奶等。你可以多摄入以上含叶酸较丰富的食物，以保证身体每天所需的叶酸量。

此外，长期服用叶酸可能会干扰体内的锌代谢，也会影响胎宝宝的发育。所以，准妈妈在补充叶酸的同时，还要注意补锌。

温馨提醒

改变烹调方式，减少叶酸流失

叶酸容易受光和热的影响而失去活性。因此，蔬菜要尽量吃新鲜的，贮存越久，叶酸损失就越多；烹调方式最好采用蒸、微波、大火炒的方式，避免长时间炖煮或高温油炸。

补充叶酸的食谱

水果酸奶

材料：香蕉、猕猴桃、草莓等水果各适量，酸奶1杯。

做法：

1.香蕉去皮，切成小方块；猕猴桃去皮，切成小方块；草莓洗净，去蒂后，对切后再切成4块。

2.把切好的水果丁放入碗内，淋上酸奶，以没过水果为好，拌匀即可。

莴笋木耳炒鸡蛋

材料：莴笋1根，鸡蛋2个，木耳2朵，油适量。

调料：盐适量。

做法：

1.莴笋去皮、去叶洗净切成丝；鸡蛋打入碗内调成蛋液；木耳泡发洗净切成细丝。

2.起锅热油，倒入蛋液炒成松散蛋块，放入木耳、莴笋丝炒熟，调入盐，炒匀即可。

改掉不良饮食习惯

偏食挑食

偏食的人容易缺乏某些营养素，这样不仅对身体健康不利，还会影响精子和卵子的质量，不利于怀孕。所以，有偏食习惯的准爸妈，最迟在孕前10个月就要开始调整自己的饮食结构和习惯。每天吃齐四类食物，五谷、蔬果、豆乳类和鱼蛋肉类，每周还要适量食用一些坚果、菌藻类等食物，做到营养全面均衡，以形成最优良的精子与卵子，保证怀上最棒的一胎。

食品过精、过细

食品过精、过细和过粗都不好，真正科学的饮食方法是粗细搭配着吃，特别是对于正备孕的准妈妈来说，饮食不应该太过精细，因为食物做得太精细一是可能造成营养丢失，二是一味吃细粮以及鸡蛋、牛奶等太精细的食物，很容易导致维生素B_1的缺乏和便秘。

吃过甜、过咸、过辣

糖代谢过程中会大量消耗钙，吃过甜食物会导致孕前和孕期缺钙，且易使体重增加；过咸食物会使体内钠含量超标，从而容易引起孕期浮肿；辣椒、胡椒、花椒等调味品刺激性较大，多食会影响消化功能，引起便秘，建议在计划怀孕前3～6个月停止或减少食用辛辣食物。

无节制进食

加强营养没错，但不可无节制地进食。无节制地进食首先对消化不利，其次容易引起肥胖，而肥胖不仅会影响内分泌功能，不利于受孕，还会增加孕期患妊娠高血压综合征、妊娠糖尿病的概率。

温馨提醒

孕前准妈妈每天摄入食物量

中国营养学会建议孕前准妈妈每天摄入：油25～30克；盐＜6克；奶类及奶制品300克；大豆类15克及坚果10克；瘦畜禽肉类40～65克（每周一次动物血或畜禽肝脏）；鱼虾类40～65克；蛋类50克；蔬菜类300～500克；水果类200～350克；谷类、薯类及杂豆250～300克；水1 500～1 700毫升。

准妈妈多吃补益卵子的食物

下面推荐一些能够补益卵子，提高准妈妈受孕能力的食物。

富锌食物

锌有助于提高受孕能力，它也有助于提高卵子活力，因此准妈妈要有意识地多吃一些含锌的食物。我们推荐给准妈妈的食物有：

植物性食物：包括豆类、花生、小米、萝卜、大白菜等。

动物性食物：以牡蛎含锌最为丰富，牛肉、鸡肝、蛋类、猪肉等含锌也较多。

其他食物：金枪鱼、芝麻、花生仁、核桃等。

富含抗氧化物质的食物

提高卵子的质量主要是要防止卵子被氧化，这与精子活力的保持是一样的，维生素E有助于提高精子活力也是这个道理，因此准妈妈可每天吃一些富含维生素C等抗氧化物质的食物。这类食物包括番茄、橙子、苹果等新鲜蔬果。

豆浆

准妈妈每天喝一杯豆浆可起到调整内分泌的作用，帮助月经周期保持正常，坚持一个月能明显改善心态和身体素质。

其他食物

中国传统医学认为，红枣、无花果、山药等食物会让女性面色红润，月经规律，也可提高卵子质量，保持良好孕力。

温馨提醒

对的食物能保持并改善孕力

保证卵子的活力有利于形成优质的受精卵，增强孕育能力，更有助于生出健康聪明的宝宝。所以，准妈妈的食物一定要注意加以选择，因为不正确的饮食有可能损害孕力，而对的食物则有助于保持并改善孕力。

准爸爸要少吃“杀精”食物

准爸爸在饮食上还要注意避开一些会降低精子质量和数量的“杀精”食物。

油炸烧烤食物

炸鸡、炸薯条、烧烤等油炸烧烤食物，其中含有丙烯酰胺，可导致男性少精、弱精。少精、精子活力下降的情况，与微量元素锌的缺乏有关系，如果准爸爸以往吃油炸烧烤类食物较多，可多吃些牡蛎、虾皮、动物肝脏、紫菜、芝麻、花生等食物来改善。

含咖啡因的食物

咖啡、浓茶、可乐、巧克力等食物中含较多咖啡因，咖啡因会使交感神经活动频繁，这也是它们可以提神的原因，同时它会让控制人体夜间活动的副交感神经受到压抑，使得准爸爸性欲减退。

含反式脂肪酸的食物

奶茶、饼干、巧克力、沙拉酱、炸面包圈、薄煎饼、奶油蛋糕、方便面等食物，其中多含反式脂肪酸，这种物质会减少准爸爸激素的分泌，降低精子活性，中断精子在身体内的反应过程。

温馨提醒

改正不良生活习惯可令精子更健康

有些生活习惯也会损害精子健康，如久坐、抽烟、蒸桑拿、穿紧身裤、把手机放在裤兜里等，准爸爸一定要及时改正。

准妈妈助孕营养菜式

大枣红糖姜水

材料：红糖、无核金丝枣、姜片各适量。

做法：

1.将红糖、无核金丝枣、姜片放入炖煮的容器中。

2.向容器中注入适量清水，加盖炖煮半个小时即可。

功效：

大枣红糖姜水可以用来暖宫，有调经理带的作用，平时适当地服用也有保健强身、补血益气的作用，但不要在月经期间服用，以免血量过多，也不能多喝，否则容易上火。

小提示：

以上材料直接用热水泡着喝也是可以的，由于红糖、枣中糖分较多，因此糖尿病患者不宜服用，燥热体质且易水肿的准妈妈也不应多吃金丝枣，以免加重水肿。

金钱鸡腿

材料：鸡腿500克，熟香肠1根（50克，长短应与鸡腿一致），葱花10克，姜片10克，纱布、线绳适量。

调料：卤汁（可在超市购买）1 000克，料酒1大匙（15克），盐5克，芝麻油少许。

做法：

1.鸡腿顺长切开，去骨，拍断筋膜，撒上盐、料酒，使之有基本味。

2.将鸡腿肉摊平，放上香肠，卷起，用干净纱布包紧并用线绳扎牢封口。

3.锅内放适量卤汁、葱花、姜片、料酒及适量清水烧开，投入鸡腿，大火烧煮片刻，改小火焖煮，待鸡腿熟透后捞出，拆去线绳，纱布，投入原卤汁内腌浸。

4.食用时，将浸过卤的鸡腿改刀摆在盘内，原卤汁加少许芝麻油调匀，浇在鸡腿上即可。

功效：

这道菜对于月经不调、畏寒怕冷、乏力疲劳、虚弱、营养不良等有很好的食疗作用，鸡腿肉中蛋白质含量较高，且消化吸收率高，可增强体力、强壮身体，适合备孕人群食用。

小提示：

鸡腿裹扎后如不用卤煮，也可上笼蒸制，但蒸后应浸在卤汁内，以保持成品的质感和风味。

米酒炒海虾

材料：鲜海虾400克，米酒250克，葱花、姜末、植物油适量。

调料：盐5克。

做法：

1.海虾洗净去壳，放入米酒中浸泡10分钟，捞出控净水分。

2.热锅中放植物油烧热，加葱花爆锅，再加入虾、盐、姜末翻炒至熟即可。

功效：

此菜可温肾补气，养血调经，对于肾阳虚衰、宫寒而可能引起的不孕有较好的防治效果。

小提示：

虾忌与含有鞣酸的水果同吃，如葡萄、石榴、山楂、柿子等，否则会降低蛋白质的营养价值，还可能引起人体不适，出现呕吐、头晕、恶心和腹痛、腹泻等症状。

生地莲藕猪骨汤

材料：猪脊骨500克，莲藕500克，生地100克，红枣（去核）10枚。

调料：盐适量。

做法：

1.生地、莲藕、红枣洗净；猪脊骨洗净，斩成小块。

2.锅内放适量清水煮开，将所有准备好的材料放入，大火再次煮开，改小火煲3小时，加盐调味即可。

功效：

此汤可养血和血、润色美肤，对于血虚血躁、面色无华或面色暗淡有较好的防治效果。

小提示：

如果备孕期间贫血严重，宜用熟地代替生地；若感冒未愈，也应慎用本汤。

葱姜炒螃蟹

材料：螃蟹500克，猪油（炼制）75克，大葱150克，姜25克，大蒜（白皮）5克。

调料：料酒1大匙（15克），酱油10克，淀粉1小匙（5克），盐5克，鸡精5克，白糖、胡椒粉、芝麻油各少许

做法：

1.把螃蟹腹部朝上，用刀沿脐甲的中线剁开，揭去蟹盖，刮掉鳃，洗净。

2.剁去蟹螯，每个螯都切成2段，再用刀拍破螯壳，然后将每个半蟹身再各切为4块，每块各带1爪，待用。

3.葱姜洗净，葱切段，姜切丝，蒜剁泥，淀粉加水调成水淀粉。

4.炒锅用大火烧热，下猪油适量，烧至六成热，下葱段翻炒片刻，加姜丝、蒜泥炒香，下蟹块炒匀。

5.加盖略烧，至锅内水分将干时，下猪油10克，调入芝麻油、料酒、胡椒粉、盐、鸡精、白糖、酱油炒匀，用水淀粉勾芡便可出锅。

功效：

此菜可活血清瘀、杀菌解毒，此外螃蟹和大葱均含有丰富的蛋白质及微量元素，对身体有很好的滋补作用。

海带豆腐汤

材料：海带20克，豆腐100克，五花肉50克，葱2根，姜2片，植物油适量。

调料：高汤1碗，大酱1大匙，料酒1大匙，鸡精适量。

做法：

1.海带洗净，放在清水中泡发，捞出，切成粗丝；豆腐洗净，切成3厘米见方的块；五花肉刮洗干净，切成片；葱洗净，切成末；姜洗净。

2.锅内放入适量植物油，烧热，放入五花肉片、姜片，中火煸至肉片两面微黄，盛起。

3.煸过五花肉的锅内放入豆腐，煸至豆腐四面呈黄色，注入适量高汤，放入海带丝、五花肉片，调入大酱、料酒、鸡精，大火烧开，转小火，炖至熟，起锅前撒上葱末即可。

功效：

豆腐性平味甘，具有清热润肺、养胃、解毒、止汗等功效，海带能清除多余胆固醇，也能阻止人体吸收铅、镉等重金属，豆腐与海带的搭配还能避免碘流失。

小提示：

海带尽量用清水泡6个小时左右，这样口感会好一些。

准爸爸养精营养菜式

山药汤

材料：山药300克，白糖50克。

做法：

1.将山药去皮，洗净，切成块。

2.锅内加适量清水，用大火烧开，将山药块倒入锅内煮熟，然后捞出入凉水浸泡。

3.白糖加适量清水入锅烧沸溶化，然后晾凉。

4.把山药块沥干放入碗中，淋入冷白糖汁即可。

功效：

山药能补肾气，强身体，补气益精，非常适合准爸爸食用。

海鲜粥

材料：粳米100克，虾仁50克，鲑鱼肉50克，牡蛎50克，乌鱼50克，姜丝适量。

调料：盐、料酒、胡椒粉各适量。

做法：

1.粳米淘洗干净，加清水熬煮成粥。

2.虾仁洗净，剔去肠泥；乌鱼洗净，十字切花；鲑鱼、牡蛎洗净，去杂质。

3.待粥煮烂后，加入虾仁、乌鱼、鲑鱼、牡蛎及姜丝，接着煮沸，以盐、料酒、胡椒粉调味即可。

功效：

可提高精子的质量和活性。

孕前调整日常生活习惯

布置温馨的居家环境

除螨灭蟑，做好清洁大扫除

螨虫、蟑螂都是令人讨厌的害虫，对人体都有危害。尤其是蟑螂，不仅携带多种病菌，传播多种疾病，还会使人出现过敏反应，如过敏性哮喘、皮炎等。所以，一定要在怀孕前将它们消灭掉，如果等到怀孕了再来除螨灭蟑，就有点晚了。除了用药剂来除螨灭蟑，给居室来一个彻底的大扫除是必不可少的，尤其是桌子屉子，因为蟑螂喜欢待在那里面产卵。

整理家中物品

1. 将可能绊脚的物品重新放置，以免怀孕后被绊倒，也能留出更多空间来。
2. 整理一下衣柜以及厨房，将经常使用的物品放在准妈妈站立时便于取放的地方。
3. 将准妈妈的晒衣架或者晒衣绳适当调低，方便怀孕后晾衣服。
4. 在卫生间以及别的容易滑倒的地方放上防滑垫，在马桶附近安装扶手，方便怀孕后动作变笨拙的准妈妈坐下和站起来。

温馨提醒

巧用食物驱蟑螂

用黄瓜驱赶蟑螂：将黄瓜切开放在储存食品的橱柜里，蟑螂闻味就会避而远之。

用洋葱驱赶蟑螂：洋葱的刺激气味是蟑螂最惧怕的，切几片洋葱放在家里储藏食物的地方或者橱柜表面，立刻会将蟑螂驱赶走，并且洋葱还有延缓其他食物变质的作用，一举两得。

家里的宠物如果不想送走可以这样做

宠物的确能给生活带来很多乐趣，但是在与宠物的亲密接触中，人体很有可能会感染上一种叫作弓形虫的寄生虫。普通人感染上这种寄生虫问题不大，可一旦准妈妈感染上了，很容易导致胎宝宝发育畸形或智力低下。

哪些动物会传染弓形虫病

几乎所有的哺乳动物与鸟类都可携带弓形虫，而又以猫最为突出。研究发现，猫与其他猫科动物是弓形虫的终宿主。当人在和小动物嬉闹时，身体的部位被携带有弓形虫的小动物舔就有可能会被传染。除与小动物接触会被传染外，接触动物的粪便也会被传染。弓形虫卵囊会随着动物的粪便排出体外，干燥后形成只有通过显微镜才看得见的“气溶胶”随风飘散，经由呼吸道进入人体，之后通过血液播散到全身，使人感染上弓形虫病。

怎么与宠物相处

宠物的粪便以及食盘每天最少要清理一遍。同时，为宠物专门准备的饭碗要与家里别的器具分隔开；经常清洗宠物的卧具及垫布，经常给宠物洗澡，当然这些事情最好都不要由准妈妈来做；不要让宠物舔准妈妈，尤其不要舔脸；与宠物保持一定的距离，不要让宠物进入准妈妈的卧室，更不要和宠物共寝；注意宠物是否有生病的迹象，一旦发现苗头，应立即送到宠物医院医治。

温馨提醒

怀孕时查出感染了弓形虫病该怎么办？

如果是怀孕前3个月发现感染，应在孕4～6个月抽羊水做免疫学检查，如胎儿受危害则终止妊娠。如果是怀孕3个月后发现感染，应当在医生的指导下用药。

保持良好的运动习惯

准备生育的准妈妈和准爸爸，可以在计划生育前的3个月制订健身计划，加强运动，让身体更强壮。

孕前运动应该怎样安排

运动方式：运动要以舒缓的有氧运动为主。常见的有氧运动项目有：步行、快走、慢跑、滑冰、游泳、骑自行车、打太极拳、跳健身舞、跳绳、做韵律操等。

运动量：建议每星期至少锻炼3次、每次30分钟，保持这种运动强度就可以调动体内抗氧化酶的积极性，起到增强体力的作用。

孕前做运动要注意的几个问题

❶ 注意补充水分。运动过程中会不断地流失水分，准妈妈最好每隔15～20分钟注意补充一些水分，不要等有口渴感觉后再补充水分。

❷ 注意运动强度。孕前运动以运动后不会过于劳累为主。要做到量力而行，特别是做瑜伽时不要过分追求动作的标准度，以免伤害肌肉和韧带。

❸ 如果准妈妈缺乏锻炼，或者身体素质比较弱，就要避免突然进行高强度的体能锻炼。以免体力不支而出现头疼、头晕的现象。可以循序渐进，慢慢增加运动量和运动强度。

温馨提醒

随时随地锻炼方式

如果平时工作繁忙，没有时间运动，就要抓住一切可以运动的机会。比如睡前的轻松运动，起床前在床上做些运动，上下班的途中多走路等。

体重调整到正常范围

标准体重取决于体重指数（BMI）值。BMI值是一种评价体重是否适宜的指标，其计算公式是以身高和体重为计算基础的。BMI值=体重÷身高^2（千克/米^2）。

如果BMI小于18.5千克/米^2，说明准妈妈偏瘦，需补充营养；如果BMI在18.5千克/米^{2}和23.9千克/米^{2}之间，说明准妈妈的体重在正常范围内，只需注意均衡饮食即可；如果BMI大于等于24千克/米^2，说明准妈妈体重有些超重，需将体重减至标准范围内；如果BMI大于等于27千克/米^2，说明准妈妈体重过大，要尽量减肥。

举例说明：比如体重为50千克，身高1.7米，那么，BMI值=50÷1.7^2（千克/米^2），结果为17.5千克/米^2。BMI值小于18.5千克/米^2，可判断为偏瘦。

备孕期间如何减重

❶ 早餐吃饱，不吃油炸、高能量食品；中午吃七分饱；晚餐尽量少吃。也可少食多餐。吃饭时要细嚼慢咽，延长进食时间，以增加饱腹感。平时习惯吃零食的准妈妈，应尽量选择在两餐中间食用，且不吃垃圾食品，不吃高脂肪甜点，以选择新鲜的水果或蔬菜为宜。

❷ 加强锻炼，以中等或低等强度运动为宜，如每天爬楼梯20层，晚上原地跑步半小时或外出散散步，以及周末进行户外活动，爬山、游泳、打球等，但不要过于疲劳。

备孕期间如何增重

❶ 三餐不可少，且要营养均衡，食材品种及颜色越多样越好。三餐间要加2～3次点心，选择高蛋白及高营养素的食物，如酸奶、三明治、卤蛋、豆浆、馄饨、水果等。多喝排骨汤、鱼汤或鸡汤，以增加能量及营养素的摄取。

❷ 选用慢跑、打乒乓球、游泳、俯卧撑等小运动体育项目，使体重稳步增长。

❸ 不管是身体还是心理都需要充分休息，晚上最好在十点半左右睡觉，早上七点半左右起床。不要熬夜或加班，也不要焦虑不安，保持健康乐观的心态。

改掉对精子和卵子不利的生活习惯

改掉对精子不利的生活习惯

对准爸爸来说，精子的数量、质量和活力是优生的保证，可近年来男性精液质量在全球范围呈普遍下降趋势，这与社会和环境因素的作用不无关系，但更多地与生活习惯有关。

研究表明，精子成长只要约3个月时间，只要提前4个月开始改掉不良生活习惯，就能立竿见影地提高精子的质量和数量。

❶ 避免接触有害物质。科学研究表明，许多物理、化学、生物因素作用于人体，对生殖功能会产生损害，使染色体异常、精子畸形，影响胎宝宝的正常孕育。

❷ 尽少接触电离辐射。X射线和γ射线是最早被确认能使睾丸生精功能受损的射线，少量的照射可使精子数量降低。

❸ 避免不良的气候环境。人在气候寒冷、高原缺氧或有毒物的环境中，由于机体不适应，内分泌的功能必然受到影响，使精子发育受到不良影响，造成精子数量减少、质量下降。

❹ 戒除不良嗜好。吸烟、酗酒、吸毒不仅影响身体健康，而且还是优生优育的大敌。

❺ 节制性生活。性生活频繁，必然使精液稀少，精子的数量和质量也会相应减少和降低。正常健康男性，以每3～4天性交 1 次，精子质量最高。

❻ 避免暴露在高温环境中。阴囊温度比体温低1～2摄氏度。温度过高就会产生不正常的精子，并且使精子活动力下降，长此下去，会影响睾丸正常的生殖功能。建议准爸爸在孕前避免长时间、经常性洗热水澡。

改掉对卵子不利的生活习惯

除了年龄外，良好的生活习惯也对卵子质量起着决定作用。计划怀孕后，准妈妈就应该着手改掉一些不利卵子的不良生活习惯了。

❶ 规律作息。经常熬夜、生活规律被打乱，身体的生物钟也会被打乱，直接影响内分泌平衡，使卵巢的功能发生紊乱，影响卵子的发育成熟及排卵，而内分泌的调整是一个非常漫长的过程，因此养成早睡早起的规律作息习惯特别必要。

❷ 保持标准体重。太瘦或太胖都会降低怀孕的概率。

❸ 保持身体健康。女性身体越健康，卵子发生染色体变异的概率越低，不仅会如愿受孕，将来流产的危机也小。建议女性还是要在卵子质量最高时受孕。

❹ 调理好子宫环境。子宫环境与子宫、卵巢、输卵管等女性生殖系统都有关系，一旦月经周期或经血情况有变，白带量多、夜尿多等情况出现，应该积极治疗、调理，然后再考虑受孕计划。

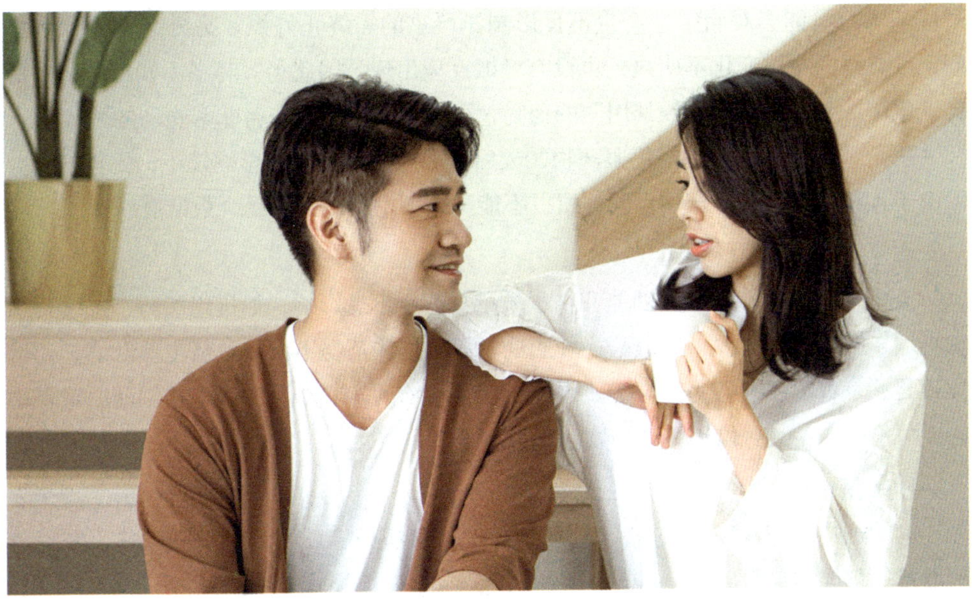

少喝咖啡，戒除烟酒

咖啡影响受孕

咖啡中含有丰富的咖啡因，咖啡因会使女性体内的雌激素水平下降，影响卵巢的排卵功能，从而降低准妈妈的受孕机会。美国曾对此问题做过一项调查，结果显示，年轻妇女若平均每天喝2杯咖啡，其受孕机会比不喝咖啡的妇女低10%左右；而每天喝咖啡超过3杯，其受孕机会则要降低27%。

戒烟戒酒

香烟里的有害物质可以通过吸烟者的血液循环进入生殖系统，可以使精子、卵子发生异变，增加流产、死胎和早产的发生率，或者使宝宝出现形态功能等方面的缺陷。因此，为了宝宝的健康，准爸爸、准妈妈最好尽早（提前1年）戒烟。

研究表明，准爸爸大量饮葡萄酒、啤酒或者烈酒，会减少睾丸激素含量和精子数量；准妈妈长期大量饮酒则可能导致胎宝宝唇裂、腭裂、智力低下等。建议嗜酒的准爸妈从孕前10个月起开始戒酒。喝酒并不多的人，在孕前1个月内禁酒，即使啤酒或其他低度酒也要避免。

夫妻用药都需要谨慎

对于准妈妈来说

由于一些药在人体内停留和发生作用的时间比较长，如果在孕前3个月内服用了某些药物，可能会对胎宝宝产生不良影响，严重的需终止妊娠。另外，由于怀孕早期，准妈妈的身体变化不明显，也没有妊娠反应出现，因此很容易在不知道怀孕的情况下服用了某些标有“孕妇禁用”的药物，可能导致流产或伤害非常脆弱的胎宝宝。

一般情况下，准妈妈在停服药物20天后受孕，对胎宝宝的影响较小，比较安全。但由于各种药物的药理作用不同，所以不能一概而论，20天只是个最低底线。

对于准爸爸来说

很多药物对男性的生殖功能和精子质量会产生不良影响，如抗组胺药、抗癌药、咖啡因、吗啡、类固醇、利尿药、壮阳药物等。这些药物不仅可致新生儿缺陷，还可导致婴儿发育迟缓、行为异常等。因此，在怀孕前的2～3个月，准爸爸用药一定要小心，可能的话，最好停用一切药物。

孕前禁用或慎用的药物

1. 吗啡、氯丙嗪、红霉素、利福平、解热镇痛药、环丙沙星、酮康唑、安眠药等准爸妈都要避免服用。
2. 准妈妈若长期口服避孕药，应在停药后6个月再怀孕。
3. 激素类药物、某些抗生素、止吐药、抗癌药会对女性生殖细胞产生影响，准妈妈不要服用。

温馨提醒

服药期间意外怀孕怎么办？

如果在服药期间意外怀孕，准妈妈可以将服用药物的名称、数量、时间等情况详细地告诉医生。然后由医生根据药物的特性、用药量、疗程的长短及用药时胚胎发育的情况等来综合分析，并决定是否有必要终止妊娠。

停服避孕药，改用安全套避孕

停服避孕药6个月后再考虑怀孕

如果常年服用避孕药的话，从优生的角度考虑，最好停药6个月后再怀孕，给身体足够的时间将药物成分彻底代谢出体外，同时恢复卵巢功能和子宫内膜的周期变化，给受精卵成长提供良好的条件。

采用避孕套过渡

在停服避孕药后，并不是就不需要避孕了，在孕前的准备阶段，不妨选择避孕套、阴道隔膜这类不会损害精子和卵子的质量，并且可靠性也很高的避孕方式作为过渡。

Part 2

优孕胎教十月方案

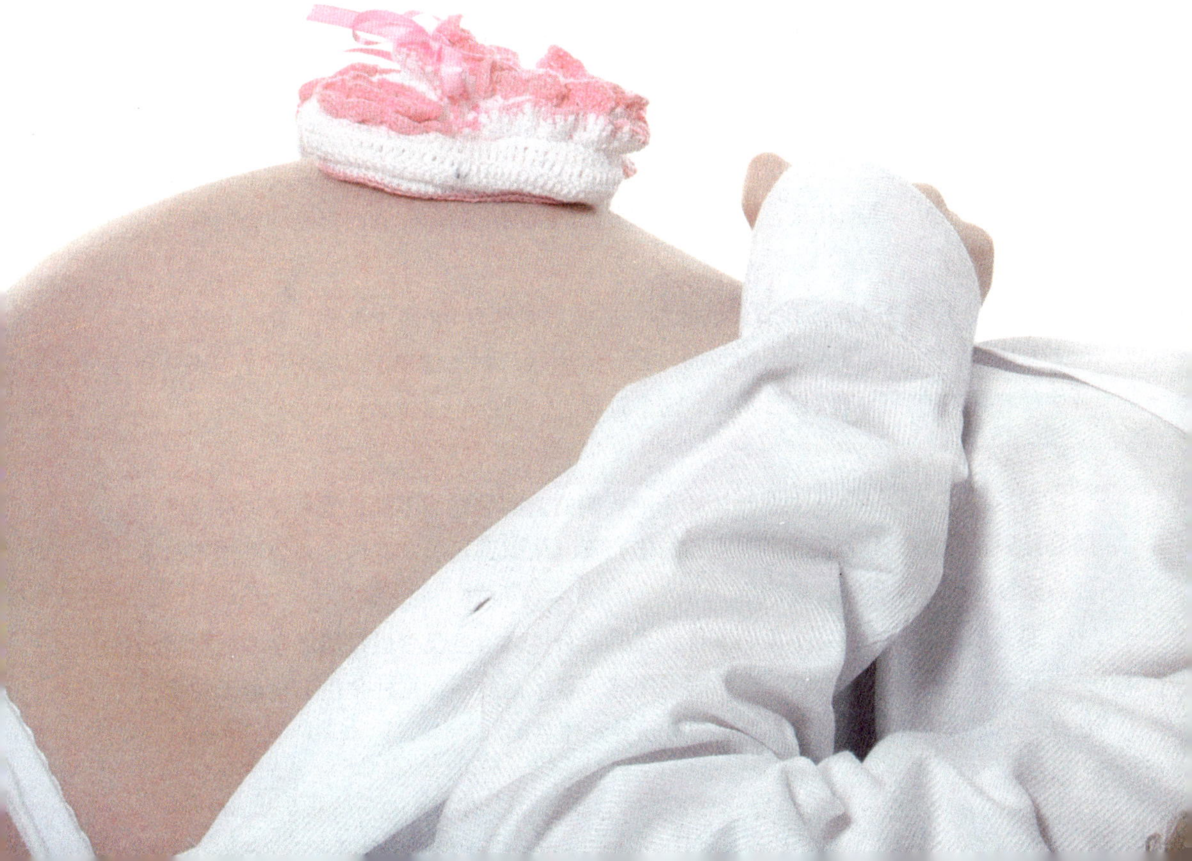

孕1月，好“孕”来了吗？

胎儿每周发育

第1~2周

因为一般人都很难确定受孕时间，所以医学上通常用一个方法，就是将末次月经的第一天当作孕期第一天。

到医院检查时，医生会询问末次月经什么时候来的，然后以此为基础算出孕周，推算预产期。

因此，在第1~2周，精子和卵子还各自存在于准爸爸和准妈妈的体内呢。

第3周

这一周是准妈妈月经后的第2周，此时是受孕的黄金期，正在备孕的准妈妈和准爸爸要把握好，可以在这段时间隔天同房或每天同房，提高受孕的概率。

如果精子和卵子相遇，受精卵形成，会开始急速增殖、分裂，大约3天后就已经分裂出12~16个细胞，这时的受精卵已经改了名称，叫作胚胎。因为此时的胚胎形状像一个桑葚，所以也叫作桑葚胚。胚胎在分裂的同时沿着输卵管向宫腔的方向移动。

开始着床

移动到了宫腔以后，胚胎变成胚泡，此时已经拥有100多个细胞，并开始准备着床。着床指的是胚泡植入子宫内膜的过程。着床后，胎儿就在子宫内安定了下来，并开始吸收母体的营养以供自己发育。这个过程大约需要6天的时间。

无法顺利着床的情况

着床的过程可能会发生意外，如果准妈妈的输卵管通而不畅，受精卵形成之后，随着分裂、增大，无法通过不够通畅的输卵管，从而到达子宫腔内，最终胚泡不得不在输卵管着床，就会形成宫外孕。

通常来说，宫外孕是小概率事件，尤其是身体健康且没有做过流产手术的准妈妈一般不会发生宫外孕，所以，准妈妈不用过于紧张。此外，宫外孕也不会毫无知觉，它有一些症状，如小腹剧痛，严重的甚至导致休克等。

第4周

从受精卵形成到着床一般需要7~10天，所以在第4周的时候，有的已经完成着床，有的却正在准备着床或正处于着床的过程中。在这段时间，如果发现有少量出血，一般都是胚胎着床引起的，量不多。

胚胎的变化

着床完成以后，胚胎慢慢长大，这时大脑的发育已经开始，胚胎不断地分裂，一部分形成大脑，另一部分则形成其他神经组织。这时要特别注意加强营养，丰富的营养会给神经系统一个良好的成长环境，此时胚胎已经可以从母体吸取营养和氧气了，是由一些微小的通道和子宫壁血管相连来获得的。

胎盘开始发育

大约在本周末，胎盘开始发育，这时候胎盘就会逐渐接替这些微小的通道开始给胎宝宝提供成长所需要的营养和氧气了，此时胎宝宝受到母体的影响会增大，进入了致畸敏感期，要小心避开致畸因素。

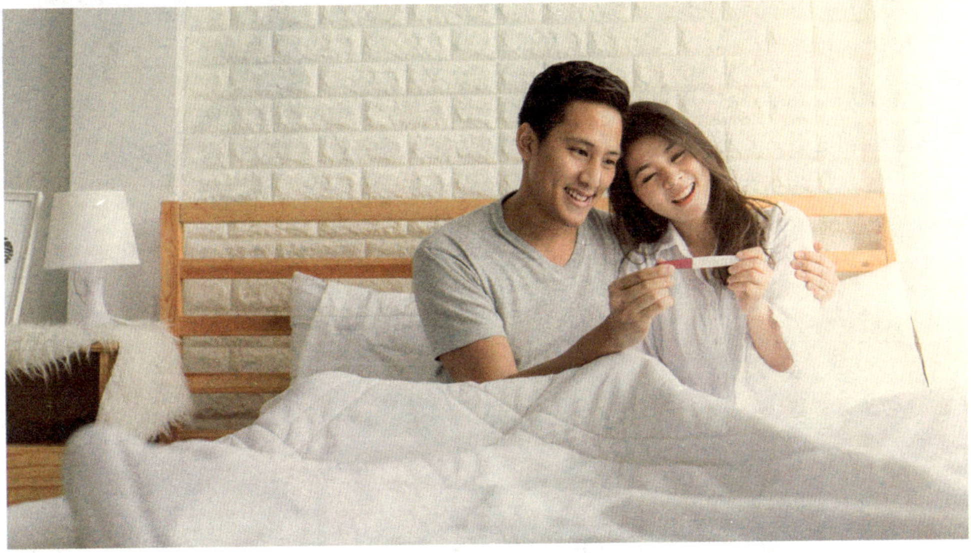

温馨提醒

孕早期自然流产多是因为胚胎本身有问题

在孕早期有15%~20%的孕卵会发生自然流产，自然流产其实是人类繁衍遵循优胜劣汰的自然法则，是有助于优生的。因为自然流产大多不是人为因素造成的，而是胚胎本身的问题，所以，如果发生了不可逆转的流产，准妈妈要顺其自然。

准妈妈身体变化

准妈妈怀孕之后，通常会有这样一些反应。

停经

月经规律的准妈妈，若是过了日期还没来月经，很有可能就是怀孕了。

胃口发生变化

有些准妈妈在停经后的1~2个星期里胃口就会发生变化。有些准妈妈的食欲会下降，平时爱吃的东西，可能现在不喜欢吃了；有些准妈妈则表现得特别爱吃酸味的东西。这些症状通常持续半个月到一个月时间。

精神疲倦

很多准妈妈会感到疲倦，没有力气，昏昏欲睡。

乳房发生变化

乳房增大，乳头、乳晕颜色加深，乳头四周还会出现些小结节，乳房变得极其敏感，稍稍一碰就很痛。

基础体温升高

怀孕后，准妈妈体内的孕激素水平升高，使得基础体温也随之升高，通常会升高0.3~0.5摄氏度。到孕4月时，基础体温才开始下降。因此，若是连续两周以上基础体温都比平时高，则有可能是怀孕了。

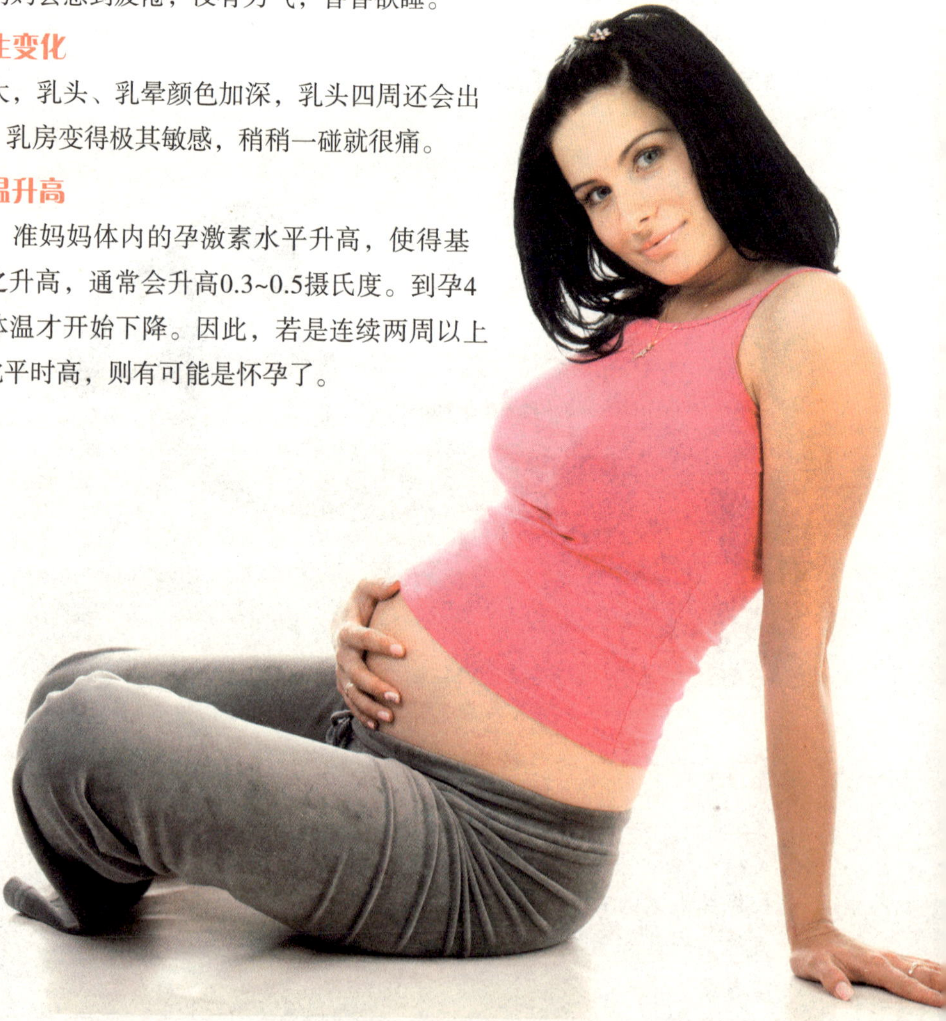

准妈妈需要了解的妊娠常识

如何使用验孕试纸验孕

大约在同房后14天使用验孕试纸方可检验出是否怀孕，所以当发现月经没有如期而来时，可以试着用验孕试纸测试一下。

怎样使用验孕试纸

在拿到验孕试纸后应首先读懂说明书，了解正确的使用方法，然后去卫生间仔细地按照说明去做。

买验孕试纸时要注意包装盒上的生产日期和保质期，拿出来使用时也需要看一看。不要使用过期的试纸，因为验孕试纸是一种化学物品，时间长了就会失效。

如果验孕后出现阳性（有两条色带）则表示可能怀孕了，如果出现弱阳性（一条深、一条浅的色带），也要考虑怀孕的可能性。

温馨提醒

晨尿的检测结果最准确

原则上只要使用尿液测试即可得出结果，但我们建议使用早上第一次尿液测试，这样的结果才最准确。

去医院验孕，确保结果准确

虽然验孕试纸的结果基本是准确的，但还是不能排除因为时间、尿液的浓度、月经的准确度等因素造成的误差，最好还是配合医院检查，确保结果准确。

去医院验孕还有一个重要原因，就是初次检查时，医生除了判断准妈妈是否怀孕外，还会确认是否为正常的怀孕，一般如果出现一些特别明显的不利怀孕的情况，医生可以及早地发现并给出相应的建议，以便于及早采取相应措施。

医院一般会采取下面几种验孕方式。

尿检（妊娠试验）：可早期诊断出是否怀孕

同房后14天左右，凡是尿中检查出人绒毛膜促性腺激素（hCG）的，正常情况下可判断为妊娠，用这种方式可较早判断妊娠与否，因此也叫妊娠试验。

B超检查：可靠又准确

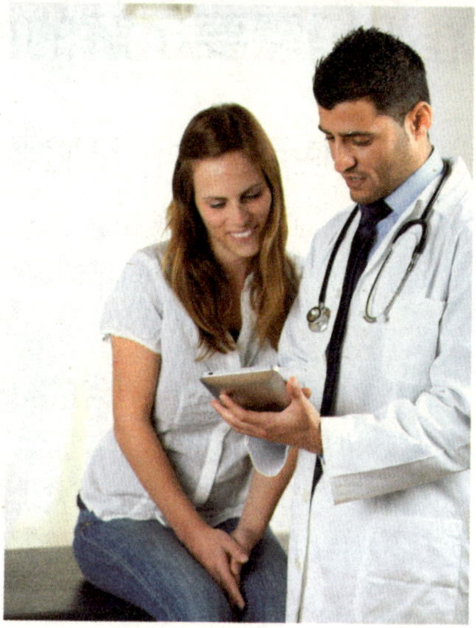

最早在怀孕第5周，就是月经迟到一周时可使用，检查时在B超检测屏上能看见子宫内有圆形的妊娠囊。B超检查也能判断胚胎发育是否正常。

验血：最早、最准确地判断怀孕

验血可以在同房后10天左右进行，比尿检早5天左右，是检查怀孕的最早方法，准确率更高。hCG在同房后约10天才升高，最早在血液中发生变化，此后开始出现在尿液中。

妇科检查：几乎百分百准确

在检查中，医生会发现子宫开始变大，宫颈及子宫下段变软，阴道黏膜颜色变深等。受孕后2个月可做此种检查，准确性近百分百。

去医院验孕前需要做的准备

为保证检查结果准确和检查方便，准妈妈去医院验孕前做些相应的准备是很有必要的。一般来说，从以下几个方面准备比较好。

❶ 初诊检查前日晚上休息好，保证良好睡眠。

❷ 检查时间在上午9点钟前为宜，且最好空腹，这样符合相关血液检查的要求（可带些点心，抽完血后再吃）。

❸ 选择适合自己条件的医疗单位进行初诊检查，这样既便于孕期情况的连续观察，又免于日后转院耗费精力。

❹ 检查当日应穿着宽松易脱的衣服，以利于妇科检查。

❺ 为了节省时间、保证就诊效果，准妈妈最好事先明确末次月经时间、早孕反应开始时间等，可以将自己的疑问事先列出，检查时及时询问医生。

❻ 如实回答医生的询问，医生的询问所涉及的方面都是医疗需要的。

要远离药物

在孕早期，药物对胎宝宝的影响是巨大的。孕1月是胚胎组织器官分化、形成的重要时期，也是胎宝宝致畸敏感期，这一时期若是用药不当，极有可能造成胎宝宝畸形。所以，这一阶段准妈妈要远离药物。如果在不知道自己怀孕的情况下服用了药物，在得知后一定要去医院做检查，看胎宝宝的发育是否受到影响。

孕期饮食与营养

饮食均衡，不用特意进补

孕早期不需要特别进补

很多准妈妈一发现自己怀孕后，就大补特补，唯恐肚子里的胎宝宝营养跟不上了。其实，大可不必如此，因为大多数的准妈妈都是健康的。一个怀孕前身体健康、营养均衡的女性，只需要在医生的指导下适当地补充一些孕期所需的食物及营养，保证优质蛋白质、维生素、矿物质的摄入就可以了，完全没必要刻意地猛补。对于身体比较瘦弱、体重低于正常值的准妈妈，怀孕期间要尽量多吃一点，增加食物的摄入量，这样身体才能有充足的体能及能量，担负起孕育健康宝宝的使命，但也不需要猛补。

补得过多反而会有不良后果

补得过多会导致营养过剩，而营养过剩的直接结果就是肥胖，这给准妈妈自身健康及胎宝宝的发育都会带来一定的负面影响。对准妈妈来说，肥胖容易引发各种妊娠疾病，如妊娠高血压综合征、妊娠糖尿病等。而对胎宝宝来说，营养过剩可能会成为巨大儿，导致出生困难及日后健康出现问题。

温馨提醒

判断自己是否营养过剩的方法

准妈妈判断自己是否营养过剩，最直接、最常用的方法就是称体重，至少一个月称一次体重。正常情况下，前3个月内准妈妈的体重会增加1.1~1.5千克；3个月以后，每个月增加1.4~1.6千克。孕前特别瘦弱的准妈妈整个孕期体重增加15千克是正常的；而孕前就肥胖的准妈妈整个孕期体重增加最好控制在10千克以内。

孕1月准妈妈每日需要摄入的食物量

根据中国营养学会推荐的标准：孕早期准妈妈每日的能量摄入为2 100千卡*；到孕中期，准妈妈每日所需能量为2 300千卡，孕晚期（产妇）的能量摄入为每日2 600千卡。

* 1千卡=4.186千焦

从以上的营养学数据可以看出，怀孕之后，准妈妈的每日所需能量并没有增加太多，所以，怀孕之后没必要大吃大喝。准妈妈每日所需的各类食物总量，可以参考下表：

主食（米、面）	250～300克
蔬菜	300～500克
瘦肉、鱼、虾	130～180克
豆类食品	10～15克
鲜奶	300毫升左右
水果	200～350克
鸡蛋	1～2个

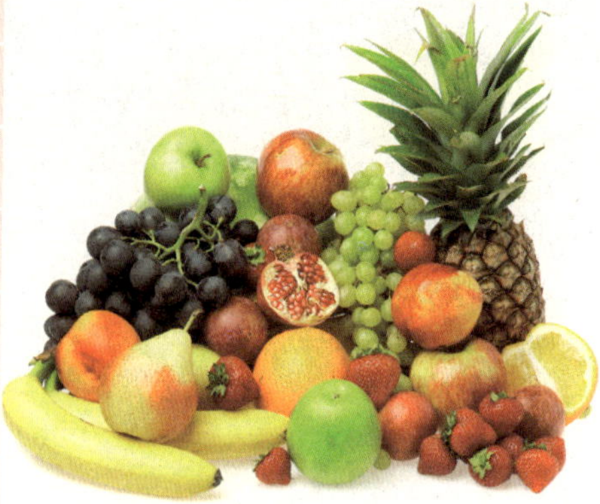

要保证准妈妈每日都摄入足够的营养，就必须做到均衡膳食，即全面提供符合卫生要求、营养全面、配比合理的膳食标准和膳食配方。我们的身体在完成各种代谢活动时，需要蛋白质、脂肪、碳水化合物、水、各种维生素、矿物质，还需要纤维素等40多种营养素。没有任何一种食品具备这么多的营养素。所以，准妈妈每天的饮食结构要全面、合理。

同时，准妈妈要少吃油炸食品、高能量食品、含糖分高的食品等，这些食物不仅没有营养，能量还很高，容易导致准妈妈肥胖，对胎宝宝的健康也不利。

温馨提醒

妈妈的饮食会影响到胎宝宝的喜好

宝宝出生后的饮食习惯深受准妈妈饮食习惯的影响。如果准妈妈胃口不好、偏食，或吃饭过程常被干扰，甚至有一餐没一餐的，那么，宝宝出生后就经常表现出没有胃口、不喜欢吃东西、吐奶、消化吸收不良，甚至宝宝较大时会出现明显偏食的现象等。

早餐要吃得营养充足

营养健康的早餐应该包括富含纤维的全麦类食物，并搭配质量好的蛋白质类食物，例如牛奶、蛋类（淀粉和蛋白质的摄取比例最好是1：1），以及蔬菜和水果，如几片黄瓜或番茄、半个苹果等。

早餐避免食用过甜、过油的食物，特别要注意食物不宜太凉，因为凉食物会降低肠胃的消化能力，而且在秋冬寒冷季节里容易引起腹泻等问题。

最合适的早餐时间是起床后20~30分钟，因为这时人的食欲最旺盛，吸收能力也最强。另外，早餐与午餐以间隔4~5小时为好，也就是说早餐在7和8点之间吃为好，如果早餐过早，就需要将早餐的量增加或将午餐的就餐时间提前。

温馨提醒

起床后喝杯水

每天早上起床后最好能喝一杯淡蜂蜜水或白开水，既可帮助消化，又可为身体补充水分、排出废物。如果早晨进行体育锻炼，最好先喝水，然后出门锻炼。

富含优质蛋白质的食物要多摄入

准妈妈每天应补充多少优质蛋白质

准妈妈每天都应该从膳食中摄入不少于70克（一杯牛奶和一碗谷物中所含的量相当于10克蛋白质）的优质蛋白质，才能够满足身体的需要。具体地来说，孕早期，准妈妈的蛋白质的摄入量为每天80克；孕中期，可以增加到每天90克；而孕晚期则可以增加到每天95克。

哪些食物富含优质蛋白质

富含动物性蛋白质如蛋、肉、鱼、奶类及富含植物蛋白质的食物如大豆，都是优质蛋白质的主要来源。其他的蛋白质不是优质蛋白质，也不容易被人体吸收利用。所以，在补充蛋白质时，最好是将多种食物进行搭配，这样才能有效地补充优质蛋白质。

除正常的膳食之外，孕早期准妈妈每天还可以另外补充适量的蛋白质粉，早晚各一次。

准妈妈怎样喝水更健康

在孕早期准妈妈每天摄入的水量最好是1 500～1 700毫升，孕晚期则要适当减少饮水量，每天摄入的水量在1 000毫升以内为宜。

早上起来喝一杯温开水

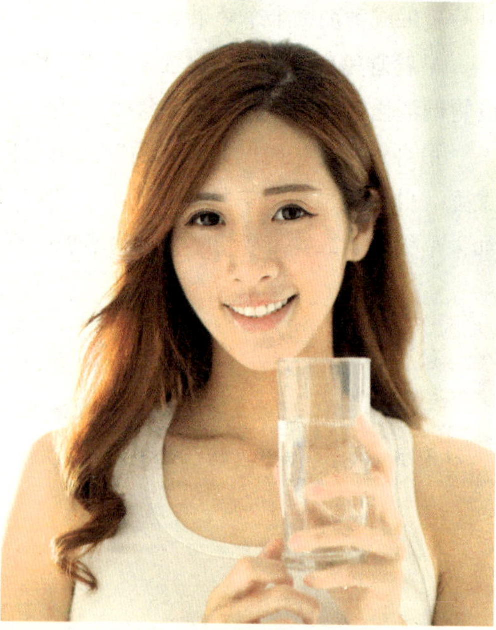

准妈妈早上起来要空腹喝约200毫升，温度在25～30摄氏度的温开水。因为不少准妈妈都有便秘的状况，而新鲜的温开水，有温润胃肠、促进消化液分泌、刺激肠胃蠕动的作用，能够很好地缓解便秘症状，尤其是在早上空腹饮用效果更好，还能补充细胞夜间失去的水分。

不要等到口渴了才喝水

感到口渴时，表示体内的水分已经失衡，脑细胞脱水已经到了一定的程度。此时再饮水，补水效果并不好。准妈妈应该每隔两小时喝一次水，一天保证8次，一次100~200毫升为宜，而不要等到有口渴的感觉时才去喝水。

温馨提醒

保温杯沏的茶水不能喝

因为将茶叶浸泡在保温杯中，会破坏茶叶中大量的维生素，还会增加咖啡碱的溶解度，使得茶水苦涩，过度摄入后容易致使消化系统与神经系统出现紊乱。

准妈妈怎么吃鱼更健康

准妈妈以一个星期吃2次鱼，一次大约吃200克为佳。

吃鱼对胎宝宝的发育有利，尤其是脑部。因为鱼类含有丰富的氨基酸、卵磷脂、钾、钙、锌等，这些都是胎宝宝发育的必需物质，特别是对神经系统的发育很重要。

另外，鱼中所含的不饱和脂肪酸能降低血液的黏稠度，防止血栓形成。

吃鱼的注意事项

1. 要多吃深海鱼类，如鲑鱼、鲭鱼等。
2. 烹调的方式最好是蒸或者炖，以最大限度地保留鱼的营养。
3. 准妈妈如果对鱼类过敏，切不可勉强吃鱼，免得造成身体的不适。

4 少吃罐头鱼，因为大多数罐头鱼含有害物质，一旦被胎宝宝吸收，会影响到胎宝宝发育。

5 怀孕时最好也不要吃咸鱼。因为咸鱼中含盐量过高。

温馨提醒

如何识别受污染的鱼

1.看形状，受污染的鱼一般体态畸形，与正常鱼不一样。

2.看鱼眼，眼睛浑浊甚至鼓出来的鱼一般也是受污染的鱼。

3.闻气味，正常的鱼有一股鲜腥味，受污染的鱼则往往有一股难闻的味道，有的呈大蒜味，有的散发出氨味，甚至还有的闻起来有煤油味。

孕期吃水果有讲究

荔枝、桂圆：荔枝、桂圆属于热性水果，而准妈妈在怀孕之后，体质一般偏热，阴血往往不足。这时候再过多地食用荔枝、桂圆这一类热性水果，就很容易出现便秘、口舌生疮等上火症状。对于有先兆流产的准妈妈来说更要注意，因为热性水果很容易引起胎动不安。

柑橘：柑橘性温味甘，能够补阳益气，可是吃多了容易引起体内燥热而使人上火，引发口腔炎、咽喉炎等。所以，准妈妈要控制食用量，每天不能超过3个，重量控制在250克以内。

菠萝、香蕉、葡萄、西瓜：这几种都是含糖量较高的水果，吃得过多，可能会引发妊娠糖尿病。所以，准妈妈要少吃，肥胖、有糖尿病家族史的准妈妈尤其要少吃。

吃水果宜在两餐之间

水果不要空腹吃，吃水果的最佳时机是两餐之间，这样既不会使血糖太高，又可以防止低血糖的发生。

温馨提醒

再好的水果每天也不要超过500克

水果中含有的葡萄糖、果糖被胃肠道消化吸收之后会转化为中性脂肪，使准妈妈体重增加，还容易引起高脂血症。所以，每天吃水果最好不要超过500克，妊娠期糖代谢异常或者是患有妊娠糖尿病的准妈妈则要减半，最好是等到血糖得到平稳控制之后再吃水果。

怎样让蔬菜中的营养素保留更充分

蔬菜中的营养素容易流失，要保留蔬菜中的营养素，需要在保存、洗、切、煮上掌握一些技巧。

❶ 刚买回来的蔬菜，不要着急放进冰箱内，应先洗净，再以保鲜袋装好，并且在保鲜袋上穿一些小孔，然后放在冰箱冷藏室最低层，烹调时取出切炒即可，不必再洗。

❷ 洗菜时动作要快，不可搓揉或挤压，也不应将菜叶久久浸在水中，否则菜叶部分营养素便会失掉。

❸ 洗涤蔬菜时，尽量少丢弃外层的叶、茎及皮。因为越靠外皮的部分，营养越丰富，如黄瓜、红萝卜和红薯等外皮的营养都比内部高，就是萝卜、芹菜的绿叶部分所含营养也很丰富。黄豆、绿豆、红豆、花生等豆类，在食用时，应连胚带膜食用，因为这部分的维生素B特别丰富。

❹ 能生吃的蔬菜例如红萝卜、小黄瓜等，尽量生吃，保持原味和营养。要炒的菜，待油烧开后才下锅，用猛火炒，以缩短烹调的时间，能保持蔬菜原有的色泽和鲜味，最重要的还是保留了它的营养价值。

❺ 煮菜叶不要放苏打，以免破坏了维生素B和维生素C，水也不宜放得太多，同时要盖紧锅盖，菜汤不宜倒掉，也不应回锅多次。

温馨提醒

冷藏蔬果的适宜温度

用冰箱冷藏蔬果，最适宜的温度是0～4摄氏度，不过，香蕉、柠檬、芒果、南瓜等蔬果则适合储存在13～15摄氏度的温度中，温度太低会使之容易变黑、腐烂。

少吃冰冷食物

怀孕期间准妈妈的胃肠蠕动变慢，消化功能降低，此时再吃冷饮会刺激胃黏膜，引发胃部的不适、疼痛、功能紊乱，甚至是胃炎，影响准妈妈对营养的吸收，从而导致营养跟不上，影响胎宝宝的生长发育。

吃冷饮过多，还会引发其他不适

准妈妈若是吃冷饮过多，还有可能会诱发宫缩，引起早产。并且冷饮通常脂肪含量偏高，准妈妈在怀孕期间，激素水平发生改变，代谢异常，再去吃脂肪含量高的冷饮极易引发高血脂、脂肪肝等疾病。所以，准妈妈最好不要吃冷饮，夏天尽量吃不冰的东西，冬天则要吃温热的东西。

孕期日常护理

打造健康无污染的居室环境

居住环境的好坏不但关系到准妈妈个人的健康问题，而且更为重要的是关系到准妈妈能否顺利怀孕、怀孕后胎宝宝是否能健康生长发育以及胎宝宝智力发育如何等一系列的问题。

居室布局要舒适明亮

准妈妈的房间不一定要很大、很宽敞，可布局一定要科学合理，房间的整体布局应当以舒适明亮为主。色彩亮丽的环保材料是不错的选择，房间要收拾得干净整洁，家具位置、摆放也要合适。这样准妈妈生活在其中自然会感到精神愉悦、心情好，有利于胎宝宝的生长。相反，如果居室色彩太过灰暗，房间太过凌乱，就会让准妈妈感到压抑和不快。

居室的温度与湿度要适宜

家里的温度最好保持在20～22摄氏度，太高或太低对准妈妈都不好。太高，容易使人烦躁不安、无精打采、头昏脑涨；太低则容易使准妈妈着凉，引发感冒。湿度保持在50%是比较好的。湿度太大了，容易滋生细菌，被褥、衣服发潮，还有可能引起关节疼痛；湿度太低的话空气干燥，就会让准妈妈感到口干舌燥，容易上火。

如何保持室内适宜的湿度

在特别潮湿的季节（尤其是梅雨时节），要经常开门开窗通气来消除室内湿气。如有必要可以买一个干燥机来除被褥、衣服的潮气。

北方的冬季特别干燥，尤其是暖气设备会使得室内更加干燥，可以使用加湿器，但加湿器不要摆在床头，并且里面的水要经常更换，加湿器也要定时清洗。

居室要安静

居室里如果噪声大会扰乱准妈妈的心绪，使准妈妈的听力下降，还会让肚子里的胎宝宝感到不安、影响胎宝宝脑功能的发育。所以，居室内一定要保持安静，不要在居室内大声喧哗，家人更不要当着准妈妈的面大声地争吵。如果房子是临街的，则要早早做好隔音准备。不过，家中如果太过安静则会让准妈妈感到孤独、寂寞，肚子里的胎宝宝也会失去听觉刺激，同样不利于优生。最好是在家里经常播放一些听起来比较优美的音乐，音量不要太大，音响的总音量控制在最大音量的1/4~1/3为宜。

安全使用清洁用品

洗涤剂、柔顺剂、漂白剂、除臭剂、消毒液、空气清新剂这些日用清洁剂中，大多含有对准妈妈有影响的化学成分。所以，在日常生活中要尽可能地少用或者是最好不用，使用的时候必须戴上优质的防水手套。

清洁剂能不用就不用，能少用不多用，尽量减少用量，以降低危害。另外，寻找其他不含化学用品的东西来替代也是不错的方法。例如，用蚊帐来代替蚊香；室内经常通风，就可以不用空气清新剂；衣服经常拿到阳光下去晾晒，就可以不用消毒液了。

购买清洁用品时，最好先看看它的成分，选择那些添加剂少、性质温和的，然后打开盖子闻一闻，气味清淡的为佳，如果气味刺鼻，则尽量不要购买。

温馨提醒

少买新衣服、新家具

在怀孕这段时间，准妈妈尽量少买衣服，最好在孕前就将衣服准备好。衣服买回来后不要立即穿，要用清水浸泡十五分钟，在阳光下晾晒几个小时之后，准妈妈才能穿。这一阶段，家里也要尽量避免购买家具，如果非买不可，选择环保的家具，准妈妈尽量离新买的家具远一点。

护肤品要温和健康

洗面奶

通常而言，洗面奶要选择酸碱度（pH）适度的洗面奶，因为这样的洗面奶性质比较温和，不会刺激皮肤。而碱性太强的洗面奶，尽管有很好的清洁力，可是对皮肤却有很强的刺激性，容易造成皮肤角质层变薄，变敏感。那么怎样检测自己使用的洗面奶碱性是否过强呢？可以拿一张pH试纸，取少量洗面奶涂在试纸上，若是试纸在几分钟之后变成了蓝色，就表示此产品碱性很强，怀孕时不能再使用；如果试纸未变颜色，说明此产品的pH值适中，怀孕时可以继续使用。

如果是在商场里挑选洗面奶，可以看它的说明上是否写有“有丰富泡沫”字样，如果写了，则表示该产品碱性较强，因为含碱性成分的洗面奶在洗的时候通常都有比较丰富的泡沫。

化妆水

看化妆水是否适合怀孕时使用，同样要借助于pH试纸。滴1~2滴化妆水到试纸上，测试结果若是接近皮肤的pH值5.5，就说明此产品温和无刺激；如果测试结果大于7，就表示此产品碱性成分很多，对皮肤有很强的刺激。

在商场里挑选化妆水时，可以打开瓶盖闻一下，如果能闻到一股刺鼻的酒精味或者是比较浓烈的香味的话，说明此产品含碱性成分较多或者添加了很多香精成分。

精华素

拿一张平时用的化妆棉，将精华素滴在上面，然后观察其渗透力：如果精华素向下渗透得越快，说明它的渗透力就越强，皮肤吸收起来就越容易；如果精华素仅仅是在表面扩散无法渗透到下面，就说明此产品的渗透力差，不容易被皮肤吸收。

用甘油代替护肤品

怀孕时准妈妈既想护理皮肤，可又怕护肤品对胎宝宝不利，不妨用甘油来代替护肤品。甘油温和无刺激，安全性也好，就算是敏感性皮肤的准妈妈也可以放心使用，也不会对胎宝宝产生不良影响，而且它的滋润、保湿效果非常好。不过在使用时要将甘油进行稀释，通常是用甘油和纯净水按1∶20的比例混合就可以了。

橄榄油是“液体黄金”

被称为“液体黄金”的橄榄油有很好的保湿、防晒的作用，并且不含香精成分，可以放心使用，准妈妈若是出门的话可以在洗完脸后抹一点。

确定受孕后性生活要注意什么

怀孕的前3个月，由于胎盘还没有发育成熟，胎盘和子宫壁之间的连接还不够紧密，同时由于此时孕激素分泌还不足，无法给予胚胎强有力的保护，所以，在这个时期进行性生活，就有可能由于不当的动作或者精神过度兴奋时的不小心，导致子宫遭受震荡，胎盘脱落，造成流产。

此期过性生活该注意些什么

首先，要注意性交时的姿势，要采取不压迫准妈妈腹部的姿势；其次，动作要温柔，避免剧烈刺激；再次，要注意卫生；最后，要注意性生活的次数，一个月控制在4次以内为宜。

温馨提醒

准爸爸要理解和体贴准妈妈

这一时期由于准妈妈体内内分泌发生变化，加之对胎宝宝的担心，准妈妈对性生活可能缺乏兴趣，甚至会表现出对准爸爸的讨厌和不满意。作为准爸爸，要对准妈妈给予理解和体贴，与准妈妈探讨采用别的方式来交流夫妻感情。准爸爸绝对不能只顾着满足自己的欲望，而不顾准妈妈的感受以及肚中的胎宝宝。

散步是最适合此期的运动

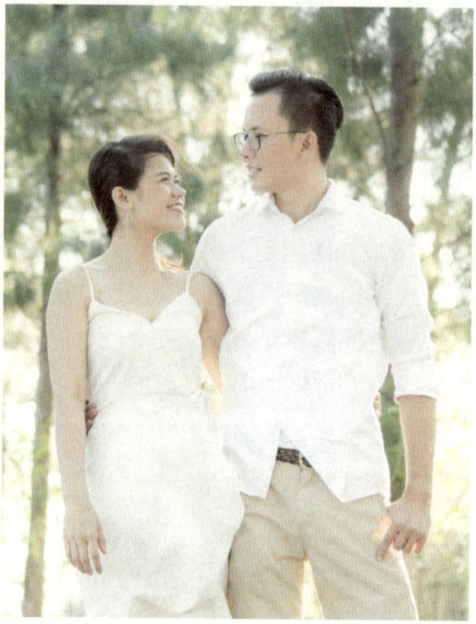

对于准妈妈来说，散步是一种很安全的运动方式，整个孕期都可使用。双脚上有很多的神经末梢与大脑密切联系，且同身体内的各个器官有脉体连接。另外，脚踝以下有60多个穴位，经常散步能够刺激穴位，调理脏腑，疏经通络，进而改善身体各个器官组织的功能。散步不但能够锻炼身体，还能够促进睡眠、改善消化功能。

适宜散步的环境和时间

散步要避免选择环境嘈杂的地方以及车辆过多的马路，而要选择在空气清新、人流较少、环境好的公园、林荫道等进行。这样，准妈妈可以一边散步一边欣赏美丽的风景，心情自然而然就会变得很好。

散步的时间可以选择早晨和晚上。早上八九点钟时，太阳已经出来，空气也比较好，温度又不至于太高，此时散步人体会感觉比较舒服。如果是夏天，可以提前一个小时开始散步。晚上则选择在饭后十分钟出去散步比较好，最好不要选择在天黑后去散步，以免摔倒。每天散步的时间总和最好不要超过2小时，一次半小时或者1个小时比较好。准妈妈也可以依据自己的感觉来调整时间，以不疲劳为宜。散步时步子要缓慢，身体运动幅度不要太大，如果体重的增加超过了15千克，就可以快一点。

散步最好选择阳光下

散步最好选择阳光下，因为阳光中的紫外线能够起到杀菌的作用，并且可以让皮下的7-脱氢胆固醇转变成维生素D_3，这种维生素能够促进肠道对钙、磷的吸收，有利于胎宝宝的骨骼发育。当然，也要避免在烈日炎炎下散步，那样人体会受不了。

不宜做剧烈的运动

运动要循序渐进

准妈妈刚开始运动时，运动量要小，等到身体适应以后再逐渐增加量，不要一开始就做大量的运动，以至于身体承受不了。运动最好听从医生的建议，以保障运动的安全有效。在运动中倘若出现任何疼痛、气短、出血的现象，要立刻停止运动，去医院就诊。

运动要因人而异

不是每个准妈妈都适合运动的，假如准妈妈曾经有过先兆流产、早产、羊水过多或者过少、前置胎盘史，或者是患有心脏病、高血压、糖尿病等严重的内科并发症的，为了安全，应在医生指导下做强度适宜的运动。

多做缓慢的有氧运动，避免剧烈运动

孕早期准妈妈要多做缓慢的有氧运动，如散步、瑜伽等，每天可以定时定量做一两项。日常的家务劳动如扫地、拖地、擦桌子、买菜也可以做，不过若是出现严重反应，就要减少家务劳动。而像跳跃、快速旋转、球类运动这样的剧烈运动则一定要避免。

温馨提醒

准妈妈运动注意事项

准妈妈切忌在太累的时候做运动；运动的强度不应让心率超过140下；高温与潮湿天气里要减少运动量；运动前后要及时补充水分；每次运动的时间不要超过半小时。

安排好工作与生活

怀孕并不一定就要待在家里，只要从事的工作不是很繁重，工作时间不是太长，并维持适当的工作量，适当地休息，准妈妈还是可以继续在职场发挥自己的才华的。

将怀孕的事情告知领导

准妈妈一旦确诊怀孕，要尽早将事情告知自己的领导和同事，以便领导安排工作。回到家中要尽可能早点休息，以保证充足的睡眠以及第二天有个好的工作状态。

工作之余要适度休息一下

准妈妈每天的工作时间不能超过8小时，工作量也不能太大。再忙碌也要抽出一点时间来休息一下。工作1～2个小时之后要放下手中的工作，离开电脑，走动一下，工作3～4个小时之后，要抽空闭目养神15分钟，长时间保持一种工作姿势的准妈妈，不妨时不时改变一下姿势，并伸伸胳膊动动脚来缓解疲劳。另外，不要加班和上夜班。

吃好工作餐

如果单位有微波炉的话，准妈妈可以提前准备好饭菜，到公司用微波炉热一下就可以吃了。如果单位没有微波炉，只能在外面吃，准妈妈就要把握一个原则：挑三拣四+降低口味要求。挑三拣四是指不要吃那些对孕期不利的食物，降低口味要求是指

工作餐毕竟不如自己做的饭菜那么可口，准妈妈此时应该从营养的角度来挑选食物，而不是自己的口味。每天都带上一些水果，在饭前半小时吃个水果来补充维生素。吃饭时，饮料最好就不要再喝了。

上下班避开高峰期

准妈妈如果是乘坐公共交通工具上下班的话，一定要避开高峰期，如上班早半个小时，下班晚半个小时，以避免拥挤。

温馨提醒

准妈妈不宜从事的工作

准妈妈需要避开的工作环境有：接触电离辐射；频繁弯腰、长时间下蹲或高空作业；高温、振动剧烈、噪声过大；接触有毒物质及放射性物质。从事这类工作的准妈妈要及早调离。

孕期继续工作对准妈妈有好处

能缓解早孕反应

大部分的准妈妈在怀孕前三个月都会出现晨昏、恶心、呕吐等早孕反应，职场准妈妈由于有良好的工作生活习惯，并且大部分精力都在工作上，能够很好地缓解早孕反应。

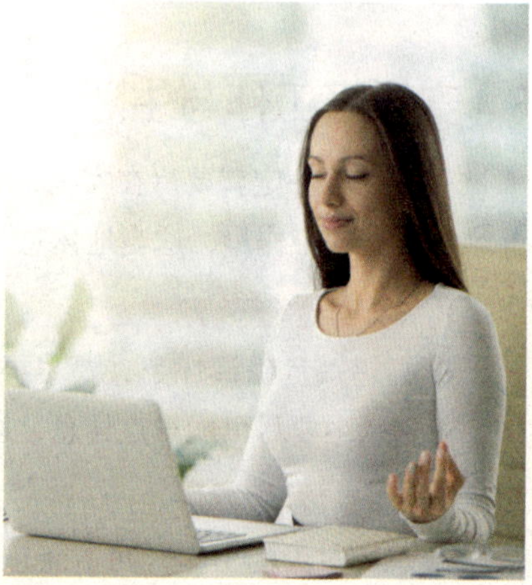

有利于保持好的心态

职场准妈妈有更多的机会跟人交流，并且这一特殊时期，周围的同事甚至领导、客户都会对准妈妈更加宽容、友善、体贴，这些都会让准妈妈拥有良好的心情。

减少各种不好的幻想

准妈妈待在家里过于清闲的时候，随便一点风吹草动便会胡思乱想，尤其是一些平时就比较忧郁、敏感的准妈妈，会想自己的孩子会不会畸形、会不会流产等等，这势必会影响到心情，不利于胎宝宝的生长发育。而在职场中，准妈妈就没有那么多时间来东想西想，同事不经意的一句表扬如“你今天气色很好”“你生的宝宝一定会很聪明漂亮的”都会让那些不好的幻想消失。

有利于分娩和产后的恢复

坚持上班，有利于锻炼准妈妈的骨盆、加强腹部和腿部的韧劲，体重和体形也更容易保持。而且，工作的不容易也会让准妈妈能够更加坦然地面对分娩时的痛苦，这些都有利于分娩，并且坚持上班的准妈妈每天能保证一定的运动，产后能够更好地恢复。

温馨提醒……

职场准妈妈工作中要注意的

1.带些小零食，在不影响工作的情况下随时拿一点出来吃，因为空腹容易引起呕吐；要在办公室和自己的包里放一些塑料袋，以备呕吐时用。

2.要多喝水，就算小便次数增多，也不要觉得不好意思，因为孕期如果不及时排便，会有损健康。

高龄准妈妈要注意什么

要特别重视产检

高龄准妈妈要缩短产前检查的间隔时间，增加检查项目。就算是出现准妈妈常见的如感冒、拉肚子等小毛病，也要看“双科”，也就是除了看呼吸科、消化科外，最好同时去看看妇产科。因为，对于高龄准妈妈来说，拉肚子这种小毛病也有可能会导致宫缩，使得妊娠出现问题。

要特别注重孕期保健

高龄准妈妈要特别注重孕期的保健。饮食方面，以高蛋白质、低脂肪、性温和的食物为宜，远离烟、酒、咖啡等这些刺激性食物。运动方面，要进行适当的体育锻炼，慢跑、散步、在医生的指导下做孕妇操都是很好的运动方式。工作方面，要放慢工作的脚步，减少工作量，还要特别注意休息，保证充足的睡眠。

保持乐观豁达的心态

高龄准妈妈在孕期更容易出现烦躁、担忧和不安的心态，担心这担心那，这些都不利于孕育健康的胎宝宝。高龄准妈妈应该多想想自己的优势，例如事业稳定，能提供给孩子更好的物质条件，让孩子得到更好的教育；并且自己具有丰富的阅历和见识，这些对孩子的成长都有很大的好处，可以帮助孩子树立达观的心态和正确的世界观……这些都是大多年轻的准妈妈所不能企及的。所以，高龄准妈妈应该少想自己的劣势，多想想自己的优势，保持乐观豁达的心态，这样更有利于胎宝宝的健康成长。

温馨提醒……

高龄准妈妈也可顺产

如果准妈妈没有妊娠并发症，宫缩良好，胎宝宝位置正常，可以选择自然分娩或阴道助产方式分娩。如果身体状况比较差，最好还是选择剖宫产。

孕1月胎教

胎教从什么时候开始好

胎教是为了优生，更是为了爱

胎宝宝在母体内不仅仅是个单纯的营养索取者，种种奇妙的联系将来都会出现在准妈妈和胎宝宝之间，比如胎宝宝以后可以感受到准妈妈的情绪，可以辨认来自准妈妈的心跳声……这些也构成了胎教目的实现的基础。

胎教也许创造不了奇迹，但是胎教完全可以通过调节准妈妈的身心以及给胎宝宝以合适的刺激，来激发胎宝宝的潜能，让胎宝宝在生命之初得到良好的培养。

因此，对于不少准妈妈每天不厌其烦地跟胎宝宝说话、听音乐、做抚摸的做法千万不要质疑，这样做不仅是为了优生，更是对胎宝宝的一份浓浓的爱意。

什么时候开始胎教最好

胎教是一个循序渐进的过程，实际上，从计划怀孕开始，胎教就已经酝酿了，只是在不同的阶段，胎教的重点和内容会有所不同。

现在，胎宝宝真的还没有个影子呢，但是“胎教”其实是存在的，准妈妈和准爸爸的营养供给，以及身体状况会影响精、卵的质量；准爸妈情绪良好可以让胎宝宝在一个充满爱意的气氛中诞生；同时准妈妈与准爸爸的言行举动都无形中影响着胎宝宝……

值得一提的是，从怀孕第五个月开始，胎宝宝的听觉器官以及神经系统会逐渐发育得比较完善，那个时候要记得每天坚持实施音乐、语言、光照、抚摸胎教哦，每次30分钟以内为好。

温馨提醒

胎教时不宜有压力

关于音乐胎教和语言胎教等内容，准妈妈不必过于追究到底什么时候开始好，只要能让自己感觉愉悦和开心，那么，从现在开始也没有问题的。

看一看，受过良好胎教的宝宝会怎样

不那么爱哭

宝宝在感到饥饿、尿湿以及身体不舒服时就会啼哭，只有得到满足之后才会停止啼哭。可妈妈经验少，很多时候并不知道宝宝因何原因啼哭，导致宝宝越哭越凶，很

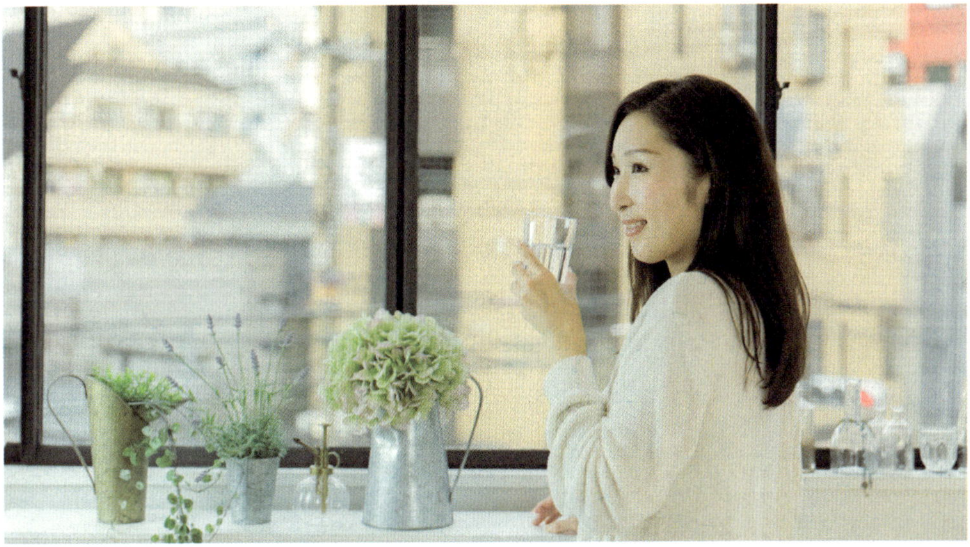

难安抚下来。可是，如果是受过胎教的宝宝，他们的感音能力比较好，当听到妈妈的脚步声或是说话声后就会停止啼哭。

能更早地与人“对话”

受过良好胎教的宝宝出生后的2～3天，便会用自己的小嘴张合同大人“对话”，2个多月时就可以认识自己的父母，3个多月时爸妈叫他的名字他就能听懂了。

能更早地学会发音

受过胎教比没受过胎教的宝宝的能更早地学会发音，2个月时会发几个元音，4个月时会发几个辅音，5～6个月时就能发出能表达一定意思的声音了。

能更早地理解语言

受过胎教的宝宝在4个半月时就可以认出第一件东西了，6～7个月时就能辨认手、嘴、奶瓶等。他们还能更早地理解大人的语言，更早地学会各种手势语，如“再见”的手势，看起来格外的聪明可爱。

能更早地学会说话

受过胎教的宝宝在出生后9～10个月时，就会有目的性地叫爸爸妈妈了，20个月左右就能背诵整首儿歌，还可以背数了。这样的孩子入学后成绩也可能会更优异一些。

好情绪是此期胎教的重心

着床后的胚胎慢慢长大，准妈妈可能不会想到，胎宝宝的神经系统已经开始发育了，慢慢分化出中枢和外周神经系统，看来，胎宝宝是很聪明的，最先建立起的就是人体的“司令官”。

胎宝宝想首先“玩转”神经系统

胎宝宝的神经系统发育得很早，在第4周时就开始形成。虽然还只是胚胎，但到了第4周，胎宝宝的神经管就应该已经闭合，发育成脊髓和其他神经器官，这样，胎宝宝的感觉会很快变得敏锐。

可是，如果神经管因为一些因素（如叶酸缺乏、意志消沉）而未能完成闭合，就会成为神经管畸形了，可导致脊柱裂、无脑儿、脑膨出等中枢神经系统发育缺陷。

准妈妈的好情绪可以让胎宝宝更聪明

准妈妈的情绪可以通过神经递质的作用影响到胎宝宝，当准妈妈无忧无虑、乐观积极时，这种良好的情绪会促进胎宝宝大脑的发育，让宝宝将来有较高的智商，而如果准妈妈情绪低落、不安，将对胎宝宝处于敏感期的神经系统的发育不利。

情绪不好的时候建议准妈妈深呼吸，放松；还可以看一些轻松搞笑的节目、读一则小笑话或者找家人倾诉等来调适心情。

写怀孕日记是超有意义的胎教

写怀孕日记，是经过一天的忙碌之后最好的放松方式，同时，怀孕期间这满载爱的日记将是给未来宝宝最好的见面礼，一切美好，可以从写怀孕日记开始。

怀孕日记的意义

❶ 怀孕日记可以记录胎宝宝的成长变化、母子之间的互动内容，有纪念意义。

❷ 怀孕日记可以记录这段人生的特殊时刻、准妈妈心理上的感受，写下来便是回忆与舒缓过程，可以令准妈妈心情安静祥和。

❸ 怀孕日记是母亲送给日后长大成人的孩子的最好礼物，看到妈妈用爱心写成的日记，日后孩子也会很感动并且内心充满力量。

如何写怀孕日记

怀孕日记可以记录下准妈妈认为比较重要的事，如每日的胎教情况，听什么曲子，听多长时间，每天听了几次……

等到第4个月，准妈妈和胎宝宝的胎教互动增多，怀孕日记也可以增加一些内容，如胎动开始日期、胎教内容、胎宝宝反应等；其他如产前检查、健康状况、孕期用药状况、生活状况、家庭胎动自我监护情况等也都可以记录。

怀孕日记的形式不拘一格

可以用表格、图文日记、流水账等任何一种自己喜欢的方式记日记，不论是哪一种形式，不论是准妈妈写，还是准爸爸写，或是两人一起写；不论是记录胎宝宝的情况，还是准妈妈的感觉或是怀孕时的烦恼和不愉快的事，只要是用心，用真情去写的，这本怀孕日记便有血有肉，充满孕期生活特有的气息。

本月产检

提前选择合适的产检医院

就近原则

准妈妈在怀孕期间要做十几次检查，所以，选择一家合适的产检医院非常重要。有的准妈妈觉得产检是一件很重大的事情，所以，一定要选择一个大医院检查才行。这就造成了大医院准妈妈扎堆做检查的现象，排队挂号等待检查花掉不少时间，很多准妈妈甚至吃不消了。所以，怀孕时产检选择医院以就近为原则，不一定非要跑很远去最有名的大医院检查。

像B超检查、核实孕周、了解基础血压和体重等在社区医院检查就行了，如果社区医生建议去上一级医院检查再转院。

选择技术过硬的医院

生产是一件复杂的事情，而准妈妈的身体情况又各不相同，因此一定要选择一家就近且技术过硬、水平先进的医院，这样当准妈妈患有高危险疾病或者出现妊娠疾病时，医生才能及时给予妥善的处理。可以向已经生育过的朋友、同事咨询一下，也可以通过网络来查询。

另外，选择一家环境好的医院也很重要，好的环境会带给准妈妈愉悦感，而不好的环境则会让准妈妈感到不舒服。

选择一个容易沟通、自己信任的医生

选择一个容易与自己沟通的医生也很重要，这样准妈妈在产检或者咨询时，才能更加放松，也才能将自己出现的问题和自己的担忧告诉医生。如果选择了一个与自己沟通不顺畅的医生，准妈妈的情绪难免会受到影响。

另外，准妈妈要选择一个自己信任的医生，这样自己才会安心。选择好一个医生之后，尽量不要再换来换去，这样医生了解准妈妈孕期的全部过程，才会给出针对性的指导，让准妈妈更安心。

温馨提醒

医院的分级

国内的医院按医疗水平、医院规模等分为一级、二级、三级，每级又分甲等、乙等。三级甲等（简称三甲）医院是最好的医院。

孕2月，是小胚胎啊

胎儿每周发育

第5周

胚胎开始形成外、中、内三胚层，每一个胚层都会逐渐分化为不同的组织器官。外胚层会分化为神经系统、眼睛的晶体、毛发、指甲以及皮肤表层等；中胚层会分化为肌肉的骨骼、结缔组织，循环、泌尿系统。内胚层会分化为消化系统、呼吸系统的上皮组织以及相关的腺体，阴道下段、膀胱等。最先分化出的是神经系统与循环系统的基础组织。

第6周

孕第6周，胚胎在准妈妈的子宫里飞速成长。

胚胎面部的基本器官都逐渐成形，鼻孔、眼睛的雏形都清晰可见。将来形成嘴巴的地方的下方，有一些小皱痕，这就是脖子与下颌雏形。手臂和腿的雏形出现，也就是胚胎的上面与下面开始长出的幼芽。

心脏已经出现心房的划分了，心脏的雏形开始发育，并且已经开始有规律地搏动与供血了。除了心脏，其他的很多器官也正在迅速地成长发育着，例如初级的肾的雏形以及原肠开始发育，神经管开始与大脑和脊髓连接。

第7周

此时的胚胎大概是12毫米长，一粒豆子大小。

胚胎开始出现一个和身体不成比例的大头。面部器官变得更加明显，将来形成眼睛的地方有一个明显的黑点，鼻孔大张着，耳朵处略微凹陷。胳膊和腿进一步发育，看上去就如同小短桨一般。垂体与肌肉纤维开始发育。

心脏已经划分为左心房和右心房，每分钟能跳150下，是不是有点快呢？不过此时准妈妈还听不到胎心音。

第8周

孕第8周，胚胎大概长约20毫米，看起来像颗葡萄。

各个器官开始出现明显的特征，耳朵继续发育，像牙与腭等这样复杂的器官也开始发育，手指与脚趾间看起来好像有少量的蹼状物。皮肤如同纸一样薄，能非常清晰地看到血管。

准妈妈身体变化

早孕反应逐渐明显

怀孕的第2个月，大部分准妈妈应该都知道自己已经怀孕了。而早孕反应也逐渐明显，准妈妈会感到头晕、乏力、嗜睡、流涎、恶心、呕吐、食欲下降，喜欢吃酸的食物，不能闻油烟味和异味。这些症状在怀孕第3个月后会逐渐消失。

尿频等症状出现并日益明显

大部分准妈妈会出现尿频、乳房增大、乳房胀痛、腰腹部酸胀等症状，部分准妈妈还会有身体发热的感觉。由于此时宝宝尚小，准妈妈的小腹部依然没有什么变化。不能因为尿频就不喝水，相反要多喝水，让体内的有毒物质能早点随着尿液排泄出去。

温馨提醒

孕2月养护重点

这一个月，准妈妈可以增加1个小时的睡眠时间，每天到绿地或林荫中散步1个小时，以保证充足的氧气供应。饮食上以清谈、易消化的食物为主。

准妈妈需要了解的妊娠常识

孕吐是胎宝宝的自我保护

怀孕时最常出现的反应就是呕吐，呕吐在某些时候成了怀孕的代名词。

不少准妈妈对孕吐感到害怕、担忧，甚至极力地想要掩盖，其实这并没有必要，孕吐反应不但没有想象中那么恐怖，反而还有很神奇的作用呢！孕吐是胎宝宝发出的信号，是胎宝宝的一种本能自卫反应。

通过孕吐，可以提醒准妈妈调整自己的饮食起居，孕吐越厉害，流产的概率就会越小。

我们平常所吃的各种食物都含有对人体有轻微损害的毒素，但不威胁健康，可是当怀有胎宝宝时就不同了，这弱小的生命承受不了这些轻微的毒素，所以它会分泌大量激素，增强准妈妈的孕期嗅觉和呕吐中枢的敏感性，以最大限度地将毒素拒之门外，保护自己不受伤害。

在生命的萌芽阶段，胎宝宝完全没有外力来表达他的存在，所以孕吐也是胎宝宝向准妈妈传递自己存在信息的手段，以此来提醒和督促准妈妈注意保护好自己。

激素水平影响胎宝宝未来性格

激素水平会影响宝宝的性格

英国的一项研究表明，儿童孤僻性格与胎儿时期的激素水平有关。

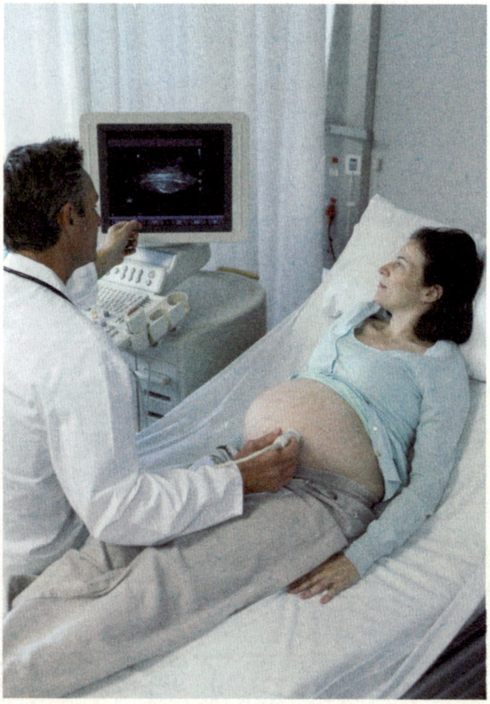

研究者对一批已经8岁的儿童从出生到儿童期的雄性激素与孤僻性格特征的关联进行了调查。调查显示，胎儿时期在子宫内有相对比较高的雄性激素的儿童不热心于社会交际，却有较好的识别能力和数字技能，如能很快地记住车牌号等。

这些在胎儿期有较高雄性激素的儿童并没有发展成自闭症儿童，但他们却有这方面的性格特征，当这些特征表现到极致时，常常会发展成自闭症儿童，同时，这项研究的最新报告显示，胎儿期激素水平与孤僻性格行为之间的关系，在儿童成人后仍将继续。

激素水平并非影响宝宝性格的唯一因素

虽然激素水平与胎宝宝将来的性格有关系，但是环境和遗传因素同样可以参与胎宝宝性格的建设，所以，也千万不要怀疑自己的情绪和言行对胎宝宝的影响。身为准妈妈的你要多用自己的好情绪影响胎宝宝，让他从现在开始就与活泼的性格“结缘”。

脐带是胎宝宝的营养传送通道

胎宝宝在准妈妈肚子里生长发育时，需要不停地从准妈妈那里摄取营养及氧气，可是，在准妈妈肚子里时，胎宝宝是有鼻不能呼吸，有嘴无法进食，怎么办呢？这就要靠吸附在母体上的胎盘摄取营养，然后通过脐带输送给胎宝宝。所以，脐带就是准妈妈为胎宝宝输送营养的“传送带”。

宝宝呱呱坠地后，脐带被剪断，它的历史使命也就光荣结束了。由于脐带上痛感神经很少，所以剪脐带时宝宝并不会感到痛苦。

温馨提醒

脐带的长度

随着胎宝宝的发育，脐带会不断增长，足月时胎宝宝的脐带会长到50～60厘米，直径有1.5～2厘米。

性别在受精卵时就确定了

胎宝宝的性别早在精子与卵子结合，也就是受精卵的时候就决定了。

那主导胎宝宝性别的到底是什么呢？这就要从基因开始说起了。人类之所以能够世代繁衍，主要依靠遗传物质，这些遗传物质就叫“基因”，而基因就存在于细胞的染色体之中。每个人的每一个体细胞里都有46条染色体，在这些染色体中，能够决定性别的只有2条染色体，这2条染色体又被称为“性染色体”。

男性的性染色体为XY，女性的是XX。胎宝宝会从父母那里各得到一半数量的染色体，其中包括性染色体，这就说明胎宝宝从可以从父亲那里得到X染色体或者Y染色体，而从母亲那里只能得到X染色体。

如果胎宝宝从父母那得到的都是X染色体，将来就会发育成女性；假如从父亲那里得到的是Y染色体，将来就会发育成男性。

所以，从某种意义上来说，胎宝宝的性别其实决定于父亲，而并不是母亲。

职场准妈妈的权利

准妈妈首先应该了解自己在职场中享有哪些权利，一旦遭受到不公正的待遇时应该怎么办。

孕妇享有不被辞退的权利

《中华人民共和国妇女权益保障法》明确规定：任何单位不得以结婚、怀孕、产假、哺乳等为由，辞退女职工或单方解除劳动合同。

另外，女职工在医疗期、孕期、产期和哺乳期内，劳动合同期限届满时，用人单位不得终止劳动合同。劳动合同的期限应自动延续至医疗期、孕期、产期和哺乳期满为止。

女性职工在孕期依法享有的劳动保护

❶ 孕妇享有不被降低工资的权利。在我国，工资分配实行男女同工同酬，不得在女职工孕期、产期、哺乳期降低其基本工资。

❷ 女职工在孕期禁止从事铅、汞、苯等有毒物质浓度超过国家卫生标准的作业，制药作业中从事抗癌药物及己烯雌酚生产的作业，作业场所放射性物质超剂量的作业，人力进行土方和石方的作业，强体力作业，伴有全身强烈振动的作业，工作中需频繁弯腰、下蹲、攀高的作业和高处作业等。

❸ 女职工怀孕期间不得延长劳动时间，一般不得安排其从事夜班劳动。怀孕女职工不能胜任原劳动的，应当根据医务部门的证明，予以减轻劳动量或者安排其他劳动。怀孕7个月以上的女职工，在劳动时间内应当安排一定的休息时间和适当减轻工作。

❹ 怀孕女职工在劳动期间内进行产前检查，应算作劳动时间，即按出勤对待，不能按病假、事假、旷工处理。对在生产第一线的女职工，要相应地减少生产定额，以保证产前检查时间。

关于产假

女职工生育享受98天产假，其中产前可以休假15天；难产的，增加产假15天；生育多胞胎的，每多生育1个婴儿，增加产假15天。女职工怀孕未满4个月流产的，享受15天产假；怀孕满4个月流产的，享受42天产假。

温馨提醒

学会巧妙地请产假

准妈妈如果在请产假时遭到拒绝，不必立刻搬出法律，而要先尝试与单位进行沟通，或者请调解组织进行调解。如果这些方式能够解决问题，就用不着诉诸法律了。总之，不到万不得已不必撕破脸皮，因为这样对自己的伤害可能更大。

孕期饮食与营养

为什么会孕吐，孕吐要怎么吃

为什么会孕吐

孕吐是早孕反应的一种常见症状，一般会在怀孕4～8周的时候开始，在第8～10周时达到顶峰，然后在第12周时回落。不过也有部分准妈妈孕吐现象持续的时间会更长。

孕期准妈妈的胃酸分泌会变少，胃肠的平滑肌张力下降，胃肠的蠕动变缓慢，就会使得食物在胃里长时间地停留，导致准妈妈在早上起床后或者吃过饭后发生恶心、呕吐、食欲下降的现象。

饮食、精神因素、怀孕后体内激素水平的变化以及孕酮的增加，都是引发孕吐的原因。轻度的孕吐反应，一般在妊娠三个月后即会自然消失；剧烈而持续性的呕吐（表现为全身困倦无力、消瘦、脱水、少尿甚至酸中毒等危重病症），对母子健康影响很大，应及时请医生治疗。

孕吐时不妨吃点干的食物

如果准妈妈早上起床后恶心、呕吐得厉害的话，不妨吃点干的食物，例如咸饼干、烤馒头片、面包等，不喝粥或者汤，能够缓解呕吐。另外，这一时期，准妈妈的饮食一定要清淡，不吃辛辣、油腻、刺激性的食物。

孕吐会不会使胎宝宝营养不良

胎宝宝需要大量营养是在孕28～36周，而怀孕初期，胚胎主要处在细胞分化阶段，并不需要额外增加能量的摄取，只要体重没有减轻太多，或出现脱水、电解质不平衡或酮症酸中毒的现象，就不会影响到胎宝宝的生长。

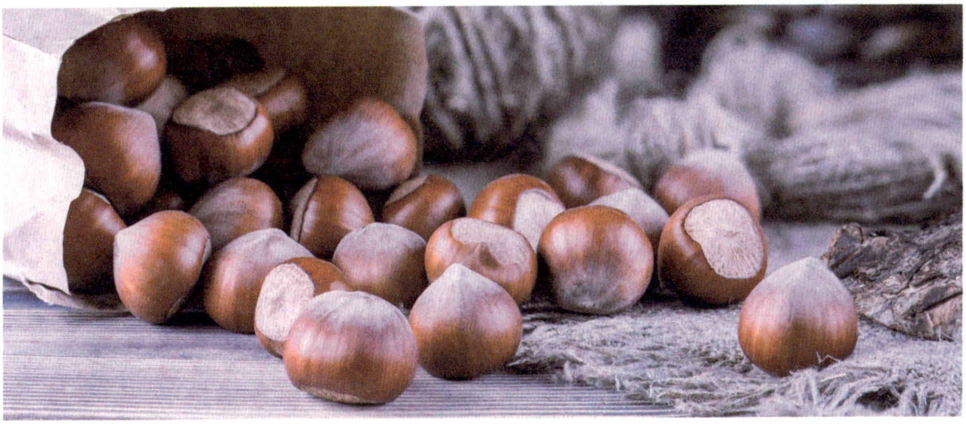

由于怀孕最初三个月，是受精卵分化最旺盛、胎宝宝各种器官形成的关键时刻，因此，孕吐期的饮食调理十分重要。

早餐一定不能少

孕吐期的准妈妈大部分都会有晨起恶心的症状，这是很长一段时间没有吃东西导致体内血糖含量降低造成的。因此，准妈妈早晨起床之后应该先吃点含蛋白质、碳水化合物的食物，如温牛奶加苏打饼干，再去洗漱，就会缓解症状。

此外，清晨不要太着急起床，起床太猛了会加重反胃的情况。

少量多餐，干稀搭配

准妈妈的进食方法以少食多餐为好。每2~3小时进食一次，一天5～6餐，甚至可以想吃就吃。恶心时吃干的，不恶心时吃稀汤。进食后万一呕吐，可做做深呼吸动作，或听听音乐、散散步，再继续进食。晚上反应较轻时，食量宜增加，食物要多样化，必要时睡前可适量加餐。

水果入菜，增加食欲

呕吐剧烈时可以尝试用水果入菜，如利用柠檬、脐橙、菠萝等做材料来烹煮食物的方法，来增加食欲；还可以试一试喝酸梅汤、橙汁、甘蔗汁等来缓解孕吐的不适。

嗜酸准妈妈可以吃的开胃食物

酸味能刺激胃液的分泌，提高消化酶的活性，促进肠胃蠕动，增加食欲。而怀孕后胎盘分泌出的人

毛膜促性腺激素会抑制胃酸分泌，使消化酶活性降低，影响胃肠的消化吸收功能，使准妈妈食欲下降、恶心、呕吐，所以准妈妈爱吃酸味食物。

适合准妈妈吃的酸味食物

酸奶：酸奶含有丰富的钙质、优质蛋白质以及多种维生素和碳水化合物，既能促进人体对营养的吸收，也能将有毒物质排出去。

酸味蔬果：许多水果都带有天然的酸味，如杨梅、橘子、番茄、猕猴桃、青苹果等。这些蔬果含有充足的水分和粗纤维，不但可以增加食欲，帮助消化，而且能够通便，可以避免便秘对子宫和胎宝宝造成压力。

温馨提醒

准妈妈要少吃腌制食物

腌制食物在腌制过程中，通常都会放入大量的食盐，因此，含盐量很高。准妈妈偶尔吃点腌菜调节一下胃口还可以，长期大量吃腌菜，不仅对肠胃有害，使得肾脏的负担加重，还会引发具有血压增高、水肿等表现的妊娠高血压综合征。

促进胎宝宝大脑发育的营养素

营养素	对大脑的作用	食物推荐
蛋白质	含量占脑干总重量的30%～35%，是人的大脑复杂智力活动中不可缺少的基本物质，缺乏会引起胎宝宝大脑发育障碍，影响智力	肉、动物内脏、鱼、虾、蛋、乳类、豆类食品、谷类、坚果等
脂肪	占脑重的50%～60%，在大脑活动中起着不可代替的作用。其中含有对大脑发育最重要的脂质是不饱和脂肪酸、卵磷脂	食用油、核桃、鱼、虾、动物内脏等
碳水化合物	是大脑活动能量的来源，具有刺激大脑的活动能力的作用	白糖、红糖、蜂蜜、甘蔗、萝卜、主食、红薯、大枣、甜菜及水果
维生素A	可以促进脑的发育，缺少会导致智力低下	肝脏、淡水鱼、海产品、鸡蛋、牛奶
B族维生素	通过帮助蛋白质代谢而促进脑部活动	芦笋、杏仁、肉、蛋、花生、牛奶、动物肝脏、五谷杂粮、绿叶蔬菜
维生素C	在胎宝宝大脑发育期起到提高脑功能的作用	樱桃、猕猴桃、西蓝花、草莓、柿子、柠檬、番茄、苦瓜等
维生素E	具有保护细胞膜的作用，还能防止不饱和脂肪酸的过氧化	坚果、植物油、谷物、新鲜绿叶蔬菜、动物内脏、豆类、蛋黄、瓜果、瘦肉等
钙	具有保证大脑顽强工作以及对大脑产生异常兴奋起到抑制，使脑细胞避免有害刺激的作用	牛奶、乳酪、绿色蔬菜、大豆、小鱼干、芝麻等

吃孕妇奶粉时要注意什么

孕妇奶粉中几乎含有孕期需要的所有营养素，并拥有合理的量，能够满足准妈妈的需求，而且也很容易消化，几乎不对肠胃造成负担。

不是所有的准妈妈都适合吃孕妇奶粉

孕妇奶粉中的脂肪含量及能量都相对较高，如果准妈妈患有糖尿病，或是体重超标、体重增长过快，都应在选择孕妇奶粉之前征求一下医生的意见，慎重考虑。

孕妇奶粉从什么时候开始吃最好

从准备怀孕时开始吃，这样有利于做好受孕后的营养储备，提高体内营养素的水平，有利于受孕和怀孕。

怎样正确地吃孕妇奶粉

正确的吃法应是按照孕妇奶粉的说明进行，每天早晚各一次最好。但由于饮食结构和习惯的差异，建议准妈妈在医生的指导下做一些恰当的增减，以免某些营养素过量。

吃了孕妇奶粉还需要补充别的营养素吗

如果没有特殊情况，原则上不需要再补充其他营养素，以免造成营养摄取过量，不过，一些在营养需求上有特殊要求的准妈妈，比如贫血、缺钙严重等，一定要按照医生的诊断补充铁剂和钙，同时一定要告知医生自己正在喝孕妇奶粉，以免补充超标。

温馨提醒

第一次可以买小包装

第一次买孕妇奶粉最好不要选大桶装，因为每个人都有口味喜好，如果第一次买的口味不符合自己的喜好，大桶装就容易造成浪费，不妨多试吃免费试用装，买小包装，尝试了觉得合适再买大桶装的也不迟。

素食准妈妈怎么吃能保证营养

因为素食者是不吃肉的，所以通常会缺乏肉类中含量较多而素食中含量较少的营养素，如维生素B_2、B_{12}、D以及钙、铁、蛋白质等，而这些营养素通常对胎宝宝的生长发育起着至关重要的作用。

素食准妈妈的饮食原则

吃素的准妈妈如果掌握了一定的饮食原则，也能让肚子里的胎宝宝健康发育成长。

❶ 如果是全素者，就要采取氨基酸食物营养互补的方式，例如豆类、绿叶蔬菜与全谷类配合食用，或者豆类及其制品与坚果类食物（如花生、核桃）配合食用等。

❷ 广泛地食用各种食物，选择种类不同的蔬菜，尤其是要多食用深绿色蔬菜，以保证维生素A、钙、铁的摄入量。

❸ 每天固定吃两份坚果类食物，以保证不饱和脂肪酸的摄入量。如有需要还得吃些含矿物质的营养素片。

❹ 一日三餐要保证摄入水果，特别是维生素C含量丰富的水果，如猕猴桃、橙子等。

❺ 每天摄入一定量的粗粮和根茎类食物，例如糙米饭、全麦面包、红薯等，以保证能量、铁质及B族维生素食物摄入量。

❻ 不要食用加工和腌制食物，如腌萝卜、烟熏豆皮、榨菜等。

孕期饮食卫生要点

进入孕期，饮食卫生对准妈妈的影响也增大，若误食含有害物质的食物，会对胎宝宝产生较大的负面影响。孕期的饮食卫生，除了要食物本身卫生，还要注意餐具卫生、就餐环境卫生，以及食物添加剂是否有害等。

❶ 蔬菜、水果应充分清洗干净，并用水冲洗干净残留的果蔬清洁剂，必要时可以放入清水中浸泡一下，去除表面的农药或者果蔬清洁剂残留物质。建议水果去皮后再食用，以减少农药污染。

❷ 用专用的水果刀来削水果皮。切忌用菜刀削水果皮，因为菜刀常接触生肉、鱼、生蔬菜，会把寄生虫或寄生虫卵带到水果上，给孕产带来安全隐患。最好是将切生食与蔬果的案板分开。切生肉后洗手，还要注意清洗案板和刀具，以免间接感染致病菌。

❸ 尽量选用新鲜天然食品，避免食用含食品添加剂、色素、防腐剂物质的食品。如尽量饮用白开水，避免饮用各种含咖啡因的饮料和碳酸饮料。

❹ 吃完东西后要漱口，尤其是水果。因为有些水果含有多种可发酵糖类物质，对牙齿有较强的腐蚀性，食用后若不漱口，口腔中的水果残渣易造成龋齿。

❺ 未经高温消毒的方便食品如生鸡蛋、生鱼片等要避免食用，以防止感染李斯特菌、弓形虫。

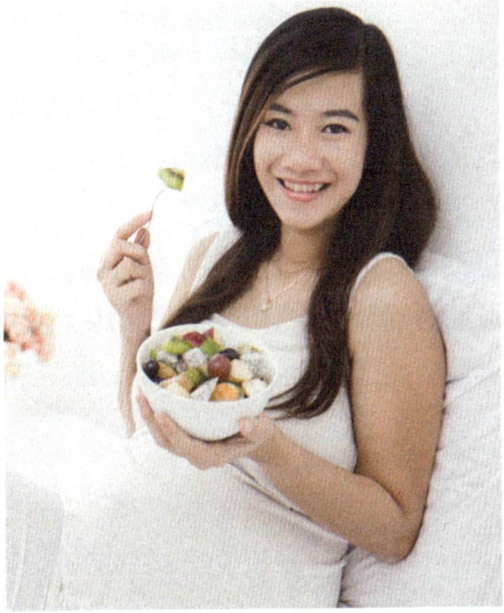

❻ 家里的炊具中应尽量使用铁锅或不锈钢炊具，避免使用铝制品及彩色搪瓷制品，以防止铝元素、铅元素对人体的伤害。

❼ 减少外出就餐，尤其是一些卫生条件差的排档、烧烤摊等，不仅食物、餐具、环境卫生不达标，就餐人员也比较复杂，不小心的话，很容易造成疾病的传播。必须在外吃工作餐的时候，尤其要挑选一个卫生放心的就餐之处，然后有选择地进食。

温馨提醒

外出吃海鲜一定要注意生熟

吃海鲜时，一定要注意海鲜是否干净、新鲜，是否彻底加热、蒸熟煮透。如果有异味，疑变质或发现半生不熟，应立即停止食用。

孕期日常护理

暂时远离对身体不利的化妆品

准妈妈要远离的化妆品

❶ 美白祛斑类化妆品。这类化妆品中一般都含有铅和汞，长期使用会严重危害人体的神经、消化道及泌尿系统。

❷ 含维A酸、A醇的化妆品。这两种成分很有可能会造成胎宝宝出现唇、腭裂，准妈妈要绝对禁用。

❸ 精油。高纯度的精油分子一般具有轻微的毒性，经皮肤渗入到体内，很容易伤害到敏感的胎宝宝。而且有些精油具有活血通经的疗效，如果使用了这类精油，很有可能导致流产。

❹ 香水。香水中的人工麝香会扰乱人体内分泌及影响激素发挥正常作用，更有可能对胎宝宝造成不良影响。

❺ 彩妆用品。口红、粉底、睫毛液、指甲油等化妆品也含有对胎宝宝有害的化学成分，准妈妈也要远离。

“纯天然”并不一定就温和

准妈妈大多都知道，大部分的化妆品里含有的化学成分对胎宝宝发育不利，于是就是选择所谓的纯天然产品来护肤。其实，不管是纯天然还是非纯天然的，对准妈妈来说都不是百分百的安全。因为就算是纯植物的化妆品，在生产的过程中也有可能会添加稳定剂、防腐剂等来保证某些成分的稳定以及新鲜。例如，纯植物的精油，就是孕期和哺乳期绝对不能使用的化妆品。所以，准妈妈要慎用化妆品，最好是去专门的母婴店挑选安全温和的孕妇专用护肤产品。

温馨提醒

准妈妈慎用花露水

花露水成分里也含有冰片和麝香，这两种成分都有可能导致胎宝宝畸形。因此，准妈妈最好不要为了防蚊虫叮咬就经常涂抹花露水。

为自己打造一个无烟的办公环境

准妈妈被动吸烟如同自己吸烟，会对胎宝宝产生影响。可是在日常生活中，准妈妈无法完全避免接触烟雾，尤其是职场准妈妈更容易成为被动吸烟者，那么，办公室里准妈妈如何让自己尽量少受烟雾的侵袭呢？

办公室有人抽烟怎么办

当办公室里有人吸烟时，准妈妈可以将窗户打开，换换新鲜空气，或者在办公室里准备一个小型的电风扇，将烟雾吹走。如果可能的话换一个离吸烟的人远一点的位置或者是告诉同事自己怀孕的事情，让他到别处去抽烟。

放一些能吸收化学有毒物质的植物

准妈妈可以在自己的办公桌上放一些能够吸收有毒化学物质的植物，如芦荟、龟背竹、虎尾兰、金橘等，这些植物都能很好得吸收空气中的有害物质，帮助净化空气，让准妈妈少受烟雾的毒害。

温馨提醒

被动吸烟要额外补充维生素

被动吸烟的准妈妈要额外补充适量的维生素C，以减轻被动吸烟带来的危害，保证自己的健康。最好还能加一些维生素A或者β胡萝卜素，来保护自己的黏膜组织。

孕期洗澡要注意安全

准妈妈洗澡若是不注意方法的话，会对母体和胎宝宝造成危害。

选择合适的沐浴产品

沐浴产品应该是中性、温和、没有浓烈香味、保湿性好的产品，免得伤害敏感的皮肤。如果使用具有浓烈香味的沐浴产品，不仅会刺激皮肤，闻起来也会觉得不舒服。因此，浴室里最好也不要放味道浓烈的芳香剂。

选择淋浴而不是坐浴

准妈妈洗澡要采用站立淋浴的方式，而不能坐浴。因为准妈妈的内分泌功能发生了变化，阴道内具有杀菌功效的酸性分泌物变少，自然防御功能下降。这个时候如果采用坐浴的方式，水里的细菌、病毒就很容易进入阴道和子宫内，引起阴道炎、输卵管炎等疾病。

洗澡的时间不宜太长

由于洗澡的时候浴室封闭，里面湿度较大，氧气的供应相对不足，加上热水的刺激，全身的毛细血管会扩张，时间一长就容易造成准妈妈脑部供血不足，出现头晕、眼花、胸闷的症状，而胎宝宝就会缺氧、胎心率变快，严重的话会给胎宝宝神经系统的发育带来危害。所以，准妈妈洗澡时间不要太长，最好是控制在20分钟之内。

洗澡的水温不宜太高

据医学研究，准妈妈的体温如果比正常体温升高2摄氏度，就会造成胎宝宝脑细胞发育停滞；若是升高3摄氏度，就有可能会将脑细胞杀死，并且通常都是不可逆的永久性的伤害，胎宝宝出生后就有可能智力低下，甚至出现畸形，有的还会导致癫痫。所以，准妈妈洗澡的水温不宜过高，应该控制在38摄氏度以下。通常而言，水温越高，洗的时间越长，对胎宝宝的损害越严重。

温馨提醒

用橄榄油滋润乳房皮肤

洗完澡后给乳房抹一些橄榄油，可以让乳房的皮肤滋润而有弹性，分娩后经得起宝宝的吸吮，不然容易发生乳头皲裂。

准妈妈怎么使用凉席

准妈妈的身体非常虚弱，出汗较多，由于毛孔是张开的，极易受风寒。而凉席通过传导的方式吸收了人体的部分能量。

因此准妈妈怀孕期间能否睡凉席也是因人而异的。如果本来就体寒，那最好不要睡凉席。实在要睡凉席，为了安全起见，准妈妈可以在凉席上铺一条薄的床单。

藤、蔺草、亚麻面料的凉席都具有较好的吸湿性和透气性，而且质地柔软、凉度适宜，不仅对皮肤的损伤小，还可最大限度地减少因长期使用凉席导致的腹泻的发生。

准妈妈可以选择上述质地的凉席。

准妈妈使用空调、电风扇要注意

不宜长时间吹电扇或者空调

准妈妈在怀孕期间新陈代谢比平时旺盛，皮肤散发的热量也增多，加上准妈妈的基础体温比一般人高出0.3～0.5摄氏度，因此耐热力也比一般人差。如果准妈妈长时间对着电风扇或者空调吹，就会使动脉血压暂时上升，增加心脏的负担。并且由于头部的血管比较丰富，对冷刺激比较敏感，长时间地吹电风扇或空调就会出现头痛头晕、疲倦无力等症状。正确的做法应该是将电风扇调成摇头旋转，并且放在离准妈妈较远的地方，风量也不宜太大；吹空调时应该穿上长衣裤，晚上则要盖上空调被，不能将肚子裸露在外面对着吹。

出汗多时不能马上吹电风扇或者空调

身体出汗多时，全身皮肤的毛孔就会变得舒张，汗腺大张，如果此时马上吹电风扇或者空调，就会使得邪风进入人体内，轻者伤风感冒，重者高热不退。一般人可以通过打针吃药来治疗，可准妈妈此时不能轻易打针吃药，因为一旦用药不慎，就会给胎宝宝的健康带来危害。所以，准妈妈要避免在出汗多时吹风扇或者空调，而要等到汗收了之后再吹，以免引发疾病。

温馨提醒

空调要定期清洗

使用一段时间后，空调的过滤网、蒸发器和送风系统上会积聚大量灰尘、污垢，产生大量的细菌、病毒。这些有害物质随着空气在室内循环，污染空气，传播疾病，严重危害人体健康。因此，空调在使用一段时间后或换季停机时，必须清洗，保证有一个健康、清新的空气环境。

准妈妈冬季如何安全取暖

准妈妈室内取暖注意事项

❶ 准妈妈在使用空调取暖时，应该时不时地开窗通风换气，如果使用空调的时间较长，要经常将窗户留一个3～4厘米的缝隙，以便外面的新鲜空气可以流进来，使得室内的空气能保持新鲜。空调的温度不要调得太高，保持室内温度在21~23摄氏度就可以了，所以建议准妈妈买一个温度计，以便更好地控制室内温度。如果是采用煤炉取暖的话，更要保持室内空气畅通，以免煤气中毒。

❷ 不要采用电热毯取暖。电热毯的持续高温，可能引起低温烫伤，影响胎宝宝的健康。

❸ 准妈妈睡觉时如果觉得冷，不妨用热水袋来取暖。人体本身需要不停地产生更多的能量来维持体温，以提高抵御寒冷的能力。而随着热水袋温度的不断下降，被窝里的温度基本上是稳定的，这样就可以减少人体在睡眠过程中水分以及盐分的过度流失。所以，用热水袋取暖的方法非常适合准妈妈。

冬季出行轻便保暖的方法

准妈妈要尽量避免在大风、寒潮的天气出门，如果出门，就一定要做好防寒保暖工作。准妈妈由于身体比较笨重，所以防寒保暖的装备一定要轻便，才有利于行动。首先准妈妈应该为自己挑选一套保暖效果好的内衣，相比于厚重的棉质内衣，羊毛保暖内衣的保暖效果好又轻便，更适合准妈妈。其次，外套则应选择羽绒服，不仅轻便柔软，防风保暖效果也好。最好选择中长款能盖住腰身的羽绒服。最后，围巾也是不可少的，因为人体大部分的热量是从头部和颈部散发出去的。所以，准妈妈一定要系上围巾，减少热量的散发。

温馨提醒

吃一些营养丰富的食物

冬天人体消耗的能量多并且快，所以，准妈妈要多吃些鸡、鱼、肉、蛋、乳、豆制品以及动物肝脏等营养丰富的食物，以补充能量。

更换床上用品

换一个舒适的枕头

枕头太高，会加重颈椎的负担，太低则会让头部充血、面部浮肿，所以首先要选择一个高度适中的枕头。在挑选枕头时，可以将枕头往下压，之后看它的高度是否是一个拳头（约9厘米）的高度，最好不要超过一个半拳头。枕头的柔软度要适中，太硬和太软都不好。

枕套应选用纯棉材质的，而枕头的填充材料最好选择木棉、香蒲绒、棉、谷物的，透气性比较好。另外，准妈妈也不适宜选用药枕，因为药枕中的一般填充的都是中药，成分比较复杂，有些中药可能对准妈妈或胎宝宝产生不良影响。

床单、被罩应选用健康、环保的

床单、被罩都应选用全棉材质的，不要选用化纤混纺织物，否则容易刺激皮肤，引起瘙痒；被褥最好是全棉布包裹棉絮。

温馨提醒

床上用品至少一个月清洗一次

床单、被罩容易聚集细菌，因此应该将床上用品至少一个月换洗一次，之后再拿到阳光下去暴晒杀菌或用烘干机烘干。

孕妇瑜伽并不适合所有人练习

应该说，瑜伽并不是使怀孕和分娩更为安全顺利的唯一方式，只是在孕期帮助准妈妈获得更好的锻炼。在练习孕期瑜伽前，不管是否有过瑜伽经验，都应先征询医生的建议，获得医生的首肯后，最好在相关经验丰富的合格瑜伽教练指导下进行练习。

练习孕期瑜伽的好处

准妈妈练习瑜伽可以增强体力和肌肉张力，增强身体的平衡感，同时刺激控制激素分泌的腺体，加速血液循环，还能很好地控制呼吸，有益于改善睡眠，消除失眠，形成积极健康的生活态度。另外，还可以让分娩过程变得轻松简单，有助于准妈妈在产前保持平和的心态以及产后重塑身材。

孕期瑜伽从什么时候开始最好

建议准妈妈从怀孕第4个月开始锻炼，怀孕头3个月，胎宝宝尚处于胚胎阶段，准妈妈活动量不宜大，以免引起流产。

对没有流产史、积极健康又有瑜伽练习经验的孕早期准妈妈，只要觉得准备好了，经医生允许也可做些轻柔的瑜伽练习。

温馨提醒

不适合练瑜伽时可用其他方式代替

如果准妈妈不适合练习瑜伽，还有很多运动方式可以代替，比如散步也是一种对准妈妈很好的锻炼和休息方式。

适量做家务对身体有好处

做家务能使一些平时活动不到的肌肉群得到锻炼，对预防一些日常病有好处。所以，准妈妈可以通过做家务来锻炼身体。

准妈妈做家务的注意事项

❶ 动作尽量缓慢，尤其是到了孕后期，肚子越来越大，身体也越来越笨重了，尤其要慢，并且做任何家务都不要直接压迫到肚子。

❷ 做家务活时要避免长时间的站立，最好是做15~20分钟家务活之后休息几分钟，不要想一下子将所有的家务活都做完，要分段来做。

❸ 要求不能太严格，而要以身体感到舒适为原则，如果身体出现不舒服的状况，如肚子突然出现阵痛或者呼吸急促（每分钟超过30次）等，就说明活动量已经超出了自己所能承受的程度，要立即停下来休息。

扫地、拖地

由于准妈妈弯腰不方便，所以在打扫时选择清洁用具非常重要。扫地、拖地时要选择长度适宜、不需要弯腰的器具，扫把的长度最好到腰部，而拖把的长度则介于胸部与颈部之间，并且打扫时不要蹲下或者跪在地上。不建议准妈妈清洁浴室，因为浴室通常比较滑，准妈妈很容易滑倒。

晾晒衣服

由于准妈妈不适合做过度屈膝或过度伸展的动作，所以，如果晾晒衣服的晾衣架太高，准妈妈需要踮起脚尖才够得到的话，最好就不要做了，交给家里其他的人来做，或者换用可以升降的晾衣架。

厨房家务

准妈妈收拾一下餐桌是没有问题的，可是由于此时准妈妈对油烟比较敏感，所以，厨房里的活最好还是不要做了，以免引起恶心、呕吐。

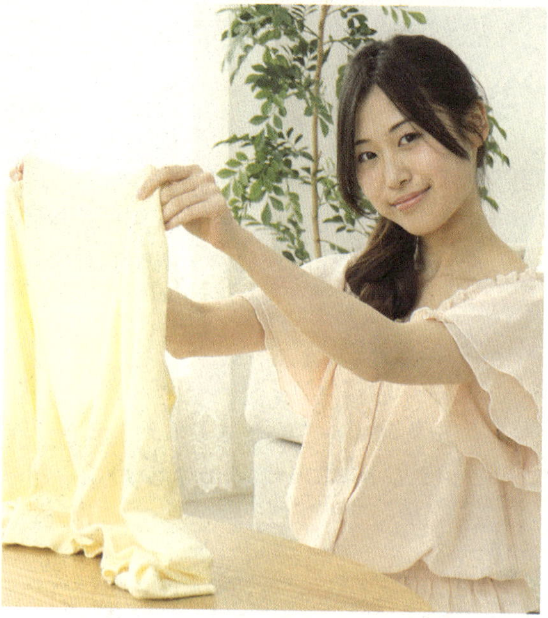

下列准妈妈不适合做家务

❶ 医生告知有早产迹象、需要卧床休息的。

❷ 即便做些简单的家务，也会出现子宫收缩的。

❸ 体重过大、过于臃肿的。

❹ 有活动性出血的。

温馨提醒

垫高双腿缓解疲劳

如果准妈妈在做家务时出现脚部抽筋或者水肿的情况，可以坐着休息一下，坐的时候若是躺在沙发上，则应在脚下垫一个枕头，以抬高双腿缓解疲劳，若是坐在椅子上，将腿平放在另一张椅子上。

防止先兆流产的发生

先兆流产很可能会引发流产，不过如果发现及时、治疗得当的话，胎宝宝也能保得住。

发现先兆流产的迹象怎么办

准妈妈如果发现自己有先兆流产的迹象，应尽快到医院检查，以明确病因和胎宝宝的状况，但要尽量减少不必要的阴道检查，以减少对子宫的刺激。

如妊娠试验阳性，结合体温和B超检查认为适合保胎时，应在医生的指导下进行保胎治疗；如阴道出血量多于月经量，或其他诊断查明胎宝宝已死亡或难免流产，应尽早终止妊娠，防止出血及感染。

如何预防先兆流产

❶ 性生活时会压迫腹部，刺激宫颈，引起宫缩，因此在生产前的3个月里最好禁止性生活。

❷ 准妈妈在怀孕期间避免做太重的体力劳动，如提水等。多休息，减少活动，不过也不是说要准妈妈整天躺在床上不动，也应该适当活动一下。

❸ 多吃有营养、容易消化的蔬菜水果等食物，补充营养。维生素E具有保胎的功效，准妈妈可以多吃一些含维生素E丰富的食物，比如松子、核桃、花生等。

❹ 少去人多的地方，预防疾病的传染；减少与手机、电脑等接触的时间；避免接触有害化学物质。

温馨提醒

给有流产史的准妈妈的建议

有流产史的准妈妈，再次怀孕时，可以在医生的指导下服用少量的孕激素来安胎；宫颈松弛的准妈妈可以在怀孕3个月左右去医院做一个宫颈环扎术，在预产期之前除去结扎就可以了。

孕2月胎教

小心闯入胎教误区

误区一：尝试一下新奇胎教法

有一些准妈妈总喜欢尝试新鲜的事物，觉得胎教法也应该尝试一些比较新奇的方法，但专家建议准妈妈最好采用传统的胎教方法，因为这都是经过科学论证的，而那些新奇的胎教法目前往往还缺乏理论依据，还只是一种探索，效果怎样，还很难判断。

误区二：胎教随时随地都可以进行

事实上胎宝宝绝大多数的时间都处于睡眠状态，随时随地进行胎教很有可能打扰到胎宝宝的睡眠，惊扰到胎宝宝，让他产生不安的情绪。所以，实行胎教要遵循胎宝宝生理与心理发展的规律，不能想什么时候进行就什么时候进行。

温馨提醒

胎宝宝的睡眠时间

胎宝宝一天中90%～95%的时间都处在睡眠状态，其中部分时间打盹，部分时间进入深度睡眠。深度睡眠时胎宝宝还会做梦。

品德彪西《月光》

月光是如水的灵物，能把人的心柔化到休眠的地步，每当在晴朗的月夜下仰望星空时，都难免令人想要久久驻足或是席地坐躺，接受月光的洗礼，这时心中的情感顿时都能化作一条细小的溪流，汩汩淌开，缓缓地浸润着心灵。

闭上眼睛，来听一曲德彪西的《月光》

德彪西的钢琴小曲《月光》，描绘了月光的美丽与神秘，美丽的旋律倾诉了对月光的印象，仿佛能让人看到月光闪烁的皎洁，把灵艳的月光泻洒下的水一样的银辉展现得淋漓尽致，让人如同置身于晴朗而幽静的氛围之中。

在柔美的月夜里，或者在你想要听音乐的任何时候，闭上眼睛，打开这曲《月光》，让每一个音符在你的心里流淌，想象心中的那片月色。这种美丽让你回味无穷，你的情感和这静谧的背景定会搭配得天衣无缝，而这样的美感也会通过你的感觉神经静静地感染着你腹中的胎宝宝。

小知识

德彪西是法国印象主义作曲家中最著名的一位，在很多地方，他的油画像总会被挂在音乐教室的墙壁上，许多浪漫主义影视作品（比如岩井俊二的影片）也常常以他的作品作为配乐，其中《月光》就是他脍炙人口的代表作。

读暖萌绘本《猜猜我有多爱你》

《猜猜我有多爱你》作者山姆·麦克布雷尼，绘图者安妮塔·婕朗，这个绘本是他们的经典作品。

这本图画书中只有小兔子和大兔子，小兔子认真地告诉大兔子“我好爱你”，而大兔子回应小兔子说：“我更爱你！”

确定大兔子很爱自己的小兔子，更希望自己的爱能胜过大兔子的爱，他想尽办法用各种身体动作、看得见的景物来描述自己的爱意，直到累得在大兔子的怀中睡着了。

“我爱你有这么多。”小兔子把手臂张开，开得不能再开。

但大兔子有一双更长的手臂，他张开来一比，说：“可是，我爱你这么多。”

小兔子想：嗯，这真很多。

…… ……

大兔子用智慧赢得了比赛和小兔子稍微少一点的爱，可小兔子用它的天真和想象赢得了大兔子多出一倍的爱。

整个绘本充溢着爱的气氛和快乐的童趣，相信准妈妈和准爸爸都会被它吸引哦。

本月产检

去医院确认怀孕

用验孕试纸验孕并不完全准确

大多数的准妈妈在确定自己是否怀孕时会买验孕试纸自己来测，可是验孕试纸的精确率通常只有50%～75%，有时候试纸也会呈假阳性或者假阴性。例如，试纸如果呈现出弱阳性并不代表就是怀孕了，也可能是有炎症。所以，为了保险起见最好到医院抽血做hCG检查，更早、更准确地知道自己是否真的怀孕了。

HCG检查方法及注意事项

hCG检查是通过测量女性血液中的hCG值来判断女性是否怀孕的一种方法。通常是在性生活后10天去医院抽血。最好选择在早上检查，不用空腹和憋尿，快的话当天就能知道结果。

怀孕周数的确定

医学上所说的怀孕周数通常是从最后一次月经来潮的第1天开始计算的。比如，一个人最后一次月经是3月1日，而4月5日检查确定怀孕了，一共是36天，因此，怀孕的周数就是5周。对于月经来潮有规律的人，怀孕周数就等于月经周期除以7。但是对于月经没有规律、时早时晚的人来说，用这种方法计算，误差就可能很大，需求助医生。

大城市的准妈妈提早做建档准备

怀孕档案是孕期的跟踪记录

建档（也叫建卡）就是在医院建立怀孕档案，此后准妈妈的每次产检都会详细地记录在案，主要是为了能够更全面地了解准妈妈的身体状况和胎宝宝的发育情况，以便更好地应对孕期发生的状况。临产时医生会根据档案中的记录和准妈妈的身体状况来决定是顺产还是剖宫产，万一有特殊情况也可以在短时间内做出准确的判断。

准妈妈选择在哪家医院生产，就在哪家医院建立档案，最好不要中途转院，以确保信息的全面性和连续性。

建档需带的证件

一般需要带上身份证，参加医疗保险的要带上社保卡，有些医院还要求带准生证。当然，各地医院的规定可能不尽相同，准妈妈去之前最好打电话咨询清楚，避免因漏带证件而来回奔波的麻烦。另外，不要忘记带现金，地区和医院的级别不同收费方式也会不同，一般情况下，带1 000元左右就足够了。

建档需做的检查

建档时的检查项目包括身高、体重、血压、宫高、腹围、胎方位、胎心、尿常规、血常规、心电图、盆宽、妇科检查等，以了解胎宝宝的发育情况。如果各项检查的结果都合格，医院就会为准妈妈建档了。

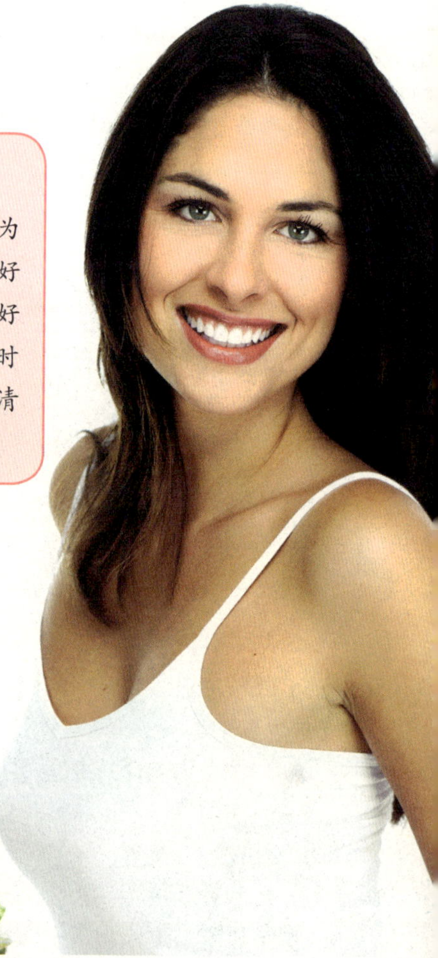

温馨提醒

大城市的准妈妈要提早做建档准备

建档一般是在怀孕2～5个月时进行，但大城市因为就医条件紧张，所以准妈妈提前做建档准备对自己有好处，建档的同时要进行第一次产检，建档之前要办理好准生证。准妈妈需要提前了解相关情况，配合自己的时间按部就班地办理准生证和建立档案，以免到时理不清头绪，出现慌乱失措的情况。

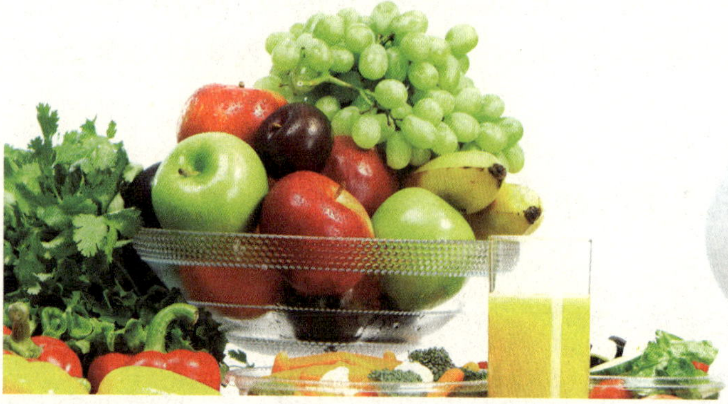

孕3月，真正变身为胎宝宝

胎儿每周发育

第9周

胎宝宝长出了胳膊和腿，小尾巴开始逐渐变短直至消失，器官系统开始发育并逐渐形成，可谓初具人形，但还不能知道是男是女。胎宝宝的两只小手在腕部呈弯曲状，并在心脏区域交叉；腿在伸长，脚蜷曲交叉在身体前部。虽然这个时候胎宝宝能够开始活动，还会不断变换姿势，但准妈妈还感觉不到。

这时胎宝宝的内在精神也开始产生，这可是关键时刻，因为准妈妈的情绪将与胎宝宝的发育息息相关，所以准妈妈一定要避免坏心情，尽量让自己保持身心愉悦、积极乐观、平静温和。

第10周

这时的胎宝宝身长大约4厘米，体重可达到10克左右，已经很像个小人儿了。

基本的细胞结构已经形成，身体的各部分比如胳膊、腿、眼睛、生殖器和消化系统都已初步发育。小家伙的眼皮还没有张开，黏合在一起。手臂更长，肘部更加弯曲，手腕和脚踝已经清晰可见，还会在妈妈肚子里做简单的“体操”，左右腿会交替做类似踢腿的屈伸动作。

第11周

小人儿已经完全成形，身长增长为4～6厘米，体重达到14克，四肢已经可以在羊水中自由的活动，能做更多的“体操动作”。

这个时期，小家伙的头显得格外大，和身体的长度基本相同。眼和耳郭等已发育成形，尾巴完全消失，不但长出了手指、脚趾，手指甲和头发也长出来了。双手能伸向脸部，并且把拇指放进嘴里津津有味地吸吮，或者是嘬嘬大脚趾和小脚趾，还会经常踢踢腿，舒展身体。胎宝宝的睾丸或卵巢已经长成，开始出现性别差异。

胎宝宝的各类器官，比如大脑、心脏、肝脏、胃肠、肾脏也发育起来，脊柱也在发育中。

第12周

胎宝宝可是一直在很努力地成长，他的变化是惊人的，准妈妈摸着自己的肚皮，可要好好称赞一下宝贝哟。

这周胎宝宝身长增至约6.5厘米，头几乎占了整个身体的一半，并且会动了。小手小脚上的蹼状物逐渐消失，各个手指及脚趾完全分开。骨骼和关节正在形成，已经能清晰地看到膝盖和脚后跟。随着肾脏和输尿管的形成，胎宝宝可以排泄了。胎盘令胎宝宝与准妈妈的联系更加稳定，流产的危险性越来越小。

胎宝宝已经步入脑迅速增长期，这是脑细胞快速增殖的第一阶段，此后的三个月，对胎宝宝来说主要是大脑的发育，脑的重量会不断增加。

过完这周，孕早期就结束了，最危险的流产期也会过去，准妈妈和宝贝都将迎来一个新的生命阶段。

准妈妈身体变化

子宫如拳头般大小

怀孕第3个月，准妈妈的子宫如拳头般大小，但肚子从外表看隆起仍然不明显。

阴道分泌物增加

准妈妈阴道的分泌物，也就是白带比平时略微增多，颜色通常为无色或淡黄色，有时为浅褐色，并时而出现外阴瘙痒及灼热症状。

胀气、便秘或腹泻

由于直肠受到压迫，准妈妈往往这个阶段精神忧虑，情绪不稳定，易出现便秘或腹泻。

乳房变化

准妈妈的乳房除了胀痛外，进一步长大，乳晕和乳头色素沉着更明显，颜色变黑。

温馨提醒

顺利度过妊娠反应强烈期

这时已经到了妊娠反应的后半期，症状不久就会自然消失。家人尤其是准爸爸应对准妈妈更多地体贴与关怀，帮助准妈妈顺利度过这一时期。

准妈妈需要了解的妊娠知识

怀孕真的会让准妈妈变笨

不少准妈妈发现，从怀孕开始，记忆力就明显不如以前了，以前的自己即使不算冰雪聪明，但至少接个话茬什么的不在话下，可是怀孕后似乎迟钝了。你也有这样的感觉吗？难道怀孕真的会让人变笨吗？

是注意力分散让准妈妈觉得自己变笨

其实怀孕是不会影响准妈妈的智力的，之所以准妈妈会觉得自己变笨，可能有两方面的原因。

一是因为体形变得越来越臃肿，身体负担越来越重，体力大不如前，注意力难以集中，所以有做起事来“笨手笨脚”的感觉；二是怀孕后沉浸在喜悦中，精力都放在了对胎宝宝的关注中，因此对其他事情显得有点心不在焉，从而影响了对其他事情的注意力，因而觉得自己变笨。

温馨提醒

生产后记忆力会恢复

虽然因为生理和心理的一些原因，准妈妈可能会觉得自己的动作没有以前那么敏捷了，记忆力也没有以前那么好了，但是，这些都是暂时的，等生产完后，生理的各种变化都会逐渐恢复正常，记忆力也会恢复。

准妈妈的生活习惯会影响胎宝宝

准妈妈的作息会影响到胎宝宝

宝宝出生后的作息习惯跟孕期准妈妈自己的生活习惯有关。若是追溯一下其他妈妈做准妈妈时的经历，我们不难看出，那些有良好的生活习惯，遵守一定的作息规律的准妈妈的宝宝，往往有正常的作息规律，那些晚上不睡的宝宝，他们的妈妈多半怀孕时期也有熬夜不睡、白天不起的习惯。这就是胎教的一个神奇的作用。

准妈妈应调整好自己的作息

熬夜会使人抵抗力下降、体力不佳、皮肤变差等，准妈妈应保持睡眠充足、不熬夜、饮食均衡等好习惯，因为胎宝宝跟准妈妈是息息相关的，若想让宝宝生下来就有个好的习惯，那么就从自己的孕期开始，保持良好作息习惯吧。

怎么推算宝宝血型

人的血型一般可分为4种类型，分别为A型、B型、AB型和O型，统称为ABO血型系统。红细胞含A抗原和H抗原的血叫A型血；红细胞含B抗原和H抗原的血叫B型血；红细胞含A抗原、B抗原和H抗原的血叫AB型血；红细胞只有H抗原的血叫O型血。

血型遗传关系

血型是有一定遗传规律的，千百年来已经形成了一个固定的遗传模式。根据准妈妈和准爸爸的血型，大多就可以推测出你们的宝宝是什么血型（见下表）。

父母血型	子女可能有的血型	子女不可能有的血型
A×A	A，O	B，AB
A×B	A，B，AB，O	无
A×AB	A，B，AB	O
A×O	A，O	B，AB
B×B	B，O	A，AB
B×AB	A，B，AB	O
B×O	B，O	A，AB
AB×AB	A，B，AB	O
AB×O	A，B	AB，O
O×O	O	A，B，AB

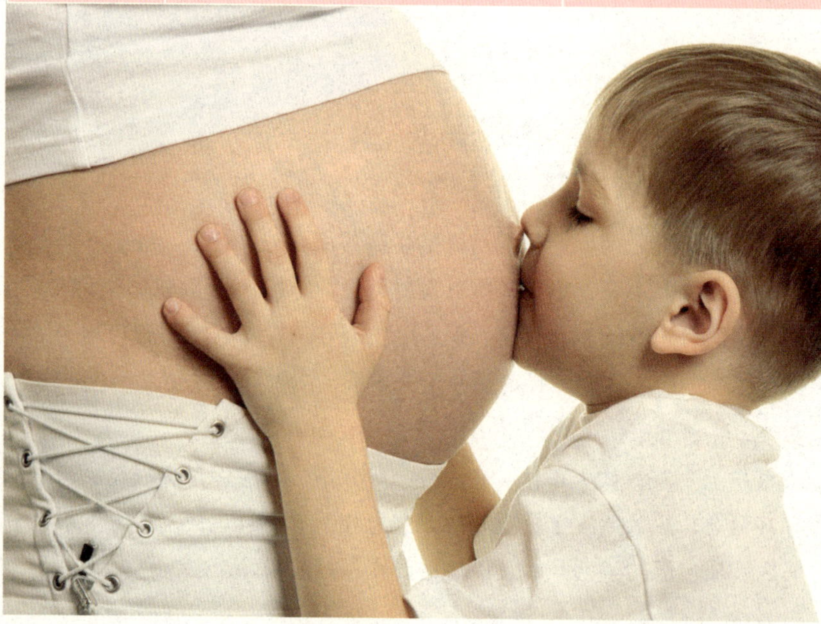

是激素在改变准妈妈的身心

激素由各腺体分泌后，能通过血液循环运送到全身，在各器官的协调、怀孕和分娩，以及哺乳等生理现象上起着重要作用，其中垂体除了自己分泌激素外，还对其他腺体分泌激素有影响，在准妈妈怀孕期间，准妈妈的身体会分泌一种在这个时候很重要的激素——催乳素，这种激素和雌激素与孕酮一起对准妈妈孕期身心起着调节作用。

影响身心的几种激素

名　称	作　用	对准妈妈与胎宝宝的影响
人绒毛膜促性激素（hCG）	由胎盘滋养层细胞分泌，使卵巢产生更多的孕酮，从而制止月经和维持妊娠。在妊娠第70天达到最高产量，然后在妊娠的其余时间下降至正常值。保持卵巢的功能直至由胎盘所取代	在一般情况下，血流中的分泌值高时，准妈妈在妊娠中会恶心，并可能伴有孕吐。检查尿液中的hCG是一种可靠的妊娠检测
人胎盘催乳素（hPL）	由胎盘分泌，对正常的产乳是必不可少的。它可以表明在妊娠后期的胎盘功能	乳房增大，低量值表明胎盘功能不足以供养胎宝宝。
孕激素（孕酮）	由胎盘分泌。功能是维持妊娠、松弛平滑肌	影响妊娠的一切方面，为乳房乳汁分泌做准备，松弛关节、韧带准备分娩还会影响排便造成便秘，引起腰酸背痛、体温上升
促黑素细胞激素（MSH）	妊娠期间其分泌量比平常高。刺激皮肤产生色素	乳头颜色加深，脸上和大腿内侧有棕色的色素沉着斑，沿腹部中央往下有一棕色线。也有准妈妈没有这样的变化

温馨提醒

准妈妈如何享受幸福感

如果准妈妈平时已经建立了比较良好的人际关系，那么现在，这样的关系就能在调节准妈妈的情绪上起到作用，让准妈妈能在良好的气氛中享受将要做妈妈的成就感。当然，并不是每个准妈妈都必须通过这样的方式来调节情绪，有的准妈妈会在安静的环境中享受这样的幸福感。

孕期饮食与营养

测一测准妈妈是不是缺乏某种营养

并不是吃得越丰富就越营养，有时候吃进去的营养根本不会被吸收，因为体内已经饱和了；而有时候准妈妈摄入的又不是身体需要的！要想吃得恰到好处，就得先了解自己的身体状况。

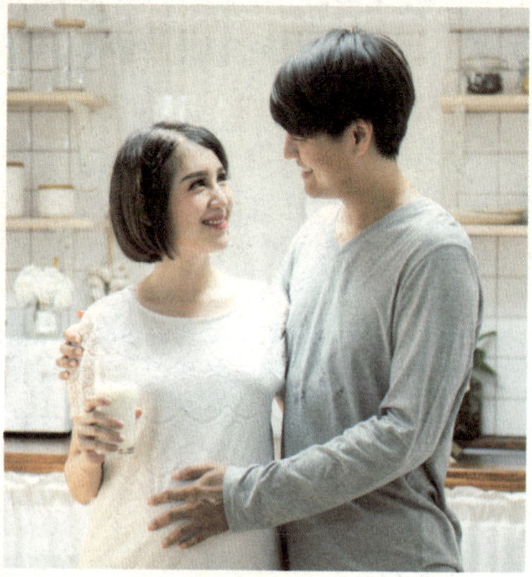

判断自己是否缺乏营养

是否缺乏营养，都会从某些身体特征中表现出来。如果准妈妈在一段时间内发现自己出现以下症状，那就可能是身体缺乏营养发出的信号了。

❶味觉减退，可能缺乏锌。

❷牙龈出血，可能缺乏维生素C。

❸舌炎、舌裂、舌水肿，可能缺乏B族维生素。

❹嘴角干裂，可能缺乏维生素B_2和烟酸。

❺夜晚视力降低，可能缺乏维生素A。

❻经常便秘，可能缺乏膳食纤维。

❼小腿经常抽筋，可能缺乏钙。

❽下蹲后起来会头晕，可能缺乏铁（缺铁性贫血）。

❾头发干枯、变细、易断、脱发，可能缺乏锌、蛋白质、能量、脂肪酸。

找找营养缺乏的原因

❶ 营养搭配不均衡。一日饮食中各类营养素没有兼顾周全，或者有偏食的习惯，比如说偏爱肉类、蛋、奶等动物性食品，新鲜水果蔬菜吃得少，就容易缺乏维生素C。

❷ 过度食用精制食物。精制大米、白面中的维生素和矿物质含量比粗制的米面要少。米面经过精细加工，其中的维生素B_1、维生素B_2、烟酸和铁会损失70%～85%。如果准妈妈只吃大米、白面，不吃玉米、豆类等粗粮，就会造成某些营养素的缺乏。

❸ 烹调加工使营养损失。不合理的烹调方式会使食物中的营养成分流失。如烹调时温度过高，加热时间过长，食物中的维生素A、维生素B_1、维生素C、维生素E等极易流失；水煮食物时，水溶性维生素和一些矿物质常会溶解于水中，造成流失。

如果以上3种情况准妈妈都没有的话，那就要看看是不是自己的身体出了问题，比如肠胃有疾病，就会导致消化吸收不好，影响某些营养成分的摄入和利用。

温馨提醒

不要擅服营养素

以上检测标准只是粗略的判断，如果出现了这些情况，最好还是先去医院做进一步确认后再下定论，不要擅自服用某些营养素，以免摄入不当，影响健康。

血容量在增加，要注意补铁

铁是血红蛋白的组成成分，血红蛋白参与氧的运输和存储。人体内铁的储存不能满足正常红细胞生成的需要而发生的贫血称为缺铁性贫血。

由于胎盘血循环的建立，血容量和红细胞总数都在不断增加，会导致血液中的血红蛋白水平相对降低，因此，准妈妈在进入到孕4月时就要开始补铁。

为了防止准妈妈贫血，要不断供给造血原料铁元素，保证母体和胎宝宝都有足够的铁贮备，一般建议准妈妈在怀孕13周时，遵医生建议开始补充铁剂。

准妈妈如何补铁

1. 若服用铁剂，要在饭后30分钟后再服用。因为有些人服用铁剂有比较厉害的胃肠道反应，如恶心、呕吐、腹痛、腹泻、便秘等。补铁制剂应选择对人体肠胃刺激小、吸收好、口感好的产品为佳。

2. 多食用含铁丰富的食物。豆制品含铁量较多，肠道的吸收率也较高，要注意摄取。主食多吃面食，面食较大米含铁多，肠道吸收也比大米好。其他含铁丰富的食物有蛋黄、海带、紫菜、木耳、动物血等。

3. 多吃点蔬菜和水果，因为蔬菜水果中富含维生素C、柠檬酸及苹果酸，这类有机酸可与铁形成络合物，从而增加铁在肠道内的溶解度，有利于铁的吸收。

温馨提醒

服用铁剂可能会使大便和牙齿变黑

口服铁剂期间，可能会出现牙齿和大便发黑的现象，这是正常的，无须惊慌而停药。

如果服用的是含铁糖浆制剂，可在服药后用清水漱口，减少药物在牙齿附着和口腔内滞留而引起牙齿变黑。

喝牛奶是补钙的好方法之一

牛奶中的钙最容易被人体吸收，并且还含有磷、钾、镁等多种矿物质，十分符合准妈妈的营养需求。准妈妈每天可以喝200~400毫升牛奶。

在整个怀孕期间，准妈妈的体内需要贮存50克钙才能保证胎宝宝的正常发育。准妈妈虽然可以从饭菜中摄取钙，可是那远远不够。

100克牛奶中含的营养成分

蛋白质	3.3克	碳水化合物	5克	钙	120毫克
磷	93毫克	铁	0.2毫克	维生素A	24微克
维生素B_1	0.04毫克	维生素B_2	0.13毫克	烟酸	0.2毫克
维生素C	1毫克	水分	87克	脂肪	3.2克

温馨提醒

选什么包装的牛奶更好

由于牛奶在加工过程中营养成分会被破坏，所以专家建议选择采取瞬时超高温灭菌以及利乐砖无菌包装技术的牛奶，因为这种加工包装工艺能够使牛奶中的营养得到最大限度的保存。

不爱喝牛奶或乳糖不耐受怎么办

某些人由于肠道内缺乏β半乳糖苷酶或者β半乳糖苷酶的活性减弱，无法分解和代谢乳糖（一种糖类，常见于牛奶和其他奶制品中），从而在喝牛奶或者其他奶制品时会出现一系列症状，比如肠鸣、腹胀、腹痛、腹泻等。这种由于乳糖消化吸收不良而产生的一系列症状就称为乳糖不耐受。

不喜欢喝牛奶或有乳糖不耐受的准妈妈，可以用酸奶来代替牛奶。酸奶不但保留了牛奶中的营养成分，还将牛奶中的乳糖分解了，是牛奶的最佳替代品。乳糖不耐受的准妈妈若是想喝牛奶，可以先在餐后少量饮用牛奶，减少一次摄入的乳糖量，延长牛奶在胃肠道里停留的时间，减轻胃肠道的不适。

补钙不宜过量

怀孕初期，准妈妈的钙需求量与正常人大致相同，约为每天800毫克，而准妈妈每天的饮食中或多或少都有钙质的摄入，因此不需要特别补钙，如果在孕早期出现了缺钙症状如腿脚抽筋、牙齿松动，或者饮食中钙量明显不足，可以少量补充，但最好听取医生的建议。

什么时候开始补钙好

通常，从孕中期开始补钙是比较合适的，到了孕中期，胎宝宝骨骼和牙齿的发育需要更多钙的支持，准妈妈对钙的需求量逐渐增长为每天1 000~1 200毫克，这时食物中钙的摄取可能满足不了母子两人的需求。因此，除了从含钙丰富的食物中摄取外，还要在医生的建议下补充优质钙剂，到了孕晚期，准妈妈对钙的需求量将增加到每天1 500毫克。

补钙并不是越多越好

补钙也不是越多越好。补钙过多会使钙质沉淀在胎盘血管壁中，引起胎盘老化、钙化，这样一来，宝宝不仅不能很好地得到营养和氧气，而且还会导致胎宝宝头颅过硬，造成分娩困难。除此之外，钙摄入量过高不利于其他微量元素如铁、锌、锰、碘的吸收利用，尤其是铁，容易引起贫血。

缺多少补多少

准妈妈需要补充多少钙是由饮食情况决定的，原则是缺多少补多少。因此，如果准妈妈能对饮食中获取的钙做出大致判断，将大有裨益。准妈妈还可以寻求医生和营养师的帮助。

吃鸡蛋要注意什么

鸡蛋吃得太多对身体无益

❶ 致血清胆固醇含量过高。鸡蛋中含有大量的胆固醇，如果吃得太多，会大大增加胆固醇的摄入量，容易导致肥胖，并使得血清胆固醇含量过高，从而引起动脉粥样硬化以及心、脑血管疾病的发生。

❷ 增加肝脏和肾脏的负担。食用过多鸡蛋，会增加肝脏和肾脏的负担。每天只要吃1~2个鸡蛋就能满足人体所需的8种必需氨基酸。吃得太多，蛋白质分解代谢的产物会加重肝脏的负担，而在体内代谢后所产生的大量含氮废物，还需要通过肾脏排出体外，又会进一步增加肾脏的负担。

不吃生鸡蛋和半熟的鸡蛋

生鸡蛋里含有抗胰蛋白酶，会影响人体对蛋白质的吸收；并且生鸡蛋里面还含有大量的细菌，如沙门氏菌，吃了之后有可能会引起腹泻甚至食物中毒。

有的人喜欢吃半熟的鸡蛋，觉得这样的鸡蛋营养价值高，事实上不是这样的，因为鸡蛋半熟时，其内部结构还没有完全被高温分解，有些细菌还没被杀死，吃了同样有可能会引起腹泻，而且也不利于消化吸收。

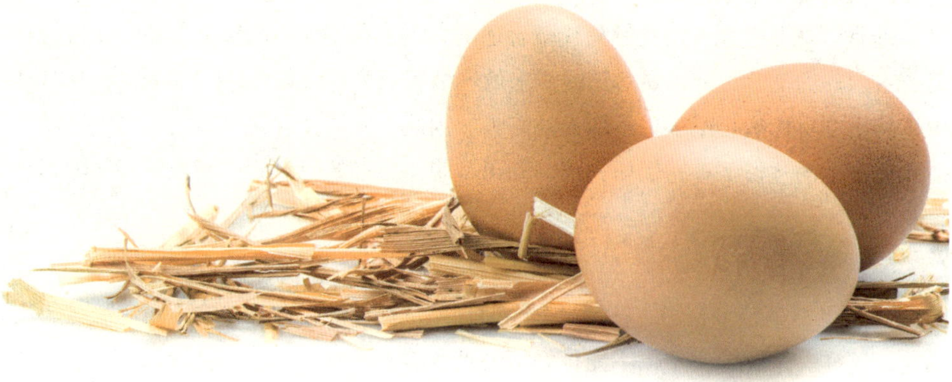

怎样吃鸡蛋营养价值高

鸡蛋蒸着吃和做汤最有营养，因为这样做能使蛋白质松解，极易被消化吸收。

如果是煮鸡蛋，应该先用冷水浸泡一会儿，好降低鸡蛋内的气压，水最好没过鸡蛋，因为浸不到水的地方煮的时候，蛋白质不容易凝固，会影响到蛋白质的消化率。浸泡好了后用中火将水煮沸，煮沸后再煮5分钟后停火，停火之后再泡5分钟就可以食用了。这样煮出来的鸡蛋，蛋白质消化率最高，营养成分也基本上没有遭到破坏，营养价值较高。

适当吃些粗粮对身体有益

粗粮中含有许多细粮中没有的营养物质，如膳食纤维、维生素、矿物质等。对于准妈妈来说，适当食用些粗粮，不但补充细粮中所没有的营养，而且粗粮里的纤维素有促进肠胃蠕动、帮助消化的作用，可以防治孕期便秘。

吃粗粮要补水

粗粮中的纤维素需要有充足的水分做后盾，才能保障肠道的正常工作。一般多吃1倍纤维素，就要多喝1倍水。可以增加肠道蠕动，减少有害物质对肠道壁的侵害，减少准妈妈便秘及产后其他肠道疾病的发生。

粗粮不宜和奶制品、补钙（铁）剂一起吃

粗粮不能和奶制品、补充铁或钙的食物或药物一起吃，最好间隔40分钟左右。因为人体摄入过多纤维素，会影响对人体必需元素的吸收。例如，如果把燕麦片和补铁

剂或者补钙剂一起吃，就会影响铁、钙的吸收；在吃奶制品时如果同时吃纤维素含量比较高的粗粮，也会影响人体对钙的吸收。

适合准妈妈吃的粗粮

玉米： 玉米含有丰富的不饱和脂肪酸、淀粉、胡萝卜素、矿物质等多种营养成分。准妈妈经常食用，可以加强肠壁蠕动，促进身体新陈代谢，加速体内废物排泄。玉米还富含谷氨酸，能促进脑细胞的新陈代谢，排除脑组织中的氨。

糙米： 糙米胚芽就含有蛋白质、维生素以及锌、铁、镁、磷等矿物质，这些营养素都是准妈妈每天需要摄取的。

荞麦： 荞麦比其他谷类更能提供全面的蛋白质且铁、锰、锌等微量元素和膳食纤维的含量丰富。含有丰富赖氨酸成分，能促进胎宝宝发育，增强准妈妈的免疫功能。

杂豆类： 如黄豆、绿豆、黑豆、赤小豆、芸豆、豌豆等。

温馨提醒

粗粮并不是越多越好

粗粮不容易消化，准妈妈过多摄入粗粮会导致营养缺乏，长期过多摄入纤维素，会使人的蛋白质补充受阻，降低准妈妈免疫力。因此每天粗粮的摄入量以60克为宜，且最好粗细搭配，比例以60%粗粮、40%的细粮最为适宜。

外出就餐注意卫生和营养搭配

外出就餐注意事项

❶ 选择干净、卫生的就餐场所。可以观察其餐桌下方和餐厅墙角，看看桌底是否干净、是否积累灰尘和油渍，墙角是否堆有杂物、是否有油渍和灰尘。

❷ 嘈杂的地方很不适合准妈妈，因此就餐地点应选择远离酒吧等娱乐场所的地方。

❸ 自带餐具，一次性筷子不要用。一次性筷子制作过程中为了让筷子看起来更白更干净，往往使用硫黄熏、药水泡，同时还用石蜡抛光。因此，餐厅提供的一次性筷子最好不要用，一次性牙签也是同样状况。

❹ 不要打包剩菜。剩菜，炒熟的绿叶菜隔夜会产生致病的亚硝酸盐；高蛋白质高脂肪的剩菜更是吃不得，因为空气中的有害细菌会在2个小时内附着在剩菜上并繁

殖，蛋白质和脂肪在细菌的作用下，会产生硫化氢、胺、酚等有害物质。从健康的角度出发，准妈妈最好不要打包剩菜回家食用。

营养搭配

❶ 多选择蔬菜。在餐馆吃饭，菜中的糖、盐、脂肪，以及淀粉含量远远超出自己家里做的饭菜。特别是有些快餐食品，能量和脂肪含量很高，但膳食纤维、矿物质和维生素的含量很低。准妈妈在外就餐时可选择有蔬菜的菜品以补充维生素和矿物质。

❷ 注意营养平衡。在外就餐时首先应从营养的角度考虑准妈妈所需的饮食结构，要荤素搭配，粗细搭配，酸碱搭配。肉类不宜太多，要多吃新鲜蔬菜水果；还要为自己点些主食，使蛋白质、脂肪、碳水化合物三者摄入量维持均衡。

❸ 深海鱼可以多吃点。准妈妈可以点一些深海鱼做成的菜，如金枪鱼、沙丁鱼、三文鱼等，这些深海鱼能够提供胎宝宝大脑发育所必需的DHA、EPA等。

❹ 冷荤菜肴最好少吃。凉拌菜色彩鲜艳，又很可口，非常适合夏天食用，但对准妈妈来说却未必如此，尤其是一些肉类凉菜，如酱肘子、卤牛肉等，因为味道改变很多，无法保证肉的质量和新鲜度。

❺ 用酸奶代替碳酸饮料。碳酸饮料含有二氧化碳，会刺激胃液分泌，容易造成腹胀而影响准妈妈食欲。碳酸饮料中基本上都加有柠檬酸和磷酸，长期大量饮用会影响人体对钙的吸收，影响胎宝宝骨骼发育。准妈妈应食用酸奶，既可补充钙质，又可调节肠道微生物平衡。

❻ 远离油炸食品。市售的油炸类食品少吃，因为反复沸腾过的油中有很多有害物质。

温馨提醒

饭后吃点水果对身体好

为了弥补新鲜蔬菜补充的不足，准妈妈最好在饭后30分钟吃点水果，以补充体内缺乏的维生素，水果可以自带。

怎样预防食物过敏

准妈妈如果不确定自己是否属于过敏体质，可以去医院做相关的食物过敏检查，如皮肤针刺试验、排除性膳食实验、血清特异性IgE水平测定和食物激发试验。

常见过敏性食物如下所列。

❶ 花生及花生制品：如花生酱、含花生的饼干等食品。

❷ 甲壳类产品：如虾、蟹等。其主要过敏原是肌纤维中的一种原肌球蛋白。对某种虾、蟹过敏的人也会对其他品种的虾、蟹过敏。

❸ 鱼类：包括海水和淡水鱼类。

❹ 蛋类及蛋类制品：其主要的过敏原是溶菌酶、卵清蛋白、卵黏蛋白、卵类黏蛋白和卵运铁蛋白等。

❺ 乳类及乳类制品：如牛奶、奶酪、酸奶及发酵制品等。牛奶中的酪蛋白、乳球蛋白、乳清蛋白、牛血清白蛋白等是主要过敏原。

❻ 坚果类：如杏仁、核桃、山核桃、巴西坚果、榛子等。

❼ 大豆及大豆制品：如黄豆、豆腐、豆皮等。

❽ 含面筋的谷物类产品：如小麦、黑麦、燕麦等。

❾ 食品添加剂：包括防腐剂、色素、抗氧化剂、香料、乳化剂、稳定剂、松软剂和保湿剂等，其中人工色素、香料引起过敏反应较为常见。

❿ 转基因食品：指以许多基因工程植物如玉米、马铃薯、大豆等为原料制成的食品，包括面包、果酱、糖果、饼干、面饼、人造黄油和肉制品等。

怎样预防食物过敏?

预防食物过敏最好的办法就是不食用过敏性食物，不要吃过去从未吃过的易引起过敏的食物，吃某种食物引起过敏后应立即停止食用。容易过敏的准妈妈需要注意以下几点抗过敏注意事项。

❶ 以往吃某些食物发生过敏现象，在怀孕期间应禁止食用。

❷ 不要吃过去从未吃过的易引起过敏的食物或霉变的食物。

❸ 在食用某些食物过程中，如发生全身发痒，出荨麻疹或心慌、气喘，或腹痛、腹泻等现象，应考虑到食物过敏，应立即停止食用。

❹ 不吃易过敏的食物，即使怀孕之前不会过敏的食物，在怀孕期间也可能会发生过敏，如生吃海产鱼、虾、蟹、贝壳类食物及辛辣刺激性食物。

❺ 食用异性蛋白类食物一定要注意烧熟煮透，如动物肉、内脏、蛋类、奶类、鱼类等。

温馨提醒

过敏体质可以改善

过敏体质可以通过一定的治疗得到改善，如果准妈妈在孕前就发现了自己的过敏体质，可以去医院进行脱敏治疗，减轻过敏的程度。

孕期要少吃的调味料

孕期准妈妈要少吃盐、味精、醋以及一些热性调料。

盐

专家建议准妈妈每日食盐摄入量控制在6克以内，食盐量与高血压发病率有一定关系，食盐摄入越多，发病率越高。准妈妈若过度吃咸食，容易并发妊娠高血压综合征，严重者可伴有头痛、眼花、胸闷、晕眩等自觉症状，甚至发生子痫而危及母婴安康。

味精

味精主要成分是谷氨酸钠，血液中的锌与谷氨酸结合后便从尿中排出，味精摄入过多会消耗大量的锌，不利于胎宝宝神经系统的发育。

醋

过多的醋和酸性食物是导致畸胎的元凶之一。尤其是怀孕最初半个月左右，大量的酸性食物可使体内碱度下降，从而引起疲乏、无力。而长时间的酸性体质，不仅使母体罹患某些疾病，而且会影响胎宝宝正常的生长发育，甚至可导致胎宝宝畸形。

热性调味料

怀孕后吃小茴香、大茴香、花椒、桂皮、辣椒、五香粉等热性香料烹制的食物，以及油炸、炒等生成的热性食品，容易消耗肠道水分，使胃肠腺体分泌减少，造成便秘。准妈妈发生便秘后，会用力排便，令腹压增大，压迫子宫内胎宝宝，易造成胎动不安、胎宝宝发育畸形、羊水早破、自然流产、早产等不良后果。

解馋又健康的小零食

怀孕后期，胎宝宝压迫消化系统，准妈妈食后饱胀感重，正餐的进食量会受到影响，而这时期母婴的营养需要量又相当大，营养不足会直接危害胎宝宝和准妈妈。此时可以采用吃零食的办法，即常说的少量多餐。在零食的选择上应慎重。首先要注意小零食的卫生，街头露天出售食品最好不要吃。另外，有些可能对身体造成不良影响的零食，如腌制食品、冰淇淋、罐头食品和过甜的点心等，准妈妈不适合吃。一般情况下选择酸奶、水果、坚果等比较好，但一定要适量。

适合准妈妈的零食

葡萄干：能补气血，利水消肿，其含铁量非常高，可以预防妊娠期贫血和浮肿。但葡萄干含糖量比较高，患有妊娠糖尿病的准妈妈不能吃。

大枣：含有丰富的维生素C和铁，但是吃多易使准妈妈胀气。

核桃：含有丰富的维生素E、亚麻酸以及磷脂等，对促进胎宝宝大脑的发育很重要，但核桃中的脂肪含量非常高，也不可贪吃。

酸奶：含益生菌，可以调理肠胃，同时又富含蛋白质，并且很容易消化吸收。

板栗：含有丰富的蛋白质、脂肪、碳水化合物、钙、磷、铁、锌、多种维生素等营养成分，有健脾养胃、补肾强筋的功效。准妈妈常吃板栗，不仅健身壮骨，还有利于骨盆的发育成熟，并消除孕期的疲劳。

全麦面包：能够增加体内的膳食纤维，还能补充更全面的营养。

海苔：富含B族维生素，特别是维生素B_2和烟酸，还含有各种微量元素与大量的矿物质，有助于维持人体内的酸碱平衡，纤维含量很高，对准妈妈来说是不错的零食。

温馨提醒

零食不可代替正餐

零食是对正餐的有益补充，但绝不能替代正餐。吃零食的最佳时间是两餐之间，而不是餐前餐后的时间。宵夜最好吃低能量、不胀肚的零食，以免影响睡眠质量。

孕期日常护理

避免使用一次性餐具

一次性筷子和餐盒对人体都有很大的害处。

一次性筷子的危害

❶ 侵蚀呼吸道黏膜：一次性筷子在制作时必须要用硫黄来熏蒸，因此在使用时碰到热的食物就会释放出二氧化硫，侵蚀呼吸道黏膜。

❷ 腐蚀消化系统：一次性筷子在制作时会用双氧水来漂白，双氧水有很强的腐蚀性，会腐蚀人体的口腔、食管甚至是胃肠；而在打磨时所使用的滑石粉，如果制作时清除得不彻底，就会沉积在人体内，沉积得多了，就会使人患上胆结石。

❸ 病菌感染：一次性筷子的保质期最长的也只有4个月，保质期一过，筷子上就有可能会携带金黄色葡萄球菌、大肠杆菌等。

一次性餐盒的危害

目前，市面上所使用的一次性餐盒大多数都不合格，大多在生产过程中使用了碳酸钙、滑石粉等矿物质，这些东西会与食物中的水、醋，以及油等相互溶解，随后进入人体内，引起消化不良与肝脏病变等多种疾病，并会影响胎宝宝的大脑发育。

温馨提醒

在餐馆吃饭需注意

选择口碑比较好的店，同时，包里随身携带筷子。

部分厨房用品需要换一换

将家里的筷子换一换

筷子应该选用本色的木筷或者是竹筷，涂彩漆的筷子不要买，因为涂料一般都含有铅等致癌物质，并且筷子上的涂料会随着筷子的磨损逐渐脱落，一旦脱落随食物进入人体，就会对人体的健康造成危害。

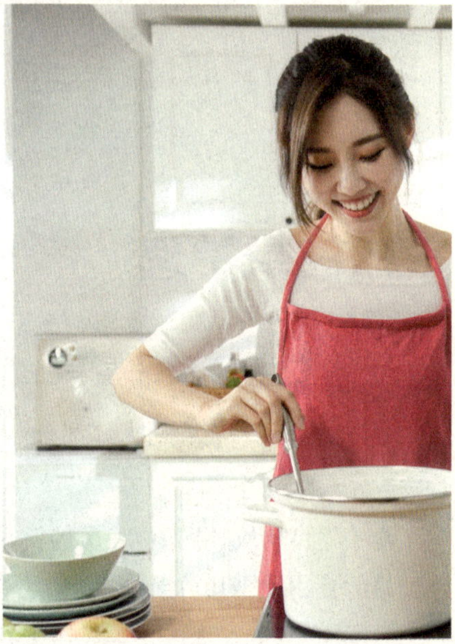

不过，竹筷、木筷由于材质的原因，很难彻底清洗干净，筷子的纹路上很容易被细菌污染，因此要经常用高温消毒或更换。

不锈钢筷子也是不错的选择，既环保又容易彻底清洗干净，准妈妈不妨将家里的筷子换成不锈钢的。

不用塑料碗

塑料碗在常规条件下是无毒无害的，可是在温度超过40摄氏度时就会释放出一种有害物质，这种有害物质溶出到食物中，被人食用后，就有可能会引起慢性铅中毒等危害。所以，最好不用塑料碗来盛饭菜，选用无花纹的白色瓷碗是最好的。

温馨提醒

餐具的消毒方法

将洗干净的碗筷放在沸水里煮10分钟能起到很好的杀菌作用，而刀具、锅具则可以用75%的酒精擦拭或用洗碗机进行消毒。

孕期不宜佩戴的首饰

怀孕期间，准妈妈体内新陈代谢改变，手指、胳膊、下肢等都会相应变粗、变大，因此，在怀孕后就要放弃一些美丽的装饰品了，尤其是首饰。

镯子

镯子也会发生同样的问题，由于肢体变粗，原先可以活动自如的玉镯勒住腕部难以拿掉，也会给准妈妈在手术室待产带来许多不必要的麻烦，如妨碍输液、静脉穿刺等。

项链

夏天佩戴金属项链，容易造成皮肤过敏，会给准妈妈带来难以预料的麻烦。

特殊材料制成的首饰

如坊间流行的磁石和锗粒，以及其他声称有磁疗作用的首饰。因材制采用带有辐射的金属或矿石，虽然经过加工处理，正常人佩戴没多大影响，但是胎宝宝是很敏感的，为了孩子的健康，准妈妈最好不要佩戴。

戒指

戒指的圈型大小一般都是固定的，准妈妈手指变粗后，戒指戴着太紧易影响肢体血液循环。特别是在孕后期水肿严重时，如果没有及时摘掉戒指，很可能就摘不下来了，时间长了不仅影响血液循环，还会导致局部皮肤损伤。

温馨提醒

肥皂水轻松摘戒指

戒指戴得时间长了可能会卡在手指上摘不下来，这时候只要将手指伸进肥皂水中，皮肤和戒面得到润滑，戒指就能轻松摘下来了。

准妈妈看电视、用手机要克制

准妈妈看电视的注意事项

❶ 距离不要太近，和电视机保持距离在2米以上。

❷ 时间不能过长，一次看电视时间不宜超过2小时。

❸ 选择电视节目时，不要看恐怖、刺激、血腥暴力以及过于悲剧性的影视作品和节目，这些电视节目内容会使准妈妈情绪紧张，把不良情绪传给胎宝宝，导致胎宝宝不安。

❹ 不适合熬夜看电视，睡得过晚。准妈妈应当注意休息，保证8～9小时的充足睡眠。

❺ 刚吃饱饭时不要看电视，以免影响食物消化、吸收，不利于胎宝宝生长发育。

❻ 不要边看电视边吃零食，或者蜷着身体看电视等。这会使准妈妈腹腔内压增大，胃肠蠕动受限，不利于食物的消化吸收，特别不利于胆汁排泄，易发胆道疾病。

玩游戏、刷抖音应适度

有些准妈妈因怀孕后各种外出活动减少，便花很多时间在手机上，玩游戏、刷抖音，以此消磨时间。长期如此，会引起孕妇身体疲劳，可能造成不规律子宫收缩，对胎宝宝十分不利。

玩手机时要注意，最好使用手机支架，保持平视，避免低头造成颈椎疼痛；其次，不要坐得太久，要经常站起来活动活动，坐的时间久了，会影响准妈妈的下肢血液循环，加重下肢水肿，导致下肢静脉曲张。

养一些对身体有益的花花草草

闲来无事种种花养养草，不但可以陶冶情操，还能让准妈妈拥有一份好心情，而且花草还能够吸收室内有害物质、净化空气、美化环境，对胎宝宝来说，也是妙处多多。

准妈妈可以养的健康花草

吊兰、龟背竹：这些花草可以吸收室内的甲醛，清除80%以上的有害气体，还能使空气中的细菌和微生物大大减少。

仙人掌、芦荟：这类植物气味清淡，白天晚上都能释放氧气，对空气调节有一定的作用。另外，芦荟还能在一定程度上吸收甲醛等有害气体。

有些花草对身体有害，不宜养在家中

不宜养的花卉

松柏类花木以及玉丁香、接骨木、兰花、百合等，这些花木所散发的气味会刺激人的肠胃，影响食欲，且会引起准妈妈恶心、呕吐等消化系统不良反应。

洋绣球花、五色梅、天竺葵等，会使准妈妈的皮肤过敏瘙痒。

夜来香以及丁香类的花木在晚上能散发出大量刺激嗅觉的物质，准妈妈长期闻此花香，会头晕目眩、胸闷不适。

月季花，准妈妈若长期接触月季的气味，有的会出现气喘烦闷的症状。

紫荆花，准妈妈若长期接触其花粉，会诱发哮喘症或加重咳嗽症状。

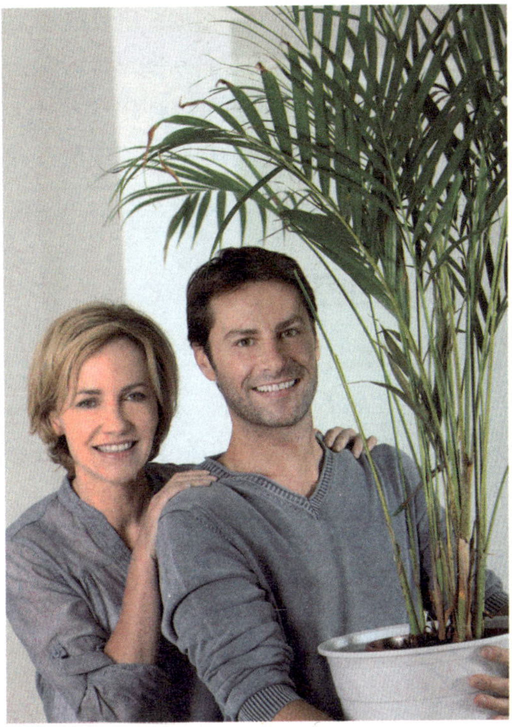

有毒的花卉，如郁金香、一品红、夹竹桃、水仙、含羞草等，准妈妈接触过久，会皮肤红肿，昏昏欲睡，或者毛发脱落等。

准妈妈养花禁忌

① 不要在卧室内摆放花草。大部分花草在夜间会吸收氧气，释放二氧化碳，降低室内氧气浓度，不适合准妈妈。而且花香会使人神经兴奋，长期放在卧室，会影响准妈妈的睡眠。

② 夏天不要养喜水、喜阴的花草，这类花草易导致室内湿气太重，也容易滋生蚊虫。

③ 养花时需要做的粗重活，比如搬花盆，给花松土，准妈妈就不要亲力亲为了，交给准爸爸吧。

孕期肤质改变，怎么护肤

进入孕期之后，由于体内激素水平的变化，准妈妈的皮肤可能这个月很油，下个月就变得很干燥，面对这种难以预测的皮肤变化，准妈妈也不必特别担忧，只要针对当时的肤质进行护理就可以了。

长痘怎么护肤

在怀孕的前三个月，由于身体内的雌性激素水平激增，许多准妈妈都会经历一个痘痘爆发的阶段，特别是怀孕前就属于油性皮肤的准妈妈。而怀孕的前三个月是胚胎发育的重要阶段，对付这个时期的皮肤问题使用祛痘产品需谨慎。

在这个阶段，准妈妈要避免选用含有水杨酸等具有磨砂作用的洗面乳、化妆品和润肤霜。但如果准妈妈的皮肤在怀孕三个月后仍然出油很多的话，就可以使用一些比较温和的产品了，因为这时胎宝宝已经进入正常的发育阶段了。

准妈妈可以使用温和的洗面乳清洁面部，一天两次，避免使用一些滋润型的产品，因为所含有的润肤剂可能会使毛孔堵塞。另外，要加强保湿，每周使用一次面膜，尽量避免强烈的、持久的阳光照射，外出时一定要使用防晒霜。

皮肤干燥怎么护肤

随着生长发育，胎宝宝可能需要从准妈妈的体内吸收更多的水分，准妈妈身体内所需要的水分随之会大量增加，所以很难保持皮肤的水润，特别是手和脚两处。

首先，准妈妈需要保持房间湿度适宜，并且不要频繁地洗澡。其次，应每天使用温和的洗面乳调整干性皮肤，使用具有保湿作用的润肤霜，并且外出时一定要涂防晒霜。如果准妈妈的皮肤出现脱皮等现象，一定要使用专业的磨砂膏将死皮去除，并且每周使用一次保湿滋润的面膜。

做好口腔清洁

如何选用牙刷

❶ 选用软毛保健牙刷。准妈妈怀孕后，体内的激素水平变化可能会使牙龈出现轻微的肿胀，使用软毛的保健牙刷，可避免牙龈出血；而且每3个月要更换一次牙刷。

❷ 备有细小刷头的牙刷或单头牙刷。软毛保健牙刷的牙刷毛难以接触到的牙面，较难刷干净，可以使用刷头细小的牙刷或单头牙刷清洁。

❸ 使用品牌口碑好的电动牙刷。

如何选择牙膏

准妈妈如果没有明显口腔疾病，可以选用含氟牙膏。不建议准妈妈随意长时间使用药物牙膏，特别是强消炎类的牙膏，因其含有较多的化学制剂。

善用洁牙工具（牙线与漱口水）

漱口水、牙线也是辅助洁牙的好帮手。因为齿缝和牙龈线下是牙刷不易刷到的地方，用牙线能深入牙龋线清除污垢，去除牙齿邻面的牙菌斑和食物残渣。

温馨提醒

准妈妈若牙齿炎症比较重，用消炎牙膏

牙齿炎症比较重的时候，可以短期选择两面针、云南白药等消炎作用强的牙膏，一旦炎症好转，就可选择含盐牙膏来消炎抑菌。

要细心呵护变浓密的头发

有些准妈妈发现怀孕期间，头发变得比以前浓密了，长得也快了，这是因为孕激素的增加改变了头发生长的自然周期，使期间本该正常脱落的头发“寿命”延长。可是也会有准妈妈反映头发掉得快了，怎么才能更好地呵护头发呢？

❶ 定期使用温和的洗发水洗头。洗发后不要用干毛巾使劲揉搓头发，最好让头发自然晾干。

❷ 头发打结时，可先涂上护发素再将头发梳顺。

❸ 使用宽齿的梳子，避免过度使用吹风机、卷发器。

❹ 使用天然材质的梳子，如木梳、牛角梳。

❺ 多吃些利于头发生长的食物，比如黑豆、黑芝麻等。

❻ 外出时戴太阳帽或使用遮阳伞，避免头发受到紫外线的伤害，变得干枯、易断。

温馨提醒

自制橄榄油蜂蜜营养发膜

做法：将1小勺橄榄油、1杯蜂蜜和2勺干面粉混合搅拌均匀。

用法：将混合物涂抹在洗净的头发上，再戴上浴帽，30分钟后，你会发现头发变得柔软又有光泽。

从孕早期开始预防妊娠纹

妊娠纹的形成部位，主要在腹部，另外臀部、大腿内侧以及乳房周围也较常见，往往由身体的中央向外呈平行状或放射状。

妊娠纹预防重于治疗

虽然生产后的2～3个月，断裂的弹性纤维会逐渐修复，原先皮肤上的妊娠纹就会逐渐变为银白色。但妊娠纹一旦形成，形成妊娠纹部位的皮肤就难以恢复到以前的状态，它的痕迹是很难完全消失的。所以，对待妊娠纹，预防重于治疗。

怎么预防妊娠纹

❶ 严格控制体重，均衡摄取营养。一般说来，准妈妈从怀孕到分娩，体重增加12.5千克是最理想的，而且体重的增加应该是渐进式的。摄取过多脂肪，不但会将其囤积在体内，造成产后瘦身的困难，也会在短时间内绷出妊娠纹来。

❷ 多吃可以增加皮肤弹性的食物。要多吃富含蛋白质、维生素的食物，可以改善皮肤的肤质，增加皮肤的弹性。

❸ 使用托腹带及合身胸罩。准妈妈怀孕4个月时，可以使用托腹带来减轻腹部和腰部的重力负担，减缓皮肤向外、向下过度延展拉扯，有效避免妊娠纹的形成。此

外，准妈妈还应该选用尺寸合适、支撑力够的孕妇胸罩，可减少胸部下垂所造成的皮肤拉扯，以避免胸部、腋下妊娠纹的产生。

温馨提醒

孕期不要使用除妊娠纹霜

一般来说不建议准妈妈在孕期使用除妊娠纹霜，因为即使再宣称纯植物的产品都不可避免地含有化学元素，会对胎宝宝造成伤害。尤其是孕早期，因为这时胎宝宝的生长还不稳定，很容易受外界刺激、气味的影响而造成畸形或流产，特别是一些高龄准妈妈更要注意。

抑制色素沉积，避免产生妊娠斑

妊娠斑的出现是由于孕期脑垂体分泌的促黑色素细胞激素增加，以及孕激素、雌激素水平激增，致使皮肤中的黑色素细胞的功能增强。通常情况下，妊娠斑会在生产后3～6个月自动消失，只有部分特殊体质，或是内脏有特殊疾病的女性可能不见消失，需要到医院做诊治。

怎么预防妊娠斑

准妈妈可以试试我们介绍的几种方法，来预防或减轻妊娠斑：

❶ 减少阳光照射。晒日光会加重妊娠斑，准妈妈夏日外出要做好防晒措施，比如戴遮阳帽，打防紫外线的遮阳伞，涂防晒霜等，避免阳光直射皮肤表层。

❷ 冷热水交替冲洗。准妈妈可以用冷水和热水交替冲洗长斑的部位，促进患部的血液循环，加速黑色素分解。

❸ 补充维生素。准妈妈可以多吃富含维生素C的食物，如柑橘、草莓、猕猴桃、番茄等，还应多吃富含维生素B_6的牛奶及其制品。

乳房增大了，适时更换内衣

升级胸罩尺码

大概在孕3～5个月时，准妈妈的胸部会较孕前增大一个尺码，如果孕前使用的是B罩杯，那么现在就要换用C罩杯了。随着胸部的进一步增大，在孕7～9个月时，罩杯又会升级一个尺码。准妈妈要经常观察自己乳房的变化，适时换用尺码合适的胸罩。如果胸罩太小，就会阻碍胸部的血液循环，压迫乳腺、乳头，造成发炎；胸罩太大，又会起不到对乳房的承托作用，容易造成乳房变形。

选择孕妇专用胸罩

怀孕以后，胸部不是向前隆起，而是乳房的下半部分向两侧变大。普通的胸罩不适合这样的变化，而能够对应这种变化的是特意为孕妇设计的胸罩。如果胸罩不合适，可能会引起身体不适甚至加重妊娠反应。准妈妈最好能够到孕婴用品店购买专用胸罩，并请专业销售人员测量胸围，以选择最适合自己的胸罩。

准妈妈也可以考虑购买哺乳期胸罩，这种胸罩和孕期胸罩一样能为胸部提供足够的承托力，而且是前开扣设计，方便穿脱，适宜产后哺乳期使用。

注意设计细节

面料：最好是柔软的棉质材料，不仅触感舒适，而且吸汗、透气。

肩带：尽量宽一点，以免其勒入皮肤，造成不适。还要看看它是否紧贴在肩胛骨附近，可以举起手臂或耸耸肩，试试它是否容易滑落下来或有什么不适。

钢托：最好是软钢托，太硬的话会影响血液循环。

准备多件胸罩

每个阶段，准妈妈要准备2～3件胸罩，轮流穿着，以便经常更换清洗，这对胸部健康是很有利的。同时还可以缩短每件胸罩的穿着时间，降低它的变形率。

白带增多，私密部位呵护要细心

怀孕期间，体内激素分泌增多，刺激子宫腺体增生，阴道上皮细胞及宫颈腺体分泌旺盛，再加上胎宝宝的增大对骨盆等组织的压迫，出现血管和组织充血，血流加快，白带等分泌物就会增加，这是正常现象，准妈妈不用担忧。

局部清洁很关键

❶ 经常用干净的温开水冲洗外阴，清洗用的盆具要专用，不能用来洗别的东西。每次用完后将盆洗净擦干，收在干燥通风的地方。

❷ 选择面料柔软、透气、吸汗的内裤，最好是棉质的，较不容易引起皮肤过敏。另外，内裤边缘不能太紧，以免紧勒下腹部及大腿根部，引起血流不畅。保持内裤的清洁卫生，每天更换，并单独手洗。先用开水或消毒液浸泡清洗内裤，然后在阳光下暴晒干燥，最好不要阴干。

❸ 不要经常使用护垫，否则会透气不良，容易滋生细菌。

通过白带检测你的健康

正常的白带无臭味，呈无色透明蛋清样，不会引起瘙痒。如果白带性状、气味改变，就很可能是患上了某种妇科疾病。为了方便判断白带的颜色及状态，最好穿浅色的内裤。

如果白带较多、气味难闻或阴部瘙痒，就应该怀疑是否被细菌感染。

如果白带量增多并且呈乳酪状，伴有阴部剧烈瘙痒，可能感染了白念珠菌。

如果白带恶臭并呈水状，阴部瘙痒或疼痛，可能感染了滴虫。

如果白带呈脓样且气味难闻，可能感染了衣原体。

温馨提醒

注意白带异常

一旦发现白带性状、颜色、气味出现异常，应及时去医院就诊，以免影响到胎宝宝的健康发育和准妈妈的健康。

谨慎使用香薰精油

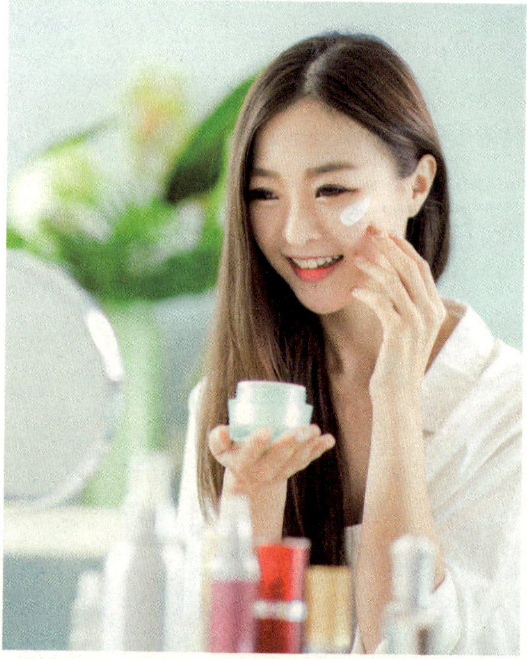

高纯度的精油，分子极其微小且一般具有轻微的毒性，经皮肤渗入到体内，很容易伤害到敏感的准妈妈和胎宝宝。而且有些精油具有活血通经的疗效，如果准妈妈使用了这类精油，很有可能导致流产。

因此，准妈妈最好不要使用精油，如果想要使用，最好向专业人士咨询各种精油的功效、使用禁忌及安全剂量，以免因使用有误而引起不良后果。

严禁使用的精油：鼠尾草、薰衣草、玫瑰、洋甘菊、茉莉、薄荷、迷迭香、马郁兰等。

可以使用的精油：橙花、橘子、柠檬、天竺葵、茶树、葡萄柚等。

准妈妈可以使用小麦胚芽油、酪梨油、杏仁油等来进行按摩，这些油相对比较安全。

找个合适的时机向老板汇报孕事

告诉上司自己怀孕的消息一定要趁早进行，不要让老板成为最后一个得到你怀孕消息的人。汇报的时机和方式也要慎重选择。

建议准妈妈怀孕3个月较稳定，确定怀孕成功后，找个合适时机跟老板或上司主动汇报自己怀孕的情况。一是获得上司和同事支持，避开较繁重的工作，二是有利于上司提前准备，及早考虑工作安排和交接，三是如果准妈妈从事的是不适于怀孕的工种，则需要调换适当的岗位。

挑合适的机会

职场准妈妈要告诉上司或老板自己怀孕的情况，得学会挑日子。千万不要拿着自己的检查报告径直走进他的办公室，这样会显得很突然。最好是选择一项工作或任务圆满完成时，或者工作暂时告一段落，自己还完成得不错的时机。这就等于告诉上司或老板，你没有因为怀孕而影响工作，这样在谈话时才更有说服力，不至于使自己很被动。

选择合适的方式

提前跟上司或老板约好时间，这样会比较从容。而且上司或老板明白你是有重要的事情跟他谈，那么他会有充分的时间来思考你提出的问题，寻找解决的办法。谈话时，要尽量表现得诚恳，一般情况下，这些事情都可以和平沟通。

如果你在大公司或外企上班，也可以根据你们的工作习惯，给上司发一封正式的E-mail，告诉上司自己怀孕的消息，很多人更善于用笔表达，这样可以避免面谈的尴尬，还能把自己的需求和困难都讲清楚。

关于你的工作问题，如果老板或上司的确有为难之处，你也可以积极出谋划策，帮助他分析情况，提出合理解决的办法。

站在老板的位置考虑问题

提前做一下功课，要站在上司或老板的立场上多想一想。自己的怀孕是否影响到某些重要的工作计划？最近的工作中是否有失误？自己负责的工作别人能否顺利接手？替别人想，也就是替自己想，你的上司或老板假如感觉到你的诚恳，一定不会为难你。当然准妈妈一定要表明，就算怀孕了，依然会在工作中尽职尽责。

温馨提醒

尽量避免拿法律说事

法律毕竟是关系无法调解时才采用的“下策”，只有在对方态度强硬，的确谈不拢的情况下，才可以搬出法律条文来说事。尽量不要站在对立的立场上和老板进行理论，暂时不要急于谈论孕产期的工资待遇，以免他认为员工拿怀孕的事来进行要挟。

职场妈妈怎么舒适午睡

职场准妈妈每天若是能够午睡一会儿，对恢复体力和精力都有很大帮助。

怎么午睡更舒服

最好能够睡在沙发上，没有沙发也可以把几把椅子摆在一起，将其中一把椅子的椅背调整为最低状态，然后靠在上面，腿尽量伸展开放在椅子上，这样可以避免腿部浮肿。还可以自己带个小褥子，或者小靠枕之类的道具，让午睡更舒服。如果你的办公室够大，可以放下一张折叠床，你可以自带，中午睡觉时铺开，不用时就收起来藏在桌下，也很方便。

午睡注意事项

❶ 选择安静的地点午睡，如休息室、会议室，尽量避免在嘈杂、人群来回穿梭的地方午睡。

❷ 避开风口，注意保暖。写字楼通常有中央空调，夏季应避免在出风口处午睡，以免着凉。最好在办公室准备一条毯子。人在睡熟之后，全身毛孔处于开放状态，如果不注意保暖，醒来后往往容易受凉。

❸ 午睡时间不宜过长。睡得过久，人体进入深睡眠状态，如果这时突然醒来，会出现暂时性脑供血不足，会感到轻微的头痛和全身无力。午睡时间应以1小时以内为宜，这样既能有效消除疲劳，又不至于睡得过沉而不易醒来。

❹ 不要趴在桌上睡。伏案睡觉会减少头部供血，睡醒后出现头昏、眼花、乏力等一系列大脑缺血缺氧的症状。同时，用手当枕头会使眼球受压，久而久之容易诱发眼病，而且趴在桌上会压迫胸部，影响血液循环和神经传导，对颈椎和脊椎也不好。

❺ 睡醒后先活动一下喝杯热水。睡醒后不要马上站起身，先慢慢坐起来活动一下，然后喝杯热水再进行工作。尽量不要饮用含有糖分的饮料，因为糖分过多会令人感到疲劳倦怠。

温馨提醒

午睡10分钟，效果好于夜间2小时

午休是正常睡眠和清醒的生物节律的表现规律，是保持清醒必不可少的条件。研究表明，每日午后小睡10分钟就可以消除困乏，其效果比夜间多睡2个小时好得多。

宫外孕怎么办

如果受精卵受某些因素的影响，在子宫腔外某处，比如输卵管、宫颈、卵巢等着床发育的则称宫外孕，医学上也称为异位妊娠。

宫外孕的早期症状

❶ 下腹坠痛，有排便感，有时会出现剧痛，并且会冷汗淋漓。

❷ 输卵管妊娠流产或者破裂前，症状与体征都不明显，通常会出现短暂停经及妊娠表现，有时会出现一侧下腹胀痛的情况。检查时输卵管通常是正常的或有肿大。

❸ 由于腹腔内急性出血，会使得血容量减少，引起剧烈腹痛，轻者会晕厥，重者则出现休克。

❹ 有恶心、呕吐、尿频症状，还可能伴有少量阴道出血。

宫外孕的症状通常是不典型的，早期与正常的妊娠没有什么区别。有的患者因大出血而面色苍白，血压下降，发生休克，这时应该考虑是否是宫外孕，及时去医院检查、治疗。

哪些人易患宫外孕

❶ 曾经有过宫外孕病史的，再次发生宫外孕的概率比较高。

❷ 频繁做人流的，很容易使子宫内部受到伤害，从而导致受精卵不易在子宫内着床，而转移到别处去“安家落户”。

❸ 患有某些妇科疾病，如慢性输卵管炎、输卵管发育不良或畸形、子宫内膜异位症等，比较容易导致宫外孕。

宫外孕后的保健

❶ 要注意劳逸结合，避免做重体力活，尽量减少腹压，有便秘症状的可以用轻泻剂，预防包块破裂。

❷ 注意饮食和营养，保证蛋白质、维生素的摄入。

❸ 出院后一个月或者月经干净后，应该去医院做检查及复查B超。

温馨提醒

宫外孕后多长时间才能再怀孕

至少半年再怀孕，并且在计划怀孕前，应该先去医院做个数字化动态输卵管碘油造影，以确保输卵管是畅通的且没有其他病变。

葡萄胎怎么办

准妈妈年龄大于40岁者，葡萄胎发生概率较高，葡萄胎的真正发病原因目前还不清楚，通常认为与营养障碍，尤其是叶酸缺乏，感染，特别是病毒感染，遗传和免疫功能障碍等因素有关。

葡萄胎的症状

通常出现在停经8～12周，有阴道出血现象，可能伴有下腹阵痛或急性腹痛。怀葡萄胎时孕吐比正常妊娠来得早，并且症状异常严重，持续的时间也长。停经8周左右，通过B超监测依然无法发现胎囊及胎宝宝，甚至是孕18周后依然感觉不到胎动，听不到胎宝宝的心音，B超扫描显示的是雪片样影像而没有胎宝宝的影像。部分患者可能会出现咯血或痰带血丝的症状。孕20周前出现高血压、水肿以及蛋白尿等子痫前期征象，并且症状严重。

葡萄胎需要注意什么

葡萄胎清宫术后应该每周查尿1次，等到尿妊娠实验阴性之后，则每月1次，半年以后每3个月做1次尿检，定期随访至少2年。随访期间应该坚持避孕，遵医嘱继续服用消炎、止血等药物，并注意观察自己的症状，一旦出现不规则的阴道出血、咯血等症状时要马上就医。术后一个月内禁止性生活和盆浴，之后可以有性生活，但要坚持做好避孕措施，平时可以适当运动，但要避免干重体力活。两年后若一切正常就可以再次怀孕。

每月胎教

选一张漂亮的宝宝像贴床头

从一个小小的受精卵到现在，胎宝宝已经整整长了3个月了，他的模样正在变得清晰，这一定会让准妈妈对宝宝未来的模样浮想联翩。

多看漂亮宝宝像，将来宝宝也漂亮

准妈妈看漂亮宝宝的照片时，觉得赏心悦目，这种“靓”心情，自然会影响到胎宝宝，他的“心情”也会变“靓”，要是准妈妈长期看漂亮的宝宝像，胎宝宝就会长期受到陶冶，他将来也会更漂亮。因此，当看到那些漂亮得令你驻足的宝宝照片时，不妨将它带回家吧，贴在你的床头，每天欣赏。

为宝宝找一张漂亮的“未来照片”

准妈妈可以在睡房或床头挂上大幅漂亮宝宝的图片，也可以将自己觉得喜欢的各种大小的宝宝像贴在床头，如果能找到自己和老公小时候的漂亮照片，不妨经常拿出来翻看，贴在床头也不错，这样，就可以将它们当作是宝宝未来的样子，每天醒来或是睡前，都能与胎宝宝一起陶醉在这种美好的心情中。

欣赏名画《洗澡》

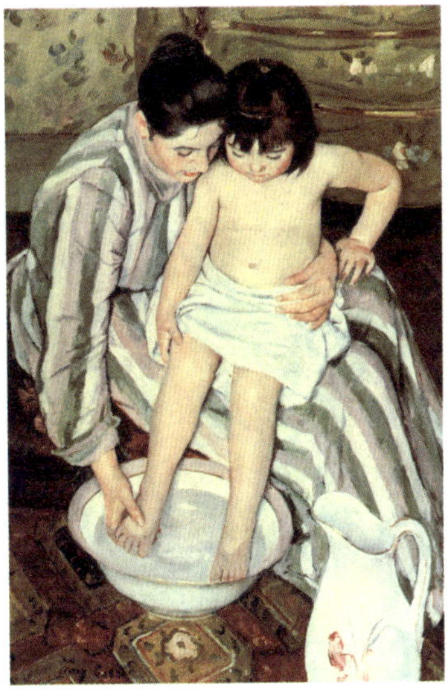

欣赏画作和阅读一样，每看一次都可能产生新的感受，这种体验将带给准妈妈无比喜悦的感觉。

这是美国女画家玛丽·卡萨特的作品《洗澡》，作于1892年，描绘了母亲给孩子洗澡的生活情节，将母亲对孩子的爱深深地刻画在画中。

画中，孩子把脚踏入盆中，母亲正轻轻替孩子洗脚，充满了温柔和爱意，孩子的可爱和母女之间亲昵的动作表现得十分生动，相信看到画时，准妈妈和宝宝也会有感于这对母女之间洋溢着的浓浓爱意。对于母爱，准妈妈一定会有更深刻的共鸣。

如果喜欢艺术作品，准妈妈可以在身体感觉好的时候，经常去看一下所在的城市里的画展。

剪纸，培养宝宝的专注力

剪纸是一门很宽广的艺术，它来自于生活，我们对它自然不会有陌生感，只要拿起剪刀和纸，你就会发现剪纸是多么有乐趣的一件事情，而且剪纸还可以培养宝宝未来的专注力。

虽然准妈妈现在看不见腹中的宝宝，但是他可是已经长成一个可爱的小男孩或是小女孩了，那么不妨用自己的巧手给宝宝“张罗”些玩伴吧，剪纸——小男孩和小女孩。

手工材料

手边的彩色广告纸、废报纸、彩色硬纸等方形纸，剪刀、铅笔、橡皮。

手工步骤（手绘）

1. 将一张方形纸对折，裁成两半，成长条形。
2. 分别将长条形纸向前、向后连续翻折，对齐，成屏风样。
3. 将折好的纸张压平，分别勾出男孩、女孩的轮廓，将不要的部分描黑。
4. 剪去描黑部分，注意不要将手部剪断，展开，一群手牵手的小男孩、小女孩就出现了。

在剪纸的时候，你可以向胎宝宝描述你剪的是什么，长什么样，还可以向他描述你剪纸的过程，这样同时也进行了语言胎教，也会更富趣味。

本月产检

第一次正式做产检

一般来说，准妈妈怀孕12周前，应该去正规医院的妇产科做第一次检查，同时建立健康档案。

第一次产前检查都要做些什么

在第一次产检时，医生一般会测量准妈妈的身高、体重、血压、宫高、腹围，给准妈妈进行全身各系统的体格检查，并核对孕周。如果怀孕超过12周，医生会听听宝宝的胎心。可能还会有一系列的实验室检查，包括：血常规、肝功能、尿检等。

去产检需要准备些什么

有些医院规定建档只在某些时间内进行，因此准妈妈最好提前咨询。记得带上身份证、围产保健手册和医疗保险手册。

准妈妈去医院进行产检时最好有人陪伴，应穿着舒服宽大的衣服，准备好足够的钱。如果需要抽血，准妈妈最好不要吃早饭，因为需要空腹验血。

医生可能会问的问题

准妈妈的年龄、职业、月经初潮时间、月经周期、月经量及末次月经时间、以前的孕产经历、流产史、避孕情况、疾病史、药物过敏史、生活习惯，及准爸爸的健康情况和双方的家族遗传病史等。准妈妈和准爸爸可以一起提前仔细考虑一下这些问题，会帮助你向医生提供更全面的信息，保证母胎健康。

主动告知医生异常情况

准妈妈若还有一些其他健康问题，可以考虑主动告诉医生，确保获得更加周到的孕期保健服务。这可能包括心理问题，如抑郁症、家庭暴力的经历，或其他影响到准妈妈安全和身心健康的任何经历。

温馨提醒

错开检查时间

第一次产检都要先做B超和心电图，结果正常再抽血，而医院早上人比较多，空腹等待太长时间，准妈妈会饿坏的。所以准妈妈可以在前一天下午先去医院做B超和心电图，让医生给你开好抽血单交好费，第二天一大早直接空腹去抽血就行了。

孕4月，听，胎心音多有力

胎儿每周发育

第13周

这一周，胎宝宝的头臀长大概达到100毫米了，体重比上周略微增加，准妈妈能够比较明显地感觉到腹部增大，过不了多久就需要穿孕妇装了。

胎宝宝的神经元快速增加，开始有了神经突触。胎宝宝的条件反射能力增强，当你用手轻轻地触碰腹部，胎宝宝就会蠕动，不过你还无法感觉到他的动作。手开始能够握拳了，脚趾与脚底也能够弯曲了，脸看起来与成人更像了，只是眼睑依然紧紧地闭合着。肝脏已经开始制造胆汁，肾脏也开始向膀胱分泌尿液了。

第14周

本周胎宝宝的头臀长会长到120毫米，体重达到110克。

胎宝宝的头发开始迅速地生长，皮肤上长着一层细细的绒毛，这层绒毛会在胎宝宝出生后消失。手指上会出现独一无二的指纹印。由于面部器官发育得比较完整了，所以，胎宝宝这个时期能在妈妈的肚子里做许多事情，比如皱眉、斜眼睛，吸吮自己的手指等，这些对他自身大脑的成长都很有利。若胎宝宝是个女孩，此时她的卵巢里大概会有200万个原始卵泡。

第15周

这一周胎宝宝身长、体重飞速增长，头臀长长到了130毫米，体重达到了160克，并且在随后的几周里，胎宝宝的身长和体重还会迅猛地增长，会是现在的两倍甚至更多。

此时腿长超过了胳膊，手的指甲也完全形成了，并且指部的关节可以运动了。胎宝宝最大变化就是会在你的子宫里打嗝了，这其实是开始呼吸的征兆，不过由于此时气管里充斥的是流动的液体而不是空气，所以你听不到这个声音。

第16周

这一周的胎宝宝身长大概达到了140毫米，体重迅速增加到200克，更让准妈妈开心的是，能比较明显地感觉到胎动了，有的时候还会有些许的触痛感，这都是正常反应，不用担心。

现在的胎宝宝会在准妈妈的子宫里玩耍了，他最喜欢玩的便是跟他紧密联系的脐带，有时他会去拉它，把脐带紧紧拉住使得只能有很少的空气进入。不过准妈妈不用担心他会将脐带拉得过紧，让自己没有一点空气和养分，他自己有分寸，不会让自己太难受的。胎宝宝循环系统以及尿道在这一周也完全步入正轨，他能够不断地吸入和呼出羊水了。

准妈妈身体变化

腹部开始隆起

这一个月，准妈妈的子宫已经像婴儿的头部一般大小，准妈妈的下腹部开始隆起，原来的裤子或裙子可能会穿着有些紧了，要开始换穿孕妇装了。

乳房明显增大

准妈妈的乳房在这一个月也明显增大，而且乳晕的颜色变得更加深了。除此之外，有的准妈妈的乳头还能挤出乳汁来，看上去就好像是刚刚分娩后分泌的初乳。

早孕反应逐渐消失

准妈妈的早孕反应会逐渐消失，食欲开始增加，并且由于胎盘已经形成，流产的可能性减少了很多，可以说是进入了相对安定的时期，身心也会变得舒畅很多。不过白带增多、腹部感觉沉重以及尿频的现象依旧存在。

基础体温开始下降

从这个月开始，准妈妈的基础体温开始下降。

准妈妈需要了解的妊娠知识

怀孕后体温偏高、怕热

体温比平常升高0.5摄氏度

由于准妈妈体内的孕酮分泌增加，使得血管扩张，体内代谢水平升高，因此食量会比平时大，体温也会比怀孕前高。通常来说，准妈妈的体温大约会比怀孕前高出0.5摄氏度，大部分准妈妈的体温都会在37摄氏度左右，并且会维持3个月左右，怀孕第4个月会开始下降，直到分娩。

由于每个人的体质不一样，体温偏高不一定都是体内孕酮分泌增加引起的，也可能是别的原因。因此，准妈妈的体温如果达到37.8摄氏度，就应该怀疑是否发热了。

怀孕后怕热怎么应对

怀孕前3个月，准妈妈由于体温偏高，所以比平时怕热。假如是夏天，就要选择棉、麻布料的衣服穿，出门时戴上遮阳伞。脖子、腋下、胯下以及背部容易长痱子，建议准妈妈经常用清水冷敷这些地方，穿宽松透气的衣服，不在温度过高的地方久留，如果确实是痒得受不了的话，可以请皮肤科医师开一些弱的亲水性的皮质类固醇涂抹。要注意的是不要搽含有酚成分的药膏。

如果是天气比较凉爽的时候，准妈妈应多穿几层衣服，例如在羊毛衫里面穿一件T恤衫或衬衫，也可以在高领套头衫外面加一件背心等，等到感觉到热的时候再一层层地减衣服。

怎样推算预产期

预产期是指从最后一次月经开始日算起的第280天。以前是以月数计算，这里的1个月是指1个月经周期，也就是28天，预产期为10个月。不过现在大多数是以周数来计算的，预产期为第40周。

预产期的推算方法

末次月经计算法：月份=最后一次月经的月份+9（或-3），日期=最后一次月经的第一天日期+7。例如，准妈妈的最后一次月经是2020年的5月4日开始的，预产期就是2021年的2月11日。

受精日计算法：从受精日开始，经过38周，也就是第267天就是预产期。通过测量基础体温知道排卵日，就能够计算出受精日。

超声波断层法：胎囊大小、胎宝宝的头到臀部的长度以及胎头两侧顶骨间的径数值都是可以计算出来的，根据计算结果就能推算出怀孕周数以及预产期。这种方法对于最后一次月经开始日不确定的准妈妈来说更准确。

预产期和实际生产日期会有出入

预产期仅仅是个估计，大多数的婴儿都会在预产期前后2周以内出生，这都是正常的。平时月经周期不规则，刚刚停服避孕药没多久就怀孕，或者排卵期不定的准妈妈，预产期和实际生产日期都会有所差异。

了解新生儿溶血病

新生儿溶血病是因为母婴血型不合而引起同族免疫性溶血，使胎宝宝在子宫内或出生后发生大量红细胞破坏，出现一系列溶血性贫血、黄疸以及其他多种疾病。症状轻的进展缓慢，全身状况影响小；严重的病情进展快，出现嗜睡、肌张力低下等症状，甚至发生胆红素脑病或死亡。

新生儿溶血病的发生概率还是比较高的，比例为20%～30%。因此，准妈妈有必要好好了解一下新生儿溶血病，积极预防这种情况的发生。

为什么会发生新生儿溶血病

当胎宝宝由父方遗传所得的血型抗原与母亲不同时，胎儿血进入母体后即刺激母体产生相应的抗体，该类抗体通过胎盘进入胎宝宝体内，大量破坏胎宝宝红细胞，从而导致新生儿溶血病的发生。

ABO血型不合溶血病最为常见，多发生在母亲血型为O型，父亲血型为A型、B型和AB型的情况下。举个例子来说，如果你的血型为O型，怀了由准爸遗传而来的A型血的胎宝宝，由于准妈妈的体内没有A抗原，当A型胎宝宝红细胞进入准妈妈的体内时，会产生抗A抗体，抗A抗体进入胎宝宝体内，就会引起胎宝宝的红细胞破坏而发生溶血。

ABO血型溶血症状一般很轻，只要及时对新生儿进行蓝光照射和药物治疗，病情都可以得到控制，准爸妈们不用太担心。

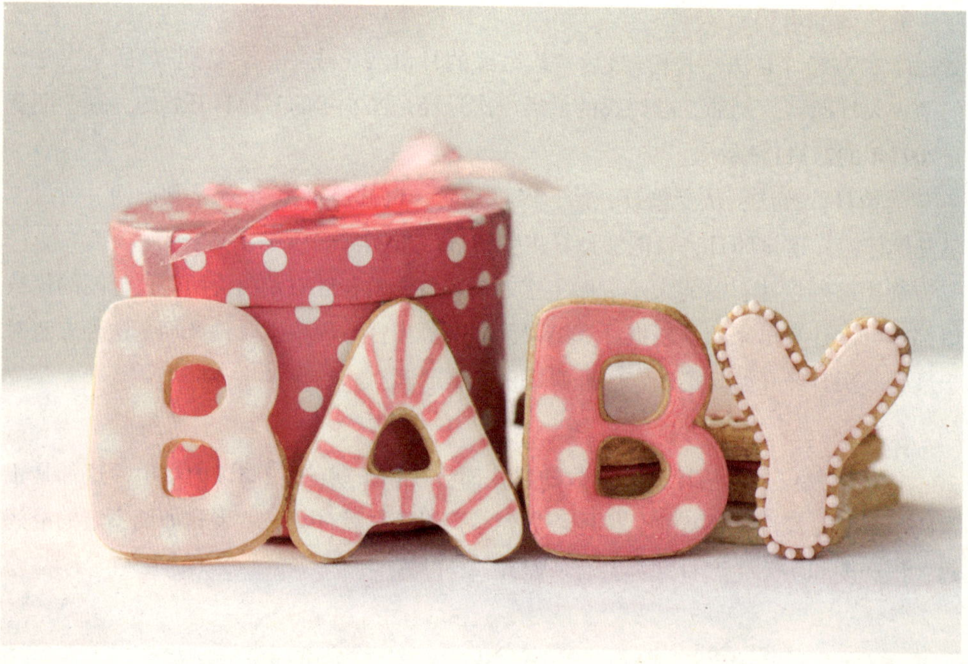

孕期饮食与营养

早孕反应结束，胃口变好

过了孕早期，准妈妈会变得胃口大开，胎宝宝的营养需求也加大了。准妈妈可以放心地吃一些自己想吃的东西，无论何时，只要饿了，就可以来一顿小小的加餐或吃些有营养的零食。但准妈妈仍然要坚持少量多餐的原则，一次吃得过多、太饱，极易造成营养过剩，给身体带来负担。

由于食欲比较好，胎宝宝状态又比较稳定，针对可能会出现的缺钙、缺铁情况，可以从现在起就纠正一些不良饮食习惯，补充所缺营养，强化重点需求营养。

充分摄入主食，保证能量供给

孕中期是胎宝宝迅速发育的时期。这一时期，胎宝宝不仅身长、体重迅速增加，组织器官也在不断地生长发育，同时准妈妈的体重也会快速增加，因此对能量的需求也随之增加。为了满足胎宝宝的迅速发育以及保证准妈妈营养素存储的需要，这一时期准妈妈要调整饮食，不失时机地补充营养。其中，增加主食的摄入，以保证充足的能量是很有必要的。

孕中期准妈妈的饮食原则

1. 增加主食的摄入。适当增加米饭、馒头等主食的量，同时适当地搭配一些杂粮，如小米、玉米、红薯等。通常而言，孕中期准妈妈每天摄入的主食应该在350～450克。

2. 增加动物性食物的摄入。动物性食物是优质蛋白质的重要来源，也是胎宝宝生长发育的物质基础。素食妈妈可以用豆类，以及豆制品来代替动物性食物，因为豆类，以及豆制品所提供的蛋白质质量与动物性食品差不多。

孕中期准妈妈一天膳食构成

谷类食物	275～325克
大豆制品	20克
鱼、禽、畜肉（交替食用，一星期一次海鱼）	150～200克
鸡蛋	1～2个
海产品	50～75克
动物肝脏或动物血	每周1～2次
牛奶或酸奶	300～500毫升
蔬菜	300～500克
水果	200～400克

哪些食物富含钙质

牛奶：500毫升牛奶里面就含钙约500毫克，并且牛奶中的钙质很容易被人体吸收，所以，牛奶可以作为日常补钙的主要食品。需要注意的是，牛奶加热到六七十摄氏度就行。另外，其他奶制品如酸奶、奶酪、奶片，也是很好的补钙食品。

蔬菜：有很多蔬菜含钙量很高，如100克雪里蕻含钙230毫克；100克小白菜、油菜、芫荽（香菜）或者芹菜含钙大约100毫克。蔬菜在炒的时候不能切得太碎，要稍加水、时间要短。

豆制品：豆类食品的含钙量也非常高，500克豆浆里含钙50毫克，150克豆腐的含钙量达到了250毫克。不过，豆类食品在吃的时候要注意，例如豆浆需要大火煮开后小火慢煮5分钟以上才可以食用；而豆腐不能和菠菜同吃，因为菠菜中含有大量的草酸，它能与钙相结合生成草酸钙结合物，降低人体对钙的吸收率。不过豆制品如果和肉类一起烹煮，不仅美味，而且营养丰富。

海带和虾皮：海带和虾皮都是含钙量很高的海产品，每100克干海带含钙达到了350毫克，每25克虾皮含钙更是达到了250毫克，而且它们还可以降血脂，预防动脉硬化。夏天将海带煮熟后凉拌，冬天用海带炖排骨，都是不错的补钙美食。用虾皮做汤或者做饺子馅、包子馅都是日常补钙很好的选择。

温馨提醒

避开补钙克星

不少有涩味的蔬菜里都含有草酸，草酸会在人体的肠道里与钙结合成白色沉淀物——草酸钙结合物，使得人体很难吸收钙质。所以，在吃含钙食物时要避开吃这些蔬菜，如果同时吃，就要将这些蔬菜先在水里焯一下，去掉涩味后再烹制。

钙片怎么吃效果最好

① 如果选择服用钙片来补钙，最好选择剂量小的钙片，每天分两次或者三次口服，比一次服用的效果好。喝牛奶补钙也一样要少量多次，如果将一杯500毫升的牛奶分成2～3次喝，补钙效果要好于1次全部喝掉。

② 补钙的最好时机应该是在睡觉前和两餐之间。在距离睡觉还有一段时间的时候服用钙片，最好是晚饭后休息半小时服用，因为后半夜和早晨人体的血钙浓度最低，最适宜补钙。

温馨提醒

适合准妈妈服用的补钙制剂

复合钙片不仅含有钙的成分，还含有维生素D。维生素D能够促进人体对钙的吸收利用，若是人体有充足的维生素D，钙的吸收率能达到60%，否则吸收率会大大减少。

吃使排便顺畅的食物防治便秘

增加膳食纤维摄入

膳食纤维富含亲水基团，有着极强的吸水作用，能够极大地增加粪便的容积，刺激肠道的蠕动，便于粪便的排出，使有害物质在肠道内的停留时间减少，从而有效地防止便秘，以及痔疮的发生。

要增加膳食纤维的摄入，首先就要调整自己的饮食结构，精白米与粗粮要搭配着吃；每天吃一顿麦片粥，经常吃全麦面包，冬天吃点红豆，夏天吃点绿豆；蔬菜与水果也是富含膳食纤维的食物，应该经常吃。

如果每天都能做到谷类粗细搭配，并摄入400克以上的蔬菜及200克以上的水果，就能基本满足膳食纤维的摄入量，使粪便变软，体积增大，促进肠道蠕动，防止便秘的发生。

具有润肠通便功效的食物

具有润肠通便功效的食物包括：酸奶、蜂蜜、芝麻、银耳、百合、芹菜、萝卜、韭菜、木耳、海带、蘑菇等。此外，要多喝水，水是肠道的润滑剂，膳食纤维只有在肠道中吸收到足够的水分才能够膨胀，促进肠道蠕动，软化粪便。

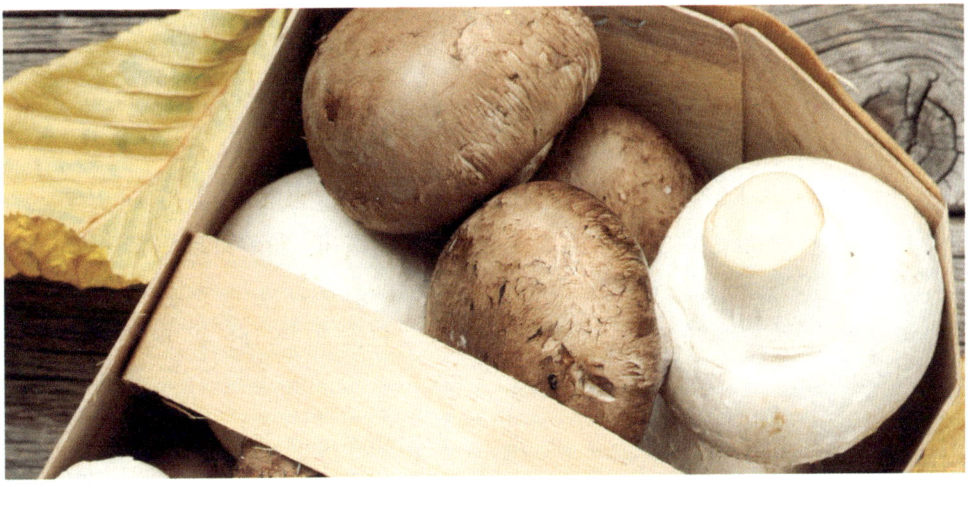

通便食疗方：蜂蜜芝麻油水

功效：蜂蜜有补虚润肠的功效，与芝麻油同用润肠的功效更强，再加上水一起服用，对于津亏便秘、热结便秘、习惯性便秘均有很好的疗效。

原材料：蜂蜜50克，芝麻油25克，开水100毫升。

做法：三者混合搅拌后，早晨空腹饮用。

选择健康安全的食用油

食用油的主要成分是脂肪酸，营养专家推荐的脂肪酸摄入比例为：饱和脂肪酸：单不饱和脂肪酸：多不饱和脂肪酸的比例=1：1：1。

事实上，没有哪种油能达到理想中的水平，总是在某些成分上较多一些，相对来说，亚麻籽油、大豆油、玉米油、葵花籽油、橄榄油、茶油等含不饱和脂肪酸较多，较为适合准妈妈食用。

给准妈妈选择食用油，应尽量选用大品牌、标示清晰、外观油色透亮的品种，不过在冬天生榨的油中会出现沉淀，这是天气原因引起的，不影响品质。

保证准妈妈用油安全要注意的细节

1. 油不要烧到冒烟，烟中有致癌物质。
2. 油尽量不重复使用，重复的冷热交替容易使油变质。
3. 油壶用后要盖紧，防止空气接触过多氧化。
4. 油壶不宜放置在过热或阳光直射处。

根据烹调方式选择食用油

❶中式菜品：玉米油、棕榈油、花生油、苦茶油等耐热性高的油

我国的菜品需要炒制或油炸的居多，这就应选用耐热性较好的油，如玉米油、花生油等，否则不仅会破坏营养成分，高温还容易产生有害物质。

❷西式菜品：黄油、奶油等荤油

西式菜品往往不重温度，而胜在香味和卖相，黄油等油相对更香，且能让面点产生起酥的效果，不过这类油准妈妈不能吃太多，因为饱和脂肪酸和胆固醇含量高。

❸凉拌菜品：芝麻油、藤椒油等香油

这类油香气四溢，可令凉菜更开胃，或用大豆色拉油、橄榄油等颜色清亮的油，但香味相对逊色。

根据准妈妈自身实际情况选择

麻油： 香味浓郁，具有润肠通便的作用，适合便秘的准妈妈。

花生油： 香气浓郁，含亚油酸、卵磷脂等有益成分也较多，但不适合易上火的准妈妈，天热时也不宜多食。

玉米胚芽油： 其中的维生素E有保胎的作用，在孕早期可以考虑多用一些。

其他中、高档油： 孕中期及以后是胎宝宝大脑细胞的快速生长期，可以考虑将大豆油、葵花籽油、橄榄油或茶油等中、高档油混合使用。

> 温馨提醒
>
> **不可长期食用橄榄油**
>
> 橄榄油是公认的健康油，但其中的不饱和脂肪酸基本上都是单不饱和脂肪酸，多不饱和脂肪酸很少，因此绝不能错误地认为长期给准妈妈吃橄榄油才最好。
>
> 各种食用油都有其独特性，不宜长期食用同一品种的油，应根据孕期需要、口味、菜品要求进行搭配，这样才能保证营养摄入平衡，有利健康。

怎样吃红枣更健康营养

红枣含有丰富的营养物质，对准妈妈补充营养及胎宝宝生长发育都有很大的帮助。

常吃红枣的好处

1. 促进胎宝宝大脑发育。红枣中含有十分丰富的叶酸，微量元素锌的含量也很丰富，有利于胎宝宝大脑发育，促进其智力发展。
2. 增强免疫力。红枣含有丰富的维生素和矿物质，尤其是维生素C，可增强抵抗力。
3. 安神补血。红枣可促进准妈妈对铁质的吸收，具有养血安神、舒肝解郁的作用。如果准妈妈感到精神紧张和烦乱，不妨在汤或粥中加点红枣同食。
4. 降血压。红枣中含有芦丁，是使血管软化、降低血压的物质。
5. 健脾益胃。红枣能补益脾胃，适量食用红枣能显著改善肠胃功能，达到增强食欲的功效。

准妈妈吃红枣应注意的细节

1. 红枣可煮、可蒸、可生食、可制甜羹，也可调制家常小菜，还可配合其他食品烹调，如果是用红枣进补，则水煮最好，这样不会改变药效，也可避免生吃引起腹泻。
2. 生食红枣时，一定要洗净，否则红枣上可能会残留农药。

③ 红枣是一种容易变质、发酵的食品，尤其是生红枣，一定要注意选择和贮藏，变质的红枣不能吃。

④ 红枣可以经常食用，但不可过量，否则会有损消化功能，并引起便秘等症状。

⑤ 红枣糖分高，尤其是制成零食的红枣，患糖尿病的准妈妈不应多吃。

⑥ 孕期水肿的准妈妈不宜多吃红枣，因为红枣味甜，多吃容易生痰生湿，加重水肿。

温馨提醒

自制健康红枣

市场上有各种红枣零食，它们大多糖分很高，准妈妈想要吃到更健康的红枣可以尝试自制，例如将红枣去核后用小火烤成脆枣，蒸米饭时放一枚红枣进去，不仅味道香甜，且润泽养颜。

避免吃反季蔬果

反季蔬果是在违反蔬果自然生长规律的条件下栽培出来的，它虽然极大地丰富了我们的餐桌，可是与时令蔬果相比，其激素和催熟剂含量很高，且营养成分发生了某些改变，即使吃了也得不到想要的营养，甚至对身体有害。

反季蔬果品质差

反季蔬果通常以大棚栽培为主，受不到阳光的照射，由于光合作用不足，蔬果叶绿素、维生素C、糖分含量大大下降。另外，由于大棚里通风不好，使得蔬果表面水分蒸发变少，从土壤中吸收的矿物质也会变少，蔬果的矿物质含量下降。因此蔬果的品质降低。

反季蔬果里有害物质增加

由于大棚里通风不好，有害物质很难散发出去，蔬果中的有害物质极易超标。并且为了缩短蔬果的生产周期或者保鲜，种植者常常会给反季节蔬果施加很多的农药、化肥，甚至激素、保鲜剂等，对人体的伤害很大，更不利于母婴健康。

温馨提醒

应季蔬菜与反季蔬菜矿物质含量比较

田间自然生长的黄瓜每100克中含钾235毫克，钙20毫克，铁0.9毫克，而在大棚里栽培出来的黄瓜每100克中钾的含量只有的168毫克，钙的含量只有12毫克，铁的含量只有0.3毫克。

应季蔬果有哪些

春季	蔬菜	油菜、菠菜、韭菜、莴苣、卷心菜、葱
	水果	草莓
夏季	蔬菜	番茄、茄子、苋菜、空心菜、豇豆、毛豆、四季豆、辣椒、黄瓜、葫芦瓜、丝瓜、冬瓜、苦瓜、豆芽、小白菜
	水果	西瓜、荔枝、龙眼、香蕉、葡萄、芒果、柠檬、苹果、草莓、杏、李子
秋季	蔬菜	平菇、胡萝卜、藕、大葱、豆角、百合
	水果	梨、苹果、荸荠、核桃、栗子、红枣、柿子、橘子、木瓜、柚子
冬季	蔬菜	白萝卜、大白菜
	水果	菠萝、甘蔗

孕期日常护理

孕期怎么选购内裤

准妈妈的体重日益增加，肚子也越来越大，原来的内裤会显得紧绷，要挑选合适的内裤了。

内裤的选购原则

❶ 纯棉材质。准妈妈的内裤最好是纯棉材质的，透气性好，不会刺激皮肤，穿着舒服。

❷ 孕后期要选择托腹内裤。孕8～10个月时，准妈妈的腹部会特别突出。这时，选择有前腹托护功能的内裤比较舒适。腹壁特别松弛、腹部下垂得很厉害的准妈妈还可以选择腹带。不管是托腹内裤还是腹带都要选择托护部位材质弹性比较好的产品，腹带在晚上睡觉时应该解下，以免影响胎宝宝的发育。

孕期更要重视眼睛保护

由于准妈妈体内激素水平发生变化，使得其眼睛的内部结构也会出现微小的变化，有可能会导致视力下降。这种情况只是暂时的，如果准妈妈在孕期注意保护眼睛，那么视力在产后是能够恢复的，否则就有可能造成不可逆的视力下降。孕期如何保护眼睛呢？

用眼时的注意事项

❶ 连续近距离用眼时间不能太长，看书、看电视或看电脑40～50分钟，要停下来闭目休息或看远处3～5分钟，防止眼肌过度疲劳。

❷ 长时间用眼后做眼保健操，并要坚持。

❸ 室内灯光不能太强，也不能太弱，尽量减少灯光对眼睛的刺激。

❹ 近视的准妈妈要定期到专业的眼镜公司去检查视力，一旦发现视力减退要及时更换眼镜，防止近视的进一步加深。

保持合理的饮食结构

少吃糖果与高糖食品，如果糖吃得太多，血液中就会产生大量的酸性物质，这些酸性物质和体内钙相结合，使得血钙减少，影响眼球壁的坚韧性，使眼轴伸长，从而助长近视的发生与发展。

多补充蛋白质、钙、磷，多吃胡萝卜、豆芽、橘子、红枣等对预防近视有帮助的食物。

缓解视疲劳的按摩方法

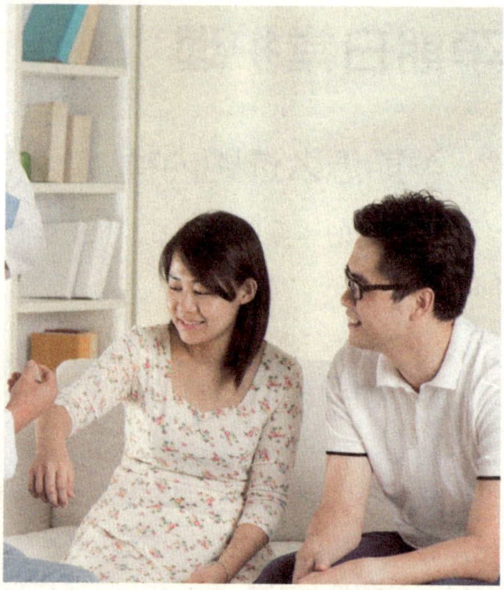

轻扣眼睑：两只手都五指并拢，之后手心相对进行搓揉，等到两手心发烫时，微闭两眼，将发烫的手心迅速轻扣在眼睑上。持续3分钟之后拿开手，慢慢地睁开眼睛，眼睛会感觉清亮很多。

指压、按摩眼周：先将手指放在眼睛上方，从眼角向眼尾慢慢移动。用大拇指的指腹轻轻按摩太阳穴，同时做深呼吸。之后，把中指放在眼尾处，朝眼角处轻轻地提拉。最后，把手指放在眼睛下方，从眼尾处向眼角缓缓移动，用示指和中指的指腹轻压眼睑。

温馨提醒

怀孕时戴隐形眼镜要谨慎

准妈妈由于内分泌水平发生改变，角膜组织会出现轻度水肿，角膜的厚度增加。而隐形眼镜会阻隔角膜与空气的接触，使得角膜缺氧，敏感度降低，导致视力减退和无故流泪等。因此准妈妈戴隐形眼镜时如果感觉不舒服，需要换成框架眼镜。

孕期怎样泡脚更养生

泡脚能够促进血液循环，有效防止静脉曲张，准妈妈泡脚是有益的，不过，准妈妈泡脚也是有很多讲究的。

时间不能太长

时间要掌握好，不能太长，泡得时间太长，会引起出汗、心慌等症状，应该以20分钟为最佳，最长也不能超过半个小时，并且泡脚的水不能太热，温水就可以了。

不能用药水泡

虽然中药足浴在养生保健方面有着一定的作用，可准妈妈却要避免。因为中药泡脚可能会刺激到准妈妈的性腺反射区，对准妈妈与胎宝宝的健康造成不良影响。不仅是中药，其他药物也要避免，最好用清水泡。准妈妈在孕后期不能做足底按摩，以防发生流产。

温馨提醒

花椒盐水治脚气

盐有杀菌作用，而花椒可以除湿、收敛皮肤，二者煮水泡脚，对缓解脚气非常有效，每天一次，坚持使用一周。如果不行再考虑在医生的指导下用药。

怎样选购孕妇装

大部分的准妈妈在怀孕4个月时，就要开始选购孕妇装了，选购孕妇装要考虑到面料、色彩、款式等问题。

纯棉面料的孕妇装是首选

准妈妈在孕期容易出汗，所以孕妇装应选择天然纤维材质的，利于通气降热。纯棉面料的吸湿性、透气性都比较好，穿着也舒服，是孕妇装的首选，亚麻面料也是不错的选择。夏天的时候还可以选择泡泡纱面料的，这种面料不但有很好的透气性，还能巧妙地掩盖住身体的臃肿。

准妈妈最好不要选择纯合成纤维面料的孕妇装，这种面料的吸湿性和透气性较差，易起静电，对胎宝宝有一定的影响。

孕妇装的色彩要柔和

柔和的色彩看起来赏心悦目，穿上这样颜色的孕妇装可以调节准妈妈的情绪，让准妈妈显得有精神，对准妈妈和胎宝宝的身心健康有利。米白色、浅灰色、粉红色、苹果绿色等都是不错的选择。

孕妇装的款式要宽松

准妈妈选择孕妇装时要选择宽松的款式，千万不要选择修身式的。宽松的胸腹部、袖口会让准妈妈感到舒适。衣服最好是开前襟或者是肩部开扣的，上衣和裤子最好是分开的，便于穿脱。在宽松的原则上准妈妈可以根据个人爱好选择不同款式，但不要选择太夸张的款式。其中，背带式的孕妇装由于穿着方便，还能消除对腹部的压力，特别受欢迎。

温馨提醒

孕妇装的挑选

专业做孕妇装的口碑品牌，用料讲究，款式多样、新颖、齐全，让准妈妈在怀孕时同样也能保持时尚、美丽。

孕中期可以适时适度进行性生活

有研究表明，夫妻在孕期性生活和谐，生下来的孩子不但身体健康，而且反应灵敏，语言发育早。

适度的性生活对准爸妈还有胎宝宝均有益

孕3个月之后，胎盘逐渐形成，胎盘和羊水像两道屏障，阻挡外界的刺激，使胎宝宝能够获得有效的保护，妊娠因此进入了稳定期，准爸爸和准妈妈可以适度地进行性生活。这一时期，准妈妈的早孕反应已经消失，阴道也比较容易润滑，性唤起会更容易，因此，性生活会更加和谐，更容易达到高潮。这有利于增进夫妻间的感情，也有利于胎宝宝的健康发育。

孕期性生活最好用避孕套

孕期过性生活虽然不用担心怀孕，但也要用避孕套。一是避免精液刺激子宫发生收缩，引起早产；二是防止准爸爸生殖器上的细菌感染准妈妈的阴道。

温馨提醒

性生活要适时适度

孕中期性生活要适度，一星期1～2次为宜，不能太频繁，动作也要轻柔，不能太激烈。

坚持每天5分钟孕妇操

孕妇操对准妈妈和胎宝宝的好处

孕妇操可以增强准妈妈骨骼和肌肉的强度与柔韧性，防止由于体重的增加而引起的腰腿痛，可以放松腰部、骨盆部与肌肉，还能够使准妈妈心情舒畅，情绪受到鼓舞，为胎宝宝的顺利分娩做好身体和心理上的双重准备。另外，学习孕妇操能让准妈妈学到控制自己身体的方法，增强自我意识，增加活力；还能缓解准妈妈孕期背痛、腿部痉挛、便秘和气急等症状，分娩后也能更快地恢复体形。

准妈妈练习孕妇操时身体的供氧量会增加，使得有充足的氧气进入胎宝宝的血液，促进胎宝宝的新陈代谢，加快胎宝宝组织功能的形成；而且锻炼时的轻轻摇动对胎宝宝也是一种安抚，让胎宝宝感到舒服。

孕妇操的练习方法

腿部运动

1.坐在椅子上，双腿与地面垂直，双脚并拢平放在地面上。

2.脚尖用力往上翘，之后深呼一口气再吸气，脚尖放下。

3.把右腿放在左腿上面，然后慢慢地上下活动右腿和右脚尖，5~6次之后换腿进行。

功效：这项运动能够使腿部关节和踝骨关节得到活动，使腿部肌肉得到锻炼，有效防止腿部疲劳。每次做3~5分钟即可。

骨盆运动

1.平躺在床上，双腿与床面成45度。

2.两个膝盖并拢并带动大小腿慢慢地、有节奏地向左右摆动，摆动时两个膝盖就像在画一个椭圆形，肩膀与脚掌则紧贴床面。反复做10次左右。

3.之后伸直左腿，右腿保持原来的姿势，右腿膝盖缓缓地向左倾斜。

4.倾斜到做大限度时恢复原位，之后再向右侧倾斜。如此反复5~6次以后，换腿进行。

功效：此项运动能够使骨盆关节得到放松，骨盆肌肉得到伸展，有助于分娩。每次可做5分钟左右。

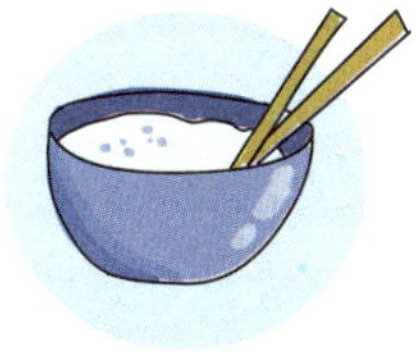

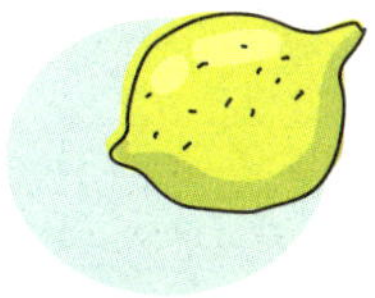

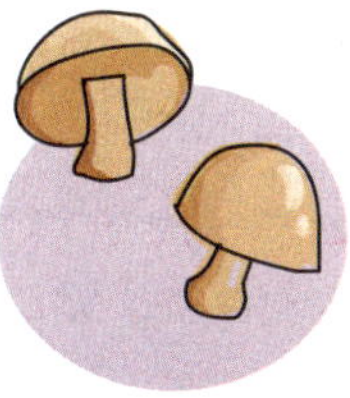

孕妇操要适量做

每天做孕妇操的时间不宜过长，孕中期每天做45分钟，孕晚期每天做30分钟，一次5分钟即可。

温馨提醒

不适合做孕妇操的准妈妈

习惯性流产史，低置胎盘，宫颈内口松弛症，严重心脏病史，严重高血压史的准妈妈不适合做孕妇操。

孕中期游泳要注意什么

准妈妈游泳是有很多好处的。只要掌握好游泳的方法、水温、运动量，准妈妈的身体状况又比较好的话，是可以游泳的。

准妈妈游泳的好处

❶能够增加肺活量，有利于分娩时长时间地憋气用力，缩短产程。

❷水的浮力能够支撑沉重的妊娠子宫，减轻腰肌和背肌的负担，使孕期常有的腰背痛症状得到缓解或者消除。

❸可以减少胎宝宝对直肠的挤压，促使骨盆内的血液回流，有效预防便秘、下肢浮肿和静脉曲张的发生。

准妈妈游泳前的准备

❶换上适宜的泳衣、泳裤，戴好泳帽，最好还戴上游泳镜。

❷下水之前，要先量血压和脉搏，做各种检查，合格的话才能下水游泳。

❸为了入水前或出水后不滑倒，应选择防滑拖鞋，到了池边再脱掉，出水后就立刻穿上防滑拖鞋。入水时要轻慢，切不可跳入水中。

准妈妈游泳的注意事项

❶准妈妈游泳的最佳时间是在孕5～7月，此时胎宝宝的各个器官已经生长到位，妊娠已经进入稳定期，可以适当进行游泳运动了。孕晚期则应停止游泳运动，以免羊水早破或者感染。

❷选择卫生条件良好的游泳训练场地，场边应有专职的医务人员或救生人员，一旦发生意外，能够得到及时的救助。

❸水温一般要求在29~31摄氏度，在这种水温下，一方面准妈妈的肌肉不容易抽筋，也没那么容易疲劳；另一方面这样的温度不至于太热，不会使准妈妈的体温升

高。水温若是低于28摄氏度，会使子宫收缩，容易引起早产或者流产。游泳的时间应选择在子宫不容易紧张的时候，也就是上午10点到下午2点。

④ 准妈妈应选择仰泳的姿势或者是在水中漂浮、轻轻打水，避免剧烈动作，以免劳累。

⑤ 准妈妈游泳时不要过度伸展关节，也不能潜水，以免发生溺水事故。

游泳后的注意事项

准妈妈游泳后应立即将身体冲洗干净，并马上解小便，防止阴道炎或皮肤病的发生。游泳后准妈妈的体温略微下降，要注意保暖，还要及时补充水分。

温馨提醒

不适合游泳的准妈妈

怀孕不满4个月；有过流产、早产史；阴道出血、腹痛的准妈妈，以及患妊娠高血压综合征、心脏病的准妈妈。

多些开阔心胸的户外活动

准妈妈应该经常参加户外活动，这有利于母子的身心健康，尤其是冬天，更要在天气好的时候出去走走。

慢跑、跳简单的韵律舞、打太极、早晚散散步等运动都是准妈妈可以参加的。当然，准妈妈在参加户外运动时要注意安全，避免剧烈的腹部运动，也要避免做与别人有身体接触的运动，免得被碰撞。夏天做户外活动应该带上手帕，用于擦汗，还需要带上一瓶水，随时补充水分。运动时最好选择人比较少、比较清静的地方。

每月胎教

夫妻感情直接影响胎教效果

夫妻感情好，生出来的孩子更聪明健康

夫妻感情融洽不但会让家庭幸福，而且也是一种良好的胎教。在怀孕期间，准爸爸和准妈妈如果能够相亲相爱，互相包容，并用极大的爱心共同关注胎宝宝的成长，使整个家庭在孕期都沉浸在温馨和充满爱的氛围之中，这样胎宝宝就会安然舒畅地在准妈妈腹中顺利成长，宝宝出生后往往聪明健康。

夫妻感情不好会影响到胎宝宝的发育

如果夫妻间的感情不融洽，怀孕期间经常争吵，对胎宝宝来说就像一场灾难。因为在激烈的争吵中，准妈妈的内分泌会发生改变，带给胎宝宝不利的影响；而且，准妈妈处于盛怒之中时，全身的血管会收缩，血流会加快，同样会祸及胎宝宝；另外，激烈的争吵声对胎宝宝而言就是噪声，也同样会危害胎宝宝健康。

准爸爸和准妈妈要相亲相爱，互相理解、包容，注重培养双方的感情，不能为了一点小事就互不相让，大吵大闹。不妨偶尔送彼此一些贴心的小礼物，既能让对方感受到浓浓的爱意，还能增进生活的情趣，给对方一个大大的惊喜。

根据B超图片构想胎宝宝的样子

进入孕中期后，准妈妈需要到医院去做一次B超检查，主要是排除宫外孕的可能和判断胎宝宝有无畸形等，具体时间安排准妈妈可以和医生事先商量，去了以后将拥有宝宝的第一张B超照片，上面有胎宝宝现在的样子，准妈妈可以拿回家，留作纪念。

根据B超图，想象一下胎宝宝现在的样子

从B超电脑屏幕上看到胎宝宝的那一刻，准妈妈一定很激动吧？小家伙还在动来动去呢，是在揉眼睛、伸胳膊，还是在挠头皮呢？B超照片上，胎宝宝正在做哪个动作呢？他的脸清不清楚？是不是跟你以前想的有点像？

准妈妈不妨通过自己的想象，将胎宝宝的模样再还原得清楚一些，这个清晰的胎宝宝模样将会成为胎宝宝与准妈妈的第一次照面。将这幅图像画出来，好好保存，将来再拿给宝宝看，对准妈妈和宝宝来说，都将是一件十分有趣的事。

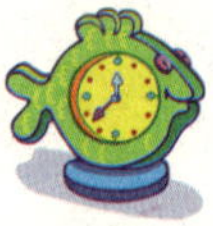

小知识

B超分为黑白B超和彩超，相比黑白B超，彩超功能更多，对疾病的诊断亦更明确，其图像分辨率也优于黑白B超，价格也更高。另外，彩超的显示图像未必是彩色，如果没有精确检查的必要，可先做黑白B超，一般孕中期的检查也可只用黑白B超。

听《摇篮曲》这首给宝宝谱写的抒情歌曲

《摇篮曲》就如同一首抒情诗，是母亲抚慰小儿入睡的歌曲，旋律轻柔甜美，伴奏的节奏则带摇篮的动荡感。后人将这首歌曲改编为轻音乐，在世界上广为流传，深入人心。

宝宝，安睡吧

勃拉姆斯的《摇篮曲》节奏舒缓，曲调恬静而悠扬，当听着这首乐曲时，给准妈妈和胎宝宝带来的是宁静与闲适，深切地表现了母亲温柔慈爱的内心情感，让准妈妈和胎宝宝在与旋律一同摇摆的过程中，享受着梦境般的美好。

《摇篮曲》的来历

《摇篮曲》原是一首通俗歌曲，作于1868年。相传是勃拉姆斯为祝贺法柏夫人第二个儿子的出生而作的，法柏夫人是维也纳著名的歌唱家，1859年勃拉姆斯在汉堡时，曾被她优美的歌声所感动从而建立了深厚的友谊，后来就利用她喜欢的圆舞曲的曲调作为伴奏，作成了这首感情真挚的《摇篮曲》送给她。

勃拉姆斯很喜欢他的《摇篮曲》，十年之后，当他创作《D大调第二交响曲》时，《摇篮曲》的主题动机竟自然地出现在这部交响曲的第一乐章里。

本月产检

第二次产检

第二次产检包括B超、白带常规、妇科检查、胚胎发育情况、血压、体重、心、肝、肾的功能，血、尿常规、血型、传染病系列。需排除常见疾病如宫外孕、葡萄胎及各种类型的流产。还需要做唐氏综合征的筛查，这在本书中会提到。

教准妈妈读懂产检单

胎心的正常值

胎心在110~160次/分是正常的，但在准妈妈做过剧烈运动、心率过快或者胎动时，会有一定的升高，但都是暂时的，为了确保检查的准确性，应该让准妈妈休息一下之后再复查一遍。

如何从产检单上看胎盘是否正常

如果有低置胎盘或胎盘早剥的危险时，B超单上就会特别写明，如果B超单上并未写明胎盘的情况，说明一切正常，准妈妈不用担心。

如何看羊水是否正常

羊水有两种测量方式：羊水深度（AFV）和羊水指数（AFI）。准妈妈不用深究它们的测量方法，只要在拿到产检单时能看懂上面的数据就行了。通常来说，B超单的羊水径线一栏中，如果只给出了1个数值，就是AFV；若是画出十字，写有4个数字，加起来就是AFI。

羊水过多：AFV≥8厘米或AFI≥25厘米。

羊水过少：AFV≤2厘米或AFI≤5厘米。

看肝功能是否正常

了解肝脏功能的主要是通过血生化检查，此报告中包含了以下的项目及其参考值，如果检查结果在参考值区间以外，就表示可能存在问题，需要咨询医生。

检测目的	中文名	英文名	参考值
肝功能化验	谷丙转氨酶	ALT	0.0～40.0单位/升
	谷草转氨酶	AST	0.0～40.0单位/升
	总胆红素	TBil	3.4～17.1微摩尔/升
	直接胆红素	DBil	0.0～6.8微摩尔/升
血糖化验	葡萄糖	Glu	3.9～6.1毫摩尔/升

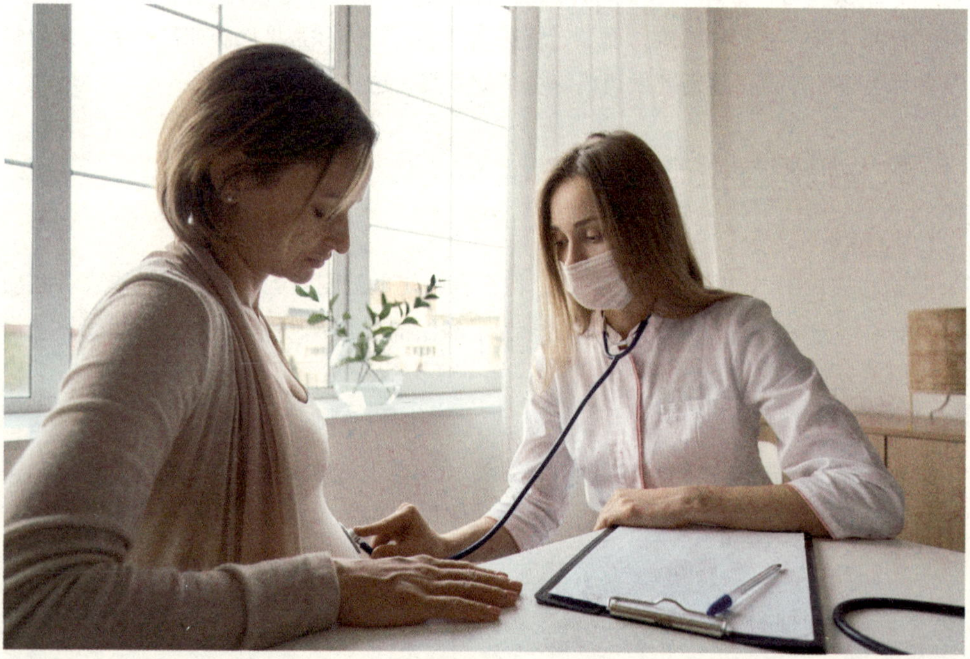

孕5月，胎动，美到了

胎儿每周发育

第17周

此时的胎宝宝头臀长约15厘米，体重大约是260克，形状像个梨子。

胎宝宝的骨骼都还是软骨，但循环系统、尿道还有肺已经开始工作了。可爱的胎宝宝会做像并拢指尖这样的更为细致的动作。小家伙很淘气，除了玩玩小手和小脚，也会去拉扯脐带。若是准妈妈用手抚摸腹部，会感到胎宝宝的轻微反应，小家伙对触压有了感觉。

这一周可以借助听诊器听胎宝宝的心跳了，这对于准妈妈来说，会更深刻地体会到胎宝宝的存在。

第18周

这一周，胎宝宝的头臀长接近16厘米，体重大约320克。

此时胎宝宝的头已占全身长的三分之一，眼睛原来偏向两侧，现在开始向前集中。身体上呈现出一层薄薄的胎毛，白色的脂肪逐渐覆盖皮肤。手指脚趾长出指（趾）甲，并呈现出隆起；耳朵的入口张开；牙床开始形成；头发、眉毛齐备；由于皮下脂肪开始沉积，皮肤变成半透明，但皮下血管仍清晰可见；骨骼和肌肉也越来越结实，骨骼差不多已成为类似橡胶的软骨，并开始逐步硬化。

胎动越来越频繁，准妈妈可以清晰地感觉到这种变化。

第19周

这一周胎宝宝大约有17.5厘米，体重约390克。

小家伙的胸脯不时地鼓起来、陷下去，这是胎宝宝为了适应以后离开妈妈体内的“小房子”的生活在努力练习呼吸呢。只是胎宝宝此时呼吸的不是空气，而是羊水。胎宝宝越来越不老实了，时不时地踢腿、屈身、伸腰、滚动以及吸吮自己的大拇指。

第20周

这一周胎宝宝大约有19厘米长，体重约460克。

胎宝宝的头发在迅速生长，身体比例终于显得匀称，皮肤渐渐显现出红色，皮下脂肪开始沉着，皮肤不透明了。

胎宝宝的各种感觉器官比如味觉、嗅觉、听觉、视觉等在迅速生长发育，神经元也在胎宝宝的大脑中发育，神经元数量的增长开始减慢，但是神经元之间的相互联通开始增多。

胎宝宝的心跳十分活跃，手脚可以在羊水中自由地活动。

准妈妈身体变化

下腹突出，臀部丰满

怀孕5个月时，准妈妈的子宫又长大了一些，用手触摸肚脐和耻骨之间可感到有一团硬东西，这就是子宫的上部。此时下腹部明显突出，可测得子宫底最高点在耻骨联合上缘的15～18厘米处。臀部也因脂肪的增多而显得浑圆，从外形上开始显现出较从前丰满的样子。

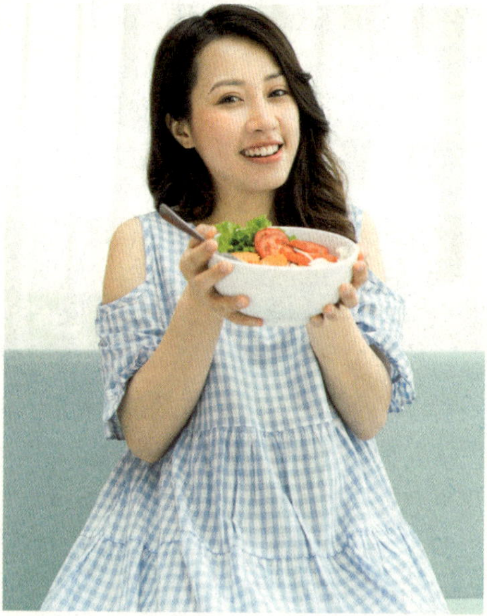

发质变好或者变坏

怀孕后，由于激素水平的变化，准妈妈头发的生长速度可能会加快，显得比以前多且有光泽。但另一种可能是油性的发质变得更油，干性的发质变得更干、更脆，而且头发也掉得很多。

肤质发生变化

由于孕激素和雌激素分泌水平的变化很大，准妈妈的皮肤也会有很大的改变。有的准妈妈皮肤滋润光泽，有的则越发油腻，甚至长痘，干性皮肤则更加干燥以致有皮屑脱落。

指甲长得快，易断

内分泌水平的变化，使准妈妈的指甲长得很快，而且易脆、易折断。

乳房形状变化

伴随着乳房的胀大，左、右乳头之间的距离开始逐渐变宽，双乳开始向腋下扩展并下垂。乳头很干燥，有时会内陷。有些准妈妈还能挤出黏稠、颜色微白液体。

温馨提醒

保护乳房的方法

准妈妈必须每天穿戴胸罩，给乳房提供良好的支撑；在乳房上涂些天然护肤油减小摩擦力以保护皮肤；每天用手轻柔地按摩乳房，经常清洗乳头；乳房出现的肿胀甚至疼痛的情况，可以采用热敷、按摩等方式来缓解。

准妈妈需要了解的妊娠知识

整个孕期体重大致增长12.5千克为宜

准妈妈孕期体重适宜增长量要靠孕前的BMI来衡量。BMI值的计算方法在第一章已经讲过。

妊娠期体重增长范围

孕前BMI值在18～24千克/米^{2}者：体重增加11.5～16千克。

孕前BMI＜18千克/米^{2}者：体重增加12.5～18千克。

孕前BMI＞24千克/米^{2}者：体重增加7～11.5千克。

总体来说，孕期体重平均增长应该在12.5千克左右。

体重增加不够

准妈妈整个孕期增重少于9千克，出生低体重儿的发生率将增加50%，新生儿的死亡率也相对增加。但也需结合准妈妈的具体情况来判断，如果一切正常，那么就不必为体重增加不足而担心。准妈妈可以在一天中多吃几餐，尤其要多食健康食品。

体重增加过多

准妈妈体重增加过多会造成许多危险的并发症，如妊娠高血压、妊娠糖尿病及巨大儿和难产等，剖宫产的比例也会相对增高。

体重增长偏高的准妈妈应注意适当锻炼身体，晚饭适当减少，并减少主食，增加蔬菜和水果的摄入量，瓜果中的纤维素还能缓解或消除便秘现象，这对于减少体内能量的吸收很有利。

温馨提醒

孕期不同阶段体重增长量

妊娠前半期体重增加占增加总量的1/3；后半期增加总量的2/3。即孕1～12周，增加2～3千克；孕13～28周增加4～5千克；孕29～40周增加5～5.5千克。怀孕第7个月是体重增加最快的时期。

孕期饮食与营养

五色食材搭配食用对准妈妈身体有益

不同色彩的食材含有不同的营养元素，因此准妈妈也应该采取五色养生法，每日争取吃全五色食材。

红色食物

有助于减轻疲劳，并有驱寒作用，兼护心的功能。如红椒、红苹果、红枣、番茄等。

白色食物

具有非常好的养肺抗癌的功效，并含有丰富的抗氧化物，具有抗衰老的作用。如山药、白菜、牛奶、白肉（鱼、禽类）、米面、豆腐、冬瓜、花椰菜等。

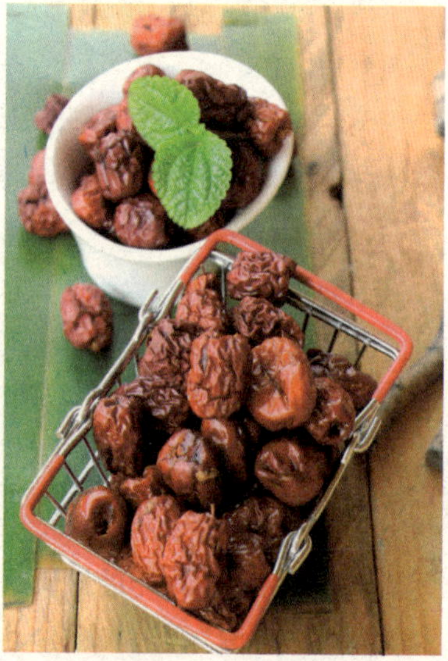

黄色食物

能让人集中精神。比如蛋黄、粟米、玉米、木瓜、柑橘、香蕉、胡萝卜、黄豆等。

绿色食物

具有调和身体机能的功效。可以维持人体的健康和活力，而且提供大量的纤维素，有助于清理肠胃。

黑色食物

能够养肾。如紫米、黑芝麻、黑豆、紫菜、黑木耳、茄子等。

推荐食谱

五色豆粥

原材料： 黄豆、绿豆、红豆、黑豆、白芸豆各25克。

做法：

1.把各种豆洗净，用清水浸泡至少4小时。

2.泡好的豆子放在高压锅里，加入适量的水，大火煮20分钟。煮好后不要立刻开盖，在锅里焖约15分钟。

滥服鱼肝油对胎宝宝不利

想要补什么营养素最好先征求医生的意见，不要自己滥补。比如鱼肝油，就不是可以随便补的。

不要滥服鱼肝油

鱼肝油含维生素A和维生素D，因此常用来防治维生素A和维生素D缺乏症。对于一个正常人来说，人体需要维生素A的量极微，日常的饮食已足够生理需要。准妈妈是否需要服用鱼肝油应在医生指导下进行，如果滥服鱼肝油，导致维生素A和维生素D服用超标，则可能造成体内的胎宝宝先天性缺陷。维生素D补充过多（每日超过15毫克）还容易造成准妈妈的软组织的钙化。

如何正确服用鱼肝油

准妈妈服用鱼肝油，如果因治病需要，应按医嘱服用。如确实需要服用鱼肝油，可以减少分量和次数来服用。比如，如果鱼肝油的正常用量是一天3次，一次1勺，那么可以改为两天1次，一次1勺。

其实，最好的补充营养的方法就是通过饮食调节，准妈妈应该牢记这个原则，多吃自然食品，而不要迷信各种补药。

补足钙质，预防小腿抽筋

小腿抽筋——缺钙信号

小腿抽筋常常发生在孕中期和孕晚期，这是因为这一时期胎宝宝对钙的需求量迅速增加，如果准妈妈没有摄入充足的钙，胎宝宝就会从准妈妈的骨骼中吸收钙质，使血钙水平下降，神经、肌肉的兴奋性增加，引起腓肠肌痉挛（小腿抽筋）。加上准妈妈孕期体重逐渐增加，双腿负担加重，腿部的肌肉经常处于疲劳状态，夜间血钙水平比日间要低，所以小腿抽筋常常在夜里发作。

孕期需要多少钙

一个普通的成年人每天需要摄入800毫克钙，而准妈妈的需求量就更多了，每天需要1 000~1 200毫克，到孕中期和孕晚期更要足量补充。但是也不要补过量了，否则容易使胎宝宝的头骨长得太硬，自然分娩时头部不易被挤压。

准妈妈缺钙怎么补

钙质无法在体内储存，因此一定要每天进行补充。有效补钙通常采用以下几种方法。

❶ 饮食：牛奶、鱼类、虾皮、海带、紫菜、鸡蛋、豆制品、动物骨头等食物中都含有丰富的钙质，要想通过饮食来补钙，这些食物是不容错过的。

❷ 营养剂：每天通过膳食摄入的钙质只有400~600毫克，远远达不到准妈妈的需求量，这就需要额外补充钙制剂。市面上的钙制剂琳琅满目，有单剂也有复合剂，服用前准妈妈最好先向医生咨询，看哪类制剂更适合自己。

❸ 晒太阳：晒太阳也有一定程度的补钙效果，但时间不要太长，每天20~30分钟为宜，以免晒伤。还要避开11：00~15：00紫外线特别强烈的时段。

适量吃盐，减轻肾脏代谢负担

过量摄盐的危害

加速钙质流失： 盐的主要成分是钠，而钠是导致人体钙质流失的杀手。人体的肾每天会将使用过的钠随着尿液排到体外，每排泄1 000毫克的钠，大约也会同时耗损26毫克钙。据研究，钠通常会使女性的骨钙每年流失约1/100，而患有高血压的准妈妈体内钙质流失更严重。

导致感冒： 吃得过咸，会减少人体口腔中唾液的分泌，导致口腔黏膜水肿、充血、病毒增多，易引起上呼吸道感染，最终引起感冒。

易患胃病： 胃黏膜会分泌一层黏液来保护自己，但这种黏液怕盐，如果吃得太咸，日积月累，胃黏膜的保护层就没有了。长期下去，就引起胃溃疡、胃炎。

引起高血压： 现代医学证明，吃得过咸可以导致高血压。据调查，日本东京北部地区居民平均每天吃盐25克，患高血压的人占全体居民的30%~40%；生活在北极圈的因纽特人，每天吃盐量低于5克，几乎没有患高血压的。

加重肾脏负担：怀孕期间，准妈妈的肾脏除了处理自身废物外，还要处理来自胎宝宝的一些废物，所以负担比较重，吃太多盐易导致水钠潴留，加重肾脏负担。

加重水肿：准妈妈怀孕晚期一般都会出现浮肿，如果吃盐过多，加重水钠潴留，更容易加重浮肿且使血压升高，甚至引起心力衰竭等疾病。

准妈妈每日吃盐量

在一般情况下，准妈妈怀孕后和怀孕前在钠的摄入量上差别不是很大。世界卫生组织规定，成人每日盐摄入量应不超过6克，一般情况下，准妈妈的盐食入量控制在每日6克即可。

但如果准妈妈除有下肢浮肿外，还伴有高血压、蛋白尿等妊娠高血压综合征症状时，则应该严格控制盐的摄入量。通常主张轻症每天盐摄入量控制在5克以下，重症者应控制在2克以下。同时，妊娠期间准妈妈不应服用利尿剂，以免造成钠的损失。

温馨提醒

减少用盐量的方法

1.炒菜时不宜先放盐，而应在起锅前把盐直接撒在菜上。

2.利用酸味来诱发食欲，如醋拌凉菜。

3.将气味强烈的食材（青椒、番茄、洋葱、香菇）和味道清淡的食物一起烹调。

怎么吃可以帮助消除水肿

正常水肿与病态水肿

准妈妈久站或久坐后，下肢可能出现凹陷性水肿，卧床休息后即能消退。这叫“妊娠水肿”或“妊娠肿胀”，是妊娠期的正常生理现象。如在妊娠晚期，准妈妈单纯只是脚部轻度浮肿，没有高血压、蛋白尿等其他不适现象，可不必作特殊治疗，一般在胎宝宝出生后水肿会自行消失。

准妈妈如果除四肢和面部浮肿，还出现少气懒言、食欲不振、腰痛、大便溏薄，舌质淡，苔白等症状，多为病态浮肿，需要及时治疗。

妊娠浮肿饮食重点

❶ 准妈妈容易浮肿，无论什么原因引起的妊娠水肿，药物治疗都不能彻底解决问题。必须增加饮食中蛋白质的摄入，以提高血浆中白蛋白含量，改变胶体渗透压，

才能将组织里的水分带回到血液中。每天一定要保证食用一定量的畜、禽、肉、鱼、虾、蛋、奶等动物类食物和豆类食物。

❷ 一定要吃足够量的水果。水果中含有人体必需的多种维生素和微量元素，它们可以提高肌体的抵抗力，加强新陈代谢，还具有解毒利尿等作用。

❸ 不要吃过咸的食物。发生水肿时要吃清淡的食物，不要吃过咸的食物，尤其是咸菜，以防止水肿加重。

❹ 少吃或不吃难消化和易胀气的食物，比如油炸的糯米糕、白薯、洋葱、土豆等，以免引起腹胀，使血液回流不畅，加重水肿。

消肿食疗方

鲤鱼赤豆汤

鲤鱼1条（约250克），去鳞及内脏，与60克赤小豆同放砂锅中用慢火炖，待鱼熟豆烂时进服，加极少量盐调味。每日1次，连服3～5日。

冬瓜皮赤豆汤

冬瓜皮50克，赤小豆50克，加水煎服，每日1次。

为胎宝宝补充DHA和EPA

DHA和EPA是胎宝宝成长的必需物质，是大脑细胞的主要组成成分，是构成脑磷脂、脑细胞的基础，对大脑细胞的分裂、增殖、神经传导、突触树突的生长和发育起着极为重要的作用，是大脑形成和智商开发的必需物质，对视觉、大脑活动、脂肪代谢、胎宝宝生长及免疫功能都有极大影响，DHA和EPA缺乏时胎宝宝的脑细胞数量就会增长不够，细胞体积也小，质量也低劣。

正确服用DHA和EPA营养补充剂

过量摄入EPA、DHA也会引起一些其他不良反应。实验表明，人类在100天内只食用海产动物而禁食其他食物，结果是体重减轻、出血时间延长、血小板减少，男性精液中前列腺素减少、精子活力降低甚至消失。高浓度的EPA、DHA鱼油若准妈妈服用不当，还可能会出现头晕、恶心等症状。因此，摄入EPA、DHA要适量，准妈妈从怀孕6个月起就应遵照医生嘱咐，正确服用DHA和EPA营养补充剂。

鱼体内富含DHA，如何留住

❶ 食用深海鱼。深海鱼类含有比较丰富的DHA，对大脑的发育以及对人类的进化有着积极的作用。

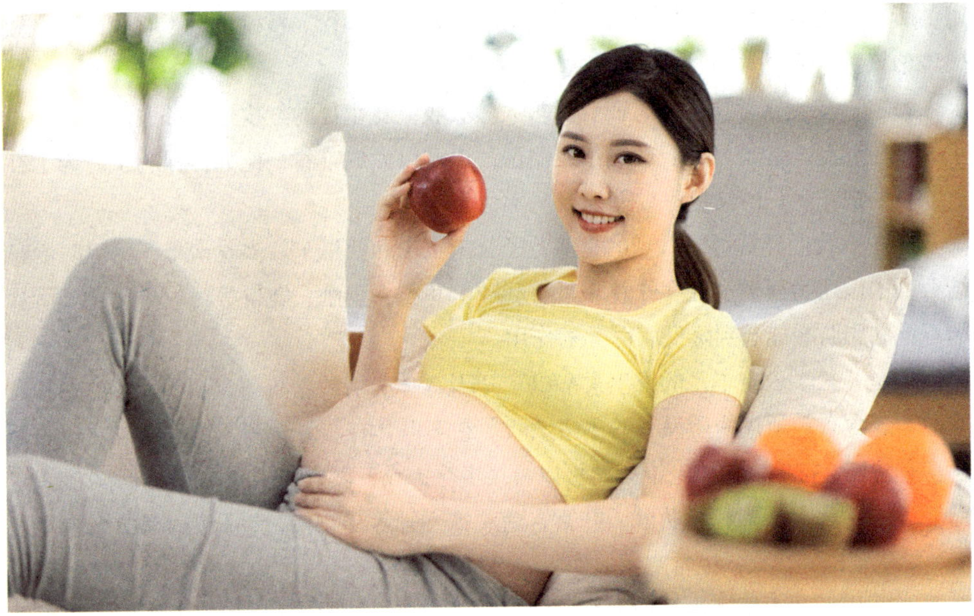

❷ 吃应季鱼。准妈妈如果想通过吃鱼起到补充DHA的作用，那么最好食用应季的鱼。应季的鱼味道好、鱼肥肉厚，DHA和EPA的含量也丰富。

❸ 选对烹调方式。想要最大限度地保留DHA和EPA，最好采用蒸、炖、烤的烹调方式。做鱼的时候不要用玉米油及葵花籽油，因为此类食用油中含有亚油酸，会妨碍DHA和EPA的吸收。

温馨提醒

各种烹饪方法对鱼体DHA和EPA的影响

蒸：DHA和EPA含量会剩余90%以上。

烤或炖：含量会减少20%左右。

炸：只能剩下50%～60%。

哪些坚果适合准妈妈食用

吃坚果对改善脑部营养很有益处，对肚子里的胎宝宝也能起到补脑作用，特别适合准妈妈食用。

哪些坚果适合准妈妈

核桃：多吃核桃可以补脑、健脑，以及增强机体抵抗力。核桃还有镇咳平喘的作用。所以经历冬季的准妈妈，可以把核桃作为首选的零食。核桃可以生吃，也可以做成琥珀核桃，或者煮粥时放入一些。

花生： 花生富含蛋白质，而且易被人体吸收。花生仁的红皮还有补血的功效。花生可以与红枣、莲子等一起做成粥或甜汤，也可以做成菜肴，比如宫保鸡丁。为了补血，不要把花生仁的红色种皮剥掉。

瓜子： 我们经常可以看到的是葵花子、南瓜子和西瓜子。多吃南瓜子可以防治肾结石；中医认为西瓜子性寒味甘，具有利肺、润肠、止血、健胃等功效；葵花子所含的不饱和脂肪酸能起到降低胆固醇的作用。

松子： 松子含有丰富的维生素A和E，以及人体必需的脂肪酸、油酸、亚油酸和亚麻酸，还含有其他植物所没有的皮诺敛酸。它不但具有益寿养颜、祛病强身之功效，还具有防癌、抗癌之作用。准妈妈可以直接生吃，或者做成美味的松仁玉米来吃。

榛子： 含有不饱和脂肪酸，并富含磷、铁、钾等矿物质，以及维生素A、维生素B_1、维生素B_2、烟酸，经常吃可以明目、健脑。

开心果： 开心果富含不饱和脂肪酸以及蛋白质、微量元素和B族维生素，属于低碳水化合物膳食。我们一般买来的开心果是炒制好的，直接食用即可。

每天食用50克，多吃无益

坚果对准妈妈和胎宝宝虽然有诸多好处，但凡事要有度，过犹不及。由于准妈妈消化功能在孕期会减弱，而坚果类食物油性大，如果食用过多的坚果，就会“败胃”，引起消化不良，甚至出现“脂肪泻”，反而适得其反。因此，准妈妈每天吃坚果达到50克就可以了，不要吃太多。

如何选购坚果

准妈妈可以用“嗅”“看”“尝”来判断坚果炒货产品的质量。

嗅： 如果坚果有哈喇味，说明产品已变质，就不要购买。

看： 一般还是选择色泽接近自然状态的产品会更安全，比如开心果，就不宜选择颜色太白的。好的坚果炒货应该颗粒大小比较均匀，不带有瘪壳、空壳、虫蛀、霉变的颗粒。

尝： 好吃不好吃，尝一下就知道了，这是最直接的方法。如果味道过咸或过甜，或者吃起来感觉有不好的味道就不要购买。

温馨提醒

如何保存坚果

尽管坚果的含水量低，但其中油脂的不饱和程度却很高，在见光、高温、潮湿的环境下，很容易变潮或者滋生霉菌。因此，每次选购的量不要太多，并且尽量放在密闭的包装或容器里，保存在干燥阴凉的地方，趁新鲜的时候尽快食用。

睡眠不好可以用饮食调理

孕期睡眠不好时，最好的方式应该是通过饮食调理或生活方式调理改善，可以帮助准妈妈改善睡眠的食物有：

牛奶

牛奶中含有两种催眠物质，一种是色氨酸能够促进5-羟色胺的合成，5-羟色胺对促进睡眠具有重要作用，另外一种是具有类似麻醉镇静作用的天然吗啡类的物质。

喝牛奶时可以加一点点糖，因为牛奶中的色氨酸很难进入人的大脑，加糖可以帮助色氨酸进入大脑，在睡前喝一杯加糖牛奶可以让准妈妈睡得更熟。

小米

小米有较高的色氨酸含量，同时小米进食后能使人产生温饱感，促进胰岛素的分泌，能提高进入人脑的色氨酸的数量。

如果将小米熬成稍稠的粥，睡前半小时适量进食对改善睡眠很有好处。

葵花子

葵花子含多种氨基酸和维生素，可调节脑细胞的新陈代谢，改善脑细胞的抑制机能，睡前嗑些葵花子，可镇静安神、促进睡眠。

与葵花子相似的食品还有蜂蜜、莲子、桂圆、核桃、红枣、豆类、百合、食醋等，均可经常在睡前食用。

含铜食物

矿物质铜和人体神经系统的正常活动有密切关系，当人体缺少铜时，会使神经系统的抑制过程失调，致使内分泌系统处于兴奋状态，从而导致失眠。

准妈妈可多吃一些含铜量丰富的食物，如乌贼、鱿鱼、蛤蜊、蚶子、虾、蟹、动物肝肾、蚕豆、豌豆和玉米等。

温馨提醒

准妈妈失眠不可擅自服用安眠药

准妈妈失眠，如果经过饮食和生活方式调理还不见改善，可能与疾病有关，此时应咨询医生，不可擅自服用安眠药，以防对胎宝宝造成不利影响。

睡前饮食禁忌

为了改善睡眠，睡得安稳，准妈妈需要了解一些睡前的相关饮食禁忌。

临睡前不宜吃过多食物：准妈妈的肠胃功能在孕期有所下降，进食过多会加重肠胃负担，导致胃灼热、消化不良，引起失眠。建议准妈妈晚上吃得简单些，吃饭后至少2～3小时再睡觉，如果需要吃宵夜，要选择粥、面包等易消化的食物。

不宜空腹睡觉：让胃空着会加重准妈妈恶心想吐的感觉，尤其是孕早期，影响睡眠，实在吃不下东西的话，建议准妈妈吃些清淡的零食。

睡前不宜喝太多水：虽然准妈妈需要保证饮水量，但我们不提倡准妈妈睡前喝太多水，以免频繁起夜上厕所，打扰睡眠，如果担心饮水量不够，可以在第二天白天多喝几杯水。

睡前不宜吃辣咸的食物：像辣椒、大蒜之类的辛辣食物，不管怎么做，都可能引起胃灼热和消化不良，干扰睡眠；高盐分食物会导致血压上升，情绪紧绷，引起失眠。

睡前不宜吃胀气的食物：食物产生气体导致腹胀感容易妨碍睡眠，这样的食物有：豆类、洋葱、西蓝花、球甘蓝、土豆、红薯、芋头、香蕉及甜点等。

睡前不宜吃油腻的食物：油腻会加重肠、胃、肝、胆和胰的工作负担，刺激神经中枢，让它一直处于工作状态，导致失眠。

温馨提醒

巧吃纤维过粗的蔬菜

韭菜、蒜苗、芥菜这样纤维过粗的蔬菜不容易消化，晚餐吃多后有点影响睡眠，做的时候可以加大火候或延长时间，做得软烂一点，油盐不要多，尽量水煮、清蒸。

孕期日常护理

孕期怎样做乳房护理

为了预防生产后会因为各种乳房问题而导致准妈妈不能顺利哺乳，比如乳头内陷、乳腺管不畅通、乳头皲裂等。准妈妈只有在孕期提前对乳房进行护理，才能避免产后哺乳时一些不必要的麻烦。

坚持清洁和按摩乳房

准妈妈在这段时间最好每天洗澡，要是天冷，可以做局部的清洁。在清洁完之后要做乳房按摩，坚持到宝宝出生的时候，就能顺利地进行母乳喂养了。

清洁方式：先将乳痂清除掉，然后用温热的毛巾将表面的皮肤清洁干净，用热毛巾对清洁好的乳房进行热敷。

按摩方式：将拇指同其他四指分开然后握住乳房，从根部向顶部轻推，将乳房的各个方向都做一遍，每天这样做可以保证乳腺管畅通。

养护方式：用温和的润肤乳液将清洗干净并按摩完毕的乳房再进行一次按摩，这次按摩的重点是乳头，要给它一定的压力，用两三个手指捏住乳头然后轻捻，手指要沾上乳液，使乳头的皮肤滋润，这样当宝宝咬住它并用力吸的时候就不会裂开，从而避免造成额外的伤痛。

纠正乳头内陷

乳头内陷明显会导致产后哺乳困难，甚至无法哺乳，乳汁淤积，继发感染而发生乳腺炎。因此，乳头内陷的妈妈，应该于怀孕5～6个月时开始设法纠正。有几种方式可以帮助准妈妈纠正乳头内陷。

第一种：用一手托住乳房，另一手的拇指和中、示指抓住乳头向外牵拉，每日2次，每次重复10～20次。

第二种：将两拇指相对地放在乳头左右两侧，缓缓下压并由乳头向两侧拉开，牵拉乳晕皮肤及皮下组织，使乳头向外突出，重复多次。随后将两拇指分别在乳头上下侧，由乳头向上下纵形拉开。每日2次，每次5分钟。

温馨提醒

清洁、按摩乳房动作一定要轻柔

由于对乳房和乳头的刺激可能引起子宫收缩，因此清洁、按摩或牵拉过程中用力一定要轻柔，如果出现腹痛或阴道出血症状，应及时停止，并及时咨询医生。

足部水肿，换一双舒适合脚的鞋子

一双舒适合脚的鞋子对准妈妈来说非常重要，因为怀孕后准妈妈身体变化很大，体形越来越笨重，脚部负担也越来越重，双脚肿胀、干燥，甚至疼痛现象时有发生。

面料柔软舒适

春秋季节可以选择布料鞋，因为布料的透气性、吸汗性比较好，也更为柔软，可弯曲性更高，行走起来比较省力。冬天穿保暖性好的鞋子，皮革鞋为首选，最好选择柔软轻薄的牛皮、羊皮鞋。

款式要宽松

最好选择圆头的鞋子，且要有一定的宽松度，尺码最好比脚长多出1码。如果要去买鞋，宜在下午3～4点钟，因为这时是一天中脚部肿胀度最大的时候，依这时的脚形买鞋，才不至于使鞋码偏小。

鞋跟2厘米左右

一般认为怀孕后要穿平底鞋，其实不然，准妈妈鞋跟理想的高度为2厘米左右，且后跟要宽大、结实、有弹性。因为准妈妈由于腹部的压力，重心会自然后移，穿平底鞋时脚掌先着地，脚跟后着地，不能维持足弓吸收震荡，容易引起肌肉及韧带的疲劳和损伤。

温馨提醒

冬季准妈妈最好少穿长靴

准妈妈本身末梢血液循环较差，而长靴又是包裹小腿和脚部的设计，一般比较紧，透气性也不好，这会更加阻碍脚部血液循环，引发冻疮。如果要穿，最好选择踝部和腿部比较宽松的长靴。

激素导致身体异味重，如何消除

激素导致体味变重

怀孕后，准妈妈内分泌会发生很大变化，雌激素和孕激素水平升高，加上准妈妈体温偏高，比较容易出汗，这就导致身体、口腔容易产生比较浓重的特殊气味，不太好闻。这虽然对身体无害，但却会影响准妈妈的心情。

不要一味止汗

准妈妈在妊娠期的抵抗力比平时要低，而出汗恰是排泄体内废物的最好的渠道，如果这种渠道被阻止，体内就会堆积过多废物，影响身体健康。因此，准妈妈不要觉得难受就使用各种方法来止汗，从而影响身体的正常排毒过程。

如何抑制身体异味

❶ 如果是在夏天，准妈妈最好换穿棉质吸汗、宽松舒适的衣物。如果是在冬天，准妈妈爱出汗，就可以少穿一件衣服，因为准妈妈孕早期体温相对较高，保暖措施既要做好，也不能过分夸张。

❷ 要勤洗澡，勤换衣物，以此来消除体味，而不是用止汗露、香水之类的化学产品。

❸ 口腔异味重的要勤刷牙、漱口，可以选择含植物成分的漱口水，同时可以适量吃一些有清新口气效果的含片、糖果等。

乘坐公交、地铁注意事项

怀孕了也免不了要出门，尤其是职场准妈妈，更要每天跟公交、地铁打交道。准妈妈乘车都应该注意哪些事项呢?

避开上、下班高峰期

早晨和下午是上、下班的高峰时段，车上人多拥挤，路况也不好。准妈妈如果要出门，最好能够避开这两段时间。如果是职场准妈妈，必须按时上、下班，那么早晨可以提前20分钟出门乘车上班，下班时可以往后拖延20分钟再回家。这样就能避开高峰期，相对来说会比较安全一点。

选择舒适的座位

车上人少时最好选择前排通风良好的座位，尽量避开坐在车头或车尾，靠窗户坐能够保持通风透气和安全舒适。

请求别人让座

公交车和地铁上一般都设有“老幼病残孕专座”，准妈妈上车后可以请坐在这些位置上的乘客为自己让座。

保持心平气和

在车上不要看书，以免晕车。保持心平气和，可以听听音乐。

抓紧扶手

如果实在没有座位，那么一定注意抓牢扶手，以免紧急刹车时摔倒。

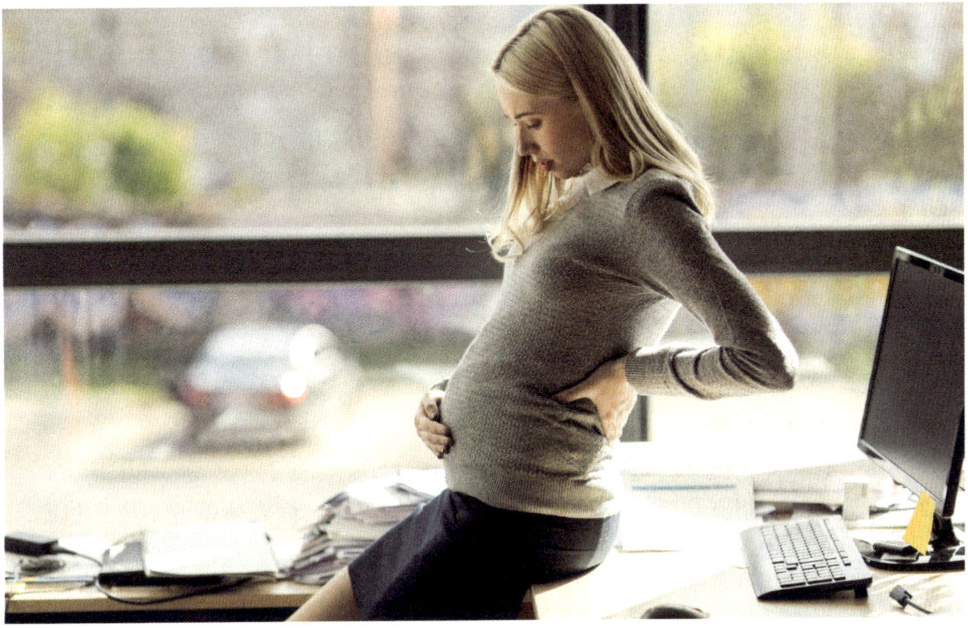

平稳上、下车

上、下车时不要和别人抢行，要等车完全停稳后再上、下车，以防意外。

孕期驾车小叮咛

准妈妈孕早期由于早孕反应，常会恶心、呕吐、疲倦，而开车需要高度集中注意力，这种情况显然是不适合开车的。而到了孕晚期，准妈妈的腹部已经变得很大，极易撞上方向盘或仪表板，造成损伤。当身体不适或者预产期临近时绝对不要驾车，以免途中突遇紧急分娩或因故流产。

为了避免各种意外，准妈妈最好不要自己开车。必须自己驾车时一定要遵守以下安全守则。

限制车速

准妈妈要时刻牢记肚子里还有个宝宝，因此要把爱开快车的习惯改掉，时速不要超过60公里/小时，最好不要开车上高速公路。

只走熟悉的路线

熟悉的路况可以令准妈妈得心应手，而不会过于紧张。

避免长时间开车

长时间驾驶需要全神贯注，付出较多的精力，而坐的时间过久，会使得准妈妈腰部承受太大压力，导致腹压过大。同时，长时间处于震动和摇晃之中，对准妈妈来说，可能会引起胎动异常和腹痛。因此，准妈妈连续驾车不超过1小时，每开一段时间车就要下车适当活动一下，以保持良好的血液循环。

避免紧急刹车、转弯

准妈妈开车时要注意平稳操作，加速、转弯和刹车时，都要保证车辆的平稳性。这样才能避免方向盘冲撞腹部，并保护胎宝宝不受激烈的摇摆和晃动，也尽可能地避免事故的发生。

系上安全带

有些准妈妈认为系安全带会压迫到胎宝宝，因此驾车或乘车时选择不系，其实这是不正确的。只要方法得当，系安全带对胎宝宝是没有影响的，而且这样才能真正保护胎宝宝。

准妈妈的身材特殊，系安全带的方法也必须适当，需要注意一些细节：安全带的肩带应置于肩胛骨的地方，而非紧贴脖子，安全带的肩带部分以越过胸部中央为宜，不要压迫到隆起的肚子。安全带的腰带应置于腹部下方，固定髋部而不要压迫胎宝宝。身体姿势要尽量坐正，以免安全带滑落压到胎宝宝。

外出旅行要注意什么

在孕中期身心相对稳定的时候，准妈妈是可以出门旅行的，但一定要做好周密的安排和相关的准备。

交通工具

尽量乘坐平稳宽大、附洗手间的交通工具，如火车、大型轮船等。旅途中，准妈妈应注意定时做腿部运动，促进血液循环。

短途旅行可以乘坐汽车，但一定要系好安全带。如果是长途旅行，最好不要乘坐汽车，改乘火车，这样能够避免因颠簸引起的流产。

怀孕32周以内的准妈妈是可以乘飞机的，乘机时最好选择紧靠通道的座位，这样便于经常起立活动下肢，防止浮肿，也便于去洗手间。

住宿条件

尽量选择在星级宾馆住宿，避免住宿在没有卫生保障、附近没有医疗机构的地方。

饮食准备

准妈妈常常会感到饥饿，总是想吃东西。因此临行前一定要在包里放些干果和小点心等健康小零食。最好事先请医生开一些维生素和补充矿物质的药物以防在长途旅行中不能正常补充新鲜水果、蔬菜和足够的蛋白质。也可以带一小袋奶粉，预备在没有鲜奶的时候喝。

预防疾病的侵袭

准妈妈的感冒发热、腹泻脱水是引起流产的主要原因。因此，准妈妈外出长途旅行一定要根据气候变化情况，及时增减衣服，防止着凉感冒。旅途中应讲究饮食卫生，饭前便后洗手，不吃生冷不洁的食物，不喝生水。

需要携带的必备物品

宽松的衣裤、舒适的鞋袜、帽子、托腹带、护垫、产前检查手册、保健卡、平时产前检查医院、医师的联络方式、需要每日服用的维生素、对准妈妈安全的抗腹泻药、口服的肠胃药、小袋的奶粉、准妈妈怀孕周数的证明、防晒霜、润肤乳液、纸内裤、饮用水、健康小零食、干净的毛巾和个人洗漱用品、护照或身份证、现金等。

温馨提醒

旅途中紧急情况的处理方法

准妈妈发生腹痛、阴道出血等情况时，一定要及时终止旅游，立即就医。

如何应对职场应酬

远离烟酒和噪声

职场准妈妈必须永远牢记的原则：远离烟酒，远离噪声的环境！烟酒对一个准妈妈和腹中胎宝宝的伤害，我们就不老话重提了，噪声对胎宝宝也会产生严重的危害，尤其是KTV这样的场合，是不适合准妈妈的，应该尽量远离。

三个妙招巧对职场应酬

妙招一：准妈妈在应酬时，利用各种机会，多选择适合孕期食用的菜品，为自己的营养加分。因此，准妈妈应牢记哪些食物适合孕妇食用，哪些食物和饮料是孕妇绝对不能碰的。

妙招二：准妈妈身边不要离开水。宴席上别人敬你酒，你可以用水代酒。如遇上恶劣的环境，如拥挤、嘈杂等，水也能很好地舒缓神经和平衡身心，绝对是你的好帮手。

妙招三：高声说“不”！作为一个准妈妈，千万不要忍气吞声，也不要觉得不好意思，当遇到烟酒逼迫的环境，或不健康的食物，一定大声说“不”，勇敢地拒绝这种伤害。一般情况下，有礼貌的男士会尊重女士特别是怀孕的女士，所以准妈妈们不妨高举怀孕“大旗”，理直气壮地说：“我不能喝酒，因为我怀孕了”“请您不要吸烟，对宝宝不好”。如果对方一直置若罔闻，准妈妈可以提前退场，因为胎宝宝的健康是你首先要负责的。

上、下班途中的科学运动

适当步行

对于职场准妈妈来说，上下班时，可以适当步行一段距离再坐公交车。步行不但可以锻炼身体，提高体力，还有利于母婴健康以及顺产。一般步行半小时就可以了，步行太多可能适得其反。关键还是看准妈妈的感受，以不累为准。

等车时的放松活动

可以轻微活动下劳累的脖颈，转一下腰身或做胳膊的伸展运动。动作要轻微，转动头颈可以采用向左右转动，前后转动这样的动作。转动腰身每次活动10～15下就可以，活动剧烈会打扰胎宝宝。

在公交车上

如果准妈妈没有座位，站在公交车上，要非常当心，抓牢扶手，注意安全。如果准妈妈坐着，可以轻微活动头和脖子，还可以活动一下手关节和脚关节，让劳累的身体得到舒展和休息。准妈妈应让眼睛尽量往远处看，可以避免眼睛的过度劳累。

每月胎教

为胎宝宝取个可爱的昵称并常常呼唤

提前取个昵称，对胎宝宝进行语言胎教

虽然胎宝宝还没有出生，但是爸爸妈妈总要对胎宝宝有个称呼，如果提前给胎宝宝取个可爱的昵称，就方便与胎宝宝交流。进行语言胎教，可以从给胎宝宝取名开始。

怀孕5～6个月时，胎宝宝就有了听觉，准爸妈可以给腹中的胎宝宝取个可爱的乳名，准爸妈要经常叫胎宝宝的乳名，呼唤他，告诉胎宝宝父母对他的爱，胎宝宝会记忆深刻。宝宝出生后，当爸爸妈妈叫宝宝的乳名时，他听到曾经熟悉的名字时，就有一种特殊的安全感，宝宝的烦躁、哭闹会明显减少，有时候还会露出高兴的表情呢。

如何给胎宝宝取昵称

胎宝宝在妈妈肚子里，往往还不知道性别，此时给胎宝宝取昵称，可以采用以下的办法。

❶ 表达自己对胎宝宝未来人生的祝福。比如有的准父母给胎宝宝取名叫“壮壮”，希望孩子出生后身体健康。有的给胎宝宝取名叫“乐乐”，希望胎宝宝以后一生快乐少烦恼等。

❷ 希望胎宝宝成为一个什么样的人。希望胎宝宝长大了当个文学家、艺术家，就给胎宝宝取个文学艺术的名字。希望胎宝宝将来平平安安过一生，就给胎宝宝取个“安安”之类的名字。

❸ 取个有纪念意义的昵称。比如准父母为了纪念夫妻的爱情才有了爱情的结晶，就给胎宝宝取名叫“晶晶”。或者怀胎宝宝的时候，妈妈做了一个什么样的梦，都可以用来给胎宝宝命名，把自己的美好意愿和人生纪念都投入进去。

❹ 取名的时候主要避开不雅的字眼和谐音字。汉字谐音字是非常多的，给胎宝宝取名，应该避开诸如“杨伟”“吴用”之类的名字，以免给胎宝宝日后的生活造成困扰。

听世界名曲《田园》

高雅、优美悦耳的音乐能促进胎宝宝神经系统和感觉器官的发育，刺激胎宝宝的大脑，更好地开发智力。优美动听的音乐，还能够促进准妈妈分泌出一系列有益健康的激素，以此促进胎宝宝的生长发育。

用心灵在《田园》中呼吸新鲜空气

《田园》是贝多芬的F大调第六交响曲，其灵感来自于大自然，整部作品表达了对大自然的依恋之情，细腻动人，朴实无华，宁静而安逸，是贝多芬最受欢迎的交响乐之一。听这首乐曲，准妈妈会感受到人与自然既和谐又统一，自然的千姿百态与音乐的宏伟互为映衬，就像一幅用眼睛看不见的图画，美妙而令人身心舒展，不禁想要感慨：好一幅自然的美景！

当准妈妈漫步于小区花园或是林荫小道时，听一听这曲《田园》，满耳的大自然的声音和满眼的大自然的颜色会让准妈妈从心灵深处呼吸到纯净清新的空气，和胎宝宝一起，美美地感受一下吧。

贝多芬完成这首乐曲后，将它亲自命名为《田园》，这也是贝多芬九首交响乐作品中最具有故事性、情节性的一部音乐作品。这部作品1808年在维也纳首演，由贝多芬亲自指挥，在首演节目单上，他写道："乡村生活的回忆，写情多于写景。"

喜爱散步热爱大自然的贝多芬

创作《田园》时，贝多芬双耳已经完全失聪，这部作品正表现了他在这种情况下对大自然的依恋之情，贝多芬与大自然有着十分深厚的感情，他有长时间外出散步的习惯，在一封信里，他写道："森林啊！树木啊！岩石啊！请赐给我人生所渴望的更大回声吧！在这里我可怜的耳朵一点也不使我感到痛苦。"

每天画点简笔画

简笔画简单，如图所示小鸡，画完后会让准妈妈感觉特别有成就感。

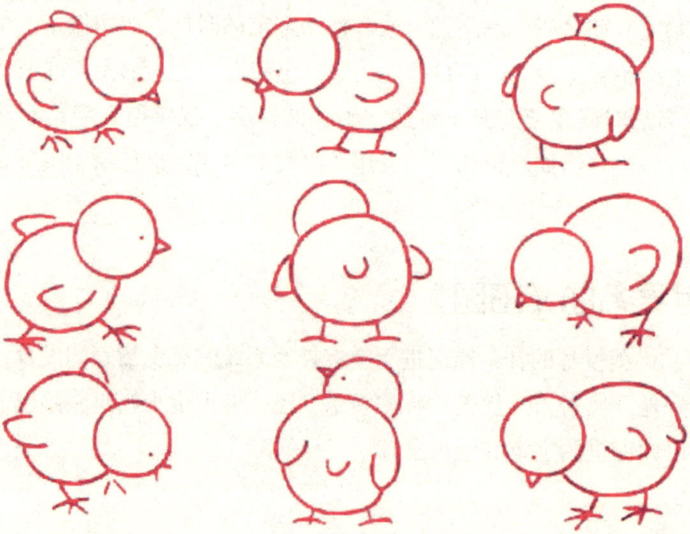

你还可以在小鸡旁边加上米粒、小虫子、小草装饰，或者给小鸡涂上各种各样的颜色，开心是最重要的。

边画边把儿歌唱给胎宝宝听，是特别有趣味的，就算绘画功底不好，也完全不用担心，关键在于心境。

本月产检

第三次产检

准妈妈已经进行了两次产检，跟自己的妇科医生应该也逐渐熟悉起来，做产检时一定要放松心情，最好由准爸爸陪同。

第三次产检时，除了体重、血压、宫高与腹围、浮肿情况、尿常规等每次产检都要检查的项目外，还有可能进行血常规检查。

另外，准妈妈还要做产前筛查。通过产前筛查可以查出患唐氏综合征、神经管缺陷、18三体综合征的胎宝宝，但这不是一次检查就能确定的。如果发现怀有不健康的胎宝宝的迹象，需要进一步确诊。如B超检查或羊水细胞染色体核型分析确诊。如果经过医生仔细诊断，或经多位专家会诊，明确准妈妈怀有染色体异常或先天性缺陷胎宝宝，应该考虑终止妊娠，从而避免生下残疾孩子，给家庭造成重大悲剧。

正常的B超检查对身体无害

B型超声检查俗称“B超”，是一种非损伤性和无痛苦的检查方法。超声波是一种机械波，产生的只是能量，而且进行超声检查的时间也都不会超过10分钟，声能也控制在安全的范围之内。对于准妈妈来说，只要是诊断剂量的B超检查，对胎宝宝是没有影响的。

做B超的准备和注意事项

❶ 在检查前半小时至1小时需要饮水1 000毫升左右，并且要憋尿憋到最大的限度。因为只有膀胱充盈到一定程度，才能将子宫从盆腔深处挤到下腹部，用B超观察到子宫及卵巢。所以，准妈妈最好随身携带水瓶以备喝水之用。

❷ 便秘者于当日早晨或前日晚提前排空大便，以免影响检查。

唐氏筛查

唐氏筛查，是唐氏综合征产前筛选检查的简称。唐氏综合征又叫作21三体综合征，是说患者的第21号染色体比正常人多出一条。唐氏综合征患儿具有严重的智力障碍，生活不能自理，并伴有复杂的心血管疾病，需要家人的长期照顾，会给家庭造成极大的精神及经济负担。

唐氏综合征是一种偶发性疾病，所以每一个怀孕的妇女都有可能生出“唐氏儿”，生唐氏儿的概率会随着孕妇年龄的递增而升高，普通人群（35岁以下）生“唐氏儿”的概率为1/600~1/800。

唐氏筛查的时间很严格

做唐氏筛查时不需要空腹，抽取准妈妈外周血就可以了，但唐氏筛查与月经周期、体重、身高、准确孕周、胎龄大小都有关，所以唐氏综合征检查时间控制非常严格，一般是在孕期的16～18周，无论是提前或是错后，都会影响检查结果的准确性。如果错过了时间段，无法再补检，只能进行羊膜腔穿刺术检查。

筛查结果怎么看

各个医院的计算方法不完全一样，有的医院正常值标准是“小于1/270”，有的则是“小于1/380”，就表示危险性比较低，胎儿出现唐氏综合征的机会不到1%。但如果危险性高于1/270或1/380”，就表示胎儿患病的危险性较高。

唐筛检查只能筛检出60%~70%的唐氏综合征患儿，只能帮助判断胎儿患有唐氏综合征的机会有多大，但不能明确胎儿是否患上唐氏综合征。

也就是说，即使检查结果值偏高，也并不代表胎儿一定有问题；即便35岁以上的高龄准妈妈风险比较高，但也不代表她们的胎儿一定有问题。

所以即使唐氏筛查的结果高于正常值也不要过于担心，因为还要进一步做羊膜腔穿刺术和胎儿染色体模型分析才能明确诊断。

可能被要求同时做NT检查和唐氏筛查

NT检查是通过B超，检查胎儿颈部透明带厚度，在准妈妈怀孕11~14周，若胎儿的颈项透明带增厚，就说明胎儿有可能是“唐氏儿”或者心脏发育不好。另外，颈项透明带增厚也与胎儿染色体核型、胎儿先天性心脏病，以及其他结构畸形有关，颈项透明层越厚，胎儿异常的概率越大。

NT检查的目的是在妊娠较早阶段诊断染色体疾病，以及发现多种原因造成的胎儿异常。NT检查与唐氏筛查是不同阶段，不同手段的检查，有时候医生可能会要求准妈妈两者联合检查，因为NT检查再配合抽血化验，唐氏综合征的检出率能达到85%。

这项检查也不需要准妈妈空腹或者节食。

孕6月，小宝贝儿在偷听

胎儿每周发育

第21周

胎宝宝21周了，恭喜准妈妈，安全度过了怀孕的一半时间啦！和宝宝相处得很愉快吧？

本周胎宝宝身长20厘米，体重约540克。这时起，胎宝宝的体重将会大幅度增加。眉毛和眼睑清晰可见。小家伙现在看上去变得滑溜溜的，他的身上覆盖了一层白色的、滑腻的物质，这就是胎脂。它可以保护胎宝宝的皮肤，以免在羊水的长期浸泡下受到损害。胎宝宝的听力达到一定的水平，他已经能够听到妈妈的声音了。如果是女宝宝，她的阴道现在已经形成了，并且会持续发育到出生。

小家伙现在非常爱动，平均一个小时可以动50次呢！夜深人静的时候，准妈妈可以强烈地感觉到。

第22周

本周的胎宝宝可以算做很健壮啦。身长21厘米，体重630克左右，看上去已经很像小宝宝的样子了。由于体重依然偏小，他的皮肤依然是皱皱红红的，这皱褶也是为皮下脂肪的生长留有余地。

嘴唇、眉毛和眼睫毛已各就各位，清晰可见，10个小手指上也已长出了娇嫩的指甲。恒牙的牙胚在发育。视网膜已经形成，具备了微弱的视觉。听力已经基本形成，他已经能够辨认准妈妈的说话声、心跳声和肠胃蠕动发出的声音。

肺中的血管也在形成，呼吸系统正在快速地建立。胰腺及激素的分泌系统也正在稳定的发育过程中。男孩女孩各自的外生殖器已经形成，通过超声波已经能够判断出胎宝宝的性别。内生殖器（精巢和卵巢）也已形成，并各自开始分泌激素。

第23周

又一周过去了，怎么样，准妈妈是不是感觉胎宝宝越来越活跃了？

23周的胎宝宝看起来已经很像一个微型宝宝了，他的身长大约22厘米，体重大约720克。胎宝宝在这时候会不断地吞咽，但是他还不能排便。

胎宝宝在这时候更加喜欢听抒情幽雅的古典音乐。准妈妈可以做一个实验，放些节奏快、声音响的音乐，你会发现胎宝宝对这种音乐的反应很剧烈，胎动幅度加大；当音乐换成轻柔舒缓时，胎宝宝会安静下来，可见他对音乐和声音的敏感程度。

第24周

本周胎宝宝身长23厘米，体重820克，开始充满整个子宫空间。

此时胎宝宝全身被胎毛覆盖，皮肤呈不透明的红色。

大脑发育得非常快，味蕾现在可能也在发挥作用了。胎宝宝的肺里面正在发育着“呼吸树”的“分枝”，和肺部细胞。汗腺也在形成。心脏的脉动也增强，力量加大，骨骼、肌肉进一步发育，手、足运动更活泼。他还在不断吞咽羊水，但是不会排出大便，那得等到出生以后了。

准妈妈身体变化

现在已经进入怀孕的第六个月，到现在，准妈妈无论是生理还是心理都发生了一些变化。

腹部增大

准妈妈身形最明显的变化就是腹部越来越大，下腹部隆起更为突出，腰部明显增粗，已接近典型孕妇的体型。宫高接近20厘米，子宫底已高达脐部，你自己用手就能明确地判断出子宫的位置。由于子宫增大、加重，准妈妈的体态渐渐会发生这样的变化：脊椎向后仰、身体重心向前移，别人一看你的样子就知道你是个孕妇了。因为你对自己身体的这种变化还不太习惯，可能会容易出现倾倒。此时你一定要注意自己的重心，任何动作都要更小心一些。

腰酸背痛

增大的子宫使腰部负荷增加，加之腰部和腹部肌肉松弛，致使腰椎负担加重，准妈妈在坐下或站起时常感到有些吃力，腰部和背部容易疲劳，时常觉得腰酸背疼、下半身很累。休息时可将枕头、坐垫等柔软东西垫在膝窝下；睡眠时应躺在平坦结实的床上，最好双腿屈曲；避免做经常弯腰的活动或长久站立，穿柔软轻便的低跟鞋或平跟鞋。注意摄取钙质也能减轻腰背痛，如果腰痛得厉害时可用热水袋热敷。

下肢静脉曲张

由于增大的子宫压迫，腹腔大静脉回流受到影响，大约有50%的准妈妈会发生下肢静脉曲张。下肢静脉曲张轻微时几乎不会觉得疼痛，但随着症状加深，形成的“疙瘩”会很疼痛，使准妈妈腿变得更沉重，走起路来步履蹒跚。这时准妈妈不要穿紧身衣裤，休息时注意把腿搭在椅子和靠垫上。如果准妈妈已经出现下肢静脉曲张，最好穿上孕妇专用的高弹力长袜，平时注意多按摩腿部。

准妈妈需要了解的妊娠知识

通过指甲判断健康状况

身体的一些健康状况，会在指甲上有一定的反应，常见的指甲上的微妙变化有以下几个，如果准妈妈在平时多注意观察便可预测身体的一些基本情况。

出现凹痕

如果准妈妈的指甲上出现凹痕，那么可能缺钙就比较严重了，有时可能还伴随着肌肉痉挛、骨头酸痛的现象。这时准妈妈要多吃一些含钙量高的食品，如牛奶、奶酪、鸡蛋、豆制品、海带、紫菜、虾皮等。

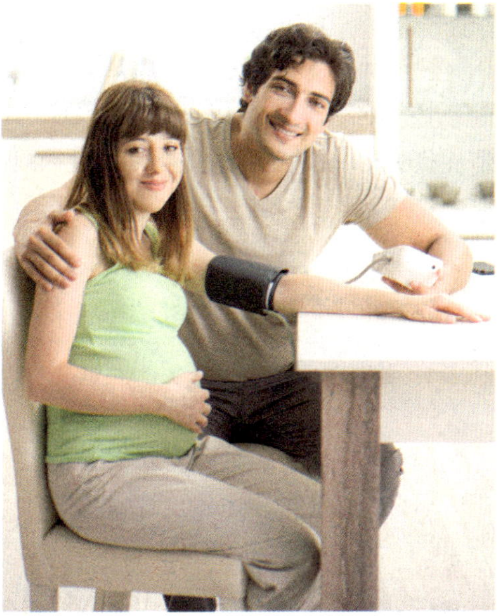

甲色苍白

如果准妈妈的指甲形状像一个小匙子，甲色苍白，那么就有贫血的可能。

准妈妈可以在医生的指导下口服补铁剂，也可以食补，严重的话可能就需要输血了。

指甲无光

如果准妈妈的指甲无光并且全部是白色的，这可能是妊娠合并有肝部疾病的征兆，同时还常感觉手脚发凉、精神很差、易疲劳，而且皮肤干燥、粗糙。

白指甲的准妈妈产检的时候别忘了化验肝功能，平时要注意做适当运动，增强血液循环，饮食要规律，减轻肝脏负担。

指甲发黄

如果准妈妈的指甲发黄，很容易折断，做家务的时候轻轻碰撞一下，指甲就会整片整片地往下掉，那就要警惕有没有妊娠糖尿病了。

准妈妈患妊娠糖尿病症状一般不明显，通常要靠抽血筛查和做糖耐量试验发现，如果准妈妈发现指甲发黄、易折断，应就医检查。

温馨提醒

任何指甲油都不宜在孕期使用

不管是哪种指甲油，它们都会掩盖指甲的本来的颜色和光泽，而且其中的化学物质对胎宝宝的影响非常不好。如果准妈妈出现指甲容易劈裂现象，应经常修剪指甲，凡士林的滋润度很好，可早晚适量地涂在指甲上，能起到很好的滋润作用。

怀孕后性欲会产生变化

怀孕后，受性激素、心理因素等方面的影响，准妈妈的性欲会在不同阶段经历不同的变化。

怀孕前3个月性欲减退

怀孕前3个月，准妈妈的早孕反应比较强烈，恶心、呕吐、嗜睡、食欲减退等不适症状明显，这些都会使准妈妈的性欲减退，甚至产生抵触情绪。

怀孕4~6个月性欲高峰

这一时期，早孕反应基本消失，身体状况比较稳定，而且也不会受到避孕的干扰，加上经过了几个月的无性生活，准妈妈的性欲会被重新唤醒，对性爱的需求会变得比较强烈。

怀孕7~10个月性欲再度减退

随着子宫的膨胀和胎宝宝的长大，各种不适症状再度来袭，而且临近预产期凡事都应小心，所以准妈妈的性欲在此期间会再度减退。

温馨提醒

孕期准爸爸性欲也减退

有研究数据表明，在准妈妈怀孕阶段，因为准爸爸对准妈妈的担心、焦虑和期望，这些情绪会降低男性体内的雄性激素水平，使准爸爸的性欲减退。

孕期饮食与营养

营养补充剂服用一定要遵医嘱

如果准妈妈觉得自己缺乏某类营养素或营养不良，最保险的办法是到医院做一个简单的检查，然后在医生指导下，看看是通过饮食调理还是直接服用营养素补充剂来弥补营养缺陷。

复合营养素、单类营养素，选哪种

营养补充剂分为复合剂与单剂两类。含有三种以上（含三种）维生素、矿物质的营养素补充剂，方可称为复合或多种营养素补充剂。一般而言，复合剂适用于多种营养素不足和摄入量不够或膳食不平衡的准妈妈，单剂适用于膳食比较平衡而个别营养素不足的人群。比如有的人没有吃乳制品的习惯，摄入钙的量不足，且钙充分吸收受很多因素影响，所以当个别营养素不足时需要补充单剂。

选择营养素补充剂的标准

❶ 要选择权威部门认可、审批通过的营养素补充剂。

❷ 要选择物有所值的产品，不要片面追求价格昂贵的营养素补充剂。

❸ 产品应在标签和说明书中标示每种营养素含量、推荐摄入量、贮藏方法和注意事项等。

参考这些营养素的补充量

营养素	最低量	最高量	营养素	最低量	最高量
钙（Ca）	300毫克/天	1 000毫克/天	维生素B_6	1毫克/天	10毫克/天
镁（Mg）	100毫克/天	300毫克/天	维生素B_{12}	2.6微克/天	10微克/天
钾（K）	1 000毫克/天	3 000毫克/天	维生素D	2.5微克/天	10微克/天
铁（Fe）	5毫克/天	20毫克/天	维生素E	10毫克α-生育酚当量/天	300毫克α-生育酚当量/天
锌（Zn）	5毫克/天	20毫克/天	维生素K	40微克 /天	100微克 /天
硒（Se）	20微克/天	100微克/天	维生素B_3	5毫克/天	15毫克/天
铬（Cr）	50微克/天	150微克/天	视黄醇当量	400微克视黄醇当量/天	800微克视黄醇当量/天
铜（Cu）	0.5毫克/天	1.5毫克/天	烟酰胺	5毫克/天	50毫克/天
维生素B_1	1毫克/天	20毫克/天	叶酸	100微克/天	400微克/天
维生素B_2	1毫克/天	20毫克/天	维生素B_5	2毫克/天	20毫克/天

注：视黄醇当量表示包括视黄醇和β胡萝卜素在内的具有维生素A活性的物质，相当于视黄醇的量。

无论营养素补充剂的营养价值如何，它永远都无法取代天然食物，在两者都可以使用的情况下，应优先选择天然食物。

别走入营养补充的误区

由于传统观念的影响，以及对营养知识了解不够全面，准妈妈常常会不经意地走向一些营养补充的误区，以下误区是最常见的几种。

多吃菜，少吃饭

许多人认为菜比饭更有营养，这种观点是极其错误的，米饭、面等主食是能量的主要来源，准妈妈在孕中期以后一天应摄入400～500克的米面及其制品。

喝骨头汤补钙

其实，喝骨头汤补钙的效果并不理想，骨头中的钙不容易溶解在汤中，也不容易被人体的肠胃吸收，喝过多骨头汤反而可能因为油腻引起准妈妈的不适。

一人吃，两人补

许多人认为准妈妈要努力加大饭量，准妈妈吃得多了胎宝宝就一定健康，其实，准妈妈即使食量加倍，胎宝宝吸收的营养量也不会随之加倍，反而容易导致准妈妈肥胖。

有营养的东西摄入越多越好

孕期加强营养是必需的，但营养摄入绝非多多益善，太多的营养摄入会加重准妈妈身体的负担，导致肥胖和冠心病，造成分娩困难。

盲目购买营养保健品

营养品有无必要主要看准妈妈身体是否需要，而且许多营养品的吸收效果并不会比普通食物更好（牛奶的补钙效果未必比钙剂差），购买营养品前最好先咨询一下有经验的产科医生。

体重偏重的准妈妈怎么吃

在孕前或者在怀孕中偏胖的准妈妈，尽管在孕期不适合大力控制能量摄入，但也要注意合理调整饮食，以免自己的体重增长过快。

偏胖准妈妈的饮食原则

1. 吃好早餐。早餐中应包含蛋白质、脂肪、碳水化合物和膳食纤维，让准妈妈在上午不至于因为很快感到饥饿，而摄取其他高能量的零食。
2. 重视叶酸。有研究显示，与身材较瘦的女性相比，比较胖的女性对叶酸的需求量可能会更高。因此，准妈妈可以向医生具体咨询一下是否需要增加叶酸的摄入量。

❸ 注意脂肪类食物的选择。准妈妈应避免选择不健康的脂肪类食物，如动物脂肪、棕榈油和人造黄油。而应吃不饱和的健康脂肪，如橄榄油、芥花油、花生油。

❹ 少吃多餐。三餐适当控制量，并吃些含有蛋白质的食物，不要吃精制糖含量高和精制白面粉制成的食物。这样做有助于稳定准妈妈的血糖水平，而且不会让准妈妈感觉饿。三餐之间吃些零食，零食可以选择1个苹果、1把杏仁或核桃仁、1杯脱脂牛奶等，或者可以当零食吃的蔬菜，如西芹、胡萝卜条或彩椒条等，控制能量的摄入。

❺ 注意喝的饮料。任何含有精制糖的饮料，如加糖的果汁、甜味苏打水等，都会让偏胖准妈妈的血糖指数波动，并引起饥饿感和头痛。准妈妈可以用低钠蔬菜汁、胡萝卜汁加少量橙汁及脱脂牛奶作为自己的饮料，当然，白开水最好。

❻ 记录自己的孕期饮食。准妈妈可以用日记表的形式来记录自己的饮食和营养摄入情况，以便发现可能需要改进的地方，确保自己吃了足够多的健康食物。

偏胖准妈妈的一日饮食示例

早餐：皮蛋瘦肉粥1小碗，蔬菜沙拉1盘。

零食：半杯原味酸奶，加一点蜂蜜。

午餐：米饭1碗，肉末番茄烧豆腐，炒黄瓜，冬瓜汤。

零食：1片全谷物面包，涂上1匙富含蛋白质和钙的芝麻酱。

晚餐：米饭1碗，清炖鲫鱼，炒小白菜，家常豆腐。

温馨提醒

孕期不可选择不健康的减肥方式

体重偏重的准妈妈不能通过节食或药物来控制体重，而应坚持健康均衡的饮食，不吃高脂高糖类食物，并适当加强运动来达到控制体重增长的目的。

体重偏轻的准妈妈怎么吃

准妈妈体重偏轻，可能会增加早产的风险。孕前偏瘦或在孕早期食欲下降、体重没增长的准妈妈，需要均衡饮食，少量多餐，尽量多地摄入营养素，补充自己和胎宝宝所需的营养。

偏瘦准妈妈的饮食原则

❶ 补充优质的蛋白质。体重偏轻的准妈妈孕期通常需要更多的蛋白质，常见的

优质蛋白质有：牛奶、鸡蛋、鸡肉、牛肉、猪肉、羊肉、鱼类，准妈妈应保证正餐中多吃这些食物。

❷ 多吃健康的脂类。准妈妈应该吃含健康脂类，并富含维生素和营养物质的食物，如核桃、开心果等，可以喝全脂的牛奶，而不是什么东西都吃脱脂的。

❸ 正餐之间吃两三次零食。选择酸奶（富含蛋白质和钙）、干果（富含维生素、矿物质和纤维）或者果粒酸奶饮料（富含蛋白质、钙、维生素和矿物质），补充准妈妈所需的营养。

❹ 用含维生素C或β胡萝卜素（一种抗氧化剂）的果汁来代替部分水。柚子汁、橙汁、木瓜汁含有丰富的维生素C，胡萝卜汁里有大量β胡萝卜素，能让准妈妈获取更多的维生素。

❺ 避免大量摄取膳食纤维。膳食纤维能加强饱腹感，还会抑制铁的吸收，偏瘦准妈妈应少吃粗粮、豆类、全麦面包等食物。

偏瘦准妈妈的一日饮食示例

早餐：牛奶1杯，由面包片、奶酪、煎鸡蛋、生菜做的三明治1个。

零食：1杯果汁，一把坚果。

午餐：米饭1碗，土豆炖鸡，茭白豆腐肉丝，清炒油麦菜。

零食：1个小点心，1小份水果沙拉，配沙拉酱。

晚餐：米饭1碗，鱼头豆腐汤，酱牛肉，西芹百合。

零食：3块奶油饼干，配1～2片奶酪。

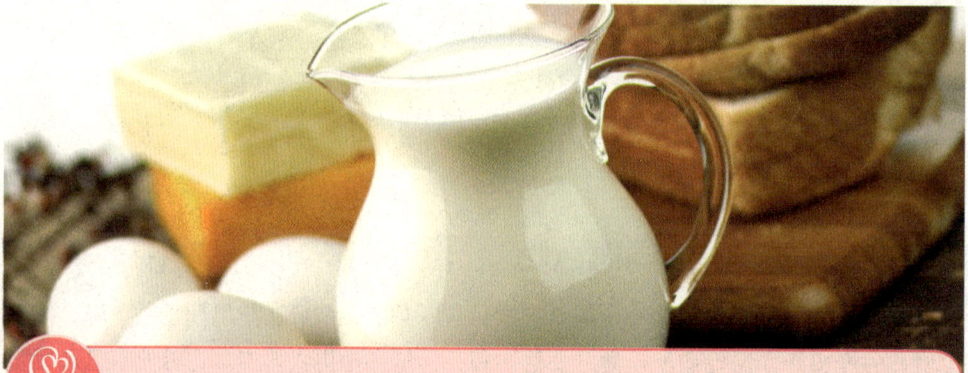

温馨提醒

从孕中期开始增加体重

怀孕期间体重增加很少的准妈妈，不适于孕晚期急速增加体重，而是应从孕中期开始，合理调节饮食，并与医生或营养师协商制订适当的增重计划。

忌吃会损害胎宝宝大脑的食物

如果不注意食物的选择，可能会有损胎宝宝大脑发育。那么，哪些食物有损胎宝宝大脑发育呢？

过咸食物

经常食用过咸食物会损伤动脉血管，影响胎宝宝脑组织的血液供应，造成脑细胞的缺血缺氧，导致胎宝宝日后记忆力低下、智力迟钝。

人体对食盐的需要量，成人每天在6克以下，准妈妈应少食用含盐较多的食物，如咸菜、榨菜、咸肉、豆瓣酱等。

含味精多的食物

准妈妈如果在孕期经常吃味精会引起胎宝宝缺锌，从而影响大脑发育。

世界卫生组织提出：成人每天摄入味精量不得超过4克，准妈妈和周岁以内的宝宝禁食味精，即使宝宝大了也尽量少给宝宝吃含味精多的食物。

含过氧化脂质的食物

过氧化脂质会直接有损大脑的发育。

熏鱼、炸薯条、薯片等曾在油温200摄氏度以上煎炸或长时间曝晒的食物中含有较多的过氧化脂质，准妈妈应少吃。

含铅食物

铅会杀死脑细胞，损伤大脑。

爆米花、松花蛋、啤酒等含铅较多，准妈妈最好不要吃这类食物。

含铝食物

经常吃含铝量高的食物，会造成胎宝宝出生后记忆力低下、反应迟钝，甚至导致痴呆。

准妈妈最好不要常吃油条、油饼等含铝量高的食物。

准妈妈适量吃西瓜对身体有益

孕早期吃些西瓜，可以生津止渴，除腻消烦，对止吐也有较好的效果。孕晚期，准妈妈常会发生不同程度的水肿和血压升高，常吃些西瓜，不但可以利尿消肿，还有降低血压的功能。

准妈妈吃西瓜要适量

西瓜优点虽多，但其糖分的含量也不低，若吃西瓜过量，糖分的摄入也就增加了。由于准妈妈体内胰岛素相对不足，对血糖的稳定作用下降，一旦糖在血液中的浓度过高，准妈妈会发生妊娠糖尿病，而妊娠糖尿病是引发流产和早产的一个重要原因。因此，准妈妈吃西瓜要适量，不要过多食用。而有妊娠糖尿病的准妈妈则最好不要吃。

准妈妈不要吃“冰西瓜”

在冰箱内冷藏的西瓜由于温度过低，吃了可能会引起肠胃疾病，严重的甚至会引发宫缩，导致早产。因此，准妈妈吃西瓜要选择新鲜的，不要吃“冰西瓜”。

夏季炎热，可吃这些食物降火

准妈妈稍不留神就会上火，特别在天气干燥的时候。准妈妈上火后，不仅口干舌燥，还心绪不宁，甚至有的准妈妈还会因虚火上升而大发脾气，这时就要注意去火，多吃去火食物。

苦味食物是去火佳食

“苦”味食物是“火”的天敌，若上火，则首选食物应是苦味食物。苦味食物之所以苦是因为其中含有生物碱、尿素类等苦味物质，这些苦味物质有解热祛火、消除疲劳的作用。

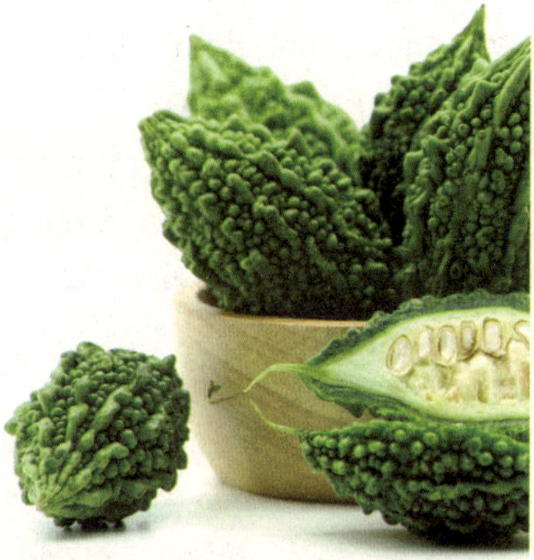

最佳的苦味食物首推苦瓜，不管是凉拌、炒还是煲汤，只要能把苦瓜做得熟且不失“青色”，都能达到去火的目的。除了苦瓜，其他苦味食物也有不错的去火功效，如杏仁、苦菜、苦丁茶、芹菜、芥蓝等，同样能清火解暑。

夏季多吃新鲜蔬果

夏季蔬果多，可以多吃甘甜爽口的新鲜水果和鲜嫩蔬菜，如甘蓝、花椰菜、西瓜、山楂、苹果、葡萄等，它们富含钙、镁、硅等矿物质，有宁神、降火的功效。

专家推荐的其他去火食物

大豆：大豆在滋阴、去火的同时还能补充因为高温而被大量消耗的蛋白质。

西瓜：西瓜性凉，吃了不会引起上火、心烦，而且含有丰富钾盐，能弥补人体大量出汗造成的体内钾盐缺乏。但注意西瓜放入冰箱不要超过3个小时。

牛奶：中医认为牛奶性微寒，可以通过滋阴、解热毒来发挥去火功效，还能补充夏季人体因大量出汗而损失的水分。因此，夏季上火可适当饮用牛奶去火。需要注意的是不要把牛奶冻成冰块食用，否则很多营养成分都将被破坏。

草莓：草莓不但好吃，中医还认为它有去火功效，能清暑、解热、除烦。

孕期日常护理

准妈妈夏季出门要防晒

出门要带遮阳伞

夏季防晒对准妈妈来说非常重要，因为准妈妈的皮肤非常敏感，极易被晒伤，如果不注意防晒，就会在皮肤上留下妊娠斑。所以，准妈妈出门最好是避开上午10点到下午3点这一阳光强烈的时间段。出门时，一定要带上遮阳伞来遮挡阳光。另外，最好穿浅色的棉布衣服，以减少对紫外线的吸收。

少吃光敏感食物

夏季阳光强烈，加上准妈妈怀孕后皮肤非常敏感，如果再摄入过多的光敏感食物，如芹菜、香菜等，那么在阳光的照射下，准妈妈的皮肤就会发红，甚至肿胀，脸上的黑色素就会迅速增加、沉淀，导致皮肤变黑。所以，准妈妈夏季要少吃这一类的食物。

多吃含维生素C和番茄红素的食物

准妈妈夏季不妨多吃含维生素C和番茄红素的食物，因为它们具有分解黑色素的作用。研究证明，每天摄入16毫克的番茄红素，就可以将晒伤的危险系数降低40%。

番茄是含番茄红素的代表性食物，每100克番茄中，番茄红素的含量为3~5毫克。

烹调番茄时加入少许油，能够使其中的番茄红素变成更容易被人体吸收的结构，但要注意避免长时间高温加热。

选用含物理防晒成分的防晒霜

阳光特别强烈的时候仅仅靠遮阳伞是无法完全阻挡紫外线的，还需要防晒霜的帮忙。准妈妈挑选防晒霜要特别注意，不要选择含化学成分的防晒霜，那里面通常含铅、铬等元素，对胎宝宝有不良影响。而要选择含物理成分的防晒霜，天然、不含铅，对胎宝宝没有影响。

选一个舒适的靠垫

肚子渐大常常会令准妈妈辗转难眠，一般来说准妈妈采取侧卧的睡姿是最好的，而侧卧会因肚子下面没有支撑而使肚子悬空，让准妈妈感到非常不舒服。这时，小小的靠垫就派上用场了。别小瞧它，它可是让准妈妈睡得安稳的“秘密武器”呢！

侧卧时，将靠垫放置于肚子下，长度最好是能够包覆整个腹部，这样就可以分散腹部重量，以减轻准妈妈背部的负担；同时，可以在背后也放置一个靠垫，用来调整准妈妈侧卧时不安定的睡姿。

靠垫能让准妈妈坐得更舒适

准妈妈在孕中、晚期腿部容易水肿，腰背易酸痛，坐在哪里都可能感觉不舒服，不妨在办公椅、沙发和其他准妈妈经常坐的地方放几个靠垫，坐下时准妈妈可以在背后枕一个靠枕，这样可以缓解腰部紧张感。如果可以的话，可以用靠垫将腿脚垫高，令腿脚放松，减轻水肿，还可以放一个靠垫在腿上，抱于胸前，这样能令准妈妈既温暖又舒适。

怎样选择合适的靠垫

靠垫要选择质地柔软且弹性好的，不要选择硬质海绵靠垫，因为它的变形度小，和准妈妈身体及腹部曲线的贴合度比较差，用起来不舒服。

温馨提醒

靠垫也可自制

准妈妈可以自己动手制作一款适合自己身体尺寸的靠垫，还可以选择自己喜欢的花色和面料，让孕期生活变得更加有趣味。

身体逐渐变笨重，注意日常姿势

准妈妈的举手投足都关系到自己与胎宝宝的安全，那么，这段非常时期的日常姿势和平常人有什么不同呢？

坐椅子

尽量选择有靠背的椅子，后背稳靠在椅背上，椅背给腰背部以支撑，减轻脊柱的压力，可加一个靠垫，准妈妈坐着时，双腿平放，交叉双腿会妨碍血液循环。

起床先翻身

起床时先将身体翻向一侧，然后用肘支撑上半身的重量，再靠双手支撑坐起，伸直背部，最后将双脚放在地上站起来。

站姿

两腿平行，两脚稍分开，重心放在足心附近，这样不易疲劳。若长时间站立，隔几分钟就要把两腿的前后位置倒换一下，把体重放在伸出的前腿上，这样可以降低疲劳度。

行姿

抬头，伸直脖子，挺直后背，绷紧臀部，好像把肚子抬起来似的保持全身平衡地行走。要一步一步踩实了再走，以防摔倒。

下蹲拿放东西的姿势

屈膝，完全下蹲，单腿跪下，把要拿的东西紧紧地靠住身体，伸直双膝拿起。拾取东西时先屈膝，蹲好后再拾，不能直接弯腰拾取。将东西放在地上时，不能采取不弯膝盖，只倾斜上身的姿势，以免压迫肚子。

上、下楼梯的姿势

不要弯腰或过于挺胸腆肚，只要伸直背就行。要看清楼梯，一步一步地慢慢上下。踩稳后再移动身体，如有扶手，一定要扶着走。

锻炼骨盆底肌肉

为什么要锻炼骨盆底肌肉

❶ 骨盆底肌肉的锻炼能够增加准妈妈阴道肌肉的弹性，缩短分娩时第二产程的时间，还能加快会阴侧切或会阴撕裂伤口的愈合。

❷ 骨盆底肌肉练习能促进准妈妈直肠和阴道区域的血液循环，加强准妈妈对膀胱的控制，预防痔疮和压力性尿失禁。

找到你的骨盆底肌肉

紧闭并提拉阴道和肛门，感觉到收紧的那部分肌肉就是骨盆底肌肉。准妈妈可以想象一下，当你忍住放屁或在小便时突然中断尿流是一种什么感觉。

开始练习吧

取站姿或坐姿，只要准妈妈觉得舒服，躺着都可以。收紧骨盆底肌肉，数8～10秒，放松几秒，然后再收紧，就这样反复重复同样的动作。

在练习的过程中，准妈妈要注意保持身体其他部位的放松，不要收紧腹部、大腿和臀部。准妈妈可以将手放在肚子上，这样可以帮准妈妈确认腹部肌肉是否处于放松状态。

多长时间练习一次

锻炼骨盆底肌肉不需要借助任何道具，也没有大的肢体动作，练习起来非常方便，可以随时随地进行。准妈妈可以在一天中分多次来进行练习，比如每天做3次，每次3～4组，每组10次。但刚开始时不要急于做太多，随着肌肉弹性的不断增强，准妈妈可以逐渐增加每天练习的次数，并延长每次收紧骨盆底肌肉的时间。

准妈妈逛街要注意安全

准备工作要做好

衣着：逛街需要长时间走动，因此要穿着宽松舒适的衣服和弹性好的运动鞋，不要穿拖鞋，否则容易滑脱绊倒。

防护：如果是在夏天，出门前要涂抹防晒霜，戴上太阳镜或遮阳帽（遮阳伞）；如果是冬天，就要穿上保暖的衣物，戴好帽子、围巾、手套等。

安全乘坐交通工具

最好不要选择在人流高峰时乘车，以免受到拥挤。上车后请别人给自己让座，不要觉得不好意思。必要时可以改乘出租车。

商场、超市少逗留

商场、超市人多嘈杂，空气流通也不好，在里边停留时间太长会造成准妈妈身体不适。因此，最好先列个购物清单，直奔主题，买完就走，准妈妈在商场、超市逗留的时间越短越好。另外，一次不要买太多东西，否则拎太重的东西也会给身体造成负担。

注意饮食卫生

逛街时免不了要在外就餐，这时要选择高档一点的餐厅，基本能保证食物的质量和卫生，不要在街边摊乱吃东西。可以自己带一些零食、饮料，这样就可以减少在外就餐的机会。

回家后立刻消毒

逛完街回到家中后，准妈妈要及时洗手、洗脸，将外衣换下，清洗消毒，然后吃点东西或喝点水，休息一下，待体力恢复后再去整理买回来的东西或做其他事情。

皮肤瘙痒难耐怎么办

妊娠瘙痒症又叫“妊娠期肝内胆汁淤积症”“妊娠特发性黄疸”，多发生于孕中、晚期。是由于准妈妈体内雌激素水平升高，使肝细胞内酶出现异常，导致胆盐代谢能力的改变，造成胆汁淤积而引起的。发生此病时，胆汁不能正常地排出体外，而是淤积在身体某些部位，导致黄疸的发生。淤积的胆汁刺激神经末梢，引起皮肤瘙痒。

妊娠瘙痒症不仅引起皮肤发痒，它对胎宝宝有严重的潜在危害。胆汁淤积在胎盘，使胎盘的绒毛间隙变窄，胎盘血流量减少，准妈妈与胎宝宝之间的物质交换和氧的供应受到影响，引发胎宝宝宫内发育迟缓、宫内窘迫、早产甚至死亡。

妊娠瘙痒症认识误区

有些准妈妈在孕期出现皮肤瘙痒，但没有引起足够重视，简单地认为是患了一般的皮肤病就放任不管，或自己买些药膏来涂抹。其实在这种情况下，应该考虑是否得了妊娠瘙痒症，它的临床表现以皮肤瘙痒为主，严重时出现黄疸、红色丘疹、风团块、红斑和水疱等，少数患者会乏力、腹泻、腹胀。如果准妈妈出现了这些警示信号，应该及时就诊，以免病情继续发展。

防治妊娠瘙痒症

妊娠瘙痒症具有家族遗传的特点，虽不能严格控制它的发生，但可以采取一些措施来积极预防。

❶ 注意卫生，保持皮肤清洁，不要穿着不透气的化纤内衣，避免进入湿热的环境。

❷ 皮肤出现瘙痒时可用毛巾热敷后涂抹一些炉甘石洗剂，并认真记录胎动，密切监测胎宝宝的情况，一旦出现异常，要及时就医。

妊娠纹也会引起局部瘙痒，要和妊娠瘙痒症区别开。如果是妊娠纹引发的瘙痒，可涂抹橄榄油或润肤霜来缓解不适，切忌胡乱抓挠。

多做腹式呼吸，放松心态

使用腹式呼吸法会刺激人体分泌微量的激素，使人心情愉快，准妈妈这种愉悦的心情也会影响胎宝宝，使胎宝宝感觉很舒服。

腹式呼吸的方法

练习腹式呼吸可以在背后靠一小靠垫，把膝盖伸直，全身放松，两手轻轻放在肚子上。然后鼻子慢慢地长吸一口气，直到腹部鼓起为止；吐气时，把嘴缩小，缓缓地将身体内的空气全部吐出来。吐气的时候要比吸气的时候用力，慢慢地吐。每天做2~3次，每次10~20分钟，不仅对胎宝宝有好处，而且可帮助准妈妈减轻分娩时的阵痛。

腹式呼吸的注意事项

练习腹式呼吸时要注意尽量拉长呼吸的周期，保证呼气吸气的比例是1∶1，不要憋气。如果不会拉长呼吸，可以采用补吸和补呼的方式，也就是在吸满（或呼出）一口气之后再有意识的扩张（或收缩）腹部。这种方法可以补充气体的体积，帮助练习更有效。

练习时若出现不适的状况，要立即停止，调整自然顺畅的呼吸。

在办公桌前也可以简单活动

准妈妈可以利用工作的间隙做一些在座位上就能完成的动作，以保证一定的活动量。

脚腕的运动

❶ 背靠椅子。

② 左右摇摆脚腕10次。

③ 左右转动脚腕10次

④ 前后活动脚腕，充分伸展、收缩跟腱10次。

脚部运动

① 把一条腿搭在另一条腿上，然后放下来，重复10次，每抬1次，高度增加一些，然后换另一条腿，重复10次。

② 两腿交叉向内侧夹紧、紧闭肛门，抬高阴道，然后放松。重复10次后，把下面的腿搭到上面的腿上，再重复10次。

腹肌运动

① 单腿曲起、伸展、曲起、伸展，左右各10次。

② 双膝曲起，单腿上抬，放下，上抬，放下，左右各10次。

本月胎教

试试和胎宝宝说话

定时念一些小故事给腹中的胎宝宝听，可以让胎宝宝有一种安全且温暖的感觉，若一直重复同一则故事，会让胎宝宝的神经系统对语言更加敏锐。因此，准妈妈最好每天多阅读，下面是几则适合胎宝宝的小故事。

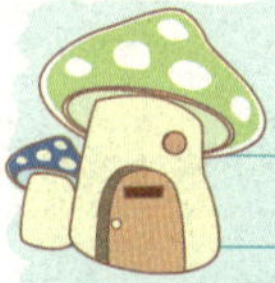

小虫和大船

船主要造一艘大船，让工人按图纸选木料，有一块木板正合适，只是木板上有个虫蛀的小窟窿。船主看了看说："这么个小窟窿，没关系！"就让工人把那块木板钉到了船上。船造好了，在海上航行了几年后，蛀虫越来越多，大船的木板上出现了许多小窟窿，有一次，船装满贵重物品刚离港，海上就刮起了风暴，虫蛀的木板被浪头打穿，海水灌进了船舱，船主让工人们赶快排水，可是来不及了。大船被越灌越多的海水渐渐地吞没了。

告诉胎宝宝故事讲的道理是：不要忽略小事，小事有时也会铸成大错。

狒狒的雨伞

狒狒撑着一把雨伞在树林中散步，路上它碰见了长臂猿。

长臂猿非常热情地同它打着招呼：“你好啊狒狒！好些天没见到你了，身体好吧？哟！这么大晴的天儿怎么打伞哪？”

狒狒回答说：“我挺好的。我是为了防备下雨才拿的伞，可现在我躲在伞下享受不到明媚的阳光。”

长臂猿告诉它：“你在伞上挖个洞，阳光不就照到身上了吗？”狒狒果然照办了，温暖的阳光照在身上好舒服啊。可是不一会倾盆大雨就落了下来，举着伞的狒狒和没拿伞的长臂猿顿时都被浇成了落汤鸡。

告诉胎宝宝故事讲的道理是：别人向你提的建议，要想想是否适合自己，不要盲目听取。

最大的财富

有个年轻人整天抱怨自己太穷，什么财富都没有。

一天，一个老石匠从他家门口路过，听到了他的抱怨，就对他说：“你抱怨什么呀？其实，你有最大的财富！”

年轻人惊讶地问：“我有什么财富？”老石匠说：“你有一双眼睛，你只要献出一只，就可以得到你想要的任何东西。”年轻人说什么也不献。老石匠又说：“让我砍掉你的一双手吧，你可以得到许多黄金！”年轻人更是不能同意了。老石匠说：“现在你明白了吧，人最大的财富是他的健康和精力，这是用多少钱都买不到的。”

告诉胎宝宝故事讲的道理是：健康的体魄和旺盛的精力，是人的最大财富。

准爸爸的赞美能增强胎教效果

对于准妈妈，赞美能够带给她良好的情绪，有利于母体的健康和胎宝宝的发育。

准妈妈需要准爸爸的赞美

准妈妈怀孕后最明显的不同，就是她鼓起的肚子，以及逐渐圆润的身形。曼妙的身材是女性都渴望保持的状态，然而一般说来，大多数准妈妈在整个孕期会增重12.5~17.5千克，有的体重增加得多些，也有的会少一些，不管是哪种情况，准妈妈仍然希望自己是丈夫眼中那个最美的女人。

准爸爸这时候要做的就是让准妈妈感觉自己漂亮。要让准妈妈知道，怀孕后她有一种别样的美，要适当地赞美她，让她相信你的赞美是发自内心的。找出她身上值得夸赞的地方，比如她的微笑、眼睛、大肚子，或者她的勇气。

准爸爸赞美准妈妈的方法

经常对她说她有多漂亮。

经常给她拥抱和热吻。

永远不要说她吃得太多了。

永远不要拿她的体重和别的孕妇作比较。

在她问你“我看起来胖吗？”答案永远是“一点也不。”

在她问你“你喜欢我现在的身体吗？”答案永远是“是的。”

看一看幽默小故事

猜谜

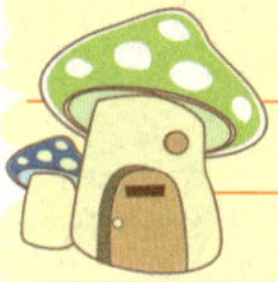

妈妈问宝宝：“有一种动物，它长着两只脚，每天早晨太阳公公出来后，它就会叫你起床，一直叫到你起床为止，这是什么动物呢？”

宝宝想都没想答道：“是妈妈。”

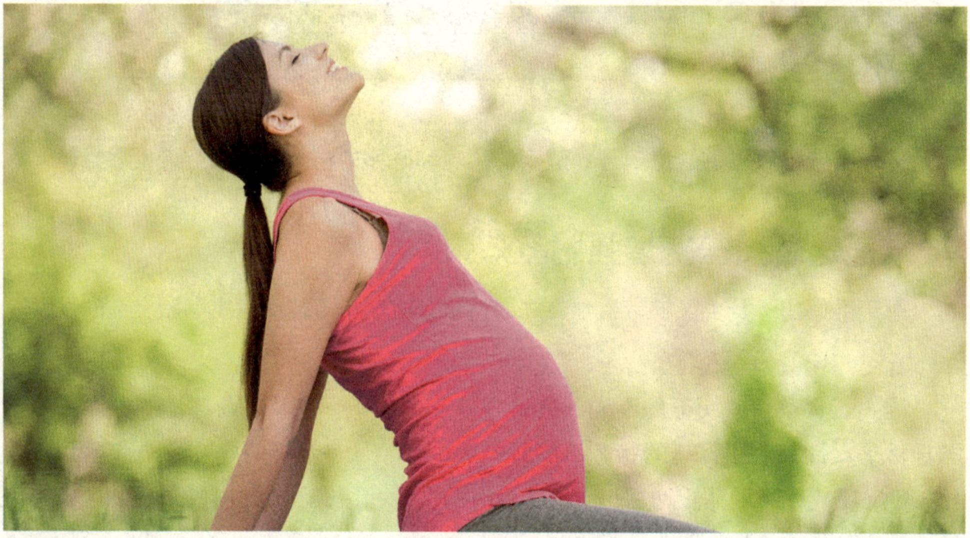

幽默是保持良好情绪的有效方法，无论是发挥自己的幽默感，还是天天看点幽默小故事，都会起到很好的调节情绪的作用。

本月产检

第四次产检

产检内容

这次产检与前几次的内容差不多，测宫高、量腹围、糖尿病筛查、血常规、尿常规都不能少，除此之外，还应该增加胎位检查。

如何检查胎位

医生一般会采用听胎心或者用手按压准妈妈腹部找胎头的方法确定胎宝宝的胎位。胎头呈球状，相对较硬，是胎宝宝全身最容易摸清的地方。正常胎位时，胎头应该在下腹部中央即耻骨联合上方摸到，圆圆的、较硬、有浮球感的即是胎头。

如果上述方法都无法确定准确的胎位，医生会给准妈妈做B超或者彩超。

本月可以照四维彩超

四维彩超的本质与三维彩超是一样的，它们都是先基于普通彩超观察，然后通过特殊的中转仪器转换成土黄色的胎宝宝照片或者录像，以作为孕期排畸检查的科学依据，也可以为胎宝宝做写真集，留下特殊纪念。

四维彩超能够让医生和准妈妈在显示器上直观地看到胎宝宝的动态影像，更方便、更清晰、更全面。三维彩超比四维彩超少了一个时间轴，是某个时间点上胎宝宝的静态图像。

一般来说，怀孕24~28周是照四维彩超的最佳时间，这个时期的胎宝宝结构已经形成，胎宝宝的大小以及羊水适中，在宫内的活动空间较大，胎宝宝骨骼回声影响比较小，显示的图像也比较清晰。

温馨提醒

提前了解是不是需要预约

由于医院资源紧张原因，四维彩超往往需要提前预约，提前时间也各不相同，有的甚至需要在第一次产检时预约，因此准妈妈在产检时可以关注一下，看看是否需要提前预约。

哪些准妈妈需要做羊膜腔穿刺术

羊膜腔穿刺术是目前最常用的一种产前诊断技术。穿刺时，医生在超声波探头的引导下，用一根细长的穿刺针穿过腹壁、子宫肌层及羊膜进入羊膜腔，抽取20～30毫升羊水，通过检查其中胎宝宝细胞的染色体、DNA、生化成分等，以确诊胎宝宝是否有染色体异常、神经管缺陷以及某些能在羊水中反映出来的遗传性代谢疾病。

这些准妈妈最好做羊膜穿刺

❶ 年龄在34岁以上的准妈妈。

❷ 本人或直系亲属曾生育先天缺陷儿者。

❸ 母血筛查唐氏综合征结果异常者。

❹ 家族中有遗传性疾病者。

❺ 本人或配偶有遗传性疾病者。

❻ 本人或配偶有染色体异常者。

❼ 本次怀孕疑似有染色体异常者。

❽ 习惯性流产者。

羊膜腔穿刺术时间和流程

准妈妈如果需要做羊膜腔穿刺术，最好在孕16～18周时进行，这个时期的羊水量等指标比较方便检查。

在正式抽取羊水前，医生会用超声波为准妈妈检查，确定怀孕周数和胎宝宝的大小、位置、数目等。然后找出最合适下针的位置，在皮肤上进行消毒，并盖上无菌单。接着医生就会用穿刺针刺入羊膜腔内，抽取适量的羊水。抽完后准妈妈需要稍坐休息一会儿，如果没有不适就可以回家了。

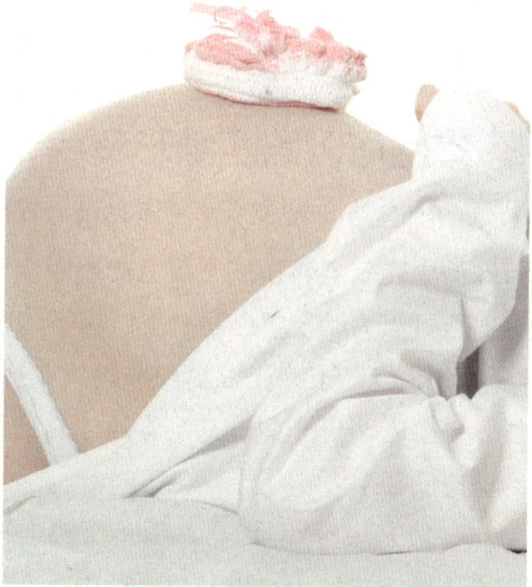

关于羊膜腔穿刺术需要提前知道的

❶ 事先了解羊膜腔穿刺术的目的和安全性，准妈妈和准爸爸同意后，在门诊预约检查时间。

❷ 先天畸形儿的形成原因很多，染色体异常只是其中的一部分。因此，染色体正常并不能保证胎宝宝一定正常，其他该做的产前检查仍需按医生的指示进行。

❸ 羊水细胞培养成功率并不是百分百，如羊水细胞培养失败无法得到胎宝宝的染色体分析时，有可能需要再穿刺一次。

羊膜腔穿刺术是用于确诊胎宝宝是否有神经管缺陷、染色体异常，以及某些能在羊水中反映出来的遗传性代谢疾病的重要方法。

温馨提醒

羊膜腔穿刺术不太痛

羊膜腔穿刺术是用一支很细长的针，经由皮肤直达羊膜腔内，抽取适量的羊水，所以准妈妈不用担心会太痛。

注意羊水指标是否正常

羊水的形成

羊水的98%是水，另外含有少量无机盐类、尿素、尿酸、胎脂和脱落的胎宝宝细胞。

在胎宝宝的不同发育阶段，羊水的来源也各不相同。在妊娠的头三个月，羊水主要来自胚胎的血清成分。之后，随着胎宝宝的器官开始成熟发育，其他诸如胎宝宝的尿液、呼吸系统、胃肠道、脐带、胎盘表面等等，也都成为羊水的来源。

羊水的测量

目前，医院大多是通过超声波来了解羊水量的状况，用羊水指数法来确定羊水量是否正常。做B超时，以准妈妈的脐部为中心，分上、下、左、右4个区域，将4个区域的羊水深度相加，得到的数值就是羊水指数。

羊水指数在5～25厘米的范围之内属于正常状态，小于或等于5为羊水过少，大于或等于25则为羊水过多。

羊水过多或过少的预防

1. 羊水过多时，要注意休息，少吃盐，并在医生的指导下服用健脾利水、温阳化气的中药。
2. 羊水过少的准妈妈要加强产检，孕37周后至孕40周前计划分娩，降低羊水过少导致的围产期不良事件发生率。

温馨提醒

孕期羊水量的变化

孕12周时，羊水约有50毫升；到了孕20周，增加为500毫升左右；一般到孕38周时达到最大量1 000毫升左右；足月时又减少到800毫升左右。

孕7月，小眼睛能睁开了

胎儿每周发育

第25周

25周的胎宝宝头臀长大约24厘米，体重约910克，皮肤很薄而且有不少皱纹，全身覆盖着一层细细的绒毛，几乎没有皮下脂肪，但身体比例已较为匀称。

这时胎宝宝大脑细胞迅速增殖分化，体积增大，这标志着他的大脑发育将进入一个高峰期。准妈妈可以多吃一些核桃、芝麻、花生之类的健脑食品，为胎宝宝大脑发育提供充足的营养。

此时胎宝宝在准妈妈的子宫中已经占据了相当多的空间，开始充满整个子宫。

第26周

又过去一周了，现在胎宝宝的头臀长约25厘米，体重约1 000克。

胎宝宝可以睁开眼睛了，睫毛也已经完全长出来了。如果子宫外有长时间的亮光，他现在会把头转向光束。大脑的思维部分快速发育。此时已能感到疼痛。味觉敏锐。内脏的形状和机能已经接近成人的状态。

这时候的胎动已经比较有规律，胎宝宝会在准妈妈的肚子中闹得翻天覆地，有时候还会让自己翻一个身，这时准妈妈的肚子看上去凹凸不平。

第27周

这一周的胎宝宝，体重约1 150克了，头臀长大约为26厘米。

很多胎宝宝此时已经长出了头发，眼睛也已可以睁开。听觉神经系统也已发育完全，对外界声音刺激的反应也更为明显。但气管和肺部还未发育成熟，不过呼吸动作仍在继续，这对他将来在空气中呼吸是一个很好的锻炼。

如果是男孩，他的睾丸尚未降下来；如果是女孩则已经可以看到突起的小阴唇。

第28周

28周的胎宝宝头臀长约27厘米，体重1 700克左右。

胎宝宝大脑已相当发达，逐渐可以控制自己的身体了。大脑皮质已变得发达，大脑发育进入第二个高峰期，已经建立起来的脑神经细胞网络可传导脑神经细胞的冲动。头上有了明显的头发，皮肤逐渐变得平滑起来，但皮下脂肪仍较少。内耳与大脑发生联系的神经通路已接通，对声音的分辨能力进一步提高。

男孩的阴囊明显，睾丸已开始由腹部往阴囊下降；女孩的小阴唇、阴核渐渐突起。

准妈妈身体变化

腰部疼痛

进入妊娠的第7个月，准妈妈腹部隆起明显，身体为保持平衡略向后仰，腰部易因疲劳而疼痛。

易发生痔疮

由于胎盘的增大、羊水的增多，准妈妈的体重每周可增加500克。增大的子宫对盆腔压迫加重，使下半身静脉回流受阻程度加重，可能会出现痔疮。便秘、腓肠肌痉挛、头晕、眼花等症状在此期间时有发生。

骨关节松弛

由于激素水平影响，准妈妈的骨骼关节松弛，步履较以前笨重。

容易贫血

这时期贫血发生率增加，准妈妈务必做贫血检查，若发现贫血要在分娩前治愈。自第28周始，准妈妈必须每2周到医院检查一次贫血情况。

准妈妈需要了解的妊娠知识

脐带绕颈无须过分担心

脐带对胎宝宝的健康发育起着至关重要的作用。

脐带绕颈的原因

胎宝宝在准妈妈的腹中可不那么老实，在空间并不大的子宫内，胎宝宝会翻滚打转，经常活动。有的胎宝宝动作比较轻柔，有的胎宝宝特别喜爱运动，动作幅度较大时有可能会发生脐带绕颈。

脐带绕颈的危害

脐带绕颈属于高危妊娠，随时可能引起胎宝宝宫内窘迫。孕晚期若脐带有多处缠绕，胎宝宝就会非常危险。缠绕较紧会影响脐带血流通过，进而影响到胎宝宝体内氧气和二氧化碳的代谢，使胎心率减慢、胎宝宝缺氧。

脐带绕颈不用过分担心

多数准妈妈都对脐带绕颈有恐惧感，担心胎宝宝有危险，其实出现这种情况不用过分担心。即使在准妈妈被告知有脐带绕颈的迹象时也不要慌，一定要冷保持静，以免因惊恐使母体产生不良激素，影响母婴健康。

其实，胎宝宝是非常聪明的，当他感到不适时，会主动采取办法摆脱窘境。脐带绕颈较紧时，他就会向别的方向运动，寻找舒适的位置，左动动、右动动，当他转回来时，脐带绕颈就自然解除了。当然，如果脐带绕颈圈数较多，胎宝宝通过自己运动解除的机会就会少一些。

如何及时发现脐带绕颈

1.孕期检查发现胎位经常变化，即头位或臀位经常转换时，应该警惕脐带绕颈。

2.若脐带绕颈过紧，会导致胎宝宝缺氧，而胎宝宝缺氧最早期的表现是胎动异常，即胎动会明显减少或异常增加。

温馨提醒

胎宝宝有脐带绕颈也可能顺产

如果脐带绕颈不紧并有足够长度，胎心监护也正常，是可以进行顺产的。只有在脐带绕颈过紧，脐带过短，胎头不下降或胎心明显异常时，才考虑是否需要剖宫产。

胎宝宝在子宫里也会哭、笑

人们一般认为，婴儿在出生6个星期后才会笑，实际上，在妈妈子宫里待了26周的胎宝宝“表情”已经非常丰富了，会哭也会笑。

同样，胎宝宝也会在子宫里笑。英国的专家就曾用彩色B超清楚地捕捉到在妈妈肚子里开怀笑着的宝宝。

胎宝宝开始理解准妈妈的感情了

胎宝宝和准妈妈的心灵是相通的，准妈妈如果受惊，胎宝宝也会出现受惊反应，而准妈妈高兴则胎宝宝也安心。

激素是准妈妈和胎宝宝传情达意的信使

准妈妈大脑中所感觉所思考的事情，通过与大脑皮质直接相连的下丘脑转化为情感，继而转化为躯体的感觉，这个过程中会产生多余的神经激素，它可能通过胎宝宝的下丘脑而对宝宝产生影响，使准妈妈的感情传达给胎宝宝。

保持与胎宝宝良好的感情交流

良好的心态、融洽的感情、健康向上、愉快乐观的情绪，不但是优生的重要条件，而且还会使胎宝宝发育得更健康，分娩时也较顺利；反之，不良的情绪则会使得宝宝的身体和神经发育受到损害。另外，准妈妈千万不要有放弃胎宝宝的念头，他会很伤心，而且这种伤害会延续很长时间。

几种帮助准妈妈保持良好心态的方法

❶ 陶冶情操，多听优雅的音乐，多看美好的风景和图片，这样可以保持心态平和。

❷ 做做“白日梦”，幻想一下胎宝宝的样子，猜猜胎宝宝在想什么，跟胎宝宝说说话，这是和胎宝宝联络感情的好方法。

❸ 写日记，日记是个抒发感情的好方法，写日记时要怀着一种让宝宝长大后来看的想法，这样你会发觉更多令人愉快的事情。

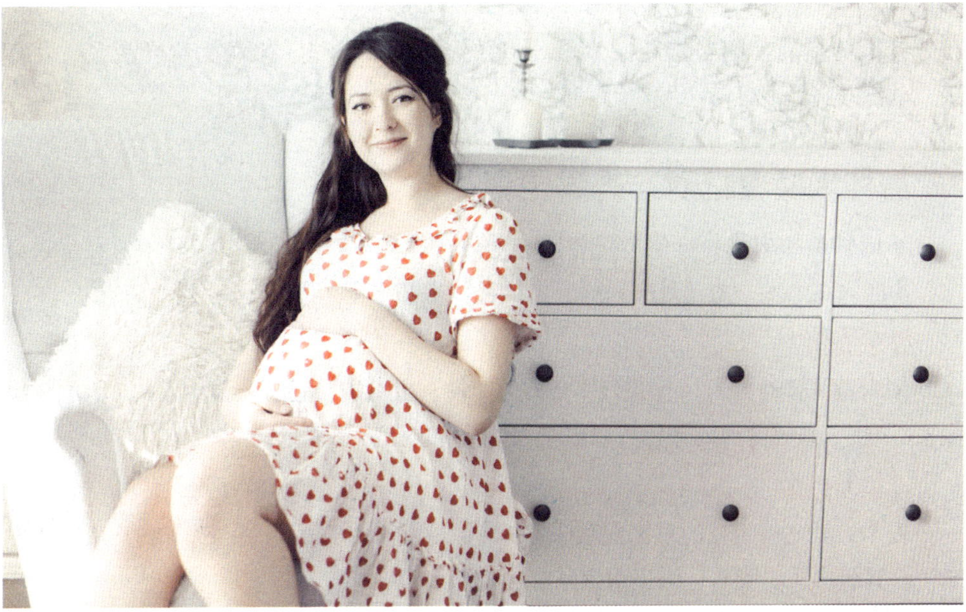

孕期饮食与营养

摄入这些营养素可让准妈妈情绪好

某些特定的食物会改变人的心情，这是因为这些食物包含了一些激发人好心情的营养素。

色氨酸

色氨酸被人体吸收后，能合成神经介质5-羟色胺，使心情变得平静、愉快。鱼肉、鸡肉、蛋类、奶酪、燕麦、香蕉、豆类及其制品等含有较多的色氨酸。这些食物最好与糖类含量多的蔬菜、水果、米、面等一起食用。

酪氨酸

酪氨酸是维持脑部功能所需的物质，在体内转化成肾上腺素，能提升积极的心态。富含酪氨酸的食物有乳制品、柑橘等。这些食物宜在早餐前30分钟食用。

维生素B_6

维生素B_6在体内累积到一定程度后，会产生一种“抗抑郁剂”，起到缓解抑郁情绪的作用。食物来源为大豆、燕麦、核桃、花生、动物肝脏等食物。

维生素E

维生素E帮助脑细胞最大限度地获取血液中的氧，使脑细胞活跃起来。常吃麦芽、大豆、坚果、植物油和绿叶蔬菜能够补充维生素E。

叶酸

叶酸能提高大脑5-羟色胺水平，有效缓解抑郁情绪。来源为绿叶蔬菜、花椰菜、动物肝脏等，宜与维生素C同食。

各种米换着吃对准妈妈更有益

不同种类的米营养价值不尽相同，功效自然也不一样。所以各种米要经常换着吃，不能只吃大米，尤其是准妈妈，更要各种米都吃全。

粳米滋补

粳米就是普通大米，含有人体必需的淀粉、蛋白质、脂肪、维生素B_1、烟酸、维生素C及钙、铁等营养成分，可以提供人体所需的营养、能量。

糙米助消化

糙米，就是将带壳的稻米在碾磨过程中去除粗糠外壳而保留胚芽和内皮的“浅黄米”。其蛋白质、脂肪、维生素含量都比粳米多。

黑米补肾

黑米含有蛋白质、脂肪、B族维生素、钙、磷、铁、锌等物质，营养价值高于普通稻米。它能明显提高人体血红蛋白的含量，有利于减少心血管疾病的发生，有利于儿童骨骼和大脑的发育。

薏米健脾

薏米又称薏仁米、苡米，被誉为“世界禾本植物之王”。薏米含有薏苡仁油、薏苡仁酯、固醇、氨基酸、精氨酸等多种氨基酸成分和维生素B_1、碳水化合物等营养成分、具有利水渗湿、健脾止泻、清热排脓的功效。

糯米排毒

糯米又叫江米，含有蛋白质、脂肪、糖类、钙、磷、铁、维生素B_2、淀粉等营养成分。

小米养胃

小米又称粱米、粟米、粟谷。其富含蛋白质、脂肪、糖类、维生素B_2、烟酸和钙、磷、铁等营养成分，非常易被人体消化吸收，因而被营养专家称为“保健米”。

温馨提醒

黑米、薏米适合煮粥

黑米和薏米都比较难煮烂，做成干饭又特别硬，最好是煮粥吃，既利于消化，又利于充分吸收它们的营养。

准妈妈宜吃点利水消肿的食物

水肿多出现在孕中晚期，准妈妈或轻或重都会出现，长时间站立、走动后情况会更严重。不过不用担心，妊娠水肿不需要特别治疗，它在分娩后会自动消失。

冬瓜——消肿大王

冬瓜含有丰富的蛋白质、维生素、膳食纤维及钙、磷、铁等矿物质，而且钾含量高，钠含量低，是非常好的利水消肿食物。此外，其中所含的丙醇二酸，能抑制糖类转化为脂肪，防止体内脂肪堆积。

赤小豆——利水补血

赤小豆适合于各种类型的水肿，不但具有利尿消肿、清热解毒的功效，还能够补血，是准妈妈的滋补佳品。你可以经常煮些赤小豆汤来喝，不过赤小豆不易熟烂，建议煮之前先浸泡几个小时。

芹菜——通便利水

芹菜能够利尿消肿、平肝降压、养血补虚，其中含有丰富的膳食纤维，具有很好的通便作用，尤其适合便秘的准妈妈吃。但因为芹菜的降压效果很强，血压偏低的准妈妈不要多吃。

鲤鱼——开胃消肿

鲤鱼的蛋白质作为营养补充到血液当中后，可以提高血浆胶体的渗透压，促进水肿的消退，对孕期浮肿、胎动不安有很好的疗效。鲤鱼和赤小豆一起炖煮，消肿效果会更好。

玉米须——利尿降压

中医认为，玉米须味甘性平，有利尿消肿、降血压、止血、利胆等功效。准妈妈在买玉米时可以特意挑选一下玉米须，以柔软、有光泽的为佳。买回来后冲洗干净，直接煮水或炖肉都可以。

“糖妈妈”的饮食原则

其实糖尿病准妈妈的饮食与普通准妈妈的相似，只是需要控制每天的糖摄取量及密切监测血糖。

控制总能量摄入

“糖妈妈”饮食的总能量摄取不宜过多，孕早期不需要特别增加能量，孕中期和孕晚期将每天摄取的能量控制在1 800～2 200千卡为宜，也可以按照每千克体重摄入25～35千卡能量来计算。“糖妈妈”只要保证体重正常增加即可，否则会使体内酮体增加，对胎宝宝造成不良影响。

少量多餐

一次大量进食会造成血糖快速上升，空腹太久则体内会产生酮体，发生酮血症，因此餐次分配对“糖妈妈”来说非常重要。“糖妈妈”最好能够采取少量多餐的方式，将每天需要摄取的食物分成5～6餐，还要避免晚餐与隔天早餐的时间相距过长，空腹过久，所以睡前再补充一些小点心。

摄取正确糖类

严格控制摄入容易被身体吸收的单糖类食物，如果糖、葡萄糖，以及含糖饮料、甜食。“糖妈妈”早晨时的血糖值会比较高，因此早餐要少吃淀粉类食物。

控制油脂摄入

脂肪摄入量每天应严格控制。烹调用油以植物油为主，少吃肉皮、肥肉以及油炸、油煎类食物。

保证3类营养素的摄入

“糖妈妈”的蛋白质摄取量要比普通准妈妈多，每天100～110克为宜，可通过鸡蛋、牛奶、深红色肉类、鱼类及豆制品来补充。

膳食纤维具有良好的降血糖作用，饮食中要增加膳食纤维的摄入，可用糙米饭或五谷饭代替白米饭，多吃蔬菜、豆类和藻类，水果不要吃得太多，也不要喝果汁。

维生素，尤其是维生素B_1、维生素B_2和维生素B_5，在糖代谢中起着重要作用，因此要注意摄取富含维生素的食物。

妊娠高血压的准妈妈怎么吃

为了胎宝宝和自己的健康，妊娠高血压准妈妈要遵循孕期饮食原则。

保证钙的摄入量

保证每天喝牛奶，或吃大豆及其制品和水产品，并在孕晚期及时补充钙剂。

多吃蔬菜和水果

保证每天摄入适量的蔬菜和水果，但要注意蔬菜和水果种类的搭配。

食盐摄取要适度

每天吃盐不宜超过4克，酱油不宜超过10毫升；不宜吃咸食，如腌肉、腌菜、盐蛋、腌鱼、火腿、榨菜、酱菜等，更不宜吃用碱制作的食物。

恰当摄入脂肪

每天烹调用油大约20克，少吃动物脂肪，动物脂肪与植物脂肪的摄入应保持1或小于1的比值，这样有助于消除多余脂肪，肥胖是加重妊娠高血压病情的重要因素。

防止蛋白质摄入不足

禽类、鱼类蛋白质可调节或降低血压，大豆中蛋白质可保护心血管，因此，多吃禽类、鱼类和大豆类可改善妊娠高血压综合征。

但肾功能异常的准妈妈必须控制蛋白质摄入量，避免增加肾脏负担。

能量摄入要控制

确保体重正常增长，特别是孕前超重的准妈妈，尽量少吃或不吃糖果、点心、甜饮料、油炸食品及高脂食品。

温馨提醒

什么情况下妊娠高血压准妈妈需去医院

当妊娠高血压准妈妈出现以下情况时需到医院就诊：体重增长不理想或胎宝宝生长迟缓；血糖异常；微量元素缺乏。

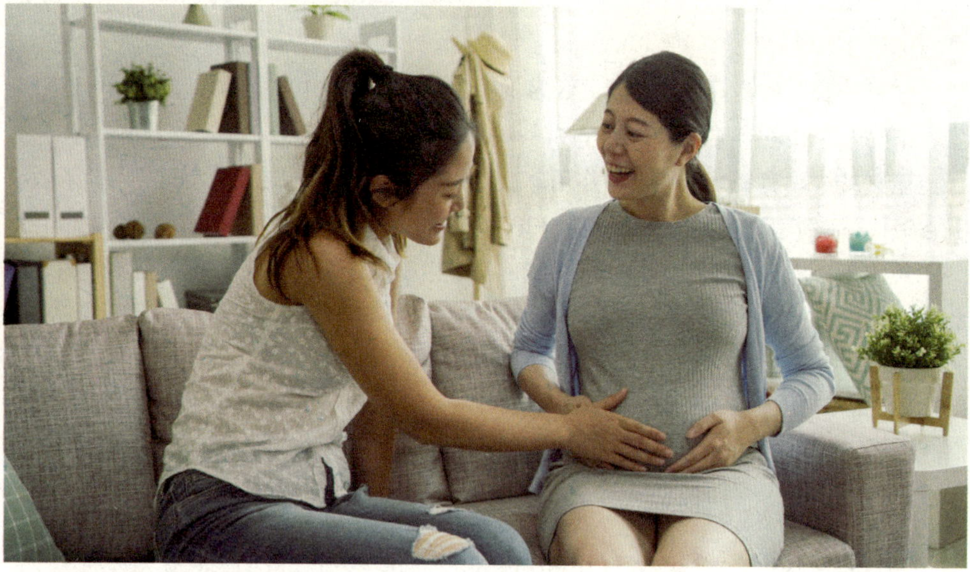

孕期日常护理

让准妈妈更舒服的睡姿

准妈妈以下睡姿有利于睡眠。

左侧卧减轻子宫右旋

孕期睡觉时尽量采取左侧卧位，既可减轻子宫对右侧输尿管的压迫，防止肾盂积水，又可以改善子宫右旋，减轻子宫血管张力和对主动脉、髂动脉的压迫，避免胎宝宝缺血缺氧。

朝胎背相反方向侧卧

若准妈妈已经知道胎宝宝的体位，在孕晚期及临产前，睡眠时不仅要注意保持侧卧位，还要注意侧卧朝向与胎背方向相反，这种睡姿有利于增加胎宝宝在母体内的活动度及血液循环，促进胎宝宝正常发育，更有利于维持胎宝宝正常胎位和胎头入盆，对自然分娩的顺利进行非常有益。

不过，准妈妈不可能整夜都朝向一个方向侧卧，可以向两侧睡卧。但最好是在入睡前及夜间醒来后再次入睡时，仍按照与胎背相反的方向侧卧，以提高自然分娩率，降低难产率。

仰卧会影响血液循环

准妈妈仰卧时，沉重的子宫会压迫下腔静脉，使回心血量及心输出量减少，从而出现低血压，这时准妈妈会感觉头晕、心慌、恶心、憋气等，并伴有面色苍白、四肢无力、出冷汗等症状。

孕期健忘怎么应对

由于激素水平变化，准妈妈健忘、注意力难以集中等症状是孕期的常见现象，通常不会对准妈妈日后的生活产生不良影响。但经常丢三落四、忘东忘西也会给准妈妈带来一些小麻烦，所以采用一些方法来应对健忘还是很有必要的。

应对孕期健忘的方法

1. 尽量休息好，满足睡眠需求，如果可以的话，白天让自己小睡一下。
2. 为了防止忘记重要的事情，将每天需要做的事情列一份表，必要时可以做几个备份，如果丢失了还可以从备份中找回。
3. 将每天需要用到的随身小物品如钥匙、钱包等放在同一个地方，让自己养成习惯。
4. 多喝点水，促进血液循环。
5. 多吃富含铁的食物，这样能让血液携带更多的氧气到达准妈妈的大脑。
6. 定期、适度运动，这可以促进血液流动，维持大脑的活动。

温馨提醒

孕期健忘并非绝对，因人而异

一项研究显示：孕中期，准妈妈的大脑功能优于没有怀孕的女性；而另一项研究数据却显示：孕中期是记忆力丧失最多的时期。从以上截然相反的研究结果我们可以看出：孕期健忘是一种偏主观的现象，因人而异。

谨慎选用灭蚊产品

对蚊香、杀虫剂说不

目前，市面上的蚊香有盘式蚊香、片型电蚊香、液体电蚊香等。盘式蚊香的载体是木屑等，污染大，适合在室外、阳台等处使用。电蚊香的载体则是碳氢化合物，污染相对较小。

然而，即使污染低的杀虫类产品，在散发气味或烟雾时还是会释放出一些有害物质，在这里建议准妈妈们最好不要用蚊香或者杀虫剂。

几种日常的防蚊虫方法

① 在准妈妈卧室里用蚊帐是最安全保险的方法。

② 将晒干后的残茶叶燃烧，可以驱除蚊虫。

③ 在室内安装橘红色灯泡，蚊子害怕橘红色的光线，用色彩达到驱蚊效果。

④ 将阴干的艾叶等搓成绳索，点燃后放在室内，其烟味可驱蚊。

蚊虫叮咬伤处理方法

① 用大蒜挤出汁搽在被咬处，这些天然的东西不会给准妈妈带来伤害。

② 用肥皂水或盐水涂抹在蚊子叮咬后的地方，可以有效缓解蚊子叮咬后带来的痒痛。

温馨提醒

准妈妈不宜用风油精

风油精中含有樟脑，而樟脑具有一定的毒性。会对母体内的胎宝宝产生极大危害，严重时可导致胎宝宝死亡，引起流产。此类用品还有清凉油、花露水等。

提前布置舒适的婴儿房

布置婴儿房的首要准则就是安全，除此之外还有很多小细节需要注意。

选择可信赖的环保产品

布置房间不可避免地要使用家具和油漆，准爸妈们最好选用可信赖的环保产品。婴儿的抵抗力弱，油漆散发的甲醛等气体特别容易致病，这一点一定要倍加关注。另外，给宝宝选用家具时，尽量不要选择边缘有锐利棱角的产品，避免给孩子造成意外伤害。

使用鲜艳的颜色

婴儿房的色彩要鲜亮活泼，鲜艳的色彩有助于孩子情商的发育，还可以激发孩子丰富的想象力，让孩子感到温馨、活泼、快乐。

温度和湿度

婴儿房的温度以18～22摄氏度为宜，湿度最好保持在50%左右。夏季，婴儿房要凉爽通风，也要避免风扇及窗口直吹，必要时可用空调降温。冬季可以借助空调、取暖器等设备来维持相对舒适的温度。空气干燥时可以在室内挂湿毛巾，或使用加湿器等保持室内一定湿度。

床和床上用品

婴儿床：宝宝的小床应该有护栏，护栏的高度要高于宝宝身长的2/3。栅栏尽量选择圆柱形的，两个栅栏之间的距离不要超过6厘米，防止宝宝把头从中间伸出来。

床垫：床垫最好买较硬的，因为在儿童的发育过程中，过早地使用太软的弹簧床垫，会造成脊椎变形。床垫材料以传统的棉制被褥或以棕为填充物的为佳。

被褥：宝宝的被子最好根据他的身长定制，尺寸大了盖起来沉重，妈妈抱起时，也会很不方便。在宝宝会翻身后，被子太长，还容易裹住宝宝使他窒息。被子比宝宝的身长长20～30厘米是比较恰当的。

温馨提醒

婴儿房的灯光要柔和

婴儿房的灯光要柔和，因为刚出生的婴儿视力还没有发育完全，太强烈的灯光会对婴儿的眼睛造成刺激。可以使用度数低一点的灯泡或用有柔光罩的灯具。

怎样才能不被不好的梦境困扰

准妈妈会做一些与胎宝宝有关的梦，一般将这种梦叫做胎梦。

不要迷信胎梦

准妈妈不要把胎梦看得过于神秘，更不要迷信胎梦。俗话说：日有所思，夜有所梦。胎梦可以看作是准妈妈睡眠状态下某种心理活动的延续，表示准妈妈想达成某种愿望，比如想要男孩或者女孩，希望孩子健康、聪明等。

对宝宝怀有美好憧憬的准妈妈梦到宝宝是很正常的事。不过，有的准妈妈因为做梦过多影响了睡眠质量，导致白天精神不佳，甚至有时还会做些惊恐、吓人的噩梦，这种情况对母体和宝宝都是十分不利的。

休息、放松，避免噩梦

孕期的准妈妈很容易疲劳，休息和睡眠可以使准妈妈能量得以补充，恢复体力。高质量的睡眠有助于准妈妈缓解精神压力，增强神经系统和免疫系统的功能，也能降低产后患抑郁症的概率。因此，准妈妈必须每晚保持8小时的睡眠时间。

如果准妈妈睡眠时多梦，甚至做噩梦，造成白天精神不佳，或者因为梦境而产生心理负担，建议准妈妈采取有效措施放松身心，正确对待孕期不必要的顾虑，消除不必要的精神负担，正确看待胎梦。如果真有无法排解的疑虑和心理负担，应该马上找医生咨询或治疗，使身心处于健康状态，愉快地度过孕期。

拍大肚美照，时机正好

选择风和日丽的日子，准妈妈可以去拍摄一套大肚纪念照，让怀着宝宝的幸福用相片定格下来。

拍大肚照什么时候最合适

在孕25～30周拍照最好，太早了肚子还不太明显，而且准妈妈在第7个月时肚形比较完美，水肿逐渐消失，是留下孕期照的好时机，太晚了肚形就不好看了。

需要跟影楼约定的事情

提前预约影楼：跟影楼协商好，在自己拍摄的阶段没有其他的顾客，以免去等待之苦。

选择拍摄环境：可以去影楼，也可以选择在自己家，这样就避免出门的麻烦，还可以去人少、环境好的户外。

化妆与护肤

最好带上自己的安全化妆用品，避免使用影楼的化妆用品。如果自己有好看的孕妇服可以带1～2套，最好不使用影楼公用的。

拍摄前一天修剪指甲，晚上7点后不要喝水，以免第二天眼睛水肿，也不要洗头发，不然第二天头发蓬松不容易弄造型，应提前一天洗。

拍摄当天给肚子上涂润肤油，这样肚子会好看一点，拿上一双舒服的鞋子，不然摆造型时会很累。

拍摄时需要注意的事项

拍摄前一定要吃饱但不能吃撑，拍摄时间不宜太长，也不宜设计“高难动作”，最主要的就是要突出幸福的感觉，可以拍与准爸爸一起的温馨照片。

拍摄中要放松心情，如果不喜欢影楼工作人员做的造型或给出的拍照姿势，一定要当即提出，否则会影响拍照情绪，拍出的效果也会受到影响。

每个人的脸都有一个最佳拍摄角度，影楼的摄影师是流水作业，可能不会去认真帮着找出来，准爸爸可以先多给准妈妈拍不同角度的照片，找出这个角度。

怎样晒太阳对身体有益

勤晒太阳对于准妈妈而言是一个方便又经济的补钙良方。

不要隔着玻璃晒太阳

帮助合成维生素D的紫外线无法穿透普通的玻璃，隔着玻璃晒太阳实际上只得到了阳光的温度，起不到补钙的效果。因此，准妈妈尽可能在自然条件下接受阳光照射。

尽量保证每天的日晒时间

晒太阳是准妈妈的每日必修课，冬季每天不少于1个小时，夏季每天不少于半小时。对那些久坐办公室或在地下室工作的准妈妈更为重要。

掌握每天最佳日晒时间

上午9～10点，下午4～5点，是每日最佳日晒时间。正午时阳光中的紫外线过强，长时间日晒会对准妈妈皮肤造成伤害。

避免盛夏暴晒，冬季不足

晒太阳也要考虑季节因素。夏季时尽量避免直晒暴晒，可以在树荫下享受散射，外出衣着尽量透气、轻便。到了冬季，则要尽量多外出晒太阳。

温馨提醒

防晒霜不会阻碍维生素D合成

防晒霜只是保护皮肤免受强烈紫外线的侵害，防止被灼伤，并不是完全隔离紫外线。所以，夏季晒太阳时要涂点防晒霜以保护皮肤，不需担心它会阻碍维生素D的合成。

腹式呼吸帮助缓解心情烦躁

腹式呼吸，简单地说就是深呼吸，不但对准妈妈有好处，对普通人来说也是一种很好的养生方法。

腹式呼吸法的奥秘

进入孕晚期，随着胎宝宝的快速发育，他所居住的环境变得越来越小，你的耗氧量也明显增加，常常会觉得喘气困难，这时准妈妈就应该学一学腹式呼吸法了。腹式呼吸不仅能给胎宝宝输送新鲜的空气，还可以镇静神经，消除准妈妈的紧张与不适，在阵痛和分娩时使用，还能缓解紧张心理。

腹式呼吸法练习方法

❶ 坐在椅子上，平静心情，背部挺直靠紧椅背，全身尽量放松。

❷ 双手轻轻放在腹部，想象胎宝宝居住在一个宽敞舒适的大房间里，然后用鼻子慢慢地长吸一口气，直到腹部鼓起，最后缓缓地呼出。每天练习2～3次，每次10～20分钟。

腹式呼吸法练习要领

❶ 用鼻吸气。吸气时要深长缓慢，尽量吸满，使肺部和腹部充满气体。

❷ 用口呼气。吸满气体后憋住，保持几秒钟，然后将嘴缩成吹口哨时的形状，慢慢将气体呼出，呼气所用的时间要是吸气时的2倍，呼气时不要中断。

❸ 将手放在腹部，感觉吸气时腹部凸起，呼气时腹部下陷，则说明方法基本正确，否则说明呼吸方式错误。

❹ 在第一次练习腹式呼吸法时，最好能够请专业人士进行指导，以免练习方法不得当而伤害到胎宝宝。

练习拉梅兹呼吸法对分娩有益

想要练好拉梅兹呼吸法，必须了解自然分娩的三大产程，弄明白阵痛的规律和特点之后，练习时才更有章可循。准妈妈不妨让准爸爸帮助自己模拟分娩场景，提前"预习"一遍，让问题在"实战"中迎刃而解。

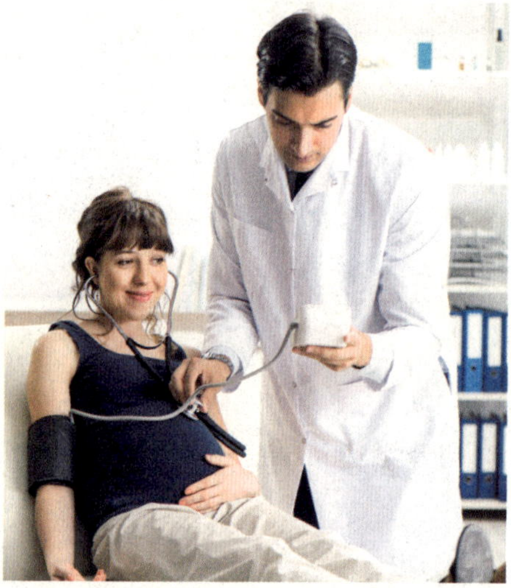

做好练习准备

准妈妈穿着宽松舒适的衣服，盘腿坐（躺着也可以）在床上或地板上，保持身体完全放松，眼睛注视着同一个点，可以在面前放一幅画或自己喜欢的布娃娃，这样比较容易使眼睛集中焦点。

善用廓清式呼吸

在每个步骤开始和结束时，都做一次廓清式呼吸，方法是先用鼻子慢慢吸气到腹部，然后再用嘴像吹蜡烛一样慢慢呼气。

配合手部动作

将手轻轻放在下腹部，吸气时用手指轻轻从腹部外围往上做环形按抚；呼气时再用手指轻轻从腹部中心往下做环形按抚，每分钟做11~13次。配合这样的手部动作可以放松身体，并转移注意力，缓解生产时的疼痛及紧张情绪。

模拟子宫收缩期练习

子宫收缩初期：先规律地用4个"嘻嘻轻浅呼吸法"、1个"呼"的呼吸方式。

子宫收缩渐渐达到高峰时：大约1秒做1个"呼"的呼吸方式。

子宫收缩逐渐减弱时：恢复使用4个"嘻嘻轻浅呼吸法"、1个"呼"的呼吸方式。

子宫收缩结束时：做一次胸部呼吸，由鼻子吸气，再由嘴巴呼气。

合理把握时间

练习时不要急于求成，先慢慢地来，等到熟练时再加长每次呼吸的时间。如进行“嘻嘻轻浅呼吸法”练习时，可以先做20秒，然后再慢慢加长，直至每次呼吸能达到60秒。

如果准妈妈自己无法掌握拉梅兹呼吸法的练习要领，可以到孕妇培训班，在专业人士的指导下学习，这样会学得更快，方法也更正确。

利用小道具将工作环境变舒适

在办公室里借助一些小道具，可以让自己更加省力，也让工作环境变得更加舒适。

小凳子

准妈妈的腿很容易水肿，可是在办公室又不太方便把腿架到高处让血液回流，加个小凳子就好啦。在办公桌下面放一个小凳子，注意不要太有棱角，免得划伤。办公桌下有一定的隐蔽性，而且也不占空间。准妈妈坐下来的时候就可以把腿放在凳子上，这样对缓解水肿很有作用。

舒适的拖鞋

什么鞋都比不上拖鞋舒服。为自己在办公室准备一双拖鞋，坐下来的时候就换上拖鞋，要离开座位时再换上工作时穿的鞋，既让腿脚舒服了，又不至于有失职场的礼仪。

腰垫

从事办公室工作的准妈妈，坐的时间长，腰就会不舒服，一般的靠垫也没有支撑作用，靠久了腰反而会更酸，这时可以买一个专业的腰垫，这种腰垫专门针对孕妇的体型变化而设计，能很好地缓解腰部不适。

温馨提醒

用不着时将道具收起来

这些小道具在用不着时或用完之后要收起来，放在不容易被看到的地方，不然弄得办公室太花哨混乱会让同事和领导觉得你缺乏严肃性。

学会化解工作压力

准妈妈更是要学会化解工作中的压力，为胎宝宝创造一个健康的心理环境。

自我宣泄

压力就如同洪水，只能疏导不能围堵，如果准妈妈被工作压力压得喘不过气来的时候，赶紧放下手头上的工作一会吧，选择一种宣泄方式来宣泄一下自己的压力，等心里平定下来后再继续投入工作中。大声地唱歌，自我表扬和激励，甚至挥挥手无形中也能把压力赶跑。

借物移情

当准妈妈为工作的事情感到烦闷时，不妨暂时离开工作状态，为自已倒杯水，一边喝一边看看窗外的景色，想想若是身处森林，新鲜的青草味儿袭来时，该是多么心旷神怡；或者在下班后约上闺蜜购物去，让压力消失在商场、试衣间；约上几个知己品茶聊天也是不错的选择；或者挑个明媚的日子郊游，在大自然的怀抱中欣赏美景，呼吸新鲜空气；又或者练练书法、陪家人吃饭、看电视、聊天……这些活动都能让准妈妈换个环境，身心压力减缓。

向人倾诉

准妈妈若是遇到实在无法解决的难题时，不如去找一个睿智的朋友，向他和盘托出问题的来龙去脉，从另外一个角度、用另一种思路来看看这个问题，也许就豁然开朗了。

温馨提醒

根据精力安排工作

上午时头脑比较清醒、精力充沛，这时多做一些难度较大的工作，下午感觉疲劳时做一些轻松的工作，这样准妈妈在工作中就不会感到承受了太大的压力。

预防早产的发生

怀孕满28周但不足37周的分娩叫早产。早产儿的存活率低，即使成活，也容易发生各种疾病，其后天的体质、智力等一般情况下都比不上足月儿。

早产常见诱因

❶ 准妈妈的年龄太小（小于20岁）或太大（大于35岁）。

❷ 有反复流产、人工流产史、流产或引产后不足1年又再次怀孕的准妈妈。

❸ 双胎或多胎妊娠、胎位不正、胎儿畸形、前置胎盘等。

❹ 准妈妈子宫异常，如子宫畸形、子宫颈内口松弛症、子宫肌瘤等。

❺ 妊娠合并急性传染病或某些内、外科疾病，如风疹、急性肝炎、心脏病、妊娠糖尿病、妊娠高血压综合征等。

❻ 过度劳累、孕晚期频繁性生活、过度吸烟酗酒、严重营养不良等。

预防早产的好习惯

❶ 及早进行产检，找出容易引发早产的危险因素，并积极进行调理。

❷ 避免剧烈活动及增加腹部压力的动作，如弯腰。

❸ 进行心理调节，避免紧张、焦虑、抑郁等不良的情绪。

❹ 休息时，取左侧卧位，以增加胎盘血流量，减少宫缩。

❺ 孕32周以后要避免性生活，以防子宫受到刺激而产生宫缩。

❻ 多吃含膳食纤维丰富的蔬菜、水果等，防止便秘，避免因排便过于用力而诱发早产。

❼ 少吃生冷食物、隔夜饭或外出就餐，以免肠道感染；保持阴部清洁，避免生殖系统感染。

警惕准爸爸的“孕期抑郁症”

准爸爸也会患上“孕期抑郁症”。出现准爸爸“孕期抑郁症”的男性通常会感到焦虑和忧郁，如果不适时解决，对家庭和睦以及婚姻稳定来说，都是一次大的考验。

准爸爸“孕期抑郁症”的原因

❶ 胎宝宝的出现是非计划内的，准爸爸从心理上并不情愿新生命“打扰”浪漫的二人世界，或者他还不知如何迎接新生命。

❷ 准妈妈因孕前反应激烈感到非常不适，或有健康、安危上的顾虑，准爸爸看在眼里，疼在心里，却无计可施，因而会很有“罪恶感”。

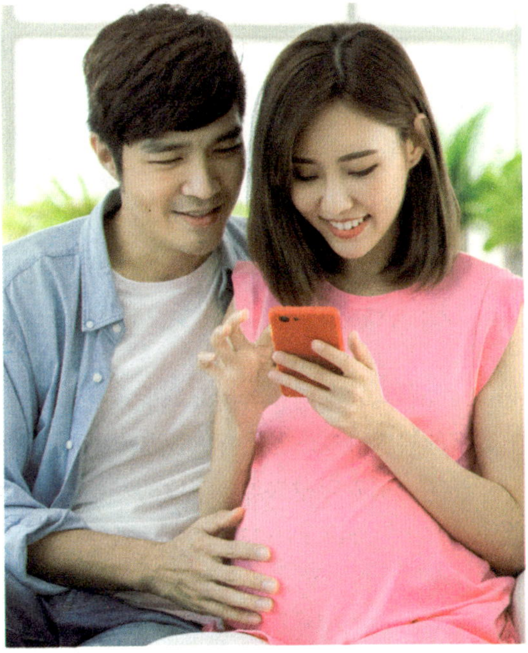

❸ 准妈妈的情绪长期处于非常不稳定的状态，让准爸爸觉得自己怎样做都不对而感到无所适从，引起准爸爸的不安。

❹ 准妈妈孕期可能花更多的时间在腹中的胎宝宝身上，不再像未孕时那么重视准爸爸，准爸爸也会吃胎宝宝的醋。

❺ 性焦虑。出于对胎宝宝的安全和健康的考虑，准妈妈中止或减少与丈夫的性生活，让准爸爸处于“性真空”状态，进而引起心理上的焦虑。

准妈妈如何帮助准爸爸抵抗抑郁

❶ 多与他交流沟通。准妈妈要多与丈夫交流，重视他情绪上的变化，顾及他的感受。男人有时候也像小孩子，会和尚未出世的小宝宝争宠。

❷ 体谅他的性焦虑。夫妻若出于安全性的考虑自觉中止或减少性生活，准妈妈要给予丈夫另一种爱抚，或者耐心倾听他的声音。不要粗暴直接地拒绝他的性要求，被准妈妈用这种方式拒绝会很伤害准爸爸的自尊。

❸ 让准爸爸也加入胎教行列。让他也参与胎教，每天让他与胎宝宝说说话，把手放在准妈妈的腹部感受小生命的脉动，让他产生“我要当爸爸了”的自豪感和责任感。

❹ 不要过于敏感。准妈妈孕期比较敏感，易怒易躁，千万不要主观臆断，简单下结论怀疑丈夫出轨，影响家庭团结。

每月胎教

读诗歌《山村咏怀》

山村咏怀

北宋 邵雍

一去二三里，
烟村四五家。
亭台六七座，
八九十枝花。

感受那信步静赏花的雅致

诗人该是多么悠闲，才会有如此富于童趣的有感而发，今天准妈妈读来应该也引发了无限遐想吧，准妈妈可以想象自己和胎宝宝正在郊外观景，一起坐在古道长亭中欣赏着那美丽的花丛，心情会无比地畅达和开阔哦。

小知识

《山村咏怀》的作者为北宋邵雍，谥康节，字尧夫，是宋朝著名卜士，关于他占卜测字的故事很多，也颇有一番趣味，不妨来欣赏其中一则。

一天，邵雍应邀参加张节度的一场酒宴，恰逢有人送一盆名贵的植物来，张节度便说：“久仰你测字的大名，今日刚好有此机会见识，不知你能否算出这盆植物将来花开几朵？”邵雍说：“无妨，请赐一字。”张节度就令他外孙随便说一个字，他外孙此时正手持剪刀，就说“剪”字。邵雍立即说：“剪属金，五行中金数为四，所以这盆植物将来开花四朵。但因有剪伐的征兆，即使开花也不能长久。剪刀为女子所用的器具，将来开花后必为女子所摧残。”

张节度深知邵雍测字无不神准应验，于是派人加紧看护该盆植物并禁止他人剪取，心想，这么严密的保护，你邵雍的话还能成真？后来，植物真的开花四朵，但隔日因新来的侍女不察，误用盐水浇花，没多久花就凋零了。

听世界名曲《梦幻曲》

看过香港电影《麦兜故事》的准妈妈可能会对舒曼的这首《梦幻曲》有较深的印象，这首曲子是一首世界名曲，经常被改编成各种乐器的独奏曲，经改编后被用作这部电影的插曲。

在若隐若现的音量中回忆童年

《梦幻曲》是舒曼于1838年创作的一首钢琴曲，作为其《童年情景》中的一部分，描写了儿童的快乐生活，表现了成年人对童年时光的回忆。这首曲子欢快动人，饶有情趣，具有动人的抒情风格和芬芳的幻想色彩，能使准妈妈和胎宝宝在不知不觉中被引入轻盈缥缈的梦幻世界，梦幻般的音符，娓娓动听中绽开一脸如花灿烂的微笑，枕着快乐和惬意，梦也沉醉。

听这首曲子，特别适合把音量调到若隐若现的状态，在优美动人的旋律中，准妈妈和胎宝宝会感受到清新与自然。准妈妈在给胎宝宝朗诵诗歌或者是讲故事的时候，也可以用这首曲子来配乐，意境再美不过了。

舒曼与他的浪漫主义

罗伯特·舒曼是19世纪上半叶德国音乐史上最突出的人物，他的艺术创作深刻地反映出德国浪漫主义的优点。

舒曼的作品显示出他对钢琴的音色及特性有与生俱来的直觉，舒曼音乐的艺术魅力，不仅在于激发听众想象力的标题，生动逼真的艺术形象与独特的音乐语言，更为重要的是他将浪漫主义的诗意和幻想带入了一个高峰。

小知识

舒曼对音乐的发展有重要作用，在交响乐的发展历程中，舒曼承担了贝多芬和勃拉姆斯之间承前启后的角色；在浪漫曲上，他又充当了舒伯特和理查德·施特劳斯之间的桥梁。

看个纪录片《人体漫游》

人的一生是怎样一个旅途？正在孕育一个新生命并马上要完成整个孕期的准妈妈一定比以往更有感触，《人体漫游》这部纪录片相当于一部人生旅途的生命教学片。

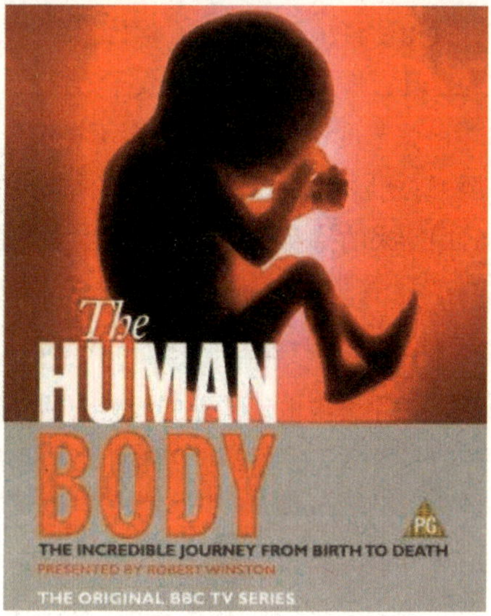

七个阶段讲述人的一生

阶段1: Life Story，生命物语。时间一分一秒地流逝，存在我们体内的无数个不可思议的微小奇异世界里，正发生着天翻地覆的变化。

阶段2: The Beginning （An Everyday Miracle），永不止歇的奇迹。生命是世界上最复杂难懂的奇迹。

阶段3: First Steps，人之初。在婴幼儿阶段，宝贝将学会走路、说话等一些基本的生存技能。

阶段4: Raging Teens，澎湃的青春期。青春期被称为激素的革命，不用怀疑，你年轻时干过的傻事都是基于此影响。

阶段5: Brain Power，脑力的支配。人体的大脑是宇宙中最难懂和神秘的物体，但我们对其还知之甚少。

阶段: As Time Goes By，光阴似箭。这体现在你的老化过程中，但老化并不代表人类的退化，而是进化，虽然这也不能安慰我们什么。

阶段7: The End Of Life，生命的尽头。死亡自古以来就是一个难解之谜，怎么来面对死亡？

也许阶段6与阶段7会让你略觉伤感，不过，这就是生命啊，将来宝宝问起爸爸妈妈生命的源起，生命的去向时，也建议和宝宝一起回过头来观看。

本月产检

第五次产检

第五次产检的主要项目是：乙型肝炎抗原检查、梅毒血清试验、检查是否注射麻疹疫苗、产科检查、尿常规、胎心听诊等。

看懂乙肝的检查报告

乙肝筛查是重点

此阶段最重要的是抽血检查乙型肝炎患病情况，目的是要检查准妈妈本身是否带原或已感染到乙型肝炎病毒。若准妈妈的HBsAg、HBeAg皆呈阳性反应，一定要告知儿科医师，才能在准妈妈生下宝宝24小时内，为新生儿注射疫苗，以免新生儿遭受感染。

HBsAg	HBsAb	HBeAg	HBeAb	HBcAb	反映情况
－	－	－	－	－	未感染乙肝
＋	－	＋/－	－	－	处于感染初期
＋	－	＋	－	＋	急性或慢性乙型肝炎，具有很高的传染性，也就是俗称的“大三阳”
＋	－	－	－	＋	急性、慢性乙型肝炎或者HbsAg携带者
＋	－	－	＋	＋	急性乙肝正在恢复或者慢性乙肝，传染性很小，也就是俗称的“小三阳”
－	－	－	＋/－	＋	曾经感染过乙肝，传染性很小
－	＋	－	＋	＋	急性乙肝康复期，开始产生免疫力
－	＋	－	－	＋/－	疫苗接种后或者乙肝感染后康复

“+”表示阳性，“－”表示阴性。

筛查妊娠糖尿病

妊娠糖尿病筛查方法

筛查前空腹12小时，将50克葡萄糖粉溶于200毫升水中，5分钟内喝完。喝第一口开始计时，1小时后抽血查血糖，血糖值≥7.8毫摩尔/升为糖筛查异常，需进一步行口服葡萄糖耐量试验（OGTT）。

口服葡萄糖耐量试验方法：试验前空腹12小时，先空腹抽血查血糖，然后将葡萄糖粉75克溶于300毫升水中，5分钟内喝完，喝第一口开始计时，1小时、2小时、3小时后抽血查血糖。

妊娠糖尿病筛查正常值

空腹5.1毫摩尔/升，1小时10.0毫摩尔/升、2小时8.5毫摩尔/升、3小时6.7毫摩尔/升，其中有2项或2项以上达到或超过正常值，则可诊断为妊娠糖尿病，仅1项高于正常值，则诊断为糖耐量异常。

孕8月，累并期待

胎儿每周发育

第29周

这一周胎宝宝体重已经有1 500多克，头臀长为27 ~ 28厘米。

胎宝宝的皮下脂肪已初步形成，手指甲也已很清晰。此时如果有光亮透过妈妈子宫壁照射进来，胎宝宝就会睁开眼睛并把头转向光源，这说明胎宝宝的视觉发育已相当完善。

这时的胎宝宝开始顽皮了，可以自己在妈妈的肚子里变换体位，有时头朝上，有时头朝下，还没有固定下来，大多数胎宝宝最后都会因头部较重而自然头朝下。

第30周

现在胎宝宝头臀长大概有28厘米、重1 700克，皮下脂肪继续增长，已经不再像个“小老头”了。

胎宝宝的重要器官——脑部在继续快速地发育，大脑和神经系统已经发达到一定的程度。他的眼睛可以开闭自如，大概能够看到子宫中的景象，而且还能辨认和跟踪光源。

男宝宝的睾丸这时正在从肾脏附近的腹腔，沿腹沟向阴囊下降的过程中，女宝宝的阴蒂已突现出来，但并未被小阴唇所覆盖，那要等到出生前的最后几周。

第31周

现在胎宝宝头臀长大概有29厘米、重1 900克。

从现在起，胎宝宝的身高增长趋缓而体重迅速增加。他还将在皮下积蓄一层脂肪，为出生做准备。脸部的皱纹减少了很多，胳膊和腿都变得丰满起来。

胎宝宝的肺部和消化系统已基本发育完成。随着胎宝宝的快速增长，他的活动空间也越来越小，胎动也变少了，每小时大概会动5次左右。

第32周

本周胎宝宝的头臀长为30厘米，体重2 100克。

胎宝宝可能已经长出了满头的头发或者说绒毛，脚趾甲也全部长出来了。皮肤变得比以前透明和粉红。肺和胃肠功能接近成熟，已具备呼吸能力，能分泌消化液。胎宝宝喝进的羊水，经膀胱排泄在羊水中，这是在为他出生以后的小便功能进行锻炼呢。

胎宝宝神经系统开始发达，对体外强烈的声音会有所反应。准妈妈子宫内的空间已经快被占满了，胎宝宝的手脚动不开了。因此，动的次数比原来少了，动作也减弱了，再也不会像原来那样在准妈妈的肚子里翻筋斗了。别担心，只要还能感觉得到胎宝宝在蠕动，就说明他很好。

准妈妈身体变化

行动不便

妊娠32周以后，准妈妈进入了孕晚期，腹部越来越大，行动变得迟缓。孕晚期胎宝宝在腹中的位置不断下降，准妈妈会感到下腹坠胀。准妈妈的消化功能可能变差了，同时，还可能伴有水肿、便秘、尿频等症状。由于激素水平变化的关系，你的脸部可能会长出褐斑及雀斑，乳头周围、下腹部、外阴的颜色也会越来越深。不用太担心，多数色素沉淀在产后会逐渐消失。

假宫缩

孕晚期准妈妈的子宫肌肉会偶尔收紧，这是一种无节奏的、不规则的收缩，在这个阶段，它出现得不应该很频繁，而且也不痛，每次会持续30～60秒。这种收缩在临近预产期的前几周内会变得更加频繁，有时甚至还伴有疼痛。有时候很难区分这种宫缩和分娩中的真正宫缩，这种收缩也被称为假宫缩。

如果子宫收缩变得频繁起来，即使感觉不到痛，也可能是早产的信号。如果出现以下几种情况，就应该去医院检查：阴道分泌物增加或异常（特别是分泌物呈黏液状、水状，或粉色，或伴有淡淡的血色），出现腹痛或来月经一样的疼痛，每小时的宫缩超过4次，骨盆部位的压力增加或下背部疼痛加剧。若这些现象是准妈妈以前从来没有出现过的，一定不要掉以轻心。

温馨提醒

出现严重便秘要去医院

孕晚期的准妈妈活动减少，胃肠的蠕动也相对减少，食物残渣在肠内停留时间长，就会造成便秘，甚至引起痔疮。便秘如果严重的话，要去医院就诊。

准妈妈需要了解的妊娠知识

孕晚期的腹围增长标准

监测准妈妈的腹围，对鉴别胎宝宝正常和异常发育极有价值，利用宫高、腹围的变化有助动态观察胎宝宝发育，及时发现胎宝宝宫内发育迟缓、巨大儿等妊娠异常，使其有可能通过及时治疗得到纠正。

准妈妈腹围参考表

孕月	腹围下限（厘米）	腹围上限（厘米）	标准（厘米）
8	84	95	89
9	86	98	92
10	89	100	94

腹围异常的处理

若腹围过小，准妈妈要注意平时的营养摄入，最好去医院检查一下是否存在宝宝发育异常；若腹围过大，则要注意运动，每天饭后散步半个小时，不要过多摄入食物。

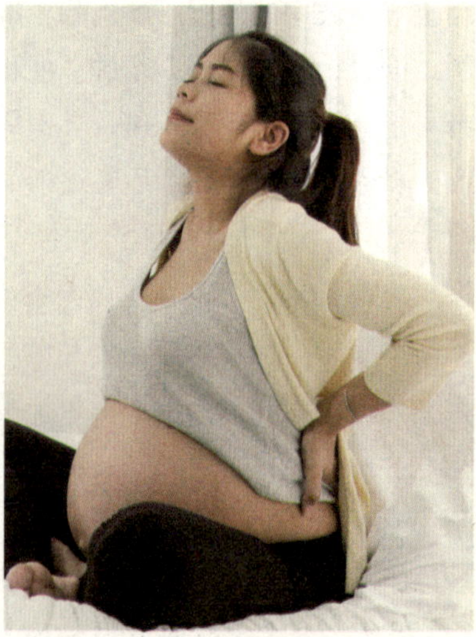

胎宝宝体重有平均标准

胎宝宝的体重是如何测量的？有没有一个平均的标准呢？

胎宝宝体重测量方法

胎宝宝的体重是评估其发育的重要依据，可是胎宝宝还在准妈妈的子宫里，怎么测量他的体重呢？

妊娠的前3个月，主要是通过测量胎宝宝头部至臀部的距离来计算胎宝宝的身长。随着胎宝宝渐渐发育之后，从妊娠第15周开始测量胎宝宝的头围或两顶骨间直径、腹围及大腿骨的长度来判定胎宝宝的大小，再以此来推估胎宝宝的体重。

医学上以体重作为评估胎宝宝的标准

由于测量胎宝宝的身长结果误差较大，胎宝宝卷曲的姿势、骨架的大小都可能造成结果的误判，因此，医学上会以体重而非身长作为评估胎宝宝发育的依据。

孕期饮食与营养

营养合理，避免胎宝宝过大

合理的营养是胎宝宝健康成长的重要条件，但这并不表示要不停地补充营养，因为营养过剩对胎宝宝也是不利的。

营养能满足需要就够了

营养并非越多越好，大多数准妈妈都是健康的，只要补充身体所需的食物和营养即可，大量补充是完全不必要的；而对那些身体欠佳的准妈妈来说，也不要盲目乱补，应在医生指导下，缺什么补什么。

营养过剩对母子都不利

摄入营养过多，会使多余的能量转变成脂肪，堆积在准妈妈的体内，造成肥胖，而肥胖与高血压、心血管病、高血脂、高胆固醇血症和糖尿病的发生密切相关，是许多疾病的高危因素。

另一方面，过多的营养会使胎宝宝生长发育加速，成为体重大于4千克的巨大儿，巨大儿由于身体过胖、肩部过宽，分娩时容易卡在骨盆入口，而过度牵拉还容易引发产伤，如锁骨骨折、胸锁乳突肌血肿等。

小知识

近年来的研究表明，胎宝宝在宫内的营养环境与慢性疾病，如糖尿病、心脑血管疾病、高血压、高血脂等代谢综合征的发生也存在密切关系，巨大儿在成年期患这些疾病的概率比出生体重正常的孩子明显增加。

防止营养过剩可以这样做

❶ 养成良好的饮食习惯。可将一天的食物总量分成5～6次进食。

❷ 控制进食量。最好不要增加饭量，可多吃些辅食，如蔬菜、豆类和动物性食品等。

❸ 食物品种要多样化。多吃一些新鲜绿色蔬菜，少食高盐、高糖及刺激性食物。

❹ 烹饪应按少煎、炸，多蒸、煮的原则。

少食多餐保证营养充分

准妈妈的营养需求增加了

胎宝宝现在长到第8个月了，接下来的三个月是生长最快的阶段，在这个时期，准妈妈基础代谢率增至最高峰，胎宝宝的生长速度也将达到最高峰，因此准妈妈的膳食要保证质量，要格外注意营养的补充。

少食多餐，营养有保证

要保证营养需求，结合实际情况，准妈妈在饮食安排上可采取一日多餐的方式，尽量补足因胃的容量减小而摄入减少的营养，均衡摄取各种营养素，防止胎宝宝发育迟缓。

不过，在充分保证营养需要的同时，也不能每餐大鱼大肉，过量进补，胃部容量有限是一方面，营养过剩对胎宝宝的发育也不利，吃饱即可，切莫贪食。

怎样吃可以缓解胃灼热

孕晚期，准妈妈的胃部多会产生烧灼感。这是由于高水平的孕激素使食管括约肌变得松弛，导致胃酸反流到食管下段，刺激到敏感的黏膜及痛觉感受器官而引起的。同时，增大的子宫向上将胃部顶向横膈膜，从而挤压胃部，使胃酸倒流更多，加重烧灼感。

避免胃灼热，餐次分配很重要

少吃多餐是缓解胃灼热的首选方法。如果一餐吃得太多，那么胃就需要分泌更多的胃酸来消化大量的食物，同时，胃里胀满的食物又会刺激括约肌变得松弛，这样就容易引起食物和胃酸的倒流。将一天需要摄入的食物分成多餐，这样你的胃里始终有食物，就能保证将多余的胃酸消化掉，减少胃酸的反流。

哪些食物会引起胃灼热

酸性水果：橘子、橙子、番茄等含酸多的食物很容易引起胃灼热。

油腻高脂食物：煎炸等油腻食物消化时所用的时间比较长，很容易引起食物和胃酸的倒流。

甜食：蛋糕、巧克力、冰淇淋、糖果等食物很容易令人有饱足感，同时也需要一定时间让胃部进行调整和适应。

刺激性食物：茶、咖啡、醋、辣椒等食物容易刺激胃黏膜，同样会引起胃灼热。

缓解胃灼热的其他方法

1. 饭后半小时之内不要卧床；睡前2小时避免进食。
2. 睡觉时尽量将头部垫高，以防胃酸逆流。
3. 使用药物中和胃酸，但是一定要在医生的指导下进行。

胃灼热严重到影响正常生活时要及时就医，因为它有可能引起食管狭窄、食管炎（黏膜糜烂）等并发疾病。

适量进食润肠通便的食物

因为胎宝宝还在长大，子宫压迫肠道，肠道蠕动变慢，所以准妈妈可能频繁地便秘，除了适当活动并保持良好的心情外，还应多吃一些对缓解便秘有帮助的食物。

可缓解便秘的食物

扁豆：豆荚中的膳食纤维丰富，常吃可以促进排便。不过烹煮时间宜长不宜短，没煮熟的扁豆带有一定毒性。

球甘蓝：富含维生素、叶酸和膳食纤维，多吃可促进消化、预防便秘，提高人体免疫力。

生菜：极富营养，常食用能改善胃肠血液循环，促进脂肪和蛋白质的消化和吸收，清除血液中的垃圾，排肠毒，防止便秘。

竹笋：富含B族维生素及多种矿物质，具有低脂肪、低糖、多纤维的特点，能促进肠道蠕动，帮助消化，消除积食，防止便秘。

豌豆：富含人体所需的各种营养物质，促进新陈代谢，提高人体免疫力，利于胎宝宝发育，还具有清肠作用，可防止便秘。

红薯：富含利于胎宝宝发育的多种营养成分，同时其所含的膳食纤维能有效刺激消化液分泌和胃肠蠕动，促进通便。

酸奶：含有新鲜牛奶的全部营养，其中的乳酸能刺激胃酸分泌，抑制致病菌生长，清理肠道，缓解便秘。

缓解便秘还可以这样做

❶ 早晨定时排便，长期坚持就会形成早晨排便的好习惯。

❷ 掌握饮水的技巧，每天在固定的时间里饮水，大口大口地饮（不是暴饮），使水尽快到达结肠，让粪便变得松软，容易排出。

睡前宜食的催眠食物

睡前吃一些有助于放松、提高睡眠质量的食物，可以帮助准妈妈摆脱失眠困扰。

富含褪黑素的食物

人的睡眠质量与大脑中一种叫褪黑素的物质密切相关。夜晚，黑暗会刺激人体合成和分泌褪黑素，它会经血液循环而作用于睡眠中枢使人体产生浓浓睡意。天亮时，褪黑素受光线刺激就会减少，使人从睡眠状态中醒来。富含褪黑素的食物包括燕麦、甜玉米、番茄、香蕉。

馒头或面包

色氨酸会转化为有催眠作用的5-羟色胺，如果准妈妈白天经常犯困，而晚上睡眠不安稳，可以在睡前吃一块馒头或面包，能提高体内色氨酸的含量，帮助入睡。

猕猴桃

睡眠障碍的产生与中枢神经过度唤起及交感神经过度兴奋有关，或是受皮质醇大量分泌的影响。猕猴桃含有丰富的钙、镁及维生素C，有助于神经传导物质的合成与传递，尤其是钙，更具有稳定情绪及抑制交感神经兴奋的作用。

孕期日常护理

孕期腰痛怎么办

在怀孕后期，准妈妈体重增加快速，再加上胎宝宝的重量，对腰部和膝关节都会造成不小的负担，因此准妈妈在孕期要特别注意保护好腰，以免引起腰部酸痛。

怎样做可以缓解腰痛

孕期的腰痛没有危险性，适当休息，少活动，必要时可用托腹带托起增大的子宫，减少腰肌的受力，也可用骨盆修复带固定骨盆，就会有所改善。

首先，准妈妈在孕早期时就要坚持做适当运动，如晚餐后和准爸爸一起到外面散步，以加强腰背部的柔韧度。

其次，少干活，多休息。准妈妈还要少拎重物，避免长时间保持一个姿势，避免腰背部受凉。

再次，注意保暖。平卧睡觉时，准妈妈可在膝关节后方垫个枕头或软垫，使髋关节、膝关节屈曲起来，帮助减少腰背后伸，使腰背肌肉韧带得到充分休息。准妈妈不要穿高跟鞋，穿高跟鞋会加重腰疼。

最后，准妈妈看电视时让椅背与坐垫呈120度角，让身体稍稍有些后仰，或坐在沙发上时，腰后面垫个小靠垫。特别强调，如果腰背痛持续不能缓解，最好去看医生。

温馨提醒

生理性腰痛无须担忧

怀孕造成的生理性腰痛，分娩后就会消失，因此不用治疗，特别是不要服药、贴膏药。

怎样解决漏尿尴尬

孕期漏尿怎么回事

怀孕期间，准妈妈在咳嗽、大笑或跑步时易发生漏尿现象，这叫作压力性尿失禁，是一种很常见的现象，约有40%的准妈妈会有这样的烦恼。

怀孕后，体内激素水平变化会使准妈妈的骨盆底的组织和肌肉胶原纤维含量降低，从而导致控制膀胱排尿的括约肌功能减弱。当准妈妈大笑、咳嗽、打喷嚏或跑步时，腹腔内和膀胱周围的压力增大，而这种压力又会挤压膀胱，正常情况下，骨盆底肌肉会帮助膀胱底闭合，以阻止尿液外流，但如果这部分肌肉很疲软，准妈妈就很有可能会控制不住，出现漏尿现象。

漏尿尴尬，护垫帮忙

为了避免漏尿的尴尬情况出现，建议你平时随身携带一些卫生护垫，尤其是在夏季，衣着单薄，使用护垫来防止漏尿尴尬就更有必要了。护垫应该选择柔软透气的棉柔表层，以减小对敏感的阴部皮肤的刺激。同时还要经常更换护垫，漏尿之后潮湿的阴部环境容易滋生细菌。护垫只在容易出现漏尿的情况下使用，如果准妈妈预计不会发生漏尿，就不用。

锻炼骨盆底肌肉防漏尿

有规律地进行骨盆底肌肉的锻炼，有助于避免孕期及产后漏尿。如果准妈妈已经出现漏尿现象，则在2周之内避免跑步，同时多做骨盆底肌肉练习。

运动后的不良反应要警惕

怀孕后，准妈妈的身体一直在变化，重心改变了，体重增加了，也更容易觉得累了。所以在锻炼时要格外小心，随时关注自己身体的反应，千万不要勉强自己。

头晕

若感到持续的头晕，甚至同时出现视物模糊、头疼或心动过速的现象，可能是重度贫血或其他严重疾病的征兆，会影响准妈妈和胎宝宝的健康。

体温突然变化

如果手变得又湿又凉，或者感到一阵阵忽冷忽热，说明身体在调节体温时出现了问题。

心跳过快

若锻炼时不能顺畅自如地谈话或出汗太多，说明很可能运动量过大。

阴道出血

在孕早期，阴道出血可能是流产的预兆。而在孕中、晚期，阴道出血则可能预示着早产、前置胎盘或胎盘早剥等并发症。出现阴道出血需要马上到医院检查治疗。

视物模糊

锻炼过程中发现视物变得模糊，可能是脱水导致的血压骤降，心脏负担过重。这会导致胎盘血流灌注不足，使胎宝宝得不到足够的血液营养。此外，也可能是子痫前期的征兆。如果出现视物模糊的情况，要马上去医院检查，若情况紧急应看急诊。

胸腹部反复出现的尖锐疼痛

可能仅仅是韧带拉伸引起的，但也可能是发生了宫缩。若这种疼痛出现的间隔差不多长，且反复出现时，更有可能是宫缩。

温馨提醒

如何断定自己是否运动过量

一看呼吸，如果呼吸均匀说明运动未过量，如果上气不接下气，话都说不出来了,那就是运动过量了，应停下来休息一下。

二看心脏的跳动，如果心脏咚咚地跳得很快,就说明运动量过大了，若是跳的节奏很慢,则说明运动量还不够。

三看出汗情况，如果大汗淋漓,那说明运动过量了；若是没出一点汗，说明运动量太小；若是全身微微出汗，说明运动量刚刚好。

本周胎教

自己动手制作一件宝宝装

自己动手制作婴儿装并不是为了省钱，而是在制作的过程中将爱心传递给胎宝宝，这样的胎教方式会让胎宝宝感到平静安详。

布料选择与处理

最好是棉质的面料，布料买回来后，记得先过下水，因为棉质的布料会有一点点缩水。布料晾干后最好再熨一下，这样更方便下一步的操作。

剪样

剪样的工作是至关重要的，样子剪得不好，会影响衣服的效果。家里的报纸是不是还有几张？赶紧拿出来画个小衣服的模样吧，画好之后就可以开始剪了。

袖子：画得比成衣的袖子要宽一点，因为在缝制时会损失一定的尺寸。

前片：前面跟后面是不是一样的设计？如果是前开襟的设计，那前片就要分成两部分。如果是外套的话建议不用套头的设计，这样宝宝穿和脱都更方便。

后片：就是穿衣服时背后的那一块了，这个是一整块的。

领子：这个可以剪也可以不剪。如果做圆领的就不用剪了，如果想让宝宝也穿个有领的外套，就照自己的设计给宝宝剪一个。

缝制

就是将剪好的各个布片缝起来，一定要记得分清楚前后。这个步骤完成后，宝宝漂亮的小衣服也完成啦。也许做得不如工厂流水线上的漂亮，可是从设计到剪裁都是妈妈亲自动手，对宝宝来说，有非同寻常的意义呢。

读《三字经》，学习古人的启蒙智慧

源远流长的中国文化是值得每一个中国人骄傲的，一些民族儿歌和朗朗上口的国学著作都可以让胎宝宝提前感受到做一个中国人的骄傲，《三字经》就是其中一种。

国学经典——《三字经》

《三字经》共一千多字，是家喻户晓、脍炙人口的传统儿童启蒙读物，现已被联合国教科文组织列入《世界儿童道德教育丛书》。

在传统教育中，小孩子们都是通过背诵《三字经》来识字知理的，它是中国传统文化的缩写，短小的篇幅蕴含着深刻的道理，是国学中的经典。

《三字经》节选

人之初，性本善。性相近，习相远。苟不教，性乃迁。教之道，贵以专。昔孟母，择邻处。子不学，断机杼。窦燕山，有义方。教五子，名俱扬。养不教，父之过。教不严，师之惰。子不学，非所宜。幼不学，老何为？玉不琢，不成器。人不学，不知义。为人子，方少时。亲师友，习礼仪。香九龄，能温席。孝于亲，所当执。融四岁，能让梨。弟于长，宜先知。首孝悌，次见闻。知某数，识某文。一而十，十而百，百而千，千而万。三才者，天地人。三光者，日月星。三纲者，君臣义。父子亲，夫妇顺。曰春夏，曰秋冬，此四时，运不穷。曰南北，曰西东。此四方，应乎中。曰水火，木金土。此五行，本乎数。

小小《三字经》中的大道理

给胎宝宝朗诵的时候，准妈妈要在心里感受所朗诵句子讲的是什么道理，共鸣的心可以让胎宝宝更加受用。

欣赏名画《池塘・睡莲》

《睡莲》是莫奈晚年的巨幅组画，一直从74岁画到86岁去世之前，睡莲的各种形态几乎被他画尽了，可见莫奈对睡莲的偏爱。

在莫奈笔下，水与睡莲成为重点表现的对象。他把水映照着睡莲，睡莲依水面而浮泛开来的“睡姿”表现得惟妙惟肖。天光云影、绿叶莲花等大自然造物的色彩在莫奈的笔下表现得极为细腻，既多变又不突兀，既平静又有所变幻，在光与影的交织中，编织了一幅幅锦缎贡献在世人面前。

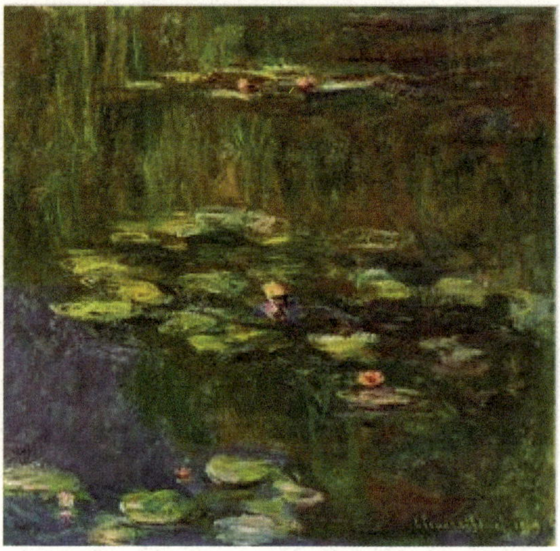

看着这幅名画《池塘·睡莲》，竟似能体会到“接天莲叶无穷碧，映日荷花别样红”的意境。

本月产检

开始每半个月做一次产检

在孕期28周以后，准妈妈就要缩短两次产检的间隔时间，应每2周检查1次。

本月产检的重点项目

1.由于大部分的子痫前期，会在孕期20周以后发生，所以，孕后期准妈妈的重点检查项目有血压、蛋白尿、尿糖、心电图、肝胆B超等。

2.在孕28周以后，医生还要陆续为准妈妈检查是否有水肿现象。因为此时准妈妈的子宫已大到一定程度，有可能会影响到静脉回流，所以，静脉回流不好的准妈妈，此阶段较易出现下肢水肿现象。

3.进入孕8月，医生还可以通过胎心监护和脐血流图观察到胎宝宝的情况，如是否缺氧等。

温馨提醒

准妈妈如何自查水肿

将大拇指压在小腿胫骨处，压下后皮肤会明显地凹下去，如果凹陷不会很快地恢复，即表示有水肿现象。随着怀孕周数的增加，水肿现象也会日益明显。

孕9月，嗨，见面的日子越来越近了

胎儿每周发育

第33周

33周时，胎宝宝头臀长约31厘米，体重2 300克。此时胎宝宝皮肤不再又红又皱了，有的已长出了一头胎发，也有的头发稀少。

胎宝宝的指甲已长到指尖，一般不会超过指尖。呼吸系统、消化系统发育已近成熟。现在胎宝宝的头骨很软，每块头骨之间都有小空隙，这是为了在生产时候头部能够顺利通过产道做准备，不过其他部位的骨骼已经变得很结实。

头部已经降入准妈妈的骨盆，紧紧地压在子宫颈上。

第34周

到了这周，胎宝宝头臀长约32厘米，体重在2 500克左右，体形看起来比孕早期圆润了许多。

现在的胎宝宝看起来光滑多了，原本长满全身的胎毛逐渐消退。头部已经进入骨盆，为不久后的出生做着准备。指甲仍在生长，不过仍然不会超过指尖。呼吸系统、消化系统继续发育，越来越接近成熟。

第35周

第35周，胎宝宝的头臀长约33厘米，体重在2 700克左右。

胎宝宝的身体变成圆形，皱纹减少，皮肤呈现出光泽。指甲仍然在生长，已经接近指尖。

胃和肾脏的功能更加发达，能分泌少量的消化液。体温调节能力未发育完全，还要依赖温度恒定的羊水及自身的脂肪等来保持自身的体温。

胎宝宝的头骨现在还很柔软，并未融为一体。这种构造让他的头部十分具有可塑性，使其从产道中挤出来时不会对自身造成伤害。

第36周

本周的胎宝宝大约2 900克重，头臀长约为34厘米。

胎宝宝的指甲又长长了，可能会超过指尖。两个肾脏已发育完全，他的肝脏也已能够处理一些代谢废物，但由于肝脏酶系统发育未成熟，他代谢某些化学物质有一定程度的困难。

此时的胎宝宝在准妈妈腹中活动时，他的手肘、小脚丫和头部可能会清楚地在准妈妈的腹部突现出来，因为此时的子宫壁和腹壁已变得很薄了。因此会有更多的光亮透射进子宫，这些光亮会让胎宝宝逐步建立起自己每日的活动周期。

准妈妈身体变化

身体容易疲惫

33周以后，准妈妈会发现自己身体明显沉重，动作显得更笨拙、迟缓，也更容易感到疲惫。此时腹部向前挺得更为厉害，身体的重心移到腹部下方，只要身体稍失衡就会感到腰酸背痛。

子宫底的高度上升到肚脐之上，心脏负担逐渐加重，血压开始升高，心脏搏动次数增加，身体代谢活动耗氧量加大，准妈妈不仅呼吸变得急促起来，活动时也容易气喘吁吁。

容易吃饱

此时准妈妈的子宫上顶膈肌，使得胃变得更小，进而准妈妈会感到饭量减少，很容易就吃饱。食欲也开始减退，胃部的不适感增加。

体重增加快

孕晚期是准妈妈的体重增长最快的时间，提醒准妈妈尽量不要过量进食，以免胎宝宝长得过大，造成难产。

睡觉难受

孕晚期最头疼的问题就是睡觉了，似乎哪一种姿势都不够舒服。左侧卧胎宝宝会难受，可能会不时地踢妈妈的肚子表示不满。而右侧久了又会觉得身体酸麻。要是仰卧，准妈妈过不了多久就会觉得喘不过气来了。

便秘

进入孕晚期，增大的子宫压迫肠道，导致胃肠蠕动缓慢，准妈妈或多或少会出现便秘的状况，只要情况不太严重，就不用过于担心。准妈妈只需多喝水，多摄入高纤维的食物进行调节，安心地等待宝宝出世吧。

准妈妈需要了解的妊娠知识

胎盘逐渐老化，营养供应不足怎么办

孕36周后，胎盘会逐渐成熟，胎盘机能也会随着怀孕周数的增加而下降，可能难以像以前一样供给胎宝宝足够的营养，也会导致胎宝宝供氧不足，引起发育不良。

胎盘的分级

胎盘的成熟度共分4级：0级、1级、2级和3级。0级、1级标志胎盘基本成熟；2级标志胎盘成熟；3级标志胎盘已衰老，由于钙化和纤维素沉着，使胎盘运输氧气及营养物质的能力降低，胎宝宝随时有危险。

B超如何判断胎盘成熟度

B超检查主要通过胎盘上的钙化点来判断胎盘的成熟度。例如，钙化点散在就诊断为2级，钙化点连成片就诊断为3级。不过，这也受操作医生的主观判断影响。

胎盘老化怎么办

胎盘如果过早（孕37周以前）出现3级，说明胎盘功能不良，胎宝宝有可能缺氧，此时要立即入院检查。如果其他指标都正常，表示胎宝宝发育很好，要严密观测胎宝宝的情况，按时计算胎动。平时如果在补充钙的话最好暂停，大量或过早补钙会造成胎盘过早老化、钙化。

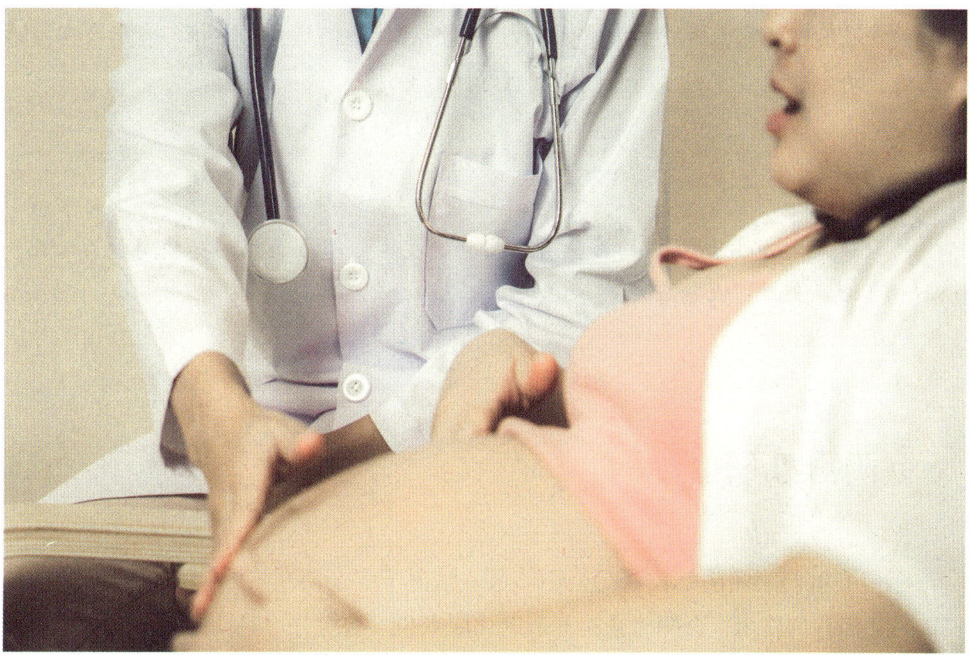

分娩到底有多疼

对于生宝宝的疼，妈妈们的感觉也并非完全一样，有的妈妈认为：女人生孩子就像是人生中“小死”了一场，分娩时那撕心裂肺的疼，现在想起来还心有余悸；还有的妈妈认为分娩并没有想象中那么疼，只是有一阵腹部和腰部的胀痛不适，忍耐一下就轻松生下了宝宝。每个准妈妈应该都想知道分娩到底有多疼吧？

身体的疼痛是胎宝宝娩出的动力

分娩就是把胎宝宝从子宫和产道中挤排出来的过程，若没有推动胎宝宝前进的动力，他是无法娩出的，这一动力主要就是子宫的收缩力（疼痛）。虽然胎宝宝在准妈妈体内需要跋涉的“路途”只有10厘米左右，但他前进的每一毫米都是靠着这种身体疼痛来完成的。

疼痛是一种主观的感受

其实，疼痛是一种很主观的感受，分娩的疼痛有很大一部分是来自于恐惧心理，心理负担越重，就越害怕疼痛，而且还会把疼痛放得越大。

一些心理情绪如紧张、焦虑、恐惧等会引起体内一系列神经内分泌反应，使疼痛加剧，因此有的准妈妈觉得生产达到“痛不欲生”的地步，与心理因素的关系很大。

分娩是一件自然而然的过程，是瓜熟蒂落，所以准妈妈要相信自然的力量，相信自己和胎宝宝，不要恐惧。

分娩疼痛对胎宝宝益处多

分娩过程能让胎宝宝的肺部和头部得到锻炼，可使他日后迅速建立正常的呼吸。自然分娩还能使胎宝宝具有更强的抵抗力。同时在产道内受到触、味、痛觉及本位感的锻炼，对今后胎宝宝的运动及性格均有好处。

温馨提醒

别忘了无痛分娩

如果准妈妈分娩所在的医院有无痛分娩技术，而准妈妈的疼痛耐受力又比较低，不要错过了无痛分娩。

会阴侧切不是必需的

了解会阴侧切

阴唇和肛门之间的部位就是会阴。通常情况下，会阴只有2～3厘米长，但生产时，由于激素的作用，会阴将会拉伸至约10厘米长。初次分娩时，拉伸会阴是相对困难的。为了使胎宝宝顺利出生，并防止会阴撕裂，保护盆底肌肉，医生通常会在分娩过程中在准妈妈的会阴部做一斜形切口，这是顺产过程中一个极小的手术，但会阴侧切不是必需的。

看看你是否需要做会阴侧切

有以下几种情况的准妈妈，往往需要做会阴侧切。

❶ 由各种原因所致的头盆不称（胎宝宝头过大，不能通过骨盆）。

❷ 产钳或胎头吸引器助产的准妈妈。

❸ 初产，胎宝宝臀位经阴道分娩的准妈妈。

❹ 患心脏病、高血压等疾病，需要缩短第二产程的准妈妈。

❺ 早产、胎儿宫内发育迟缓或胎儿宫内窘迫需减轻胎头受压并尽早娩出的准妈妈。

❻ 经产妇曾做会阴切开缝合，或修补后瘢痕大，影响会阴扩张的准妈妈。

❼ 初产头位分娩时会阴紧张、会阴体长、组织硬韧或发育不良、炎症、水肿，或遇急症时会阴未能充分扩张，估计胎头娩出时将发生严重裂伤的准妈妈。

会阴侧切影响如厕吗

术后前几天伤口会疼痛，只要没有严重裂伤，就可以正常如厕，但排便不要过度用力，以免缝合的伤口裂开。大小便后用清水冲洗会阴，并用干净的纸巾擦干。如果撕裂程度严重，已经向上影响到尿道，造成排尿上的不便，就可能需要导尿。伤口完全愈合后，对如厕没有任何影响。

不会影响性生活

实施会阴切开术后，阴道和会阴部位一般都能在1周内愈合，再经过一段时间，可以完全恢复正常，阴道仍然能保持良好的弹性，对日后的性生活毫无影响。但为了避免性生活对恢复的肌肉组织过多的牵扯，建议使用润滑剂。

孕期饮食与营养

加强补锌，帮助顺产

准妈妈缺锌，会增加分娩的痛苦。锌水平正常，子宫收缩有力；缺锌时，子宫肌收缩力弱，无法自行产出宝宝，需要借助产钳、胎头吸引器等外力才能娩出宝宝，严重缺锌则需剖宫产。

孕晚期如何补锌

食物补充锌是最有效的也最安全的方法。准妈妈可以经常吃一些含锌比较丰富的食物，如动物肝脏、肉、蛋、鱼以及粗粮、干豆等。坚果中的核桃、瓜子、花生也是含锌较多，每天最好都吃些，能起到较好的补锌作用。水果中苹果是补充锌非常好的来源，它不仅富含锌等微量元素，还富含脂质、碳水化合物、多种维生素等营养成分，有助于胎宝宝大脑皮质边缘部海马区的发育。准妈妈每天吃1～2个苹果就可以满足锌的需要量。

每日适宜补充量

建议准妈妈在正常的饮食外，每日补充锌10毫克，这个份量即能满足自身和胎宝宝的需要。准妈妈不要过量补充锌，否则会抑制机体对铜和铁的吸收。如需服用补锌产品，注意不要与牛奶同服，也不能空腹服用。

温馨提醒

少吃精米精面

准妈妈要尽量少吃或不吃过于精致的米、面。小麦磨去了麦芽和麦麸，成为精面粉时，锌已只剩下五分之一了。

补品补药不可随意食用

准妈妈由于营养的需求量大，往往会担心因缺乏营养而影响腹中的胎宝宝，经常自己服用补品和补药。但是专家指出，准妈妈滥用补药弊多利少，只要消化功能正常，就不必在补品补药上下功夫，顺其自然就好。

弄清补药的特性

任何滋补性药品都具有药的属性，都要经过人体分解、代谢，都会有一定的副作用，包括毒性作用和过敏反应。直白地说，没有一种药物对人体是绝对安全的。如人参、蜂王浆是名贵补品，也有很强的滋补作用，但它并不适合准妈妈食用。人参以补气为主，又具有兴奋作用，可能导致失眠。蜂王浆有刺激子宫收缩作用，会干扰胎宝宝在宫内的正常生长发育。这些都属于甘温补品，极易助火，而准妈妈本来就阴虚内热，进补这些补品无异于火上加油，易出现先兆流产或是早产。

因此，准妈妈进补时一定要弄清补药的特性，要针对自己的体质和实际需要，在医生的指导下进补。

不适合准妈妈服用的药材

大黄	泄下力强，易导致孕妇流产
红花、三七	祛瘀活血力强，易导致流产与早产
牛膝	有损胎宝宝健康
车前子	过度食用会影响胎盘循环
薏米	内含薏米油，会降低横纹肌收缩作用，对子宫平滑肌产生兴奋作用，促使子宫收缩，也会造成羊水过少的现象
通草	会造成孕妇羊水过少

准妈妈多吃菌类增强免疫力

菌类营养丰富，准妈妈可以多吃一些以增加免疫力。

菌类有什么营养

① 菌类因含有丰富的单糖、双糖和多糖，分子多糖可以显著提高机体免疫系统的功能。

② 菌类的蛋白质含量占干重的30%～45%，大大高于其他普通蔬菜，通过吃菌类摄入蛋白质还避免了吃动物性食品导致的高脂肪、高胆固醇危险。

③ 含有多种维生素，尤其是水溶性的B族维生素和维生素C，脂溶性的维生素D含量也较高。

④ 菌类中的铁、锌、铜、硒、铬含量较多，经常食用野山菌既可补充微量元素的不足，又克服了盲目滥用某些微量元素强化食品而引起的微量元素流失。

⑤ 菌类含有丰富的膳食纤维，能帮助准妈妈缓解便秘，防止肥胖。

菌类的清洗

由于菌类表面有黏液，容易沾有泥沙。清洗时可在水里先放点食盐搅拌使其溶解，然后将菌类放在盐水里泡一会儿再洗，或者放在淘米水中洗，这样泥沙就很容易洗掉。清洗前一定要把菌柄底部带着较多沙土的硬蒂去掉，这个部位用盐水泡过也不易洗净。

菌类的烹饪

菌类食物口感好，适合做菜或做汤。常见的菌类食物，随意与肉类搭配，炖鸡、炒鱿鱼、炒肉丝等均可。个头小、味道甜的茶树菇、杏鲍菇、袖珍菇等最适合炒制；个大、肉厚、味道清淡的菇类则适合炖制，如平菇、百灵菇。

菌类生长过程中可能带有部分有害物质，故食用前最好先用开水烫，将有害物质去除，然后再焖或炒。

孕期日常护理

常做噩梦要引起重视

偶尔做梦是心理压力的反映，只要仍能保持每天的正常睡眠，倒也不用特别担心。

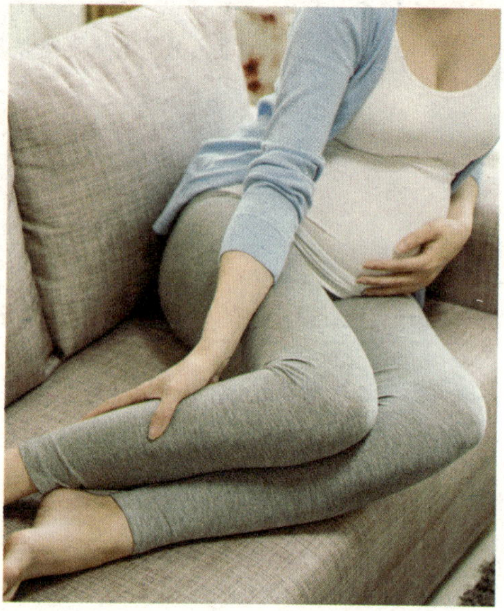

准妈妈睡眠质量降低

孕晚期准妈妈子宫已经极度胀大，各器官、系统的负担也接近高峰，心理上的压力也是比较重的。体型的变化造成了运动不便，很多准妈妈会产生一种高兴与紧张的抵触心理，导致情感不稳固、精神压抑等心理问题，甚至会因心理作用而自感全身无力，晚间睡不好，爱胡乱做梦。

准妈妈常做噩梦要重视

假如夜间常做噩梦、易醒，次日醒来倦怠、犯困、头晕等，这些情况一周出现2~4次，准妈妈一定不要掉以轻心，要及时到正规医院接受诊断和治疗。

老做噩梦怎么办

解决做噩梦的唯一有效措施，就是加强准妈妈孕期的心理卫生，不要有心理负担，出现心理问题或者疑虑应及时找医生咨询或治疗，保证身心健康，高兴地度过孕期。

为了提高睡眠质量，上床前可以先洗个热水澡或用热水泡泡脚，都有助于睡前放松，有利于睡眠。

温馨提醒

正确的起床姿势

孕晚期准妈妈腹部已经变得很大了，起床时不能从仰卧的姿势直接坐起，否则会对腰部肌肉造成损伤。正确的姿势是：先在床上转动身体变为侧身，肩部前倾，屈膝，然后用肘关节、手臂支撑起身体，腿部从床边移开并坐起来。

提前为月子做准备

准妈妈可以提前一个月为胎宝宝出生做准备，坐月子的地点要提前和家人商量好。决定之后就提前收拾出一间干净的房间，将月子里需要用到的物品都准备好，以免出院之后再临时布置，手忙脚乱。

准备腹带

生产以后为了防止内脏下垂进而导致妇科病，也为了防止小腹突出，并及早恢复产前的身材，准妈妈需要准备两三条腹带。这种腹带宽度为30～40厘米，长度可绕腹部1～2周，为产妇专用。

准备坐月子的衣物

新妈妈坐月子多半时间在室内，要为自己准备几套棉质睡衣和软底鞋，方便在家穿着。为了防止寒从脚入，还要准备几双棉袜，做足保暖的工作。当然还要为宝宝的哺乳做准备，准妈妈这时要多备几只新胸罩，还可以买几个乳垫。如果是夏天坐月子，记得为自己也备上一瓶爽身粉，让夏天过得更清凉舒适。

确定照顾衣食起居的人

新妈妈体虚，在坐月子时一定要好好休息，这一段时间内不要进行体力劳动，也不要过于操心费神。这就需要早点确定能够照顾新妈妈的人，可以是新妈妈的婆婆或妈妈，也可以请月嫂。

储备月子里的营养品

新妈妈月子期间有一些常用的营养品，如红糖、红枣、小米、挂面、鸡蛋等，这些食物建议提前几天采购，这样一出院就可以马上做来吃，省得还要临时购买。

定好分娩的医院，做好应急准备

在选择分娩医院时，可从如下两个方面，加深对医院的了解，然后再确定是否在这家医院分娩。

首先，准妈妈应从多方面了解产科医院，衡量医院水平。通过多种渠道，了解当地多个产科医院的情况。如咨询有过生产经验的朋友、熟人或亲戚，也可以通过网络查询等，分别了解一下产科医院，以及医院的相关情况，如硬件设施、医生的技术水平、床位是否紧张、配餐、病房是否可以自由选择、紧急抢救设备或血源是否充足、能否选择分娩方法、分娩时能否家人陪伴、产后有无专人护理和剖宫产率是否很高、新生儿的检查制度是否完善、产后有无喂养专家指导等，这些都是评判一个医院医疗和服务水平高低的重要指标。

其次，准妈妈应了解自身情况，根据自身基础病的有无来选择医院。如果准妈妈有妊娠高血压综合征、妊娠糖尿病、胎膜早破等妊娠并发症，适宜在妇产专科医院分娩。准妈妈如果合并有如胰腺炎、心脏病等内外科疾病，适宜在综合医院的产科分娩，因为专科医院缺乏治疗这类疾病的医疗设备和技术力量，治疗这类疾病的药品也少。不过，如果准妈妈患有妊娠急性脂肪肝、急性重症肝炎等疾病，以及确诊有各类肝炎、梅毒、艾滋病等合并传染病，应当前往消毒和隔离条件较好的传染病专科医院产科待产。

温馨提醒

不要随意更换医院

准妈妈最好从产前检查、分娩直到产后随诊都坚持定期去一家医院。这样，医生会有准妈妈在整个孕期、临产前及分娩时各个方面的详细检查记录，对准妈妈的情况很熟悉。一旦在分娩时发生什么情况，能够相对从容地做出处理。

列好临产注意事项

临近入院待产的日子，看看以下这些事情是否都已经安排好了，考虑得越详尽越周密越好。

1. 是否将医院和医生的联系电话记录下来了。
2. 应该什么时候给医生打电话。
3. 医生和护士下班后如何能找到他们。
4. 是先给医生打电话还是直接去医院。
5. 家离医院有多远。
6. 乘坐什么交通工具去医院，多长时间能够到达。
7. 如果遇到交通拥堵，大约需多长时间到达医院。
8. 是否预先熟悉过从家到医院的路线。
9. 当一条路堵塞时，有没有其他的路可供选择。
10. 是否已经安排人时刻守护在准妈妈身边。
11. 是否将家里的事情安排好，有没有请人帮忙看家和料理家务。
12. 工作的事情是否安排好了，有没有告知上司和同事准妈妈的预产期。

勤数胎动，及时发现异常情况

孕36周后，由于子宫空间相对小，胎头入盆等因素，胎动次数较前几周减少20%～30%。

如何对胎动进行统计

数胎动时可采取任何体位，一定要思想集中，及时做好计数标记，以免遗漏。

胎动的强弱和次数，个体间的差异很大，要按准妈妈习惯感受的胎动计数。每天早、中、晚固定时间各测1小时胎动数，3次相加总数乘以4，即为12小时胎动数。

孕晚期胎动次数

一般胎动≥3次/小时、12小时胎动在30次以上为正常。胎动≤3次/小时，12小时胎动≤20次则为异常。准妈妈可将每周的胎动次数算出平均数，如果每天胎动次数大于平均数的50%，或少于平均数的30%，也为异常胎动。如果胎动频繁或无间歇地躁动，可能是胎宝宝宫内缺氧的表现。

警惕胎膜早破

胎膜早破的危害

❶ **引发早产：** 羊水流出后，子宫就会变小，不断刺激子宫收缩，这时胎宝宝若不足月就会发生早产。

❷ **引起胎宝宝宫内窘迫：** 如果脐带随着羊水流出而脱垂出来，就会引起胎宝宝发生宫内窘迫。

❸ **导致滞产：** 如果羊水流出过多，会刺激子宫发生不协调宫缩，影响产程的进展和胎盘的血液循环，导致滞产。

❹ **诱发母婴感染：** 胎膜破裂容易引发宫内感染，诱发胎宝宝吸入性肺炎和准妈妈产褥感染。

如何发现胎膜早破

准妈妈如果突然感到阴道内有液体流出，开始大量，继而少量或间断排出，当咳嗽、打喷嚏、负重时流量加大，这很有可能是破水了。但破口比较小、位置比较高，流量不多时，就比较难判断了。这时可以用pH试纸（药店和医院都可买到）蘸一下阴道流出的液体，如果试纸呈现蓝色，就可能是羊水，应尽快去医院就诊。

胎膜早破时的紧急处理

❶ 不要再来回走动，立刻平躺下来，在臀部下放置枕头，保持头低臀高的体位。

❷ 在外阴垫上一片干净的卫生巾，保持外阴的清洁，千万不可再入浴。

❸ 立即叫救护车或由家人送往医院待产。在赶往医院的途中也要采取抬高臀部的平卧姿势。

胎膜早破的预防

❶ 坚持定期做产前检查。

❷ 孕、中、晚期避免剧烈运动和过度劳累。

❸ 孕晚期停止性生活，以免刺激子宫造成胎膜早破。

❹ 多吃含铜、维生素C和胶原蛋白的食物，以增加胎膜的韧性。

⑤ 炎症是胎膜早破的主要原因之一，孕期如果发现阴道炎，应积极治疗。

做好工作交接安排

职场准妈妈所从事的工作类型决定她们在40周的孕期中工作时间长短，什么时候停止工作最好呢？太早停止工作，对自己的前途可能产生影响；要是停止得太晚，又可能会影响胎宝宝和自己的健康。

各种工作类型的准妈妈停止工作的时间

① 办公室工作：办公室工作环境相对安静清洁，危险性比较小，如果准妈妈的身体状况良好，那么可以在预产期的前一周或两周回到家中静候宝宝诞生。

② 销售人员等工作：饭店服务人员、销售人员或每天工作至少有4小时以上行走的，建议在预产期的前两到三周就离开工作回到家中待产。

③ 运动性大的工作：如果工作的运动性相当大，建议提前一个月开始休产假，以免发生意外。

进行工作交接

在离开工作岗位，准备休产假前，要在主管领导的认可下与工作代理人交接工作，这是一个很重要的环节。准妈妈要做的就是列出工作明细表，告知代理人工作中的重点及可能遇到的问题，并亲自做示范，让代理人了解你的工作脉络与流程，提前进入工作状态，这样也为自己提供了方便，万一出现早产症状，就可轻松离开。

告知同事

在休产假前，让代理人同与工作有密切联系的同事熟悉，并告知同事，代理人将在产假期间接替你的工作。这样既方便了工作的开展，也让代理人觉得很温馨。一切安排妥当之后，准妈妈就可以放心回家待产了。

温馨提醒

休产假时与单位保持联系

虽然在休产假，但准妈妈也不要断了与单位领导和同事的联系，可以偶尔跟他们通个电话，了解单位的新动态，以便再回来上班时能尽快融入。

运动以平稳和缓为原则

随着妊娠月份的增加，准妈妈肚子逐渐突出，使身体的重心向前移，背部及腰部的肌肉常处在紧张的状态，这时进行运动的目的就是舒展和活动筋骨，一定要注意安全，本着对分娩有利的原则，千万不能过于疲劳。这时的运动掌握一个总的原则就是平稳和缓，防止运动伤害。

适合的运动有哪些

体操、孕期瑜伽、棋类是此时最适合的运动项目。

这里的体操不是常见的广播体操，而是一些简单的伸展运动。比如坐在垫子上屈伸双腿，平躺下来轻轻扭动骨盆等简单动作。这些动作虽小，但是作用显著，可以加强骨盆关节和腰部肌肉的柔软性，既能松弛骨盆和腰部关节，又可以使产道出口肌肉柔软，同时还能锻炼下腹部肌肉，有利于顺产。

孕期瑜伽可不是要去挑战高难度的动作，最主要的是进行呼吸吐纳的练习，这对分娩时调整呼吸很有帮助。

棋类活动身体是静止的，可是思维是非常活跃的，既能锻炼大脑思维，又能够起到安定心神的作用。

运动的强度

这段时间运动要控制好强度。脉搏不要超过140次/分，体温不要超过38摄氏度，时间以30～40分钟为宜。不要久站久坐或长时间走路。孕6个月后，子宫及胎宝宝的重量会给准妈妈的脊椎造成很大压力，引起背部疼痛，因此要尽可能地避免俯身弯腰的运动。

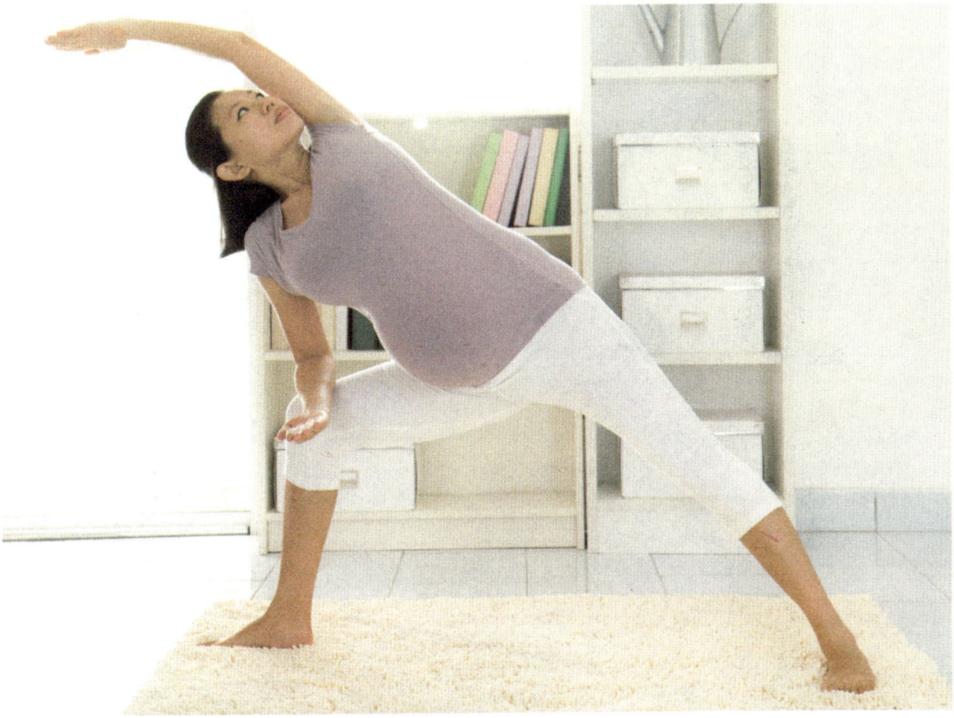

每月胎教

看电影《悬崖上的金鱼姬》

电影《悬崖上的金鱼姬》

又名：《悬崖上的金鱼公主》
影片类型：动画 / 家庭 / 冒险
时长：101分钟

5岁的宗介捡到了一个被海浪冲上岸的废玻璃瓶，里面有条受困的小金鱼，小金鱼名叫波妞，是人鱼女王的女儿，宗介把波妞带回了自己家，养在塑料桶里，他们相处得很愉快……

可爱的波妞

波妞是一个非常可爱的小金鱼，她喜欢吃火腿，喜欢小男孩宗介，喜欢将宗介曾经养过她的小水桶挎在小胳膊上，喜欢四仰八叉地呼呼大睡。

善良的宗介

宗介，他善良，为老人们做护身符；他勇敢，为妈妈他可以不畏艰险；他纯情，对波妞的感情纯如清水。在他身上，我们总可以找到自己曾经的影子。

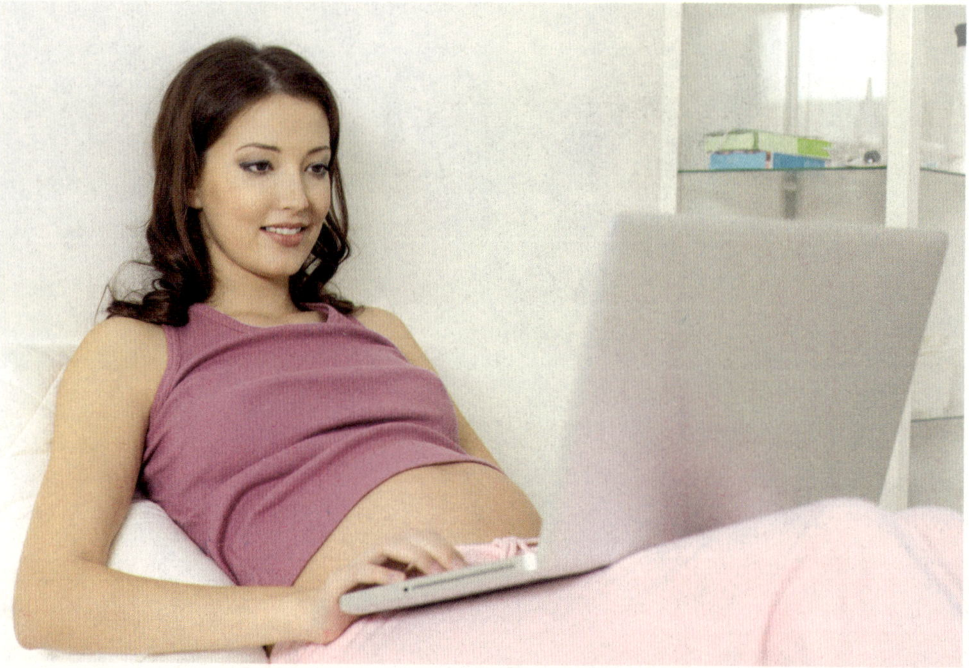

勇敢的宗介妈妈

她风雨无阻地点起家里的灯，给归航的人们点燃希望；她风雨无阻地照顾老人们，给他们温暖；她将孩子们照顾得很好；她也会对总是远航的老公要点小脾气，在丽莎身上，我们也总可以找到妈妈曾经的影子。

《悬崖上的金鱼姬》是一部能让人回到纯真童年的动画片，是小金鱼波妞为了和喜欢的人在一起而发生的故事，没有悬念，没有好人、坏人……只有简单，简单地开心，简单地难过，简单地勇敢。

看一看简单的《悬崖上的金鱼姬》吧，和胎宝宝一起品味那些简单而快乐的童年岁月。

导演宫崎骏个性语录

我不想我的电影在一年之内被人们重复地去看，因为那样的话，人们将在电视机前和电影院里耗费过多的时间，耗费那些本来可以与亲人们在一起亲近自然的时间。

——宫崎骏

听音乐《云雀》，缓解焦虑紧张的情绪

这首曲子欢快流畅，婉转动听，听起来十分愉快，胎动的时候随时拿出来给胎宝宝听，若是喜欢，在以后的几个月里也可以重复听这一首曲子，这对于培养胎宝宝的音乐细胞是很有帮助的。

听的时候，不妨打开窗子，呼吸着新鲜空气，想象你和胎宝宝正置身于一片群鸟共鸣的森林中，然后打开音乐，与胎宝宝一起感受这明朗快活的旋律。

欢快歌唱的精灵——《云雀》的故事

《云雀》是奥地利著名作曲家海顿的D大调弦乐四重奏，海顿对弦乐四重奏情有独钟，这首曲子由两把小提琴和中提琴、大提琴组合演奏，四声部均衡搭配，就如人们之间愉快的交谈。

乐曲一开始小提琴轻快的旋律就令人想起云雀的欢快婉转的啼唱声，快乐的旋律一直持续到乐章终了，一路明朗快活。海顿的曲子很多都是没有标题的，后来别人根据曲中的特色而赋予了一些外号，《云雀》就是这样来的。

海顿和他的音乐

海顿身材粗笨矮小，相貌也不大好看，可尽管这位音乐大师其貌不扬，却十分善良、纯朴、幽默和平易近人，他的好友如莫扎特、贝多芬，以及他的崇拜者们都亲切而风趣地称他为“海顿爸爸”。

海顿的性格也在音乐中得到十分明显的体现，其音乐风格热情、典雅，充满了欢

乐、幸福、和平，就像优美的田园诗一样，歌颂大自然，歌颂生活，他的乐曲中充满了愉快而别致的情趣。

欢乐时刻，脑筋急转弯

脑筋急转弯是特别好玩的游戏，在这个游戏中没有复杂的操作，但是却趣味无穷，你要多动动脑才能玩得转，并且在玩转之后通常都会会心一笑，心情随之也更好了。

1 有一坛酒埋在地下过了一千年,结果他变成了什么？——**酒精。**

2 有一只猪，它走啊走啊，走到了英国,结果他变成了什么？——**Pig。**

3 蝴蝶、蚂蚁、蜘蛛、蜈蚣,他们一起工作,最后哪一个没有领到酬劳？——**蜈蚣，因为无功不受禄。**

4 动物园里大象的鼻子最长,那第二长的是谁呢？——**小象。**

5 哪种水果视力最差？——**芒果。**

6 小强为什么能用一只手让车子停下来？——**打的。**

7 如果有一辆车,司机是王子,乘客是公主,请问这辆车是谁的呢？——**如果的。**

8 金木水火土，谁的腿长？——**火腿肠。**

9 一元钱能买多少头牛？——**能买到九十头呢，因为“九牛一毛”。**

10 1加1等于什么？——**王，因为一+一。**

11 为什么大雁秋天要飞到南方去？——**因为用走的就太慢了。**

12 小红和小丽是同学，也住在同一条街，她们总是一起上学，可是每天一出家门就一个向左走，一个向右走，这是怎么回事呢？——**因为小红和小丽家是相对的。**

13 Who is closer to you， your mom or your dad？（爸爸和妈妈谁和你更近？）——**Mom is closer because dad is father.［“father”（父亲）与“farther”（更远）发音相近］。**

14 What fruit is never found singly?（什么水果永远不会是单个的？）——**A pear.［“pear”（梨）音同“pair”（一对）］。**

15 Why are young men unwilling to date the daughter of the Fortunes?（年轻人为什么不愿意和福琼家女儿约会？）——**Because she is Miss Fortune.［“Miss Fortune”（福琼小姐）音同“misfortune”（不幸）］。**

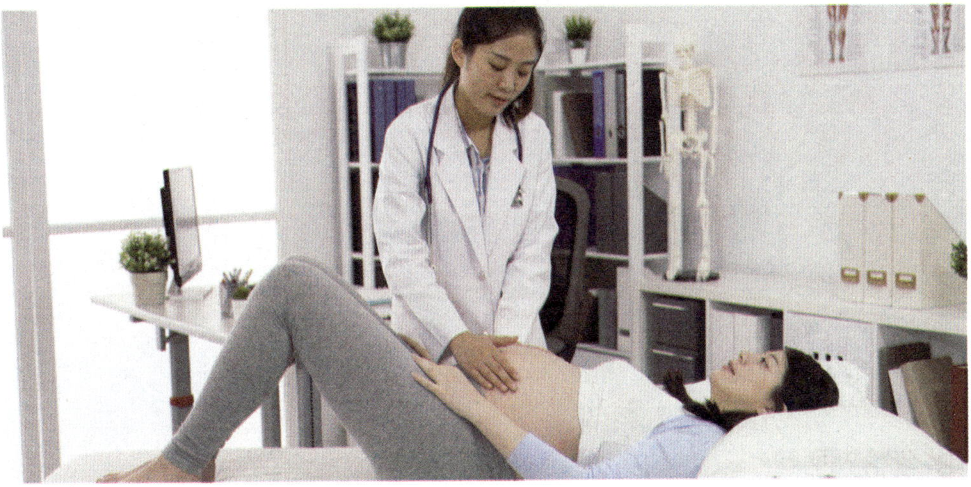

本月产检

测量骨盆，判断能否顺产

测量骨盆的意义

分娩的快慢和顺利与否，都和骨盆的大小与形态是否异常有密切的关系。

狭小或畸形骨盆均可引起难产。胎宝宝能不能通过骨盆而顺利娩出，既与骨盆的大小有关，也和胎宝宝的大小有关。为了弄清骨盆的大小和形态，了解胎宝宝和骨盆之间的比例，产前检查时要测量骨盆。

怎么测骨盆的大小

骨盆的大小是以骨盆径线大小来表示。骨盆的大小与形态，因各人的身体发育情况、营养状况、遗传因素及种族差异而不同。

骨盆的大小与形态都很重要。骨盆形态正常，但各条径线均小于正常径线最低值2厘米以上，易发生难产。若骨盆形态轻微异常，但各径线均大于正常低值径线，则可能经阴道顺利分娩。

如骨盆外测量各径线或某径线异常，应在临产时行骨盆内测量，并根据宝宝大小、胎位、产力选择合适的分娩方式。

温馨提醒

骨盆测量时间各医院不同

大多数医院在妊娠28～34周进行骨盆测量，也有的医院在初次产检时就测量。

孕10月，你好，我的宝贝

胎儿每周发育

第37周

现在胎宝宝的重量大约3 000克，头臀长35厘米左右。不过这也因人而异，只要胎宝宝的体重超过2 500克就算正常。通常从B超推算出来的胎宝宝体重，比仅从母腹大小判断出来的要准确一些。有时医生的判断与实际体重相差较多，但只要胎宝宝发育正常，不必太在意他的体重。

此时由于胎宝宝几乎占满了整个子宫空间，所以活动频率有所下降，不过，仍可以感觉到他的大动作。胎宝宝在母腹中的位置在不断下降，部分胎毛已经褪去，其余的出生后才脱落。

第38周

这一周胎宝宝可能已经有3 400克重了，头臀长也得有36厘米了，是个大宝宝啦。

他的头在妈妈的骨盆腔内摇摆，因为周围有骨盆的骨架保护，是很安全的。这样的方式也为他腾出了更多的地方长他的小胳膊、小腿、小屁股。

大部分胎宝宝这时应该是长了头发，有1～3厘米长。有些胎宝宝的头发又黑又多，有的又稀又黄，当然也会有些胎宝宝一点头发都没长，除了营养因素外，遗传也是重要原因之一。

胎宝宝身上大部分白色的胎脂逐渐脱落、消失，皮肤变得光滑。这些物质及其他分泌物随着羊水一起被吞进胎宝宝肚子里，贮存在他的肠道中，变成黑色的胎粪，在他出生后的24小时内排出体外。

第39周

这周出生的胎宝宝就已经是足月儿了。

他现在的体重应该已有3 200～3 500克，不过现在体重在3 500克以上的新生儿很常见，有些甚至达到4 000克。这跟人们营养状况的改善有很大关系。一般情况下男孩的平均体重比女孩的略重一些。如果此时还未出生，胎宝宝现在还在妈妈肚子里继续长肉呢，这些脂肪储备有助于他出生后的体温调节。

到此时为止，这个小家伙的身体各部分器官已发育完成啦！他小小的肺部是最后一个成熟的器官，要在出生后几个小时内才能建立起正常的呼吸模式。

准妈妈还会发现此时胎宝宝在肚子里安静得多了，不太爱活动了。因为此时他的头部已固定在骨盆中，他更多地将会是向下运动，压迫准妈妈的子宫颈，想把头伸到这个世界上来。

你的小宝宝现在已经准备好向这个世界报到了，年轻的爸爸妈妈，你们准备好了吗？

第40周

这一周是大多数宝宝降生的时刻，不过真正能准确地在预产期出生的婴儿只有5%，提前两周或推迟两周都是正常的。如果推迟两周后还没有临产迹象，那就需要采取催产等措施尽快生下宝宝，否则宝宝过熟也会有危险。

怀孕第40周的胎宝宝头臀长约37厘米，体重3 600克左右。他身体显得更大，并蜷曲着，子宫内的空间越来越小。

大脑发育已经完善，眼睛活动协调，视力增加。胸廓饱满、皮下脂肪沉积、肢体强壮，皮肤变得柔软光滑，大部分胎脂脱落，胎毛几乎完全脱落。小肠中有一些消化道的分泌物，加上胎毛、色素及一些脱落的细胞，称之为胎便，正常情况下，在出生后24小时内排出。肾上腺会在最后几周内分泌大量的激素来帮助肺泡发育，为出生做准备。女宝宝外生殖器发育良好，男宝宝睾丸已经下降至阴囊内。

准妈妈身体变化

体重仍在增长

怀孕最后一个月体重还在继续增长，这是准妈妈在为胎宝宝提供营养和为自己分娩积蓄力量，不过千万不要让增长失控哦。

皮肤变粗糙

准妈妈这时候都不太愿意照镜子了，一来是身材变得更臃肿了，二来皮肤似乎也没有以前好了。准妈妈的脸会变得暗沉，有些还会发黄，早没了以前的水灵，不仅如此，毛孔也变大了，皮肤变得粗糙起来，有些准妈妈脸上和背上还会长痘痘。不用担心，妊娠结束后这些现象都会消失的。

妊娠线更明显

准妈妈肚子上的妊娠线会越来越明显。其实这条线就是一道颜色比较深的纹路，甚至长出体毛。不仅是这一条线，准妈妈全身的汗毛都会比以前要重且长。

手指肿胀

几乎所有的准妈妈在妊娠期都会出现手指肿胀的现象，这是妊娠期特有的，不用过于担心。

准妈妈需要了解的妊娠知识

国外准妈妈的精神放松法

放松精神的方法有很多，有的准妈妈喜欢用调节呼吸的方法来放松，有的准妈妈则喜欢用冥想来放松自己，还有的准妈妈可能习惯用看书的方式来放松，一起来看看国外的准妈妈们是怎么放松自己的吧。

日本准妈妈的插花法

日本的准妈妈喜欢选择插花或是有关盆景制作的精神放松法，开始前，她们会在一间灯光柔和的房间里，尽量地放松自己，使身体和精神达到稳定的状态。这些手工胎教能协调和舒缓准妈妈的情绪，促进宝宝健康成长。

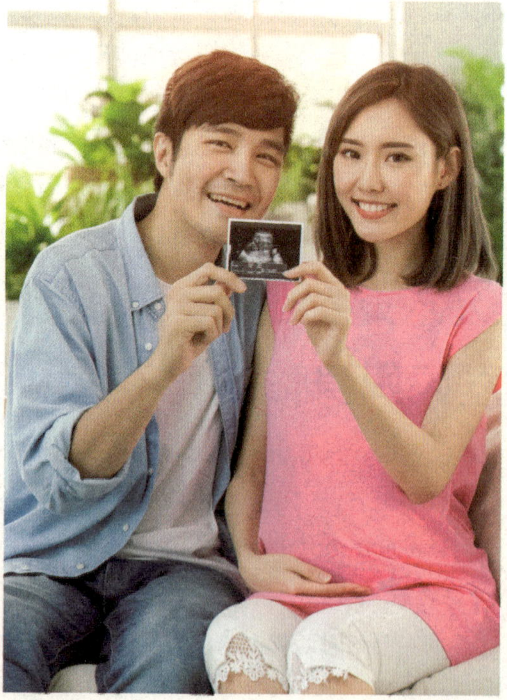

俄罗斯准妈妈的歌唱法

俄罗斯的准妈妈在专家倡导下，开创了语言胎教和音乐胎教的“结合体”，她们将要对胎宝宝说的话唱成歌曲给胎宝宝听，以达到身心的愉悦，以及取得更好的胎教效果。这些“准妈妈之歌”大多取材于著名诗歌，充满童真，歌词中既有类似“世上只有妈妈好”的内容，也包括了小朋友做游戏的情节，还包括天气、四季和动植物知识。

剖宫产

剖宫产的过程

第一步：消毒。医生使用消毒液轻擦准妈妈腹部，并用消毒液清洗阴部。

第二步：麻醉。局麻或椎管内麻醉，准妈妈仍然是清醒的。如果情况有些复杂，医生还可能采取全身麻醉的方式。

第三步：做切口。麻醉药起效果，医生会在准妈妈的下腹部切一开口，刚好在阴毛线上面。准妈妈若此时是清醒的，可以感受到被“切开”的感觉，但不会感觉疼痛。随后会在子宫上做第二个切口，羊膜囊被打开。如果羊膜囊术前还没有破裂，采用吸引器吸尽羊水。

第四步：取出宝宝。在助手挤压产妇子宫时，医生会用手或接生钳将宝宝抱出来。宝宝被抱出来后，医生会剪断脐带，然后将胎盘拿出。

第五步：缝合伤口等后续工作。医生在检查妈妈的生殖器后，对伤口进行缝合。随后，医生会通过肌内或静脉给妈妈注射一剂催产素，帮助子宫收缩和抑制流血。

手术前注意事项

剖宫产手术前8小时内不要进食，并做好自身清洁，保证充足的睡眠，训练床上排尿的习惯以防术后出现尿潴留。

为医生提供有效讯息

在局部麻醉下行剖宫产手术时，医生或护士一般在术中都要问准妈妈一些问题及自身的感受。准妈妈在回答问题时要清楚、认真、如实反映真实的感受，不能因怕疼而夸大感受，也不能因紧张所答非所问。因为准妈妈提供的讯息决定着医生对病情和用药量的判定，若讯息不正确，会影响到手术的顺利进行。

无痛分娩

无痛分娩是主要利用药物麻醉来减轻或解除产妇的痛苦，是既止痛又不影响产程进展的一种分娩方式。每个人对疼痛的感觉都不同，无痛分娩是通过精确定量地给予镇痛药物，把分娩疼痛降到最低，但不是完全无痛。据统计，85%的产妇做完无痛分娩后完全不痛，12%的产妇有适当程度的缓解，但是有3%的产妇仍然感到很痛。

无痛分娩不会伤害到宝宝

实行无痛分娩是以维护母婴安全为最高原则的，无痛分娩的麻醉药物浓度远低于一般手术如剖宫产的麻醉剂量，且经由胎盘吸收的药物量微乎其微，对宝宝并无不良影响，更不会影响其大脑健康。

若是选择无痛分娩，尽早申请

一旦决定要做无痛分娩，即可向护士或自己的主管医师提出申请，医护人员就可尽早与麻醉科医师联系，安排最佳的时间进行治疗。这一申请越早提出越好，甚至入院时就可提出要求。不要等到产程进展多半，实在无法忍受痛苦时才提出。

不适合无痛分娩的准妈妈

❶ 产前出血、低血压或患有败血症、凝血功能障碍，及有心脏病或心脏功能不全的准妈妈。

❷ 背部皮肤感染、腰部感染、腰部有外伤或患有脊柱畸形、神经系统疾病的准妈妈。

❸ 持续性宫缩乏力，使用催产素点滴后仍无明显变化的准妈妈。

❹ 胎位不正、前置胎盘、胎心不好、羊水异样、产道异常、胎宝宝宫内缺氧等。

温馨提醒

无痛分娩可能会出现的问题

施打麻醉药的过程中若硬脊膜穿破，可能会引发头痛。如果准妈妈凝血功能有问题，会形成血肿压迫神经，可能导致下肢瘫痪。

自然分娩

自然分娩对妈妈的好处

❶ 胎宝宝经阴道自然分娩时，腹部的阵痛会刺激垂体分泌一种叫催产素的激素，这种激素不但能促进产程的进展，还能促进产后乳汁的分泌，甚至在促进母子感情中也起到一定的作用。

❷ 自然分娩损伤小、出血少，产后会立刻觉得十分轻松，很快能下地活动，饮食、大小便等日常生活也很快能恢复正常，可以有充沛的精力照顾新生宝宝。而且住院时间短，产后最多3天就能出院，并能及早进行锻炼，有利于体形的恢复。

自然分娩对宝宝的好处

❶ 自然分娩时有规律的子宫收缩会促使胎宝宝肺部迅速产生一种叫做肺泡表面活性物质的脂蛋白，使宝宝出生后肺泡弹力足，容易扩张，能很快建立自主呼吸。同时，胎宝宝经产道的挤压，呼吸道里的黏液和水分都被挤压出来，可有效预防新生儿吸入性肺炎和新生儿湿肺的发生。

❷ 经阴道自然分娩时，胎宝宝有一种类似于“获能”的过程，它能帮助宝宝从母体获得一种免疫球蛋白（IgG）抗体，出生后机体抵抗力增强，不易患传染性疾病。

❸ 胎宝宝在经过产道时会主动参与一系列适应性的转动，这会增加他皮肤及末梢神经的敏感性，为日后身心协调发育打下良好的基础。

临产前会出现的征兆

准妈妈要特别注意一些预示分娩即将开始的征兆，以免到时候不知所措。

见红

分娩前24～28小时，子宫颈口开始活动，子宫颈内口附近的胎膜与该处的子宫壁分离，毛细血管破裂，经阴道排出少量血，与宫颈管内的黏液相混而排出，这种阴道流出的血性黏液便是俗称的“见红”。

见红是分娩即将开始的一个征兆。准妈妈在预产期已到，并且已有不规律宫缩的时候，应及时发现这种征兆。若发现靠阴道口的内裤处有潮湿不适的感觉时，应立即查看内裤上有否血性分泌物，如有应刻不容缓地去医院，以防不测。

若阴道只是流出少量淡淡血丝，准妈妈可留在家中观察，不要过度操劳，避免剧烈运动。如果流出鲜血，超过月经量，或伴有腹痛，就要自行入院就诊。

破水

临近分娩时子宫收缩加强，子宫腔内压力增高，使得羊膜囊破裂，囊内清亮淡黄的羊水流出。一般破水后很快就要分娩了，这时立即让准妈妈取平卧姿势送往医院分娩，千万不要直立或坐起，以免脐带脱出，造成严重后果。

腹痛

一般在临产前2周左右，准妈妈会出现不规则的肚子发紧和疼痛的感觉，这是子宫收缩。这种子宫收缩不规则，一般不超过半分钟，休息后可以减轻或停止，这被称为“假临产”。如果腹痛逐渐增强，持续时间延长，间隔时间越来越短，腹痛一阵紧过一阵，就预示着快临产了。

临产的征兆像见红之类的非常明显，也无法忽视，但是还有些不明显的征兆，同样不能忽视。

阴道分泌物增加

孕期黏稠的分泌物累积在子宫颈口，由于非常黏稠，平时就像“塞子”一样，将宫口堵住。而临产时，子宫颈胀大，这个“塞子”就不起作用了，分泌物就会流出来。这种现象多在分娩前数日或在即将分娩前发生。

感觉胎宝宝要掉下来了

这是胎宝宝头部已经沉入妈妈骨盆的一种反应。这种情况多发生在分娩前的一周或数小时。

水样液体流出或呈喷射状

若出现水样液体的涓涓细流或呈喷射状从阴道流出，这表示羊膜破裂，称“破水”。这种现象多发生在分娩前数小时或临近分娩时。

有规律的痉挛和后背痛

这种有规律的痉挛和疼痛是子宫交替收缩和松弛所致。由于子宫颈的胀大和胎宝宝自生殖道中产出，疼痛是必然的。随着分娩的临近，这种收缩会加剧。这种现象只是发生在分娩开始时。

熟悉自然分娩的三大产程

第一产程的特点

第一产程为活动期，此时子宫颈扩张从4～5厘米持续进展至10厘米。初次生产的妈妈需经历16～18小时。此时由于产程进展较快，子宫颈变得较薄和软，子宫颈扩张时产生较少阻力，子宫收缩较强，且持续时间更长，平均3～4分钟规律收缩一次。

第一产程中准妈妈的感觉

通常此时期产程进展会越来越快，子宫收缩非常强烈，这时相当痛。通常子宫颈扩张接近10厘米时为疼痛最高点。这时准妈妈可能会发生冷热发抖、恶心、直肠不适、无法掌控行为和情绪、恐惧，有时甚或会喃喃自语进入自我封闭的状态，对外界刺激毫无反应等。

第一产程准妈妈做些什么

此时，准妈妈要保持精神愉快，思想放松。可以做深慢、均匀的腹式呼吸，每次宫缩时深吸气，同时逐渐鼓高腹部，呼气时缓缓下降，可以减少痛苦。除非医生认为有必要，不要采取特定的体位。只要能让自己感觉减轻阵痛，就是最佳体位。同时要及时补充营养和水分，尽量吃些高能量的食物，如粥、牛奶、鸡蛋等，多饮汤水以保证有足够的精力来承担分娩重任。

第二产程的特点

子宫颈口全开以后，就进入第二产程。这时胎头会慢慢往下降，产妇会感到疼痛的部位也逐渐往下移。胎头逐渐经由一定方向的旋转调整下降，最后娩出。第二产程通常持续0.5～3小时。

第二产程中准妈妈的感觉

这阶段疼痛稍微缓减一些，但宫缩频率越来越密集，宫缩时间越来越长。当胎宝宝下降时，胎头压迫到骨盆，准妈妈会感到有想向下用力的冲动，像解大便一般。当胎头出来时，准妈妈会阴部位会有灼热感和延展的感觉。胎宝宝完全娩出后，剪断脐带，第二产程就顺利结束了。

第二产程如何与医生配合

宫口开全后，准妈妈要注意随着宫缩用力。宫缩时，两手紧握床旁把手，先吸一口气然后憋住，接着向下用力。在宫缩间隙，注意休息、放松，少喝点水，准备下次用力。当胎头即将娩出时，要密切配合接生人员，避免造成会阴严重裂伤。

第三产程的特点

第三产程是指从宝宝出生到胎盘娩出这段时间，等宝宝产出后将脐带分离，再等胎盘自行剥落或协助排出。第三产程通常于15分钟至半小时完成。

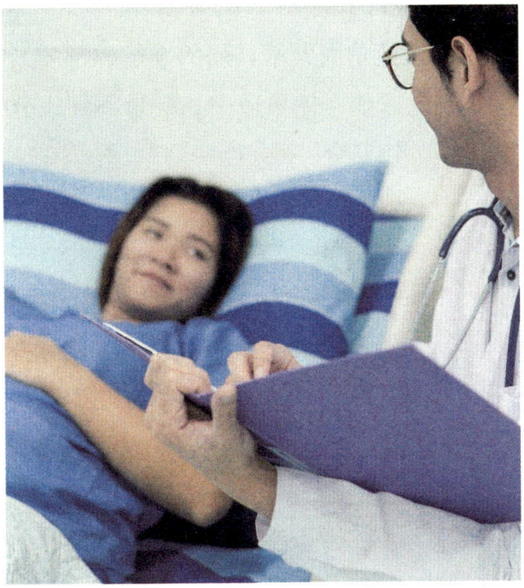

第三产程准妈妈需要做什么

胎盘娩出后，分娩基本结束。这时妈妈会感到一阵轻松，可以在产床上稍微休息一下，但千万不要睡着了，因为此时母子间需要有肌肤接触，这种肌肤接触的模式，对于孩子日后身心发展和母子感情的维持是相当重要的。

温馨提醒

适时运用拉梅兹呼吸法

进入分娩程序，准妈妈在孕期练习过的拉梅兹呼吸法就可以派上用场了。注意在产程的不同阶段，运用相应的呼吸方法，避免紧张造成混乱。

超过预产期2周为过期产

约10%的准妈妈在妊娠大于42孕周时分娩，这被称为“过期产”。过期产不属于正常分娩的范围，会给宝宝带来不良影响。

过期产的危害

胎盘老化：过期妊娠的胎盘常有退行性改变，俗称“胎盘老化”。主要表现为胎盘血管梗塞，闭锁不通，造成胎盘血流量减少，使胎宝宝生长发育必需的血氧和营养物质供应减少，导致胎宝宝营养不良和宫内缺氧。如果胎盘功能进一步衰退或临产时的宫缩较强等，都会引起胎宝宝明显缺氧，发生宫内窘迫，甚至导致胎死腹中。

影响新生儿发育：过期产宝宝出生后大多身体瘦小，皮下脂肪缺乏，皮肤干燥多皱褶，犹如一个小老头，医学上称为“过熟儿”。过熟儿不仅发育差，而且还易发生新生儿脱水、低血容量、低血糖及代谢性酸中毒等并发症。出生后，新生儿窒息的发生率也高，是足月妊娠新生儿的2～4倍。

超过41周就应结束妊娠

建议凡孕周大于41周的准妈妈都应及时到医院引产，结束妊娠。妊娠41周的胎宝宝发育已成熟，体重适中、颅骨不硬，分娩过程中发生难产、颅内出血等产伤的可能性很小，较安全。

温馨提醒

大部分准妈妈没有在预产期分娩

在自然临产的准妈妈中，仅5%左右正巧在预产期分娩，85%左右在预产期前后两周内分娩，这都属于正常范围。

给胎宝宝保存脐带血有必要吗

脐带血中富含的干细胞是具有自我复制和多项分化潜能的原始细胞，是机体的起源细胞，是形成人体各种组织器官的组织细胞。通过移植进入人体后，干细胞不仅可以分化为红细胞、白细胞和血小板，而且还可以跨系统分化为多种组织器官的细胞，可以对病变、衰老损伤的组织器官进行修复或替代。

从目前临床应用来看，脐带血造血干细胞移植对治疗白血病、再生障碍性贫血、重症免疫缺陷病等疾病均有很好的疗效。

是否要保存脐带血

脐带血造血干细胞库是专门提取和保存脐带血造血干细胞，并为患者提供查询的特殊医疗机构。因为脐带血必须立即处理，否则就会废弃。

与感冒等常见疾病相比，血液病的得病率低，因此脐带血真正发挥作用的也只有有限的几例。而自留脐带血使用权归存储者所有，不会被用来给公众做配型的，自体库内个人保存的大量可用的脐带血造血干细胞可能永无用武之地。这样会出现自体库耗费大量社会资源，以及脐带血造血干细胞也可能形成极大的浪费。

因此是否保存脐带血，准妈妈和家人事先要做好决定。

脐带血怎么保存

脐带血可以保存在脐带血造血干细胞库里。在脐带血造血干细胞库里，脐带血经过检测、分离、制备等多道医学工序，冷冻在零下196摄氏度的超低温液氮中，一般可保存20年。

了解顺产的4大条件

能不能自然分娩，取决于几个条件。

产力

准妈妈需要一种把胎宝宝逼出来的力量，即医学上所说的“产力”。产力有节律性、对称性、极性和缩复作用。这些特点能让子宫下段、子宫口和阴道慢慢地、被动地扩张开大，让胎宝宝平安娩出。一般来说，产力在孕晚期就已经出现，临近预产期出现的频率更多。

产道

产道就是胎宝宝从阴道娩出的通道，它包括骨产道和软产道。

软产道是由子宫下段、子宫颈、阴道及盆底软组织构成的弯曲管道，通常是紧闭的。分娩时，由于强有力的宫缩以及胎头下降的挤压，软产道被动地、慢慢地扩张大，当扩张达到直径10厘米时，胎宝宝就可以顺利通过。

骨产道是通常说的“产道”，即骨盆，是一个8～9厘米深，形态不规则的椭圆形弯曲管道，管道中间还有两个坐骨结节，胎宝宝只能从二者中间通过。两个坐骨结节的距离平均为10厘米，所以，大脑袋的胎宝宝就容易被卡住。

胎宝宝条件

胎宝宝的身体大小及胎位，是自然分娩中非常重要的因素。

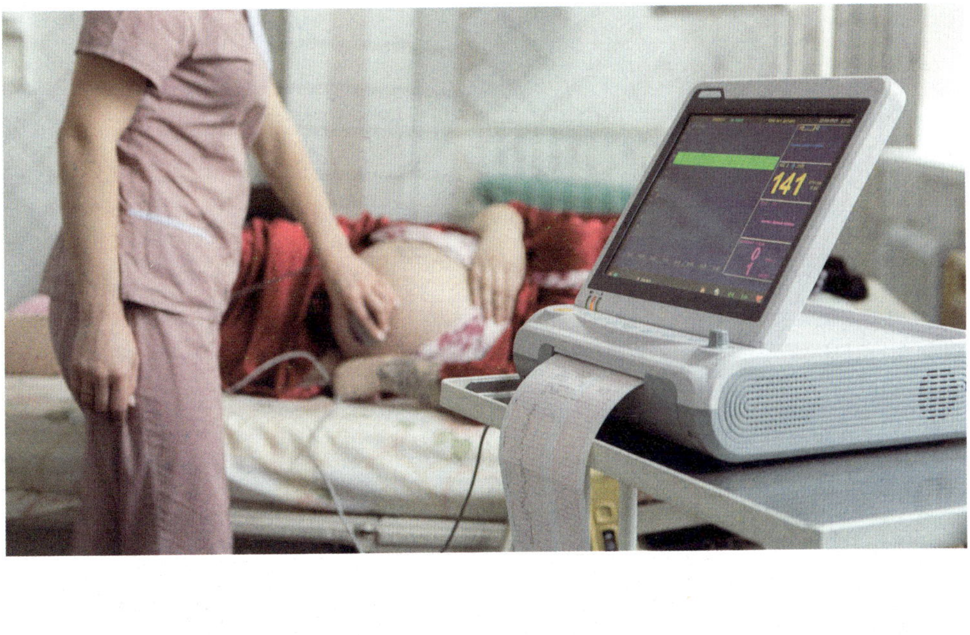

一个足月的胎宝宝的双顶径为91~93毫米，而骨盆中最窄径线宽度约为100毫米。如果胎宝宝的双顶径近于100毫米时，通过产道时可能比较困难。一般来说3 000~3 500克的胎宝宝顺利通过骨盆是没什么问题的，若胎宝宝的体重大于4 000克，通过骨盆就会有一定难度。

有些胎宝宝位置不对，如仰面朝天、屁股或腿朝下，或头部不紧贴胸部等等，在产道里不能及时转动以适应产道，可能会被卡住而影响娩出。

准妈妈的精神因素

精神因素的好坏可以直接影响大脑皮质神经中枢命令的传送，使产力过强或过弱，直接影响胎宝宝的下降及转动，使产程进展缓慢。焦虑紧张会影响准妈妈的情绪、消耗准妈妈的体力，让她对疼痛的敏感性增加，使大脑皮质神经中枢指令的发放紊乱。

分娩时可能遇到的尴尬事

分娩时除了努力配合产程外，还可能要应付一些不经意的尴尬事，我们在这里将它们列出来，希望能让准妈妈有一些思想准备，知道一切都很正常。

尴尬1：“遭遇”男医生接生

“遭遇”男医生接生有些不可避免，大部分准妈妈都会觉得非常难为情，但在医生眼里，这些是工作，是一件严肃的事，也习以为常，他们只会以医学的角度看待准妈妈，所以准妈妈要尽快调整心态。

尴尬2：被要求脱光光

进入待产室前，护士会为准妈妈做“备皮”，即在肚子和大腿上部涂上肥皂液，然后剃除那些部位的体毛，为了方便，护士通常会要求准妈妈脱掉裤子，直至手术完成。

尴尬3：抑制不住地发抖

身体抑制不住地颤抖，牙齿发出咔嗒咔嗒的声音，这种现象通常发生在胎宝宝血型与自己不一致的准妈妈身上，并不是因为感到冷，而是分娩时胎宝宝的血会有极少量融入准妈妈的血液中，令准妈妈出现颤抖、哆嗦、打冷战的现象。

尴尬4：会制造一些尴尬的声音

胎宝宝降生过程中会促使一些气体和大便从肛门被迫排出，通俗地说就是：你可能会在产床上放屁或大便，尤其是进行麻醉后，由于括约肌丧失知觉，这种情况更有可能发生。不过，这只是人体器官一种正常的运动，如果真的发生了这样的事，准妈妈也不用感到难堪和不好意思，这完全是正常的反应。

孕期饮食与营养

不需要刻意增加饮食量

胎宝宝的大脑、骨骼、血管、肌肉都在此时完全形成，各个脏器发育成熟，皮肤逐渐坚韧，皮下脂肪增多。若准妈妈营养摄入过多，会使胎宝宝长得太大，容易在出生时造成难产。饮食量也不需要刻意地增加，按照以前的饮食结构就已经足以为胎宝宝提供足够的营养，不用担心他会营养不足。

饮食以量少、丰富多样为主

准妈妈此阶段的饮食最好以量少、丰富多样为主。建议采取少吃多餐的方式进餐，适当控制进食的数量，特别是高蛋白质、高脂肪食物，防止血压升高。饮食的调味宜清淡，少吃过咸的食物，每天的盐量应控制在6克以下，不宜大量饮水。

多吃体积小、营养价值高的食物

准妈妈应选择体积小、营养价值高的食物，避免吃体积大、营养价值低的食物，以减轻胃部的胀满感。

注意摄入足量的钙和维生素，保证足够的优质蛋白质和必需脂肪酸。尿蛋白高的准妈妈应限制蛋白质、水分和食盐的摄入，多吃植物油，要多吃含有优质蛋白质的蛋、牛奶、肉类以及大豆制品等，注意营养均衡。

加强补铁满足身体需求

越临近预产期，越要注意铁元素的摄入，因为接近预产期，准妈妈和胎宝宝的营养需要量都在猛增，许多准妈妈开始出现贫血症状，而铁是组成红细胞的重要元素之一。

临近预产期如何补铁

1 多吃含铁高的食物。准妈妈要多吃含铁高的食物，如动物肝脏、瘦肉、绿叶蔬菜、菌藻类、鱼类等，饭后吃一些新鲜水果。

2 注意铁的吸收率，提高有效摄取。存在于肉类、鱼类、肝脏等动物性食物中的铁大多属于血红素铁，易被人体吸收利用，吸收率高（10%～25%）；而存在于植物性食物中的铁属于非血红素铁，吸收率只有1%。尽量多利用动物性食物补铁，提高吸收率。此外，柠檬酸、维生素C、维生素A、动物蛋白质、果糖、山梨醇能促进铁的吸收。吃含铁食物的同时，吃一些含维生素C多的水果，会使铁的吸收率提高4倍以上。

要不要继续补钙

准妈妈补钙的供给量标准

胎宝宝在母亲体内的形成需要大量的营养元素，其中对钙的需要量达到40克。中国营养学会推荐的膳食中钙的供给量标准为：孕前3个月每日800毫克，孕4～6个月每日1 000毫克，孕7～9个月每日1 500毫克。

孕晚期补钙还是不补钙

从上面的标准可以看出，准妈妈对钙的需要量随着孕期的增加而不断地增大。

孕晚期是胎宝宝牙齿和骨骼钙化的最后时期，对钙的需要量越大，如果准妈妈从饮食中摄入的钙够了，也就不建议额外补充，而且过度的补钙会造成胎宝宝头骨过硬，这样会增加从产道分娩的难度。

因此，孕晚期补不补钙，要看准妈妈的需要量和摄取量，不要把补钙单一独立出来，武断地说补还是不补。

入院待产时吃点高能量、易消化的食物

入院待产时准妈妈要怎么安排自己的饮食呢？

碳水化合物

碳水化合物在胃中停留时间比蛋白质和脂肪短，不会引起准妈妈的不适感。而且这类食物容易消化吸收，在体内的供能速度快。这类食物应稀软、清淡、易消化，如蛋糕、挂面、糖粥等。

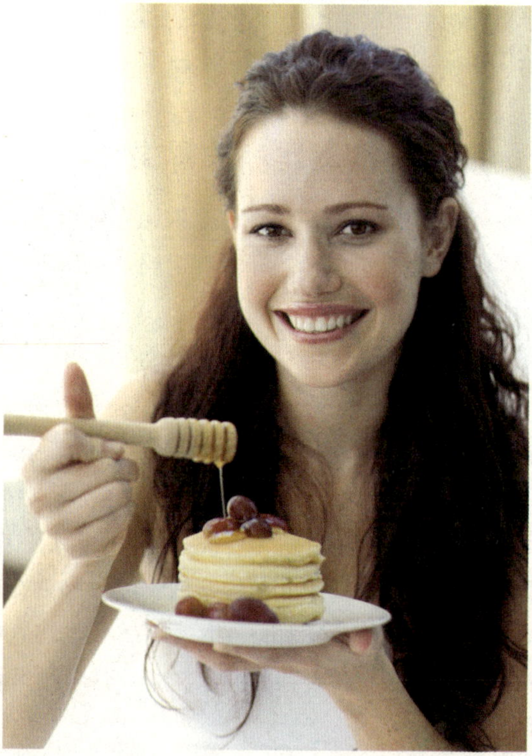

果汁菜汤等

果汁、菜汤、牛奶等流质食物，既能补充水分，又能及时供给准妈妈所需的能量。如果这些准妈妈不愿意吃，为了补充水分和能量，还可以通过输入葡萄糖、维生素来补充能量。

水果

待产时由于阵痛频发，准妈妈出汗多，体力消耗大，如果不

好好进食，容易引起脱水。这时准妈妈可以吃一些水分多的含糖水果，如西瓜、葡萄等，一方面解渴，另一方面其中的糖分可直接供应能量。

温馨提醒

待产时少吃多餐

待产的过程中吃得少没有力气承受频繁的宫缩，吃得太多又会加重胃肠道的负担，引起消化不良等。因此要少吃多餐，这样才能一直保持着较好的体力。

产前吃巧克力可以迅速补充能量

临产前正常子宫每分钟收缩3～5次，正常产程需12～16小时，总共约需消耗能量2.6万焦耳。相当于跑完1万米所需要的能量。这些被消耗的能量必须在产程中加以进补，分娩才能顺利进行。

巧克力很符合准妈妈产前的生理需要。首先，它含有能很快被吸收利用的优质碳水化合物，其被吸收利用的速度是鸡蛋的5倍；其次，它富含准妈妈产前十分需要的微量元素和维生素、钙等，可以加速产道创伤的恢复，还能促进母乳的分泌、增加母乳的营养成分。

准妈妈产前需要多补充能量，以保证有足够的力量屏气用力，顺利分娩。巧克力正能满足准妈妈的这些需求，而且它体积小，能量多，香甜可口，吃起来也很方便。准妈妈产前吃一两块巧克力，就能在分娩过程中得到能量。

孕期日常护理

与医生一起决定分娩方式

在选择分娩方式前，医院会为准妈妈做详细的全身检查，检查胎位是否正常，估计分娩时胎宝宝有多大，测量骨盆大小是否正常等。如果一切正常，准妈妈在分娩时就可以采取自然分娩的方式；如果有问题，则会建议采取剖宫产。自然分娩的准妈妈还可根据自己的需要来决定是否选择无痛分娩。

如果准妈妈要求做剖宫产，医生会先与准妈妈沟通，从医学角度给出建议。如果准妈妈仍然坚持，医生还是会满足准妈妈的要求。

最后一个月停止性生活

孕期的最后一个月应该停止性生活，避免对胎宝宝产生伤害或引起早产。

最后一个月性生活的危害

❶ 最后一个月，尤其是孕36周以后，子宫已经变得很大，对外来刺激非常敏感。性生活易引起子宫收缩，很容易使胎膜发生破裂而引起早产。

❷ 若准爸爸没有做好清洁工作或本身携带致病菌，可能造成子宫内感染，对胎宝宝和准妈妈都是十分不利的。

检查确认待产包

在即将到来的这一个月里，分娩可能随时发生，让我们再次确认一下待产包吧。

待产包里的妈妈用品

衣裤：待产到生产后出院有好几天呢，要准备好妈妈的衣裤、帽子和哺乳内衣。

卫生用品：这些东西最好是自己自带。包括：卫生纸最少2卷、产妇卫生巾1包。

洗漱用品和餐具：在医院也要保持准妈妈的清洁卫生，带好洗脸盆、牙具、毛巾、拖鞋，还要准备好饭盒。

待产包里的宝宝用品

衣物：包被、婴儿服、围嘴，这些是最基本的。

哺乳用品：奶粉、奶瓶、奶瓶消毒器等。

清洁用品：纸尿裤1包、湿纸巾2包、大浴巾和小毛巾各1条、护臀霜1支。

其他物品

证件：带齐必不可少的一些证件，包括：身份证、病历本、医保卡、母子健康手册等。

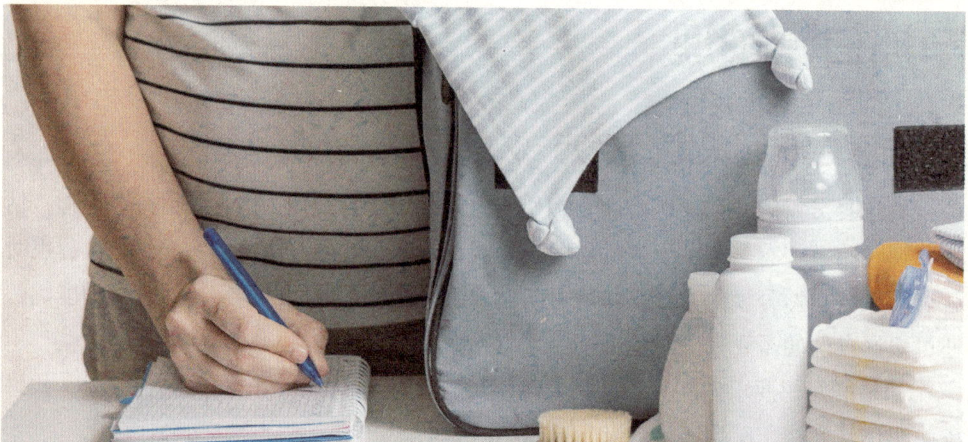

现金、银行卡：两者都需要准备，并提前了解医院的支付方式。

照相机或摄像机：为妈妈、宝宝拍照、摄像留念，要确保电量充足。

温馨提醒

待产包的整理方法

按照物品的功能分别放在不同的袋子里，如衣物放在一个袋子里，卫生用品放在另一个袋子里，便于查找，然后将它们一起装入大包。

是否需要请月嫂

照顾月子里的妈妈和宝宝并不是一件轻松的事，经济条件允许的话，可以请一个月嫂来照顾妈妈和宝宝，度过月子这个重要的一段时间。选月嫂时最好找专业的中介机构，确保信息的正确真实。还需要确保月嫂的健康状况，防止新生儿染病。此外，月嫂的性格等也应该考虑进去。

一个称心如意的月嫂需要具备哪些特征

一名合格的月嫂，首先人品要好，要对新妈妈和婴儿有一份真切的关怀，同时又要有科学正确的护理婴儿的经验，要懂得怎样帮助孩子妈妈喂奶、换尿布，处理腹痛急症，以及其他在育婴期间各种会让父母忙得不可开交的小问题。

需不需要导乐分娩

导乐大多从有生育经历的优秀助产士中选拔，经训练上岗，一对一地指导产妇分娩，为产妇进行心理疏导，帮助克服恐惧心理。她们能在关键时期以客观的态度去观察产妇，用科学的方法去指导产妇，以和善的言行去鼓励产妇，消除产妇的紧张恐惧感，帮助产妇树立正常的分娩信心。

导乐的存在，让丈夫及家属的压力减少了，可依赖导乐去帮助产妇做一切事情，从而轻松地体验产妇的分娩过程。孩子出生后，导乐还会对新妈妈进行产后伤口修补、母乳喂养和科学育儿等专业指导。

向医院预约导乐分娩

如果确认需要导乐分娩，准妈妈应该提前询问医院是否提供导乐服务，什么时候接受预约。如果医院没有导乐，可以询问是否可从其他地方请导乐，需要办理哪些手续及如何办理等。

准妈妈如何与导乐配合

准妈妈与导乐的配合非常重要，产前一定要与导乐有过深入地沟通。由于导乐是有经验的专业人士，且能够进入产房陪产，准妈妈一定要充分地相信她，在导乐的指导和帮助下，一定能够顺利地分娩。

温馨提醒

请导乐需要自费

各家医院导乐的费用都不太一样，还有一点需要提醒的是，目前导乐还没有被纳入医保范畴。

发生破水时应该怎么办

在正常情况下破水是在宫口开全前后，破水时由阴道流出一股羊水，以后还会不断地向外流出。若是在临产前12小时就破水了，这就是早期破水。

准妈妈发生了破水，千万不要慌张，尽量减少活动，取仰卧位或半坐位姿势，马上通知家人，带好医保卡、产检手册等就医证件，立即去医院。在去医院前或在就医的路上与主治医师联络，确保得到及时的处理。

如何预防早期破水

1. 注意孕期卫生，增加营养。
2. 怀孕最后一个月停止性生活。
3. 防止对孕妇腹部的冲撞。
4. 避免过度劳累。
5. 若胎位不正，请医生及时纠正。

温馨提醒

先破水还是先阵痛

一般来说，孕妇都会先有阵痛才破水，但也有没发生阵痛就破水。一旦破水应该马上就医，必须在破水后的24小时内产下宝宝，防止造成感染。

正确对待分娩，战胜恐惧

分娩恐惧造成精神紧张，使准妈妈对氧气的消耗大大增加，影响胎宝宝供氧，甚至造成胎宝宝宫内窘迫。另外，在紧张的情况下，准妈妈对疼痛更加敏感，产道的肌肉紧张不容易扩张，感受到的疼痛更加剧烈，而加剧的疼痛会造成进一步的紧张情绪，形成恶性循环。

如何正确对待分娩

❶ 学习相关医学知识，进行分娩前有关训练。准妈妈最好与丈夫一起学习有关医学知识，了解分娩全过程以及可能出现的情况，了解分娩时怎样配合医生，进行分娩前有关训练。这对减轻准妈妈的心理压力，解除心理负担大有帮助。

❷ 定期产检。准时进行产检，临近预产期时，丈夫应常陪伴左右，让准妈妈感到家人及医生为自己做了大量的工作，感到有依靠。

❸ 转移注意力，消除紧张。根据自己的兴趣做一些转移注意力的事，如散步、听轻音乐等，有利于稳定情绪，减轻产前忧虑和紧张。

❹ 进行积极的心理暗示。准妈妈可经常对自己进行积极心理暗示，在心里默念“我很健康，生宝宝时肯定顺利”“我就要见到日思夜想的宝宝了，这是激动人心的事”等。

温馨提醒

准妈妈不宜提早入院

入院后较长时间不临产，会使准妈妈心里产生紧迫感，尤其看到后来入院的产妇比自己先分娩，对心理也是一种刺激，而且入院后每件事都可能影响准妈妈的情绪。因此，在出现分娩征兆前，应安心在家中待产，除非医生建议提前住院。

缓解分娩痛苦的方法

分娩以腰部和腹部疼痛为主，下文介绍几个方法，希望能帮准妈妈缓解分娩的痛苦。

腰部疼痛

❶ 如果体力能坚持，准妈妈可以多走走，慢慢摇动骨盆，子宫收缩的次数会多些，产程也会缩短。

❷ 坐累了在床上跪一会儿。跪在床上时，臀部不要抬高，不要将腰部拱起，身体趴在棉被或枕头上。

❸ 保持背部的平直，尽量使身体前倾。这样的姿势能减轻胎宝宝对背部的压力，改善腰背的疼痛感。

腹部疼痛

❶ 轻轻地按摩小腹部。轻柔的按摩会使神经对疼痛刺激变的不那么敏感，从而缓解腹部疼痛。若胎膜已破，宫缩加强，则应卧床休息。

❷ 音乐放松法。音乐具有治疗效果，能缓解焦虑，降低心率、血压和呼吸频

率，减少去甲肾上腺素的释放，有助于加速分娩的进程。音乐能吸引准妈妈的注意力，且对呼吸有着绝好的调节作用。

③ 按摩放松法。触摸与按摩可以缓解疼痛，使身心舒爽。在分娩过程中，准妈妈所需要的按摩方式也会不断地发生变化。在分娩的初期可能需要轻柔的指尖触摸，在中晚期有力的挤压或按摩、负压、冷敷，以及热敷都会使疼痛的信号在通往大脑的传递途中受到抑制或削弱。这些按摩可以由丈夫或者是助产士来进行。

温馨提醒

携带保健按摩器

去医院待产时可以带上一个家用的日常保健按摩器，代替手来按压背部及腰部，达到舒缓疼痛的效果。

多多走动有助顺产

多走动有助顺产

别小看这一步步的走动，这样小幅度的运动能帮助准妈妈顺产哟。

此时宝宝的头部已经入盆，是一个向下的状态，准妈妈多走动可以帮助宝宝持续这样的状态，也有助于锻炼自己的体力，为分娩时积蓄产力，有助生产的顺利进行。

怀孕最后一个月，要多走动

怀孕的最后一个月，准妈妈仍然要保持运动，当然不是说要进行大汗淋漓的运动，适量的运动就好，此时推荐的运动是走动。

不是散步或者走路，是走动。哪怕就是在室内的走动就很好了。准妈妈此时身体达到最笨重的时刻，要走远路或者散步会太累，因此，在室内多走走，不要总坐着或者躺着。

温馨提醒

时刻有人陪伴准妈妈

临近预产期，准妈妈身体越来越沉重，行动也越来越不方便了，此时她非常需要身边有人陪伴。一来防止因为身体不便出现的一些闪失，如摔跤、站立不稳，或者因孕期不适而造成的突发状况等；二来有人陪伴可以照顾到准妈妈的情绪，缓解产前的压力和不适。

不宜用爬楼梯来进行锻炼

爬楼梯锻炼，不适合此时的准妈妈。

准妈妈不宜爬楼梯锻炼

爬楼梯锻炼要结合自己的实际情况。准妈妈会出现不同程度的骨质疏松，而且身体负担加重，体重增加，使得这项运动对膝关节的压力更大。偶尔爬几次楼梯也一定要掌握好速度与持续时间的关系。爬楼梯的过程中发现不适，应立即停止锻炼。

必须爬楼梯时怎么办

如果准妈妈住在没有电梯的楼房，每天必须爬楼梯的话，一定要注意脚下要踩稳当，不要着急，上下楼梯都要慢一点。上楼梯相对来说要吃力一些，可以手扶楼梯扶手，将向身体的一部分重量转移给扶手，每上一步都要踏实了再移动另外一条腿。下楼梯时，为了防止膝关节承受压力增大，应前脚掌先着地，再过渡到全脚掌着地，以缓冲膝关节的压力。爬楼梯后可对膝关节局部按摩，防止其僵硬强直。

本月胎教

减轻分娩疼痛的胎教音乐

音乐在分娩时也能起到神奇的作用，如果准妈妈在产前挑出一首最喜欢最熟悉，并且能唤起愉悦情绪的音乐，这将对缓解分娩疼痛非常有好处。

音乐疗法能镇痛

国内外都有在产房放音乐来缓解分娩疼痛的尝试，音乐疗法能使准妈妈呼吸、血压、心跳保持平稳，肌肉放松，进而调整精神状态，使注意力转移到音乐的旋律、节奏、音高及快慢上，因而分散对分娩疼痛的感应力。

不过音乐疗法要提前进行训练，以便及早挑出最喜欢、最熟悉、最能唤起愉快情绪的音乐，起到最佳的镇痛效果，你可以单纯地听音乐，也可以把音乐跟其他活动结合起来。

音乐疗法配合身体运动

在听音乐的时候，准妈妈可以在音乐的节奏中，把身体各个部位活动开，依次轻拍大腿、腰部、手臂、手腕，这同时也有助于准妈妈对分娩怀有主动和积极的心态。克莱德曼的《爱的协奏曲》比较适合与身体运动配合，当然，准妈妈喜欢的音乐才是最适合的。

音乐配合腹式深呼吸

跟着音乐的旋律和节奏，一边想象一边放松身体，然后进行腹式深呼吸，先慢慢用鼻吸气入腹部，然后再缓慢张嘴吐出，这可以帮助准妈妈进入到一种舒适的状态。巴赫的《勃兰登堡协奏曲》或者其他准妈妈喜欢的音乐都可以配合呼吸运动。

本月产检

开始每周做一次产检

第36周以后大约一周做一次产检。这时准妈妈的心要细致再细致，密切观察，随时注意自己的身体有什么“风吹草动”。

检查项目

一般从第32周开始，产检会加入胎心监护，每次约20分钟。从怀孕第37周开始，每周要做一次胎心监护，借助仪器记录下宝宝心率的变化，这是了解胎动、宫缩时胎心反应的依据，同时可以推测出宫内宝宝有无缺氧。除此之外，血压、体重、宫高、腹围、血常规、尿常规、B超等仍是例行检查项目。

重要内容

确认胎位是临产前很重要的一项检查，医生会告诉准妈妈宝宝是头位（头先露）、臀位（臀先露）还是其他异常胎位。这是确定准妈妈自然分娩还是手术助产的重要依据。

胎心监护

准妈妈应该从怀孕第37周开始每周做一次胎心监护，如有并发症，可以从怀孕第28 ~ 30周开始做。

怎样读懂胎心监护仪

胎心监护仪上主要是两条线，上面一条是胎心率，正常情况下波动在110 ~ 160次/分，一般基础心率线表现为一条波形直线，出现胎动时心率会上升，出现一个向上突起的曲线，胎动结束后会慢慢下降，胎动计数大于30次 / 12小时为正常，小于6次/12小时提示胎宝宝缺氧。下面一条表示宫内压力，只在子宫收缩时会增高，随后会保持在20毫米*汞柱上下。

做胎心监护时准妈妈要做什么准备

胎心监护不用特别准备，胎宝宝在做胎心监护时处于清醒状态最好。如果胎宝宝睡着了，也可以进行胎心监护，但结果会受到一定影响。

一次不理想可再做一次

如果一次胎心监护的结果不理想，可以适当延长时间，或者吸一下氧后再做一次。另外，做胎心监护前准妈妈要适当吃点东西，保持体力，以维持正常胎动。

---

* 1毫米汞柱=0.133千帕

Part3

0～3岁育婴指导

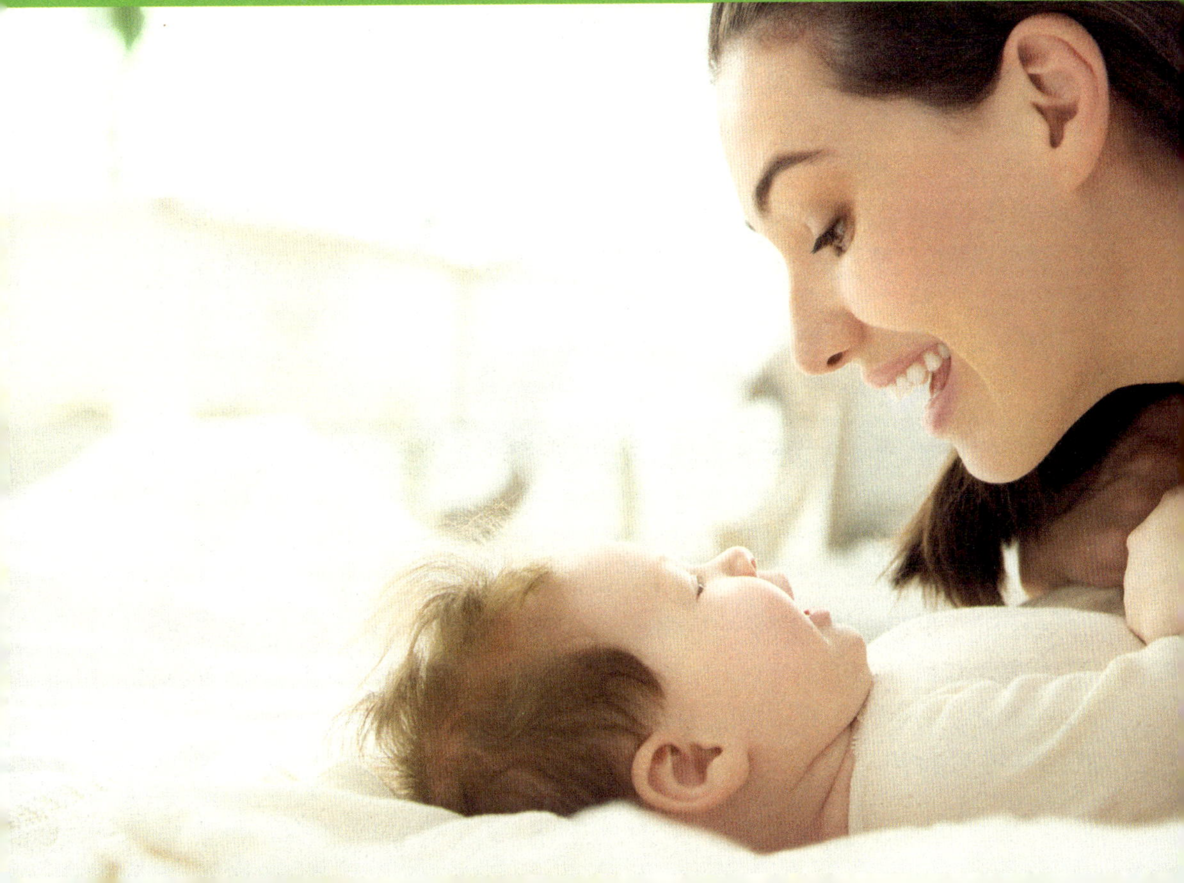

0～1个月，吃饱就睡

新生儿发育详解

第1周的宝宝

性别	身高（厘米）	体重（千克）	坐高（厘米）	头围（厘米）	胸围（厘米）
男宝宝	48.20～52.80	2.90～3.80	33.00	32.00	32.08
女宝宝	47.70～52.00	2.70～3.60	32.00	33.05	32.07

现在，新生儿的身高一般都高于47厘米，坐高则在33厘米左右。新生儿的体重一般在2 500～4 000克，如果不足2 500克，属于低体重儿，若大于4 000克则为超重，是巨大儿。低体重儿与巨大儿均需要给予特别的关照与护理。宝宝出生2~4天时，有时会发生体重下降的现象，这是因为宝宝排出胎粪损失水分而奶水吸收相对较少造成的，在7天以后，就会恢复到出生时的体重。

在本周，宝宝的视力很弱，对周围事物几乎都是视而不见的，这种状况大约要持续到1周结束。宝宝的听觉灵敏度也不高，所以正在酣睡的宝宝只有听到很大的声音时，才会突然惊醒啼哭。不过，宝宝的味觉发育已经比较完善，尤其喜欢甜味。

第2～4周的宝宝

性别	身高（厘米）	体重（千克）	坐高（厘米）	头围（厘米）	胸围（厘米）
男宝宝	52.10～57.00	3.60～5.00	37.94	38.43	37.88
女宝宝	51.20～55.80	3.40～4.50	37.35	37.56	37.00

经历出生后第1周的调整，宝宝快速适应了这个新鲜的世界，他的体重停止下降，恢复到出生时的体重。之后，体重与身高都会有暴发性的增长，体重每天都会增加20～30克，每周增加140～210克，身高每天都有1～2毫米的进展。这种状况会一直持续到出生后第6周。

宝宝的视觉也有了较大的发展，不过视力仍然较弱，4周大的宝宝的视力范围大约为正前方3米，可视范围约为90度角。此期，宝宝的眼睛已经开始注意他能看到的事物，不过注意力维持时间较短，只有几秒。当有物体急速移动到宝宝眼前的时候，他会做出眨眼睛的反射动作。宝宝的听觉进步也较大，听力可以集中而且会主动捕捉声音来源，已经能分辨出妈妈的声音。

细心的妈妈可能已经发现，宝宝的触觉开始变得敏感。如果大人给宝宝用粗糙的衣服或尿布，他会烦躁不安，甚至哭闹。另外，宝宝的味觉在本周进步也较大，能分辨出不同的味道，并且喜欢自己熟悉的味道，如一直吃母乳的宝宝不喜欢吃奶粉，而一直吃奶粉的宝宝也很难接受母乳。

温馨提醒

妈妈跟宝宝多交流

妈妈要跟宝宝多交流，宝宝可能还不能对你的行为做出反应，但他可以感觉到。经常跟宝宝交流可以让宝宝情绪稳定、安静，对宝宝将来的性格发展也有积极作用。

新生儿喂养指导

怎么喂养早产儿

母乳喂养

母乳中富有易于消化吸收的蛋白质、脂肪、乳糖，还有适量的微量元素、维生素、酶及免疫因子等，因此是早产儿的最佳食品。

人工喂养

由于早产儿的生理特点，母乳中某些微量元素（如铁、锌等）及维生素（如维生素B、维生素C、维生素D等）的供给不能保证其需求，这些营养素是保证早产儿智力体格发育所必需的，因此要及时添加这些营养素，避免造成营养素的缺乏，从而不利于早产儿智力的发育。可以使用早产儿专用配方奶粉来喂养新生儿。

半卧位慢喂

早产儿吞咽功能不完善，有时会发生吐奶及呼吸运动不协调现象，可能导致奶水逆流至咽喉部，再吸进肺部，引起吸入性肺炎，严重者会立即窒息致死。

喂养时，最好使宝宝处于半卧位，若发现溢奶，应立即将宝宝俯卧或侧卧，让口中的奶流出。吸吮力很差的宝宝，可用小匙喂养，但要注意保持奶的温度。

早产儿吃得慢，妈妈喂奶时要给宝宝一个休息时间，吃一分钟后，让宝宝停下来休息一下，等十秒钟后再继续喂食，这样可减少吐奶的发生。

根据早产儿体重喂奶

体重在1 500克以下的早产儿每1小时喂奶1次；1 500～2 000克的早产儿每2小时喂奶1次；2 500克左右的早产儿则每3小时喂奶1次。每次的喂奶量不宜多，15毫升左右即可。

新生儿的每日营养需求

一般情况下，母乳可以满足宝宝的营养需求，如果母乳不能满足宝宝的需求了，要为宝宝选择合适的奶粉加以补充。

新生儿每日所需营养

蛋白质

❶ 蛋白质的重要性：宝宝机体的每一个细胞和重要组成部分都有蛋白质的参与，蛋白质是生命构成的物质基础，而且他的不断成长就是通过蛋白质的新陈代谢实现的。

❷ 新生儿需要多少蛋白质：一般新生的宝宝每天需要的蛋白质为2～3.5克/千克体重，其中，母乳喂养的宝宝每千克体重每天需要2克蛋白质，牛奶喂养的宝宝每千克体重每天需要3.5克蛋白质。由此，可以计算得知，一个出生时体重是3千克的宝宝，如果母乳喂养，每天摄取6克蛋白质即可，如果牛奶喂养就要每天摄取约10.5克蛋白质。

能量

❶ 能量的重要性：宝宝在呼吸、心跳、吃奶、消化、啼哭，甚至睡觉时都在消耗能量，能量是宝宝一切活动的能量供给。

❷ 新生儿需要的能量量：宝宝每千克体重每天需要的能量量是100～120千卡，妈妈可以计算一下，即一个出生时体重为3千克的宝宝每天需要的能量量是300～360千卡。

脂肪

❶ 脂肪的重要性：脂肪可以为宝宝提供能量，而且脂肪中还含有脂肪酸，其中一些必需脂肪酸能促进宝宝智力发育。但是，母乳与牛奶中的脂肪酸含量是不同的，母乳中脂肪酸占51%，牛乳中的脂肪酸占34%。

❷ 宝宝每日需要的脂肪量：新生儿每天需要摄入的脂肪量应为15～18克。

碳水化合物

❶ 碳水化合物的重要性：碳水化合物在构成宝宝机体重要部分的同时，还参与宝宝的新陈代谢，并能转化成能量，宝宝所需的大部分能量都由碳水化合物转化而来。

❷ 新生儿需要的碳水化合物量：碳水化合物的摄入应该占到能量的50%。一个出生时体重为3千克的宝宝每天需要摄入的碳水化合物量的是45克。

其他营养素

矿物质：新生儿需要每天摄入钙400～600毫克，铁10微克。母乳与牛奶中的钙含量都较高，但宝宝对母乳和牛奶中的钙吸收率是不同的，母乳中50%～70%的钙都能被宝宝吸收，但牛奶中只有20%的钙可被宝宝吸收；母乳和牛奶中的铁含量都不高，不过宝宝出生时，体内储备了足够的铁，前3个月不需要额外补充。

如果妈妈在怀孕时期就维生素摄入不足，从而导致了早产，这样的早产儿有可能缺乏维生素A、维生素C、维生素D、维生素E、维生素K和叶酸，需要遵医嘱额外补充。

温馨提醒

头发锌含量不等于血锌含量

头发的含锌量不等同于血液中的含锌量，因此不建议妈妈因为宝宝头发锌含量低，就给宝宝补锌。通常来讲，新生儿很少缺锌，不需要特别补充。

宝宝不肯吃母乳怎么办

宝宝不肯吃母乳的宝宝有可能是身体不舒服，也有可能是妈妈的哺乳方法不对，妈妈只要仔细观察，就可发现其中原因，然后认真应对即可。

宝宝情绪不佳不肯吃母乳

有时候宝宝并不是真的不吃母乳，只是他情绪不好，妈妈只要安抚得当，哺乳就可顺利进行。

❶ 如果宝宝在哺乳刚开始时，还没有含住妈妈乳头就开始啼哭，这有可能是宝宝找不到乳头，心急而哭，而不是不愿意吃母乳。这时候妈妈要耐心引导辅助宝宝，让他找到乳头，他就会停止啼哭，开始吮吸。

❷ 有的宝宝性格比较急躁，在找不到妈妈乳头时，就会发火生气，不肯吃母乳。这个时候，妈妈不必强求，只要把宝宝抱起来安抚一会再喂即可。

所以，宝宝不吃母乳的时候，建议妈妈多做尝试，不要立即放弃。

宝宝身体不适拒绝吃母乳

宝宝有时候身体不适，如果吮吸母乳，会更加不舒服，这时候宝宝就会拒绝哺乳，需要妈妈先缓解他的不适才行。

❶ 宝宝鼻塞。宝宝如果鼻塞，在吮吸乳汁时呼吸容易受阻，从而拒绝哺乳。如果出现这种情况，妈妈可以用吸鼻器帮宝宝清理一下鼻孔中的异物，清理干净之后，宝宝就会积极吃奶了。

❷ 宝宝患有口腔疾病。宝宝如果口腔内有破损，如口腔溃疡，吮吸乳汁时会感觉疼痛，就会拒绝哺乳，这时妈妈需要先帮宝宝治好口腔疾病。治疗期间，可以挤出乳汁，用奶瓶或杯子喂给宝宝。

❸ 有的宝宝早产，尚不具备自己吃母乳的能力，妈妈可以把乳汁挤出来用小勺喂给宝宝，等他有吸奶的能力了，就会自己吮吸。

❹ 有的宝宝出生时，有唇、腭裂的情况，因而宝宝不能自己吮吸母乳，需要妈妈挤出母乳用小勺喂给宝宝。

另外，宝宝如果出现黄疸、呕吐、腹泻、嗜睡等症状并且不肯吃母乳时，妈妈要积极带宝宝看医生。

其他原因不肯吃母乳

除了上述原因，还有一些容易导致宝宝不吃母乳的因素，如下。

❶ 乳汁太冲。如果妈妈乳汁太冲，宝宝有可能在吮吸第一口时就被奶水呛到，宝宝为了避免再次被呛，就会拒绝吃奶。遇到这种情况，妈妈可以先让乳汁流出少许后再让宝宝吮吸。另外，躺着哺乳可以减慢乳汁流出的速度，不容易呛到宝宝，乳汁太冲的妈妈可以尝试这种方法。

❷ 母乳喂养停滞较长时间。有时候妈妈因为特殊的原因，如用药，必须停止母乳喂养一段时间，其间改用奶瓶和奶粉。在母乳喂养重新开始时，宝宝因为对奶瓶奶嘴和奶粉味道已经习惯，有时会拒绝母乳。这时候，妈妈需要耐心地重新培养宝宝对妈妈乳头及乳汁的感觉，可以在哺乳时多次将乳头放到宝宝口中，慢慢地，宝宝就会适应并重新开始吃母乳。

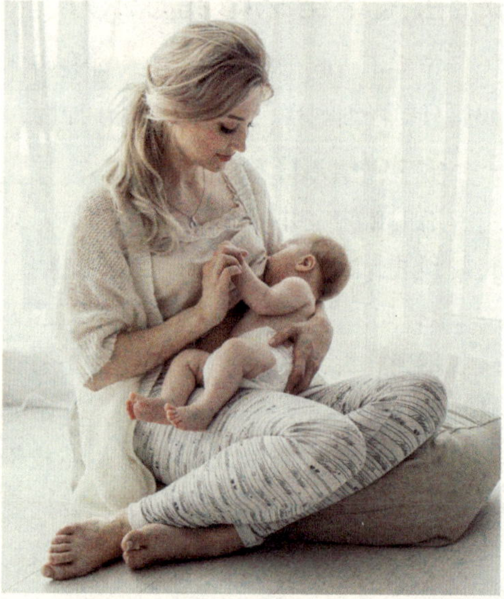

❸ 妈妈没有按照宝宝的需要进行哺喂。有的宝宝需要按需哺乳，妈妈如果忽视宝宝的需要，对哺乳的限定比较严

格——定时哺乳且哺乳时间长短一定，长期下去，宝宝会有强烈的挫败感，从而不肯吃母乳。对于这样的宝宝，哺乳应该是按需进行，建议妈妈不要进行严格的时间限制。

另外，妈妈的乳汁不足、身体有异味（如经期、出汗等）或搂抱宝宝的姿势不对，也会让宝宝拒绝母乳，这些情况需要妈妈慢慢发现总结，并加以改善。

每天喂几次？喂多少

喂养宝宝可以按需，也可以按时，每个宝宝都有各自的需求，妈妈每天给宝宝喂奶的次数和数量需要根据宝宝的需求进行调整。

3～4小时喂一次奶

新生儿的胃大概每3个小时就会排空一次，因此一般每隔3～4个小时喂一次奶即可。但有的宝宝胃容量较小，或者消化较快，每隔约2个小时，胃就会排空，这时妈妈最好满足宝宝的需求，不必一定要等到3个小时才喂。有的宝宝胃容量较大，或消化速度较慢，两次喂奶间隔时间较长，但不宜超过4个小时。如果宝宝超过4个小时还在睡觉，妈妈要叫醒宝宝并给他哺乳。

每次喂40～50毫升奶

妈妈对宝宝的吃奶量不要强求，因为不同的宝宝的需要量也是不同的，有的新生儿刚开始时每次吃20～30毫升，到满月时达到50毫升，而有的宝宝在刚出生时，每顿需要50～60毫升的乳汁，满月时则长到80毫升。但大多数的宝宝都维持在每顿40～50毫升。妈妈只需要多观察宝宝的反应，只要睡眠正常，大便正常，体重增加稳定，就说明没有问题。

温馨提醒

如何判断宝宝饿了

宝宝所有的需求都通过啼哭表达，因此有时候哭不代表饿，妈妈需要判断宝宝哭是饿了还是有其他需求。当无法判断宝宝是否饥饿时，可以用手指抚触宝宝嘴角，如果宝宝有反应，并追寻手指，就说明宝宝饿了。

哺乳的正确姿势和手法

妈妈哺乳的正确姿势

哺乳时，妈妈可以坐在或躺在床上，也可以坐在合适的凳子或椅子上。采用坐姿哺乳时，妈妈要先抱起宝宝，正确的抱宝宝方式是：妈妈的一只胳膊撑起宝宝的后背及头部，让宝宝的头正好枕在自己的臂弯处，脸正对着妈妈的乳房，另一只手托住宝宝的臀部及腿部，让宝宝的腹部贴着妈妈的腹部，胸部贴着妈妈的胸部。然后妈妈双手托起宝宝靠近自己乳房，让宝宝含住妈妈乳头。另外，妈妈长时间地抱着宝宝哺乳，手臂很容易累，这时可以在腿下垫一些东西来抬高腿部，帮助手臂托起宝宝（如果坐在椅子上哺乳，可以在脚底踩一只小凳子）。

妈妈采用卧姿给宝宝哺乳时，可以半俯卧在床上，让宝宝仰躺着，头枕着妈妈的臂弯处，脸对着妈妈胸部，妈妈伏低上身将乳头送入宝宝口中即可。但是在宝宝未满3个月前，最好不要采用这种方式，因为妈妈哺乳时容易打瞌睡，如果乳房堵住宝宝的口鼻而妈妈不知道，宝宝又无力避让，很可能使宝宝窒息。

另外，妈妈在把乳房送到宝宝的口中时，不要用手牵拉乳头，而是要把手握成“C”形，从乳房下方托住整个乳房，并送到宝宝口边。

宝宝含乳的正确姿势

宝宝吃奶时，如果只含住乳头，是吸不到乳汁的，而是要把乳晕及乳头全部含入口中才行，因此妈妈哺乳时，尽量让宝宝的口和下颌紧贴妈妈的乳房，这样宝宝就会主动把整个乳晕都含在口中。宝宝正确的含乳方式可以刺激妈妈的乳腺泌乳，也可以避免乳头发生皲裂。另外，妈妈在哺乳时，不要让乳房压住宝宝的鼻子，如果压住了，妈妈可以轻轻地把乳房向里按的凹陷一点，给宝宝留出呼吸空间。

哺乳过后，竖抱宝宝

宝宝吃饱以后，妈妈不要立即把他放在床上，这样宝宝容易溢奶，最好把宝宝竖着抱起来，让宝宝的头趴在妈妈的肩膀上，然后轻轻拍打宝宝的背部，帮助宝宝打嗝，这样宝宝就会把吃奶时吃进肚子里的空气排出来，再睡下就不容易打嗝了。

宝宝吐奶、溢奶怎么办

宝宝溢奶或吐奶大多数都是正常的，人的胃有两个开口，一个是贲门，与食管连接，另一个是幽门，与肠道连接，新生儿的贲门较松弛，而幽门关闭较紧，同时新生儿的胃是水平状的，所以容易发生吐奶或溢奶的情况，这种情况一般等宝宝长到6个月之后会自行消失。

宝宝吐奶与溢奶的区别

宝宝吐奶与溢奶的原因不同，表现形式也不同。

❶ 宝宝在吃奶时，会把一些空气吸到胃里，这些空气在宝宝吃完后需要从胃里溢出，空气溢出的同时，带了一些奶水出来，就形成了溢奶。溢奶时，奶水是自然从宝宝口中流出的，宝宝没有痛苦表情，且一般在哺乳过后吐一两口就没事了。

❷ 宝宝吐奶不同于溢奶，吐奶是因为宝宝肠胃功能较弱，在胃里的食物无法顺

利进入肠道，转而从宝宝口里流出形成的。吐奶一般发生在喂奶后半个小时，吐奶时，宝宝会出现呕吐的痛苦表情，食物呈喷射状吐出。

宝宝吐奶、溢奶的处理方法

宝宝溢奶是一种生理性的反应，妈妈无须紧张，只要每次哺乳后，将宝宝竖直抱起，帮他拍几个嗝出来，将胃里的空气排出，溢奶就会减少。如果拍完嗝宝宝还会溢奶，就让他俯卧一会，不过俯卧的时候，妈妈一定要守在宝宝身边，以免宝宝窒息。

宝宝如果发生吐奶，量多且频繁，妈妈要观察他有没有其他症状，如果宝宝精神愉快，且体重、身高都增长正常，就不必担心，但是如果宝宝同时有精神萎靡、食欲不振、发热、咳嗽等症状，且体重、身高都增长缓慢，妈妈要及时带宝宝就医。

如何判断宝宝有没有吃饱

宝宝如果吃不饱，睡眠、健康都会受影响，体重和身高的增长往往不如人意，因此妈妈要尽量每次都让宝宝吃饱，宝宝有没有吃饱可以从以下三方面观察出来。

观察宝宝吃奶时的表现

宝宝吃奶时，一般吮吸2～3口，就会吞咽一次，如果吞咽的时间超过10分钟，一般都可以吃饱。有的妈妈仅用宝宝吃奶时间长短来判断，其实这是不准确的，有的宝宝吃奶慢，虽然吃奶时间较长，但是吞咽时间不足，还是吃不饱。

看宝宝的精神状态

宝宝如果吃饱了，会表现出满足、愉悦的神情，有时候还会不自觉地微笑，每次的睡眠时间也比较长。如果宝宝每次睡眠时间较短，睡眠不踏实，而且经常哭闹，很有可能是没吃饱。

看宝宝的生理状态

宝宝如果吃饱了，每天会排大便3～4次，颜色呈金黄色（奶粉喂养的宝宝大便呈淡黄色），有的宝宝大便次数较少，但只要颜色正常即可。宝宝如果吃不饱，大便就会呈绿色（这里不是指胎便的情况），而且小便量和次数都较少（正常情况下每天的小便次数在10～15次）。

什么情况下需要给新生儿喂水

一般情况下，妈妈的乳汁含有大量水分，是可以满足宝宝需要的，但有些情况下需要适当给宝宝喂一些水。

什么情况下，宝宝需要喝水

宝宝如果缺水，大便就会变得干燥，小便次数也会减少，如果宝宝便秘或每天小便次数在5次以下，妈妈一定要给宝宝喝些水。其次，在气候干燥炎热时，或宝宝嘴唇显得干燥，且经常会用小舌头舔嘴唇时，妈妈也要给宝宝适当补水。还有在宝宝感冒、发热的情况下，失水状况会比较严重，妈妈也需要注意给宝宝多补水，如果宝宝失水得不到及时补充，很容易导致脱水。

给宝宝喝水注意事项

给宝宝补水，可以用凉温的白开水，白开水不仅可以补充宝宝流失的水分，还有散热、调节水和电解质平衡的功效。另外，妈妈不要给宝宝喝果汁或糖水，果汁或糖水会抑制宝宝的消化和吸收，并引起宝宝胃部不适。另外，宝宝如果习惯并喜欢上这种甜味后，就会变得不愿意喝白开水。妈妈给宝宝补水时，可以在两顿母乳之间，每次喂20 ~ 30毫升即可。

乳腺炎时如何给宝宝哺乳

哺乳期间，乳房因为负荷较大，容易出现一些异常情况，乳腺炎和乳头皲裂是最常见的，当出现这两种情况时，妈妈该如何给宝宝哺乳呢?

乳腺炎的一般症状

一侧乳房出现硬块、红肿、疼痛，并且摸上去皮温比较高，进一步发展就总是疼得厉害，同时还老是感觉一跳一跳的。

患乳腺炎不能立即停止喂母乳

停止哺乳不仅影响婴儿喂养，而且还增加了乳汁淤积的机会，在感到乳房疼痛肿胀阶段不仅不能停止母乳喂养，而且还要勤给孩子喂奶，尽量把乳房里的乳汁吸干净。

吃不完的奶要及时吸出

如果输乳管受压不太畅通，细菌就会进入乳房内，造成乳汁潴留，进而发生炎症，通常，患侧的母乳最好不要给孩子吃。

少喝有发奶作用的汤水

多吃具有清热作用的蔬菜水果，如番茄、青菜、丝瓜、黄瓜、绿豆、鲜藕，此外海带具有软坚散结的作用，可多吃些。

温馨提醒

乳腺炎重在预防

对于乳腺炎，预防是关键，每次喂完奶一定要把剩余的乳汁挤出来，平时要避免挤压乳房，尤其是晚上睡觉时，避免造成输乳管不通而引发炎症，同时要注意保持情绪舒畅。

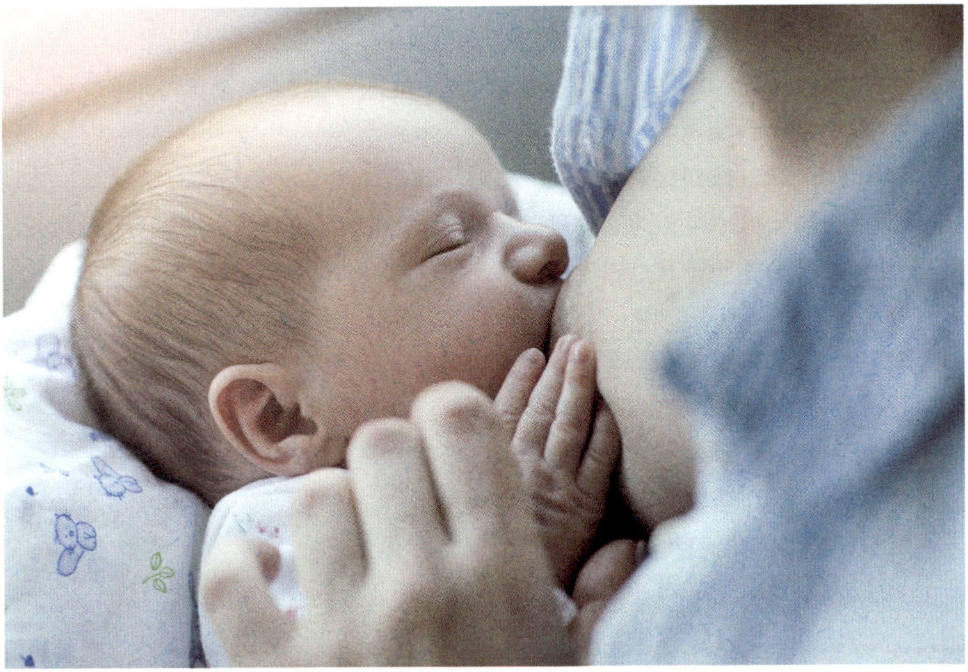

乳头皲裂时如何给宝宝哺乳

许多年轻的妈妈，在喂奶一段时间后，乳头会出现皲裂，是因为年轻妈妈的乳头通常比较娇嫩，而宝宝的吸吮力又比较强，这时除了要加强护理外，还要注意喂养方法。

乳头是敏感部位，一旦出现裂口，异常的疼痛感会让很多妈妈忍受不了，因此乳头皲裂也应注重预防，不用肥皂清洁乳头，喂奶姿势要正确，不可强拉乳头，每次哺乳后先晾干乳头再涂几滴乳汁或凡士林，保护乳头。

不要直接给宝宝哺乳

乳头出现裂口后最好不要直接让孩子吸吮，可以用吸奶器把乳汁吸出来给孩子喝，同时妈妈还可以把挤出来的乳汁涂抹到裂口处，帮助裂口愈合。

注意乳头清洁

每次喂奶前应先用温水把乳头清洗干净，以免造成裂口感染，此外，还可在医生指导下在裂口处涂抹些药膏，以利于消炎、减轻疼痛。但注意给宝宝喂奶时乳头上切勿有药物残留。

如何给宝宝添加鱼肝油

一般，从出生的第3周起，无论是母乳喂养还是人工喂养，宝宝都需要添加一定的鱼肝油，以补充维生素A和维生素D。

如何为宝宝选择鱼肝油

市面上鱼肝油的种类颇多，你可以找正规的医院购买或在医生推荐下自行购买，在购买的时候要注意以下几点。

1. 选择不加糖分的鱼肝油，以免影响钙质的吸收。
2. 选择单剂量胶囊型的鱼肝油，避免二次污染。
3. 选择铝塑包装的鱼肝油，避免维生素A、D氧化变质。
4. 选择科学配比（3：1）的鱼肝油，避免维生素A过量，导致宝宝中毒。
5. 选择正规企业生产的鱼肝油，更加安全可靠。

怎么给宝宝喂鱼肝油，喂多少

怎么喂：用滴管吸出一定剂量的鱼肝油滴剂，放进宝宝嘴角内或者舌下，便于宝宝慢慢舔入。

注意：不宜将鱼肝油滴入奶瓶内服用。钙与鱼肝油宜在喂完奶半小时以后吃。

喂多少：为宝宝添加鱼肝油一定不能过量，否则会引起中毒，一般以每天1～3次，每次1滴（一般的滴管粗细）为宜，一天最多不能超过5滴。如果是专供婴幼儿服用的粒状鱼肝油，一天喂一粒就可以了。

温馨提醒

经常晒太阳的宝宝可减少鱼肝油的量

如果妈妈经常带宝宝到户外晒太阳，宝宝就可以自己在体内合成维生素D，此时鱼肝油的添加量也应该相应地减少一些。

哪些妈妈不宜给宝宝喂母乳

有些妈妈，不适宜给宝宝喂母乳，尤其当妈妈患有一些疾病，哺乳有可能威胁妈妈健康或宝宝健康时，建议妈妈不要母乳喂养，可以选择适合宝宝的奶粉进行人工喂养。

哺乳会加重自身疾病的妈妈不要喂母乳

有些妈妈患有较严重的疾病，不适合母乳喂养，如患有心脏病、高血压、糖尿病或肾病时，最好不要母乳喂养，因为母乳喂养会加重病情。心功能3级、4级的妈妈不建议哺乳；患有糖尿病的妈妈哺乳有可能出现糖尿病酮症酸中毒 而昏迷；患有肾病的妈妈哺乳有可能肾脏负担加重。另外有精神疾患的妈妈也不适合给宝宝哺乳，因为哺乳会给妈妈带来较大的压力，影响情绪，当妈妈情绪失控时，有可能伤到宝宝。

哺乳会威胁宝宝健康的不要喂母乳

如果妈妈患有传染性的疾病，如肺结核、肝炎、艾滋病、梅毒等，哺乳时会传染给宝宝，所以患有传染性疾病的妈妈也不适合母乳喂养。另外，妈妈处于乳腺炎化脓期时，最好暂停哺乳，因为乳腺中的细菌也会在哺乳时传递给宝宝，只有等乳腺炎痊愈之后才可以重新哺乳。

正在服用会危害宝宝健康的药物的妈妈不要喂母乳

如果妈妈正在吃药，如抗癌药物、抗甲状腺药物、抗癫痫药物等，最好不要给宝宝哺乳。妈妈如果服用抗甲状腺药物，药物进入宝宝体内，容易引起宝宝甲状腺病变；抗癫痫药物进入宝宝体内后，容易引起宝宝虚脱、嗜睡、全身瘀斑等病症。

妈妈如果还有其他情况，需要持续服药，但是不能确定母乳喂养是否会影响宝宝时，要咨询医生。医生会告诉你可不可以用药，或告诉你一些避免影响的方法，妈妈只要遵照执行即可。

不能给宝宝喂母乳的妈妈需要做什么

1. 妈妈如果确定不能哺乳，要尽快使自己回乳，可以请医生指导用药。
2. 如果妈妈所患的疾病经过短时间治疗可以痊愈并重新开始哺乳，可以在治疗期用吸奶器等工具将乳汁吸出，以免回乳。
3. 不能哺乳的妈妈可以给宝宝选择配方奶粉进行人工喂养。

温馨提醒

给宝宝选择成分配比接近母乳的奶粉

给新生儿选购奶粉时，以乳清蛋白和酪蛋白比例为60：40的为佳，这样的奶粉接近母乳，并容易被宝宝消化吸收。另外，爸爸妈妈最好到大型超市、母婴专门店等正规地方选购配方奶粉，信誉较好，有问题可追溯。品牌方面，最好选择历史较悠久、口碑较好的。

什么情况下需要进行混合喂养

一般情况下，妈妈都想全母乳喂养，但有些妈妈，由于一些客观原因不能每顿都给宝宝喂母乳，这时候妈妈可以购买合适的奶粉进行混合喂养。

如果宝宝出现以下状况时，说明母乳已经不能供给宝宝足够的营养了，需要给宝宝适当添加奶粉，混合喂养。

❶ 观察宝宝在日常生活中的表现，可以看出母乳是否足够，宝宝能不能吃饱，需不需要添加奶粉。如果宝宝出现以下的状况，就说明可能没吃饱：宝宝吃奶吞咽时间累计不足10分钟；宝宝吃奶到最后会哭一会；宝宝睡眠时间较短，醒来就要吃奶；宝宝大便呈绿色黏液状等，出现这些情形时，妈妈需要酌情为宝宝添加奶粉。

❷ 留心宝宝体重增加情况，体重增加情况可以反映母乳的营养是否充足，也可以作为是否给宝宝添加奶粉的依据。如果宝宝每周体重增长不足125克，或在满月时体重增长不足500克，就说明宝宝吃不饱，需要进行混合喂养。

另外，有的妈妈在产假结束后，需要重新回到工作岗位，不能够继续给宝宝全母乳喂养，这时候，也需要混合喂养。

在添加奶粉后，建议妈妈也不要立即停止母乳喂养。尤其是母乳分泌不足的妈妈，要增强自信继续母乳喂养，在宝宝不断地吮吸中，泌乳量还是有可能继续增加的。

宝宝吃奶粉上火怎么办

宝宝吃奶粉上火主要是因为奶粉中含有不易消化的物质，如果奶粉由全脂牛奶制成，或奶粉中含有棕榈油和乳脂，宝宝吃了就比较容易上火，如果你现在给宝宝吃的奶粉有这样的成分，可以给宝宝换一种奶粉，最好选择含有精制植物油的奶粉。另外，要给宝宝多喂水，可以在两次喂奶之间喂奶粉一半量的水。

如何让混合喂养的宝宝不拒绝母乳或奶粉

混合喂养的妈妈经常会碰到一个问题，就是宝宝要么只吃母乳，不肯吃奶粉，要么只吃奶粉，不肯吃母乳，如果出现了类似情况，妈妈可以参照以下方法来调整。

宝宝只吃母乳不吃奶粉时

宝宝如果只肯吃母乳，不肯吃奶粉，妈妈要先看一下宝宝是不喜欢奶粉的味道，还是不喜欢奶头的触感，然后再具体调节。如果母乳装在奶瓶里，宝宝喜欢吃，说明宝宝是不喜欢奶粉的味道，妈妈可以为宝宝换一种味道接近母乳的奶粉；如果奶粉调好放在杯子里或小勺子里，宝宝愿意吃，说明宝宝是不喜欢奶头的触感，妈妈可以给宝宝换一种较柔软、接近妈妈乳头触感的奶头再试试，或者在喂奶前，用热水烫一下奶头，使之软化并接近妈妈乳头的触感，如果宝宝还是不肯接受妈妈可以继续用小勺子喂宝宝。

宝宝只吃奶粉不吃母乳时

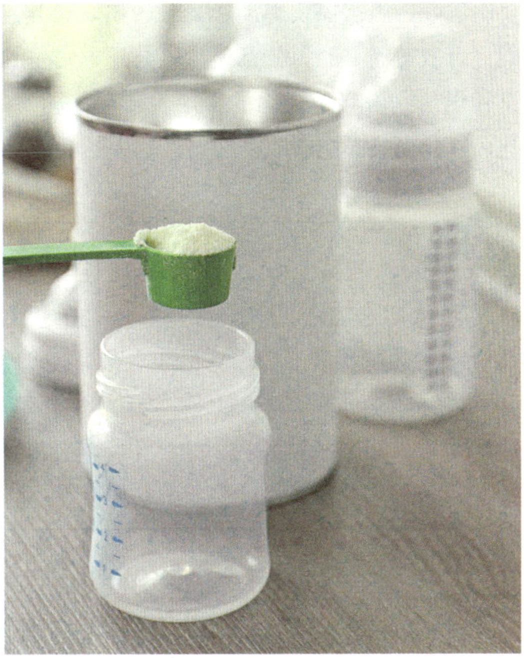

有的宝宝在吃过奶粉以后，就不再愿意吃母乳，这也可能有两个原因，一是奶粉味道香浓，甜度较大，宝宝喜欢这种奶粉，就开始拒绝不太香浓的母乳；另一个是奶头的出奶孔较大，宝宝不需要费很大力就可以吃饱，从而拒绝要费很大力气才能吃饱的母乳。妈妈这时候可以通过选择甜度较低，味道接近母乳的奶粉来调整宝宝的口味偏好，也可以适当购买出奶孔较小的奶头，让宝宝吃奶时适当出些力，使宝宝吃奶粉时的感觉与吃母乳时的感觉相似。

总之，奶粉和母乳味道越接近，奶头和妈妈乳头越相似，宝宝就越容易奶粉、母乳二者都接受。

混合喂养的宝宝每日喂奶安排

混合喂养的宝宝母乳和配方奶粉都需要吃，但怎么吃，吃多少，也有一定讲究，妈妈可以把以下两点作为参照。

以母乳喂养为主，结合配方奶粉

在混合喂养时，建议妈妈最好以母乳为主，多喂母乳。母乳是越喂越多的，如果一味增加喂奶粉的次数，有可能使母乳越来越少。另外，在夜间给宝宝喂奶时，最好选择母乳，因为妈妈在夜间休息时，母乳分泌量较大，基本上可以满足宝宝的需求，这样也可以避免妈妈起床冲奶粉太劳累。还有，如果宝宝只是体重增长不理想，而不是每顿都吃不饱，妈妈可以每天添加1～2次配方奶粉，如果宝宝每顿都吃不饱，妈妈可以将两顿母乳之间的一顿用配方奶粉代替。如果妈妈是因为上班而不得不采取混合喂养的方式，那么可以在出门前和回家后给宝宝喂母乳，其他时间用配方奶粉代替。

每日喂奶安排

如果每天只需添加一次配方奶粉，可以在吃母乳3顿以后喂一次配方奶粉，也即每天的下午3～5点可以吃一次配方奶粉，接下来继续喂母乳；如果每天需要添加2次以上配方奶粉，最好在两次母乳之间喂一次配方奶粉。喂配方奶粉的量，妈妈可以通过观察宝宝吃完配方奶粉时的表现来确定，如果这次100毫升配方奶，宝宝吃完后仍不满足，下次需要多冲20毫升，如果剩下了，下次可以适当少冲点。另外，有些妈妈混合喂养时，会每顿都是母乳与配方奶一起喂，母乳不够时，就冲奶粉加以补充，这种做法是我们不提倡的，因为宝宝在同一次进餐中，吃入了两种食物，不容易消化，这样做会影响吸收。建议妈妈一顿喂纯母乳，一顿喂纯奶粉。

温馨提醒

宝宝对奶粉过敏怎么办

有些宝宝对奶粉过敏，会出现面色潮红或苍白、大声哭闹、腹泻的症状，如果有这种情况，妈妈可先停止奶粉2周，并用米粉喂养宝宝。2周后，再试用奶粉，第一次少量试用约10毫升，如果没有不良反应或反应轻微，3天后，再试用15毫升，以后每隔3天增加5～10毫升试用一次，直至宝宝适应了奶粉即可用奶粉喂养了。但具体情况，妈妈要咨询医生，以免过敏严重，影响宝宝健康。

什么情况下的宝宝需要人工喂养

有少部分宝宝患有一些先天性疾病，不适合吃母乳，这时候的宝宝就需要妈妈用奶粉进行人工喂养。

当宝宝患有半乳糖血症、苯丙酮尿症、枫糖尿症这3种疾病时，最好人工喂养。

❶ 宝宝如果患有半乳糖血症，不能母乳喂养。半乳糖血症是先天性的酶缺乏症，由于酶的缺乏，母乳中的乳糖不能很好地代谢，会生成有毒的物质，有毒物质会影响神经中枢的发育，从而导致宝宝智力低下、白内障等。这时候妈妈可以为宝宝选择不含乳糖的特制奶粉进行喂养。

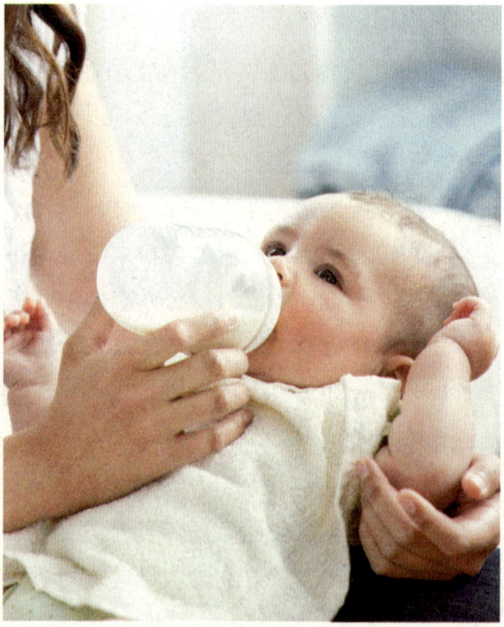

❷ 患有苯丙酮尿症的宝宝，同样不宜纯母乳喂养。宝宝由于酶的缺乏，不能使苯丙氨酸转化为酪氨酸，造成苯丙氨酸、酮酸在体内的堆积，这会干扰脑组织代谢，从而导致智力障碍、毛发和皮肤色素的减退。这种情况下，妈妈可以给宝宝买特制的专供苯丙酮尿症宝宝食用的奶粉。

❸ 宝宝如果患有枫糖尿症，也不宜纯母乳喂养。患有枫糖尿症的宝宝，最主要的是控制蛋白质的摄入，因此不宜纯母乳喂养，妈妈可以为宝宝选择蛋白质含量较低的食物如米粉、特制奶粉等喂养。

另外，有的宝宝早产或患有唇、腭裂，没有吃奶的能力，需要妈妈用滴管、小勺或杯子进行人工喂养。

如果宝宝有以上情况，建议妈妈最好咨询医生，以便能用更科学合理的方法喂养宝宝。

人工喂养的宝宝每日喂养安排

不同的宝宝消化功能和胃口不同，对喂养的需求也就不同，妈妈可以根据宝宝的具体情况进行喂养。

每天喂奶时间安排

新生儿大概每2个小时就需要喂一次奶，在晚上可以4个小时喂一次。每次喂奶的量可用宝宝的体重计算得知，每千克体重，每天需要100～200毫升奶，由此可知，一个3千克的宝宝每天需要的奶量约是450毫升，即每顿60～70毫升。这是一个平均的值，妈妈可以根据宝宝吃完奶之后的表现适当调整。

奶粉的冲调和保存方法

奶粉的冲调方法

爸爸妈妈给宝宝冲调奶粉时，最好按照奶粉上的说明来确定奶粉和水的比例，不能太稠或太稀，太稠的奶液容易使宝宝消化不良或便秘，太稀则有可能引起宝宝腹泻。另外，冲奶粉的开水最好用凉温的开水。冲奶粉时，先将适量的温开水倒入奶瓶，再按照比例加入适量的奶粉，然后盖上奶瓶盖，摇匀即可。奶粉冲好后，还要试一下温度，可以滴一滴奶液在手腕或手背上，如果感觉不到烫，就可以喂给宝宝了，如果能感觉到烫，还要再继续摇晃奶瓶直至降到合适的温度，才能喂给宝宝，不然会烫伤宝宝口腔黏膜。

奶粉的保存方法

奶粉不易保存，因此妈妈在保存奶粉时，要学会一些小技巧。

❶ 保存在阴凉干燥的地方。第一，奶粉吸湿性较强，容易吸收大量水分而结块，从而变质，因此奶粉不能放在冰箱里。第二，奶粉如果遇热，其中的油脂容易发生变化，从而变质，因此，奶粉最好也不要放在厨房的灶台或阳台的橱柜里。

❷ 保存方法。一般奶粉包装，直接接触奶粉的都是一层塑料袋。在奶粉开封后，建议妈妈不要取掉这层塑料袋，它可以起到一定的防潮作用。在每次取用奶粉

后，可以双手按压排出塑料袋内的空气，然后用密封夹把袋口扎紧，再封好外包装，这样做能尽量延长奶粉的保存时间。

③ 存放时间不要太长。妈妈为宝宝购买奶粉时，最好不要一次性买很多，一般一次只买一周用量的即可，最多也不要超过一个月的用量。这样，即使奶粉储存时间短，但买得少，还来不及变质就已经吃光了，那么妈妈的储存压力就会大大降低。

温馨提醒

保持舀奶粉的小勺干燥

妈妈可能不太注意，在小勺舀了奶粉倒入奶瓶中的时候，会因为接触奶瓶中的热气而凝结少许水珠，小勺如果不擦干就再次放入奶粉中，会增加奶粉中的湿度，容易使奶粉结块，因此妈妈每次放小勺进入奶粉袋之前都要仔细将之擦干。

奶瓶的清洗和消毒方法

建议妈妈每次给宝宝喂完奶后都要清洗奶瓶，并且每天给奶瓶消一次毒。

清洗奶瓶的用具和方法

清洗奶瓶前，妈妈需要准备合适的用具：奶瓶刷2支（一大一小），奶瓶清洁剂一支。

清洗奶瓶时，先倒掉奶瓶中的残奶，再冲入清水，并加入清洁剂适量（按照清洁剂上的说明确定），然后用大奶瓶刷在瓶壁、瓶底及瓶颈部上下或旋转多刷几次，以上部位刷干净后，再用小奶瓶刷将奶瓶口的螺纹刷干净，奶瓶盖也不要忘记。之后重点清洁一下奶嘴，清洁奶嘴时，先刷奶嘴里面。刷里面时，可以把奶嘴翻过来，仔细刷，最后清理一下出奶孔（出奶孔的周围比较薄，小心不要弄破）。奶嘴里面清洁好后，再翻过来，清洁外面。

洗干净后，用清水里里外外冲洗几次，放在干净的地方倒扣晾干即可。

奶瓶消毒方法

妈妈给奶瓶消毒时，可以用水煮法，也可以用蒸汽法。如果用水煮法，可以准备一个专用的锅，放入适量的水，水能盖过奶瓶即可，煮开之后，把奶瓶、瓶盖、奶嘴分离后一起放入锅中，焖煮3～5分钟。如果用蒸汽法，可以在锅里放一只专用笼屉，等水开后，把奶瓶、奶嘴、瓶盖分离后放入笼屉蒸5～7分钟即可。

新生儿日常护理

多抚摸新生儿

抚摸会给婴儿带来触觉上的刺激，这一刺激将在新生儿大脑形成一种反射，这时新生儿的眼睛、手脚跟着活动起来，当这种脑细胞之间的联系和活动较多时，就促进了新生儿智力的发育。

父母的抚摸还能让新生儿减少哭闹，可以更好地睡眠。而腹部的按摩，可以使新生儿的消化吸收功能增强。

新生儿出现以下情况，及时与医生联系

❶ 体温降至35摄氏度以下，或升至38摄氏度以上，采取相应的升温或降温措施后，仍没有效果。

❷ 新生儿咳嗽、吐白沫、呼吸急促时。

❸ 吃奶骤减，脸色蜡黄，哭声很弱时。

❹ 突然发生腹胀、痉挛、抽搐时。

早产儿如何护理

防止感染

早产儿抵抗力差，因此除了专门照看孩子的人外，最好不要让其他人走进早产儿的房间，更不要把孩子抱给外来的亲戚邻居看。专门照看孩子的人，在给孩子喂奶时，要换上干净清洁的衣服，洗净双手。妈妈患感冒时应戴口罩哺乳，哺乳前用肥皂及热水洗手，避免交叉感染。

注意保暖

早产儿自我调节温度的能力较差，家庭护理中，室内温度要保持在24～28摄氏度，室内相对湿度55%～65%。

婴儿体温应保持在36～37摄氏度，上、下午各测体温1次。若最高体温或最低体温相差1摄氏度，应采取相应措施以保证体温稳定。

婴儿体重低于2.5千克时，不要洗澡，可用安全低敏的润肤油每2～3天搽搽婴儿脖子、腋下、大腿根部等皱褶处。

宝宝需要重点呵护的身体部位

新生儿全身都娇嫩，有几个身体部位尤其娇嫩，需要更细心、更特别的护理，妈妈不要忽视。

新生儿的私密部位要重点呵护

新生儿的私密部位也是很娇嫩的部位，需要妈妈特别的呵护，女宝宝需要的呵护比男宝宝更多。

女宝宝的护理：女宝宝刚出生时，阴道可能会有白色的分泌物或是红色的“假月经”，这属于正常现象，过2～3天后就会自行消失，无须多虑。

女宝宝阴道有自洁功能，所以建议妈妈在给宝宝清洁阴部时，不要添加别的东西，只用温开水即可。清洗的时候，要用柔软的毛巾按照从上往下、从前往后的顺序进行，并且要先清洗阴部，再清洗肛门，这样可以避免把肛门的脏污带到阴道。另外，清洁宝宝阴部时，只需将外阴清洁干净即可，不可用水洗尿道或阴道里面，洗完阴部后再把大腿根部的污垢一起擦掉。

宝宝每次小便完之后，妈妈都要帮宝宝清洗外阴部，清洗擦干之后最好不要用爽身粉扑洒宝宝阴部，因为爽身粉有可能混有汗液，容易感染宝宝阴道。

男宝宝的护理：男宝宝阴部的护理比起女宝宝要容易得多，清洁的时候，检查一下宝宝的尿道口有无红肿发炎，若没有问题，只需用温开水清洁他的阴茎根部和尿道口即可。

无论男宝宝还是女宝宝，如果阴部出现红肿、发炎等异常情况，都要带宝宝去医院检查治疗。

囟门的护理

新生儿头骨前后各有一个地方没有合拢，摸上去手感柔软，并有与脉搏一样的跳动，医学上称为囟门。前面的囟门较大，呈菱形，叫作前囟；后面的囟门较小，叫作后囟，后囟在宝宝出生的时候只留下了约一指宽的缝隙，大约3个月后就会合拢。我们通常提到的囟门都是指前囟，这个区域在宝宝长到1岁到1岁半的时候会合拢，最晚不会超过18个月。

囟门是宝宝非常娇嫩的部位，因为囟门下面即是宝宝的脑膜和大脑，损伤囟门有可能伤到宝宝的大脑，所以必须小心呵护：一不要用力碰触宝宝囟门，二要仔细清洁囟门。

清洁囟门：囟门如果受到感染，脑膜或大脑就容易被感染，引起脑膜炎或脑炎。妈妈可以在给宝宝洗澡时，清洁囟门，用宝宝专用洗发液轻轻揉一会，然后用清水冲净即可，擦干后扑上婴儿粉。如果宝宝囟门上有污垢不易洗掉，建议妈妈不要用力搓揉。可以用消过毒的纱布蘸取一点干净的橄榄油或茶油敷在宝宝的囟门处，软化2～3个小时后，就可以很容易地洗掉了。

保护囟门：妈妈在照顾宝宝时，不要让硬物或尖锐的东西碰触宝宝头部。如果不慎擦破了宝宝的头皮，可以立即用棉球蘸取酒精帮宝宝消毒，以免感染。另外，室温比较低或者要带宝宝外出时，最好给宝宝戴上帽子，或用毛巾罩住囟门。

新生儿脐带的护理方法

宝宝的脐带在出生后就完成了它的使命，一般在7～15天会自动脱落。妈妈在这段时间要注意观察，只要宝宝的脐带没有红肿、化脓的现象出现即可。

脐带脱落之前：宝宝出生后，需要剪断脐带，脐带就会留下一个断面，这个断面很容易被细菌入侵，因此每次给宝宝清洁脐带之前都要看一下这个断面有无红肿和感染，如果没有什么特殊情况，不要对这里做额外的处理。在清洁脐带时，可以用消毒棉球蘸取75%的酒精在脐窝周围轻轻擦拭，如果脐窝发红，可以先用碘伏消毒，然后用75%的酒精擦拭即可。另外，宝宝的衣服要常换，尿布最好不要盖过脐带部位，以免衣服和尿布上的脏污感染宝宝脐带。

脐带脱落后：宝宝的脐带脱落后，脐窝处经常会有少量的液体渗出，妈妈可以用消毒棉球蘸取75%的酒精给脐窝消毒，然后再盖上消毒纱布即可。

温馨提醒

洗澡后给宝宝脐带消毒

宝宝洗澡后，需要仔细擦干净脐带上的水，然后再用酒精消毒。另外，在给宝宝扑爽身粉时，注意不要让爽身粉洒落在宝宝脐带上，因为爽身粉有可能沾染了尿液或汗液，容易引起感染。

怎么抱新生儿

妈妈在抱宝宝的时候需要格外小心，因为新生儿的身体柔软娇嫩，尤其头颈部力量非常小。

妈妈要多抱抱宝宝

妈妈要多抱抱宝宝，如果经常让宝宝在床上躺着，不利于宝宝的骨骼正常发育，同时容易让宝宝有孤独、被遗弃的感觉。妈妈抱宝宝的过程，也是宝宝感受妈妈关爱的过程，在妈妈的怀里，宝宝能感受到他熟悉的心跳声、熟悉的气味和身体的温度，会有安全感，并且对妈妈的信赖感会逐渐加深。而且一般情况下，妈妈在抱着宝宝的时候，与宝宝的交流比较多，这样也有利于宝宝的大脑发育。不过，妈妈也不能经常抱着宝宝，尤其不要抱着宝宝睡觉，因为太长时间的搂抱，也会让宝宝不舒服，并且影响他的心智发育。

抱宝宝的正确方法

❶ 可以横着抱宝宝。横着抱时，妈妈可以从宝宝身体靠近妈妈的一侧，把一只胳膊插入宝宝身下，撑起宝宝的头颈部及后背，让宝宝的头枕着你的臂弯，后背躺在你的前臂上，另一只手从外侧托起宝宝的臀部和腿部，与身体一起夹住宝宝的整个下

肢，并使头部高出臀部10厘米。这样抱，能比较好地支撑宝宝的头部和身体，宝宝会有安全感。未满月的宝宝一般都可以采取这种方式抱。

❷ 可以竖直抱宝宝。竖直抱时，妈妈可以先用一只手夹住宝宝的头颈部，手臂撑着宝宝的后背，然后从外侧用另一只手托住宝宝的臀部及大腿，然后把宝宝头颈部及后背抬高，让宝宝的头伏在你的肩膀上即可。这样的抱法，可以在宝宝满月以后用。竖着抱，还可以一手夹住宝宝的头颈部，一手托着宝宝的臀部，然后把头部向后送，使宝宝的身体与你形成15度的夹角即可，这样的姿势有利于你跟宝宝交流，也会让宝宝看到更多的风景。但 3 个月后的宝宝才可以采用这种抱法。

❸ 抱宝宝的时间不宜太长，尤其竖直抱的时候一次持续时间更不能太长，因为宝宝的腰部肌肉还不发达，如果每次抱着的时间太长，宝宝会感觉劳累。每天抱新生儿的时间最好不要超过3个小时，每次不超过30分钟，等宝宝长到2个月时，可以每天抱6个小时。妈妈可以选在宝宝每次睡醒之后抱抱他，这也是给他换一个姿势活动一下。还有，抱着宝宝的时候，可以多换换姿势，从一边换到另一边，从打横抱换为竖直抱等等，这样宝宝的身体就比较轻松，不会太累。

如何给新生儿洗澡

洗澡不但可以清洁宝宝的皮肤，而且还能促进宝宝全身血液循环，加快新陈代谢，所以建议有条件的妈妈经常给宝宝洗澡。

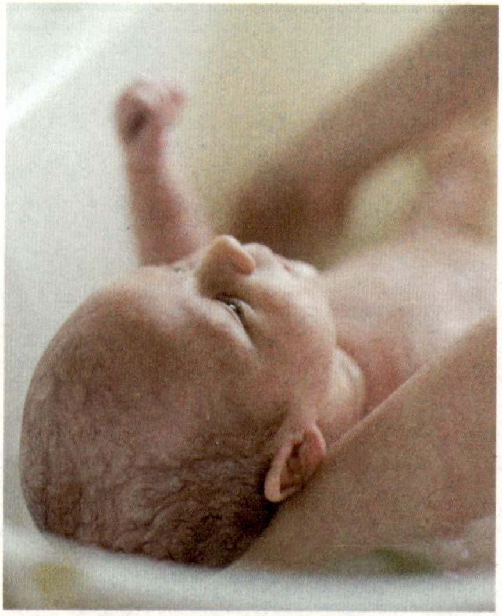

给宝宝准备好洗澡用具

给宝宝准备专用的澡盆、沐浴液和柔软的毛巾，毛巾要准备两条，擦洗阴部的毛巾和身体其他部位的毛巾要分开。洗澡前，最好用热水烫一遍澡盆，这样可以给澡盆消毒。洗澡的时候，最好用毛巾折叠出的角擦洗宝宝的身体，且每擦完一个部位，就重新折叠一次，这样可以保证身体每个部位用的都是干净的毛巾。此外，擦洗阴部的毛巾，不要用来擦洗其他部位，尤其是眼睛、鼻子、嘴巴等。给宝宝洗完澡后，把这些洗澡用具彻底清洁，然后晒干存放即可。

给宝宝洗澡的步骤

第一步： 准备好洗澡用具后，放好水。给宝宝洗澡的水温最好控制在37~41摄氏度，妈妈可以用手腕来测试，以手腕感觉不烫为好。如果妈妈对手腕测试不敢确定的话，可以用温度计。另外需要注意，如果给宝宝洗澡的水是冷热水调和的，最好在澡盆里先放冷水，然后放热水，以免放了热水后，忘记放冷水而烫伤宝宝。

第二步： 放好水后，把沐浴液加入水中。然后妈妈就可以用双手横托着宝宝慢慢放入水中（一定要慢慢地放入，以免宝宝不适应洗澡水，受到惊吓），但宝宝的头部要始终在水面上。

第三步： 从头到脚给宝宝清洗。洗澡时，妈妈可以用一只手托稳宝宝头颈部，另一只手擦洗。先洗头部、再脸部、然后是身体。洗脸部时，要从脸部中央向脸的外侧清洗，由内眼角向外眼角，由鼻梁向脸颊的顺序清洗。洗头洗脸时，注意用手轻轻压住宝宝的耳郭，以防水流入耳朵。洗身体时，婴儿的腹股沟和阴部要仔细清洗，妈妈可以让宝宝的头枕着或趴在你的大臂上，腾出一只手抓着腿，另一只手进行清洗。

第四步： 洗完澡后，穿衣保暖。宝宝洗澡的时间不宜超过5分钟，以免着凉感冒。洗澡后，要立即用浴巾把宝宝包裹起来，并擦干头部，等身体完全干后，再穿上衣服。

给宝宝洗澡注意事项

给宝宝洗澡时，要注意以下几点。

❶ 宝宝洗澡最好选择喂奶前的1～2个小时，以免溢奶。

❷ 洗澡的房间要关闭门窗，不能有风。房间温度最好控制在25～28摄氏度，以免宝宝着凉。

❸ 洗澡的房间要朝阳，最好在光线充足的地方进行，这样方便妈妈观察宝宝身体情况。

❹ 洗澡时，最好不要直接把沐浴露涂在宝宝身上，如果直接涂在宝宝身上，很容易使宝宝身体发滑，并从妈妈的手中溜到水里发生危险。

如何给宝宝穿脱衣服

给宝宝穿衣、脱衣时，一定要让宝宝仰面躺在垫子或毛巾上，等宝宝到4个月大后，能稍微控制自己的脑袋了，可以把宝宝放在大人的大腿上穿、脱衣服。

穿、脱衣服时动作要轻柔，不要留指甲，避免在接触时伤害到宝宝，先按上衣、裤子、袜子、鞋子的顺序穿戴，再用小毛毯或小棉被包裹宝宝，要保证双腿有足够大的活动空间。

给宝宝穿衣服的方法

先给宝宝一些信号，比如抚摸他的皮肤，和他轻轻地说话，告诉他："宝宝，我们来穿上衣服，好不好？"使他身体放松，并确认一下是否需要更换尿布。

前开襟衣服： 先将衣服打开，平放在床上，让宝宝平躺在衣服上，大人的一只手将婴儿的手送入衣袖，另一只手从袖口伸进衣袖，慢慢将婴儿的手拉出衣袖，同时另一只手将衣袖向上拉。之后，用同样的方法穿对侧衣袖。最后将衣服拉平，系上系带或扣上纽扣，用同样方法穿外衣。

裤子：穿裤子比较容易，大人的手从裤管中伸入，拉住宝宝的小脚，将裤子向上提，即可将裤子穿上，气温太高时，则可不穿裤。

连身衣：先将连身衣纽扣解开，平放在床上，先穿裤腿，再用穿上衣的方法将手穿入袖子中，然后扣上所有的纽扣即可，连身衣穿脱方便，穿着也舒服，保暖性能也很好。

套头衫和衬衫：要记住，宝宝的头是椭圆形的，如果领口小，要把套头衫的下摆提起，挽成环状，先套到婴儿的后脑勺上，然后再向前往下拉，经过前额和鼻子的时候，要把衣服托起来，不要让衣服挂在鼻子上，宝宝的头套进去以后，再把他的胳膊伸进袖子即可。

给宝宝脱衣服的方法

大多数宝宝都不喜欢脱衣服，一是怕冷，二是脱衣服时身体受到挤压，让宝宝感到不舒适，因此，在脱衣服时妈妈的动作一定要轻柔、迅速。

连衣裤：先把宝宝放在一个平面上，从正面解开衣裤，轻轻地把双腿拉出来，必要时换尿布，然后把宝宝的双腿提起，把连衣裤往上推向背部到他的双肩，轻轻地分别把宝宝的双手拉出。

套头衫和衬衫：先从衣服下握着他的肘部，把袖口卷起来，然后轻轻分别地把双手手臂拉出来，把衣服的领口张开，把手伸进衣服内撑着衣服，小心地通过宝宝的头，以免盖住或擦伤他的脸，将整件衣服取出。

宝宝的衣服需要每天穿脱、更换吗？

宝宝新陈代谢活跃，经常出汗，如果不能天天给宝宝洗澡，就一定要经常更换内衣和贴身的衣服，最好每天一换。此外，宝宝的衣服还需要勤洗，如果使用洗衣液或肥皂，一定要用清水漂洗干净。

尿布和纸尿裤可以交替使用

新生儿可以用尿布，也可以用纸尿裤，但无论用哪种，妈妈都要在舒适度上多下功夫。

给宝宝选择尿布的原则

妈妈如果愿意给宝宝用尿布，选择尿布时，可以把以下因素考虑进去。

❶ 选用纯棉织品。纯棉品透气性好，吸水性强，且手感柔软，不会过度摩擦宝宝娇嫩的皮肤，伤害宝宝。

❷ 选择浅色的尿布。浅色的尿布不易脱色，对宝宝的伤害较小，妈妈可以选择白、浅粉、浅黄、浅蓝等颜色的尿布，而尽量避免蓝、青、紫这些深色的尿布。

❸ 长短薄厚适合的尿布。宝宝使用的尿布如果太长，不是垫到了后背，感到不舒服，就是盖住了脐带，引起发炎，所以建议妈妈不要选用太长的尿布。同时，如果尿布过厚，服帖性就会较差，不但容易漏尿，还会使宝宝的腿不舒服。过厚的尿布如果长期使用，有可能造成宝宝腿变形。

给宝宝选择纸尿裤的原则

妈妈如果要给宝宝用纸尿裤，在购买纸尿裤时，也可以把以下几点作为参考。

❶ 大小要合身。妈妈在准备购买纸尿裤之前，最好先少买一些，先给宝宝试试大小，确定规格后再大量购买。纸尿裤如果合适宝宝穿着，尿裤的腰带与宝宝的腹部、尿裤的裤边与宝宝的大腿紧密贴合，但不会出现印痕。如果贴合不紧密，妈妈最好帮宝宝改用小号的，有印痕则需要改用大号的。同时，随着宝宝的不断成长，妈妈还需要不断更换纸尿裤的尺寸。

❷ 吸湿、透气性好。可以用一小杯热水来检验：将热水倒在纸尿裤的正面，然后把另一只杯子杯口紧贴在尿裤背面，用手摸一下正面，即可以感觉出它的吸湿性如何，另外观察一下尿裤背面的杯子，如果杯子内壁凝结了较多水珠，说明纸尿裤的透气性比较好，热水的热气已经从纸尿裤大量溢出。另外，在宝宝穿用的过程中，妈妈可以随时观察，如果宝宝的屁股出现泛红现象，说明纸尿裤的吸湿、透气性较差。

❸ 表层柔软。纸尿裤正反面表层都要柔软，且正面表层要有防止回渗的功能。柔软的表层可以让宝宝穿着舒适，防回渗的功能也可以让宝宝屁股一直保持干爽，这样可以减少尿布皮炎的发生。

❹ 纸尿裤的款式，尽量选择有腿部裁高设计，且带有透气腰带的，这样的设计可以让宝宝的皮肤最大面积地呼吸到新鲜空气。

警惕宝宝尿布黄黄的洗不干净

一般来讲， 宝宝的尿液和大便虽然都会发黄，但很容易清洗掉，不会沾染尿布。如果宝宝大小便把尿布染得发黄，且总也洗不干净，建议赶紧带宝宝去看医生，因为这有可能是宝宝身体中胆红素水平升高所致。胆红素升高有可能导致宝宝患上黄疸。

怎样通过大小便判断新生儿的健康

宝宝大小便的形状、颜色、气味、次数等情况都反映着他的健康状况，妈妈应该学会观察宝宝的大小便，以便及时发现异常。

新生儿的大便代表着什么

宝宝大便的规律：新生儿出生24小时内会排出颜色黑绿黏稠、没有臭味的胎粪，随后2～3天排棕褐色的过渡便，以后就转为普通大便。

正常大便的特点：根据喂养条件不同，正常大便也有差异，母乳喂养儿的大便呈黄色或金黄色，软膏样，味酸不臭；奶粉喂养儿的大便色淡黄、较硬，有臭味，大便次数较母乳喂养儿少，每天3～5次。如果妈妈乳头有裂伤出血，大便可能像柏油一样，这也是正常的。

不正常的大便包括以下几种。

1. 母亲乳头正常而新生儿大便是柏油样便。
2. 大便带鲜血，新生儿可能有尿布皮炎、假月经、外伤等。
3. 大便稀水样、蛋花汤样、绿色发酸，可能因喂养不当、饥饿所致。
4. 大便灰白，可能有胆道闭锁。

新生儿的小便代表着什么

宝宝小便的规律：新生儿往往在生产过程中排第1次小便，生后的第一天可能没有尿或者排尿4～5次，以后根据入量逐渐增加，一昼夜可达20次。

如果生后48小时仍无尿，则要考虑有无泌尿系统障碍，可先喂糖水并注意观察，有时有微量蛋白及尿酸盐结晶时新生儿可排红色尿，多喂水即可纠正，如果多喂水后仍不排尿，就应请医生诊治。

新生儿哭闹不安怎么哄

如果宝宝哭闹，妈妈一定先要弄清原因。宝宝哭的原因有很多，例如饿了、困了、尿布湿了、受惊吓了、感觉孤独了、有东西扎着他了，尤其是生病时，常常会啼哭不止，所以需要妈妈仔细分辨。

正常的啼哭

宝宝需要运动的时候，会啼哭一会，此时，宝宝的声音很响亮，但没有眼泪，哭声抑扬顿挫，富有节奏感，每次哭的时间很短，一天大概能哭好几次，但宝宝的进食、睡眠及玩耍都很好。这种啼哭是宝宝的一种特殊的运动方式，宝宝可以通过啼哭加大肺部活动量，加快血液循环，促进身体新陈代谢，促进神经系统的发育，还能增进食欲，促进胃肠道的消化及吸收能力。

对于这种哭声，妈妈不用特别在意，只要轻轻触摸宝宝、对他笑，或把他的两只小手放在腹部轻轻摇晃两下，宝宝就会停止啼哭。

情感依赖性啼哭

这种啼哭通常发生在亲近的人离开或失去心爱的玩具时。哭声起先洪亮，涕泪俱下，同时宝宝会表现出感到痛心的表情，而后哭声逐渐减弱，宝宝也变得没精打采。此时，建议爸爸妈妈或者亲近的人抱抱宝宝，安抚宝宝的情绪。

饥饿时的啼哭

宝宝会边啼哭边主动将头转母亲的胸怀寻找乳头，若用手指试探宝宝的口唇，宝宝会不由自主地伸出舌头作出吮乳的动作。此时只要给宝宝喂奶或食品，便马上安静下来。但如果是人工喂养的宝宝表现出类似饥饿的啼哭时，可以将宝宝抱起或换个环境，这时如果宝宝哭声停止，则说明宝宝不是因为饥饿啼哭，很可能是因为宝宝口渴，或食物调制太浓、太热，或周围环境嘈杂等影响宝宝情绪，导致的啼哭。爸爸妈妈应仔细寻找原因，从而改进。

口渴时的啼哭

如果宝宝啼哭时显得很烦躁，并时不时用小舌头舔嘴唇，而且嘴唇发干，就说明宝宝口渴了，赶紧给他喂水吧。

喂得太饱时的啼哭

如果喂奶之后，宝宝发出尖锐哭声，同时乱蹬两条小腿，很可能是宝宝吃得太饱了。此时如果妈妈贴着他的小肚子抱起，宝宝会哭得更厉害，嘴里往外吐奶或溢奶，甚至出现呕吐。妈妈这时不必哄宝宝，让宝宝哭一会，哭可促进宝宝消化。

感觉不舒适的啼哭

如遇突然的冷热刺激，或者衣服布料粗糙不平整、衣被裹得过紧、尿布湿了，或被蚊虫叮咬、受到异物刺激时，宝宝都会啼哭。这种哭声初始声音较大，以后逐渐变小，并有全身躁动不安。对这些原因引起的啼哭，只要及时加以改善，如经常更换尿布，注意风寒冷暖，保持环境幽雅平静，清除身上的异物或抱在怀中予以轻柔地抚摸慰藉，都可有效地平抑哭声。

困倦时的啼哭

这种啼哭大多发生在人多嘈杂、空气污浊或太热的时候，哭声比较低，宝宝的双目时睁时闭，哭声断断续续。此时，只要把宝宝放在一个安静清爽的地方，他就会安静下来，停止啼哭，安然入睡。

带有意向性要求的啼哭

这种以企盼达到某一目的的啼哭，其哭声忽大忽小，呈间歇性，或伴有蹬脚、挺胸、摇头、就地打滚及干嚎怪叫的行为，若无人理睬，其哭声即渐渐转弱而停止。这种有意识的哭喊，多见于1岁以上的幼儿。

生病时的啼哭

假如宝宝哭声比平常尖锐而凄厉，或握拳、蹬腿、烦躁不安，但不论如何安抚，宝宝仍旧哭个不停，持续哭泣达15分钟以上，也不能让他停止啼哭，那就可能是生病了。此时，建议爸爸妈妈带着宝宝去请医生诊治。

怎样让新生儿睡得更好

宝宝的睡眠质量与宝宝的成长速度关系密切，所以爸爸妈妈要尽量让宝宝睡好。

让宝宝跟妈妈分床不分房

宝宝自己睡还是跟妈妈睡？最好的办法是妈妈与宝宝分床不分房，就是在妈妈的床边放一张婴儿床，让宝宝睡在婴儿床里。如果让宝宝跟妈妈睡一张床，宝宝的睡眠质量容易受到影响，如果自己睡一间房，没有妈妈的看护，容易发生危险。

安抚烦躁不睡的宝宝

一般情况下，宝宝在吃奶的时候就会睡着，如果这样，妈妈只需把他放回婴儿床上即可。但有的宝宝在睡觉之前会显得烦躁，妈妈需要哄一会宝宝才能让他睡着。哄宝宝睡觉的时候，妈妈可以把宝宝抱在怀里轻轻摇晃，并用手轻轻拍宝宝的大腿外侧，或者把宝宝放在摇篮里，边摇摇篮，边拍宝宝的大腿外侧，一般就可以把宝宝哄睡。如果妈妈是抱着宝宝哄睡觉，最好在他睡着超过15分钟之后，再放到床上，宝宝如果刚睡着就被放下，很容易再次醒来哭闹。

调整宝宝睡“反觉”

有的宝宝白天睡觉，夜晚清醒，这就是睡“反觉”，一般出现在出生 2 ~ 3 周时，这常常让妈妈觉得疲惫不堪。如果宝宝出现了睡“反觉”的情形，妈妈可以有意识地减少他白天睡眠的时间来调整，方法如下：白天喂奶时，不要喂饱，让他一次睡眠时间缩短；在他睡觉时，通过换尿布、抚触等方式叫醒他；在他睡觉的房间，让光线明亮些，也不要刻意保持安静；在晚上 7 ~ 8点给宝宝洗澡，一般洗完澡，宝宝就会有倦意，乖乖睡觉了。经过几天的调整，一般就可以把宝宝睡“反觉”的习惯扭转过来了。

宝宝夜里睡觉不踏实要观察原因

有的宝宝夜里睡觉不踏实，经常醒来。有的时候，宝宝可能是饿了，或者是尿布湿了，妈妈只要解决了宝宝的问题，宝宝就可以继续安睡。如果宝宝连续出现这种情形，并伴有多汗症状，常常醒来之后烦躁得很难再入睡，妈妈要考虑宝宝是不是缺钙了，需要带宝宝去医院检查治疗。

宝宝睡觉不要用枕头

刚出生的宝宝头部与肩部几乎同宽，后脑勺与背部也保持在同一个水平面上，因此无论侧卧还是仰卧都不需要枕头，如果宝宝穿了较厚的衣服，头部不能和肩或背保持同一水平了，就给宝宝在头颈部垫上相当于衣服厚度的东西，如对折后的毛巾即可。另外，给宝宝垫毛巾的时候，最好垫在颈部与头部连接的地方，而不是头部，因为宝宝头后部较突出，而颈部无力，如果直接垫在头部，会使宝宝呼吸不畅。

不要抱着宝宝睡觉

有的妈妈因为宝宝睡到床上容易醒，为了延长宝宝睡眠时间，就抱着宝宝睡觉，这种做法是不可取的。因为，宝宝在大人怀里睡觉时，容易受影响，所以睡眠质量不高，肌肉也得不到全部放松，同时新陈代谢会降低，从而影响宝宝的心肺功能的增强、骨骼发育速度和抵抗力的加强，所以建议妈妈在宝宝睡着后最好把他放到床上。

亲吻新生儿要注意

妈妈亲吻宝宝时，力度最好轻柔，一般轻轻碰触即可，因为宝宝的皮肤非常娇嫩，很容易被大力亲吻弄伤。

在以下情况下不要亲吻宝宝的嘴

妈妈或者其他人，如果有以下情况，最好不要亲吻宝宝。

1. 患有感冒时，尽量不要接近宝宝，更不要亲吻宝宝，以免感染宝宝。
2. 患有口腔疾病时，不要亲吻宝宝。
3. 患有肠胃疾病时，不要亲吻宝宝，因为肠胃疾病患者一般在口腔里都会有致病菌，所以最好不要亲吻宝宝。
4. 化了妆时，尽量不要亲吻宝宝，因为化妆品里的化学成分，如铅、汞等，会通过宝宝皮肤进入宝宝身体，危害宝宝健康。
5. 其他带有传染性病毒的人，最好不要亲吻宝宝，如疱疹病毒、麻疹病毒、肝炎病毒等。

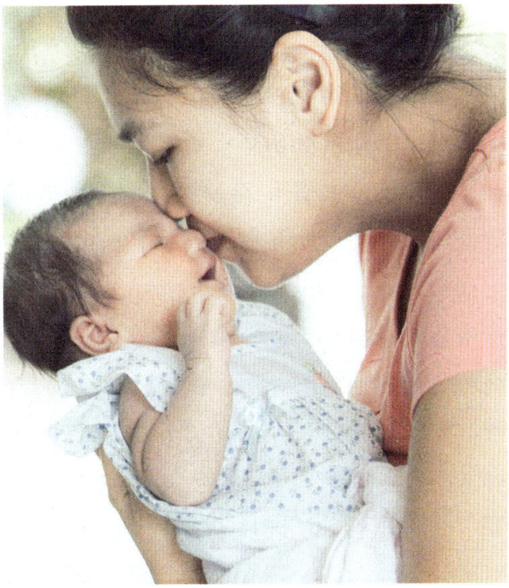

总之，妈妈需要保护好宝宝，防止宝宝病从口入，并尽量让宝宝远离致病源，让宝宝健健康康地长大。

温馨提醒

婉拒别人好意的亲吻

建议妈妈最好不要随便让人亲吻你的宝宝，尤其不要随便亲吻宝宝的嘴，因为宝宝的免疫力比较低下，很有可能被带有病毒的人感染。

怎样修剪新生儿的指甲

宝宝指甲长得特别快，大概每天都会长长0.1毫米，如果不及时剪短，很容成为藏污纳垢的地方，影响宝宝健康，或者在宝宝舞动小手的时候抓伤自己，所以妈妈最好每周都给宝宝剪1～2次指甲。

妈妈给宝宝剪指甲的时候，需要特别小心，因为宝宝的手经常无意识地乱动，一不小心，就会伤到宝宝的手指。妈妈可以准备一把宝宝专用的指甲刀，剪之前，先给拿着指甲刀的手肘找一个支撑点以保持稳定，然后一手抓着宝宝的手，并分开宝宝的手指，另一手拿着指甲刀修剪，尽量把宝宝的指甲修剪成圆弧形，剪完之后，用指腹摸一下是否光滑，如果不光滑，要继续磨一下直到光滑为止。

如果在修剪中，不慎伤了宝宝，妈妈要及时给宝宝止血消毒，止血可以用消毒纱布或棉球按压伤口，止血以后，再用碘伏即可。

不要擦掉宝宝的胎脂

宝宝出生时，身体上覆盖着一层白色脂肪，这就是胎脂。胎脂在宝宝的颈部、腋窝、腹股沟等部位集聚较多较厚，其他部位较少。

胎脂对宝宝的身体有保护作用，当宝宝还在妈妈的子宫里时，就是胎脂为宝宝隔绝了羊水的浸润。宝宝出生后，胎脂也会保护宝宝的皮肤不受感染，同时还能为宝宝保温——刚从妈妈子宫里出生的宝宝，身体会立即向周围散发能量，体温也随着降低，如果能量散发太多，很容易使宝宝失温，而胎脂的存在可以较好地保持宝宝的体温稳定。还有，胎脂在宝宝穿上衣服后，可以减少衣物对宝宝皮肤的摩擦刺激，起到了润滑作用。所以，不要在宝宝出生后立即给宝宝擦去胎脂。

宝宝的大部分胎脂会因为日常的护理和衣服的摩擦，在出生2～3天后自行消失。在胎脂没有消失的颈部、腋下、腹股沟等地方，妈妈可以帮他清除，用消过毒的纱布蘸取少量植物油，轻轻浸润之后抹去即可。

不要给新生儿挤乳头

有的宝宝出生后，乳头向内凹陷，有的宝宝则是乳房肿大，或有乳汁流出。传统认为，应该给新生儿挤乳头，把内陷的乳头和乳房内的乳汁挤出来，才能使宝宝将来的乳房发育正常。实际上，这种做法是不科学的，这样做很容易伤害宝宝的乳房。

宝宝的乳房肿胀，或有乳汁流出，都是新生儿的正常生理现象，一般在出生2周后就会自行消失；而宝宝乳头内陷，一般在宝宝青春期时，第二次发育的过程中，都会得到改善。出生1～2周的宝宝，乳腺正处在肿胀阶段，如果这时给宝宝挤乳头，很容易伤害宝宝乳房，严重时，会导致化脓性乳腺炎。所以，无论宝宝乳头内陷还是乳

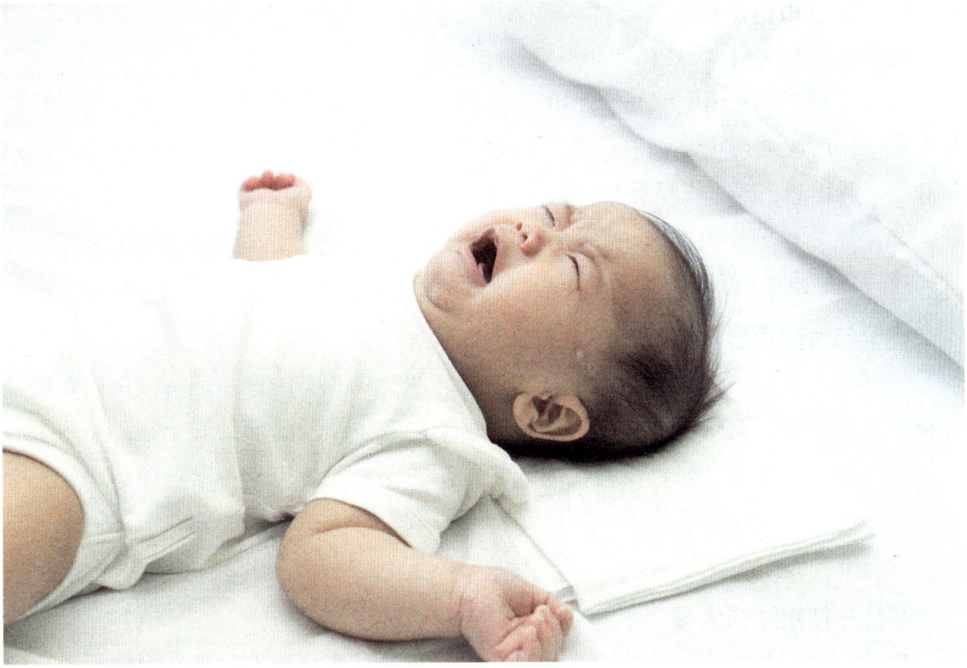

房肿胀，建议妈妈最好不要去挤压。

如何选购和使用婴儿车

婴儿车并非必须购买的物品，选择时一定要考虑自己的需求，另外婴儿车的安全也是需要重点考虑的因素。

了解婴儿车的类型

如果不仔细地去了解，往往无法知道自己到底需要哪一款，因为每台婴儿车都有吸引人的外表，造型也都独具特色，目前市售的婴儿车分为三种。

A型车：从出生开始使用到2岁左右，可以调整椅背角度，甚至可以平躺，功能较多，但一般较大较重。

B型车：从7个月开始使用到4岁左右，无法调整椅背角度，适合出门远行或搭乘公共交通工具时使用，但是较为轻巧且容易收合，我国大部分家庭买的都是这类婴儿车。

AB型车：涵盖A型车与B型车的使用范围，利用多种可拆装的周边用品，提供各种不同实用的功能，如与汽车提篮或睡篮组合，不少欧美品牌婴儿车几乎都是此类，但价格昂贵，周边用品也不便宜。

根据需要进行选择

选购婴儿车之前，妈妈要考虑一下自己的需求。

如果希望宝宝从出生就开始使用，则最好是选用A型车或AB型车，但这样的话需要考虑使用时限或费用是否能接受，AB型车还要考虑购买哪些零件比较实用，如汽车提篮、购物篮、睡篮或睡袋等。

如果经常需要带宝宝出门或乘坐公共交通工具，则不能选择太笨重的婴儿车，适宜选择轻巧好收的B型车，但6个月内的宝宝不能使用。

安全与否很重要

选好婴儿车后，还必须留意安全和质量问题，先看车的产品证书，然后要检查安全带是否坚固，安全带还应容易调校；车架应有主锁及附加的安全锁，而两个后轮的锁应可同时锁上，并且没有脱漆现象；车的布料成分应具备安全性。此外，必须有足够的座位空间及承托力，同时车身不可有大过手指粗细的缝隙，以免宝宝夹伤或扭伤手。

婴儿车使用注意事项

1 出门前进行安全检查。每次使用前都应该进行安全检查，如车内的螺母、螺钉是否松动，躺椅部分是否灵活可用，轮闸是否灵活有效等。

2 系好安全带。宝宝坐车时一定要调整并系好腰部安全带，松紧度以放入大人四指为宜，调节部位的尾端最好能剩出3厘米长。

3 不要让宝宝单独留在车里。宝宝坐在车上时，大人不要随意离开，若确实需要离开或转身时，必须先固定轮闸，确认婴儿车不会移动。也不要让宝宝一直留在车里，长时间一种姿势宝宝会疲劳。

4 不要推宝宝到马路边走。宝宝坐在婴儿车里离地面很近，最容易呼吸到地面上的灰尘、尾气，对身体不利。推车出行要多到车少、地平、环境优美的广场、绿地、公园去。

5 不要将宝宝连人带车一起提起。切不可在宝宝坐车时，连人带车一起提起，遇到楼梯或是有高低差异的地方，需要提起婴儿车时，正确做法应该是：将宝宝从车里抱出来，一手抱宝宝，一手拎车子。也不要抬起前轮单独使用后轮推行，这样容易失去控制，也容易导致后车架弯曲、断裂。

温馨提醒

婴儿车还需要让宝宝亲自试一下

婴儿车是给宝宝用的，合不合适还得让宝宝体验一下再决定，推动小车走一走，看看手感如何，转弯顺不顺利，能否承载得起宝宝，宝宝舒适度如何等。

新生儿智能开发

新生儿感官发育特点及相应早教方案

宝宝感官发育特点

视觉：宝宝视力较弱，但发展很快，第1周还是几乎看不见的状况，到第4周就发展到可以看到3米内的物体，并能追看了。但宝宝对色彩分辨能力还较弱，只有高对比度的图案，如粗线条的黑白图案对宝宝才有比较大的吸引力。

听觉：宝宝出生时，听觉系统就已经很发达，慢慢地，宝宝能分辨出妈妈的声音，并会捕捉和寻找发声源，把眼睛或头转向发声的地方。此时的宝宝，喜欢妈妈的温柔声音，对喧嚣和嘈杂表现出反感。

触觉：宝宝的触觉敏锐，喜欢柔软的衣服、尿布，还喜欢妈妈温柔的抚触。

味觉：宝宝的味觉发育成熟较早，喜欢甜食。经过4周的培养，宝宝已经能辨别出妈妈乳汁的味道。

嗅觉：宝宝的嗅觉水平也很高，经常能根据妈妈乳汁的味道，找到妈妈的乳头，而且会对刺激性气味表示出厌恶。

早教方案

❶ 妈妈可以经常拿一些不同图案色彩的图片、物体给宝宝看，宝宝一般对黑白色的东西比较感兴趣，另外宝宝还喜欢红色。妈妈在日常生活中，可以多穿颜色鲜艳的衣服，也可以在他的床头挂上颜色多样、会活动的玩具来刺激他关注黑白以外的色彩，这样可以刺激宝宝的视觉发育。

❷ 准备一个拨浪鼓或者装着豆子的小罐子，在宝宝的耳朵边10厘米处，轻轻摇动，宝宝会随着声音转动眼睛或头部，这样可以刺激他的听觉发育。

❸ 妈妈可以经常抱宝宝，并且每天至少一次对宝宝进行抚触，轻柔地抚触宝宝的全身各部位，宝宝在这种抚触中会感觉踏实、放松，这有利于宝宝的身心发展。

❹ 有意识地给宝宝闻一些不同味道，醋、酒、香水等具有浓烈味道的东西，在安全距离可以刺激宝宝的嗅觉发育。

❺ 把大人经常接触到的食物，点在宝宝的舌头上，给宝宝尝尝，可以刺激宝宝味觉发育。

适当让新生儿哭可以锻炼肺活量

宝宝不但通过哭表达需求，也通过哭运动自己，所以妈妈不要宝宝一哭就抱，适当让宝宝哭一会，可以锻炼宝宝的肺部功能，加大肺活量。

宝宝基本没有其他运动，锻炼身体的机会很少，只有在啼哭时，才能充分活动。他的喉咙和肺会在啼哭中得到锻炼，啼哭还可以促进宝宝血液循环并加快新陈代谢的速度，这可以帮助宝宝消化和吸收。

但是，大多数新手妈妈都很难确定宝宝在什么情况下的啼哭是运动，这里可以教给妈妈一个方法作为参考：宝宝哭的时候（可排除其他原因时），把他抱起来，如果宝宝哭得更厉害了，说明他这时的啼哭是在运动，你就可以把他放回床上，让他哭一会。为了运动而啼哭的宝宝，哭声响亮、节奏感强、音调平稳且没有眼泪流出。

宝宝哭了一会后，你可以尝试跟他说话，或拿着他的小手放到他的腹部轻轻摇晃，这时候宝宝一般就会停止啼哭，甚至跟你微笑了。

给新生儿按摩，给予他安全感

宝宝天生就渴望妈妈的拥抱、抚摸，在妈妈跟宝宝的肌肤亲密接触过程中，宝宝会感觉身心愉悦，跟妈妈的感情也会越来越亲密。

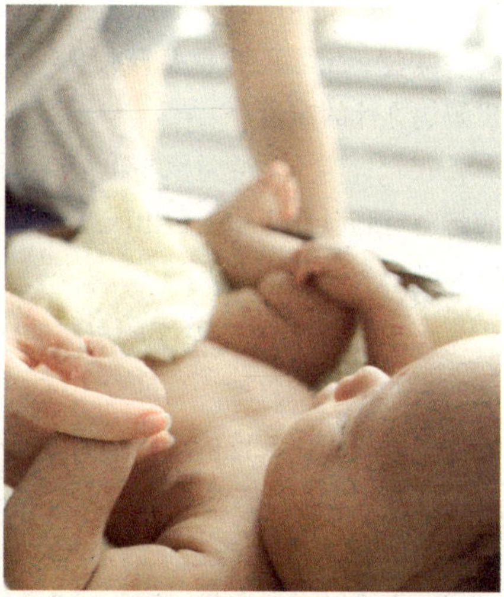

给宝宝按摩的好处

按摩可以给宝宝带来很多具体的好处，如下。

1. 按摩时，宝宝体内的压力激素水平会降低，烦躁不安的宝宝在经过按摩后，一般会安然入睡。另外，在按摩中，妈妈可以跟宝宝多交流，这时妈妈可以告诉宝宝正在按摩的部位叫什么，虽然他不懂，但却可以锻炼他的记忆。

2. 按摩时，宝宝体内的激素及胰岛素水平会升高，这时宝宝的身体血液循环加快，对食物的消化吸收率也较高，因此经常接受按摩的宝宝体重增长速度较快。此外，在按摩中，宝宝触觉、感觉发育也会快速地提升。

3. 在妈妈给宝宝按摩的过程中，宝宝对妈妈的信任和依恋逐渐加深，这有利于宝宝和妈妈感情的建立和发展。同时，妈妈的按摩让宝宝拥有了充足的安全感，这对宝宝以后的性格发展也是非常有利的。

4. 有时候按摩还可以缓解宝宝身体上的不适，如果宝宝因腹胀不适哭闹，妈妈给他按摩腹部，宝宝很快就会安静下来。

给宝宝按摩的方法

妈妈给宝宝按摩时，除了动作要轻柔外，还要注意以下4点。

❶ 宝宝吃奶前后30分钟至1小时，以及宝宝情绪异常激动时，都不要给宝宝按摩。

❷ 给宝宝按摩时，观察宝宝反应，总结出宝宝喜欢的按摩方式和按摩部位，作为重点经常重复，不必要每次都按部就班。

❸ 按摩时间以每次20 ~ 30分钟为宜。

❹ 按摩前，妈妈可以给自己双手涂点润肤霜，然后双手手心向下覆在宝宝身体上，从上往下缓缓滑动，腹部可以打圈按摩。

爸爸给宝宝做做按摩

妈妈与宝宝的感情建立发展相较于爸爸都比较容易，因为妈妈的有些事情是爸爸替代不了的，那么爸爸就在给宝宝按摩的事上多出点力吧，这不但可以减轻妈妈的负担，更重要的是这么做有利于加强宝宝与爸爸之间的感情联系。

游泳让新生儿感觉安全、愉悦

宝宝游泳的好处

宝宝一般刚出生就可以在专业人士的护理下去游泳了，游泳可以带给宝宝很多好处。

❶ 游泳可以帮助新生儿尽早排出胎粪和消退生理性黄疸。

❷ 游泳是全身性的运动，且运动量大。宝宝游泳时，血液循环加快，肌肉、韧带、关节得到锻炼，肺活量加大。所以经常游泳的宝宝，心肺功能较强，体格较健壮，食欲也较好。

❸ 游泳除了对宝宝的身体成长有促进作用以外，还会对大脑产生刺激。宝宝的视觉、听觉、触觉、嗅觉、平衡觉等感官潜能在游泳中都能得到有效地激发。

宝宝游泳需要注意的事项

宝宝游泳时，妈妈要充分注意宝宝的安全，注意以下4点。

❶ 宝宝脐带如果还没有脱落，游泳前要把宝宝的肚脐用防水贴贴住，等宝宝游完后，再把防水贴取下，并对脐部进行消毒处理。

❷ 选择适合宝宝颈围的游泳圈，防止游泳圈过大或过小，以宝宝套上游泳圈后，脖子与游泳圈之间仍可以插入两指为好。给宝宝套上游泳圈后，缓缓把宝宝放入水中。

❸ 宝宝游泳的水温要接近宝宝的体温，最好在36 ~ 38摄氏度，室温在25 ~ 28摄氏度。游完后，要及时用毛巾或被子把宝宝包住保暖，以防感冒，等宝宝身体彻底擦干后，再穿上衣服。

❹ 宝宝游泳最好不要超过10分钟，要不然宝宝会感觉劳累。两次游泳时间间隔最好在2天以上。

与新生儿多说话，刺激神经发育

宝宝虽然还听不懂大人的话，但是妈妈多跟宝宝说说话，可以刺激宝宝的神经发育，同时还会使宝宝感受到关爱从而心情愉快。

妈妈在跟宝宝对话的时候，可以不必考虑说话的内容，因为宝宝在这个阶段，还听不懂，只要妈妈的语气轻柔，表情温和就能让宝宝感觉快乐。可以把他当作能听懂你的话一样，跟他说你要做或你正在做的事即可，也可以向他表达你的问候。比如可以在他醒来时，问一问他“你醒了？饿了吗？”给他换衣服时，就跟他说“妈妈要给你换衣服了，这是你的小内衣，白色的”“我们先穿这只胳膊”等，在他尿了或拉了，给他清理时，可以说“拉了，小屁屁不舒服吧?我们来洗一洗吧”。这些琐碎的话，都会给他一定的刺激。

妈妈在跟宝宝说话时，眼睛最好盯着宝宝的眼睛，声音、语调、语气、表情要相互配合，尽量丰富，这样宝宝在听你说话的时候，各种感官可以得到协调锻炼。

适合新生儿的早教游戏

妈妈可以早早开始宝宝的早教游戏，越早开始，宝宝越早得到刺激，各种神经发育也就越快。妈妈可以通过以下的游戏锻炼宝宝。

观景：妈妈可以把宝宝竖直抱起来，这时候宝宝就可以看到天花板外的其他有趣事物，这对宝宝是一个新鲜的刺激，有助于他的视觉发育。

听声：准备一个拨浪鼓或八音盒，在宝宝耳边发出声音，刺激他的听觉发育，在这个过程中，宝宝的听觉和视觉会逐渐协调起来，眼睛会去寻找发声的物体。

逗笑：在宝宝醒着且处于安静状态的时候，微笑着跟宝宝说话，抚摸他，挠捏他的下巴，如果他感到愉悦，就会微笑。

抓握：掰开宝宝的手指，把你的手指伸到他的掌心，他会立即反射性地握住，这样做可以锻炼宝宝的手部肌肉，同时刺激大脑发育。

做操：妈妈可以给宝宝做做被动操，有节律地活动宝宝的四肢，做操的时候，宝宝的身体得到运动，筋肉、骨骼、韧带都得到了放松，宝宝会觉得舒适。一般宝宝都会喜欢这样做，会在做的时候发出微笑。

嗅觉和味觉开发：妈妈可以找一些带有刺激性味道的东西，如醋、香水、酒等在一定距离给他闻闻，宝宝如果不喜欢，会通过啼哭来表达，不过有时候只是会皱皱眉。另外，你还可以沾点醋或酒放在他的舌头上，他有可能啼哭，因为他能感觉到这些味道的刺激性。生活中的味道，大多数都可以给宝宝尝，这样做可以促进宝宝嗅觉和味觉的发育，让他逐渐学会分辨这些味道。

2~4个月，互动越来越多

宝宝发育详解

2个月的宝宝

性别	身高（厘米）	体重（千克）	坐高(厘米)	头围(厘米)	胸围(厘米)
男宝宝	55.50～60.70	4.30～6.00	40.00	39.84	40.10
女宝宝	54.20～59.20	4.00～5.40	39.05	38.67	38.78

肢体：宝宝长到2个月时，四肢都可以有较大幅度的动作，并且在处于俯卧位时，头能抬起来坚持30秒左右，脚也可以在俯卧时踢腾几下。另外，此时，宝宝的手不会常常握着拳头了，有时候会突然张开，然后再握住。

语言能力：出生2个月的宝宝，可以发出几种元音，经常在高兴的时候，躺在床上，“嗯嗯啊啊哦哦”地自娱自乐。而此时，宝宝的哭声中蕴含的情感更加丰富，可以表达出委屈、生气和孤独等。

视觉、听觉：出生2个月的宝宝，能分辨不同的颜色，但是对颜色深浅还没有感觉，粉红和鲜红在他眼里是没有区别的。另外，此时的宝宝会经常注视妈妈的脸，不过维持时间也还不长。还有，宝宝此时的听觉特别敏锐，所有声音都能引起他的关注，他甚至能听出另外房间的妈妈的声音。

嗅觉、味觉：2个月的宝宝，嗅觉和味觉也已经比较发达，能分辨酸、甜、苦、辣、咸，能区别香、臭等等，对于他不喜欢的味道，会用皱眉或啼哭来表示厌恶，有时候会扭开头主动避开。

情感：此阶段的宝宝脸上会出现愤怒、高兴、紧张等表情——如果要求得不到满足，就会蹙起眉头，开始啼哭；高兴时，会对着面前的人微笑；紧张时，眼睛就会不断地眨动。

3个月的宝宝

性别	身高（厘米）	体重（千克）	坐高(厘米)	头围(厘米)	胸围(厘米)
男宝宝	58.50～63.70	5.00～6.90	41.69	41.25	41.75
女宝宝	57.10～59.50	4.70～6.20	40.44	39.90	40.05

肢体：3个月的宝宝，处于俯卧位时，能把双臂撑在胸前，并把头抬起45度坚持几分钟。而当宝宝处于仰卧位时，他还能把自己的小手放到嘴里吮吸，两只小手还能在胸前交握然后分开。另外，宝宝已经能够比较有意识地运用他的手，当给他手里塞入玩具时，他会即刻抓紧。有时候，小手还会摸摸自己的衣服、被子等。

语言能力：这一个月，宝宝发出的声音会越来越多样，而且能发出“呵呵”的笑声，偶尔开心时还会突然尖叫一声。

视觉、听觉：此阶段的宝宝，眼睛变得有神、灵动，对颜色开始敏感起来，并且喜欢鲜艳的颜色，如黄色、红色等。另外，对事物关注度和关注时间延长，眼睛经常会跟着妈妈移动。这时候的宝宝还喜欢被竖着抱起来，这样才能方便他看到更多的事物。另外，宝宝的听觉更加敏锐，能辨别大人讲话的语气，如果语调温柔，他就会以微笑应对，手脚也会跟着晃动；如果语气恶劣，他就会蹙眉撇嘴，甚至啼哭。

嗅觉、味觉：出生3个月的宝宝，可以用动作对他不喜欢的味道做出明确的反应，比如给他闻刺激性的气味，他会主动把头转开，有时候还会用手把他不喜欢的东西推开，如果尝到了醋等的味道，会出现耸肩缩脖的可爱动作。

情感：宝宝出生3个月后，会有意识地与人交流了，如果你给他一个东西，他会伸出手，想要拿过去。如果你给他讲故事或唱歌，他会用微笑来回应你。另外，此时的宝宝对大人的依恋感开始加强，如果他睡醒之后，长时间看不到人，就会大哭，直至他熟悉的人抱起他，才会停止哭泣。

4个月的宝宝

性别	身高（厘米）	体重（千克）	坐高(厘米)	头围(厘米)	胸围(厘米)
男宝宝	61.00～66.40	5.70～7.60	42.72	42.30	42.68
女宝宝	59.40～64.50	5.30～6.90	41.56	41.20	41.60

肢体：出生4个月后，宝宝的头颈部变得很有力，头能稳定居中，俯卧时，还可以向上抬起90度，仰卧时，能低头看自己的手脚。另外，宝宝的手和手臂的进步也很

快，手臂很有力，在俯卧的时候，双臂能支撑起上半身，甚至能支撑着翘起屁股；手指甚至能相互配合抓捏一些东西，可以抓着自己的被子或毛巾往嘴里送。腿部的活动也变得多而灵活，常常会踢开被子，或用脚去够旁边的东西。而且，此时的宝宝还能够在大人的帮助下翻身，也能在大人的辅助下坐一会。

语言能力：此时的宝宝，喜欢模仿别人的语调，如果有人跟他说话，他会与人一唱一和地交谈。

视觉、听觉：到这一个阶段，宝宝的视力几乎与成人一样了，灵敏度非常高，并且视线能从一个物体上移到另一个物体。如果有东西经过，眼睛立刻就会跟上去，当追看的东西消失不见了，还会主动寻找。宝宝听力在此时有了进一步加强，可以分出男声跟女声了。

嗅觉、味觉：出生4个月后，宝宝开始有口水分泌出来，辨别味道的能力更进一步，已经能分辨味道上的细微差别。

情感：出生4个月后，宝宝能够放声大笑，而且对呼唤有了意识，如果有人叫他的名字，他能明白是在叫他，然后做出相应反应。另外，他还喜欢其他的儿童，当看见或听见其他儿童时，注意力明显更加集中，注意时间也更加长，还常常会对着镜子里的自己微笑。

喂养指导

2～4个月宝宝的每日喂养

不同的喂养方式，给宝宝提供的能量不同，所以喂奶的次数和数量会有一定差异，妈妈可以根据宝宝的具体情况进行调整。

母乳喂养的宝宝每日喂养方案

出生2个月的宝宝，可以按需喂养，也可以按时喂养。每天需要喂奶6次，两次喂奶时间间隔2.5～3个小时。在宝宝长到3～4个月时，喂奶时间间隔可以适当拉开，到3～4个小时。

混合喂养的宝宝每日喂养方案

出生2～4个月的宝宝，如果混合喂养，奶粉与母乳喂养的次数累计约为6次，在喂奶粉时，大概每次需要喂120～150毫升，在母乳与母乳之间的时间间隔可以在2.5～3小时，奶粉与母乳或奶粉与奶粉之间可以间隔3～4小时。

人工喂养的宝宝每日喂养方案

此阶段的宝宝，如果人工喂养，每天可以喂奶800～1 000毫升，每天喂5～6次，一次喂120～160毫升，两次哺乳时间可以间隔3～4小时。

另外，妈妈可以有意识地延长夜间喂奶的时间间隔，最好将夜间哺乳的次数控制在每夜2次以下，这样对妈妈的休息和宝宝的成长都有利。

2～4个月宝宝营养补充与辅食添加

❶ 宝宝出生2～3个月时，需要补充鱼肝油，从第3个月开始，还要适当补充维生素D，这样可以促进宝宝对钙和磷的吸收，以防宝宝患上佝偻病。但补充维生素D和鱼肝油的量、剂型和补充方法需要咨询医生，以免过量中毒。

❷ 从第4个月开始，可以给宝宝添加辅食了。宝宝的辅食主要是果汁、菜汁、米糊等，同时还可以给宝宝喂一点蛋黄，蛋黄一次喂得不要太多，刚开始可以喂1/4个，慢慢推进到1/2个，但千万不可以喂蛋白，以免宝宝消化不良。

宝宝吃奶慢对健康不利

有的宝宝吃奶慢，每次吃奶的时间都很长，有时甚至达到一个小时，而正常情况下，宝宝一次吃奶的时间大约是20分钟。这样的情况如果持续下去，不但妈妈会很疲累，宝宝也会营养不良。所以，建议妈妈要重视起来，并做出合理调整。

宝宝吃奶慢如何调整

宝宝吃奶慢，有可能是因为母乳存在问题，有可能是因为宝宝的注意力不集中，也有可能是因为宝宝身体不舒服，妈妈只要为宝宝排除了这些问题，宝宝的吃奶速度就会加快。

❶ 如果妈妈乳汁分泌量不够或奶瓶出奶孔太小，宝宝吮吸过于用力时，会感觉疲劳，然后就会不好好吃奶，吃奶速度慢而吃奶时间长。这种情况下，宝宝的体重增长表现一般不理想，并且出现饥饿性绿便。这时候，纯母乳喂养的妈妈一方面要尽快催乳，另一方面需要给宝宝添加奶粉喂养；人工喂养的妈妈最好给宝宝换用一种出奶孔较大的奶嘴，奶嘴出奶孔大小以当奶瓶倒立时能持续一滴一滴往下滴奶为好。

❷ 宝宝长到2～4个月时，对周围环境的变化越来越关注，如果在吃奶时，周围环境嘈杂，宝宝的注意力很容易被分散，就不肯好好吃奶，导致宝宝吃奶慢。如果是这样，建议妈妈可以选择一个比较安静，较少人活动的房间给宝宝喂奶。

❸ 另外还有一些宝宝，吃奶过程中虽然很努力，但是仍然要花较长时间才能吃完，如果宝宝同时有容易被奶汁呛到或吃完奶之后浑身大汗的现象，妈妈最好带宝宝去医院检查，看看宝宝是否患有心脏或呼吸道疾病。

宝宝厌奶怎么办

厌奶期通常出现在宝宝6个月后，有的宝宝较早，4个月时，便开始厌奶。

宝宝厌奶的原因

❶ 此时，宝宝对周围事物的关注度大大提高，常常不能安心吃奶，这给了妈妈宝宝厌奶的感觉。

❷ 宝宝接触了一段时间的辅食，开始厌恶味道单一的奶水，所以不好好吃奶。

❸ 宝宝在之前的喂养中，喂养有些过量，宝宝的消化功能负担有些过重乃至疲惫，从而不好好吃奶，就表现出了厌奶。

如何应对宝宝厌奶

宝宝如果厌奶，但是精神很好，妈妈就不必着急，更不要频繁地强迫宝宝喝奶，这会加深宝宝厌奶的程度。妈妈可以参照以下做法帮宝宝度过厌奶期。

❶ 把奶水与其他辅食混合，做出有新鲜感的食物刺激宝宝的食欲，如把奶水加到菜汤里、果汁里、米粥里、菜泥里等等，这样在宝宝进食辅食的时候，也可以摄取到一部分奶水。另外，也可用酸奶、奶酪等代乳品喂宝宝，营养价值与奶水相当，但口味不同，宝宝比较愿意接受。

❷ 在食物里适当加些乳酸菌制品，帮助宝宝消化，或者给宝宝喝些山楂水开开胃。

❸ 在宝宝厌奶期，妈妈可以适当减少喂奶的次数，这样做可以降低宝宝对奶水的厌恶感。

❹ 妈妈准备给宝宝喝奶的时候，可以先把宝宝抱到安静的地方，或者让周围的人回避一下，尽量减少会影响宝宝注意力的因素。

厌奶期一般持续时间都不长，经过8～10天的调整，就会过去，有的宝宝厌奶期较长，但也不会超过一个月，所以妈妈不要担心。

日常护理

要不要给宝宝用安抚奶嘴

妈妈需要根据宝宝的实际情况来决定要不要使用安抚奶嘴，以及使用的时间和频率。

用安抚奶嘴的利与弊

给宝宝使用安抚奶嘴有较明显的好处，如下。

❶ 安抚奶嘴能带给宝宝适当的安慰，平息他的烦躁，因而能使妈妈得到较多的休息，这样对泌乳是很有帮助的。

❷ 在宝宝入睡困难或睡眠不踏实时，使用安抚奶嘴，可以提高宝宝的睡眠质量。

❸ 宝宝在使用安抚奶嘴时，需要用鼻子呼吸，这样就能养成宝宝用鼻子呼吸的习惯，避免用嘴呼吸，从而减少病菌感染的概率。

但如果长期或者过于频繁地使用安抚奶嘴，对宝宝也有一定的害处。

❶ 频繁并长期地使用安抚奶嘴，宝宝将来的牙列有可能不齐，或者出现双排牙。

❷ 如果过于频繁地使用安抚奶嘴，会使妈妈忽略宝宝的实际需要，从而减少与宝宝的情感交流和互动。

用安抚奶嘴时的注意事项

宝宝如果需要安抚奶嘴，妈妈应注意以下几点，尽量减少安抚奶嘴的不利影响，并充分利用它积极的一面。

❶ 给宝宝选择合适的安抚奶嘴。安抚奶嘴有拇指形的，也有奶嘴形的，大小、长短、触感在不同产品之间有较大的差异，妈妈可以多给宝宝试用几种，尽力选用与妈妈乳头触感较接近的安抚奶嘴。在宝宝适应了一种奶嘴后，就不要频繁更换其他奶嘴了，因为宝宝的触觉很敏感，如果更换太频繁，宝宝适应起来比较困难。

❷ 每次用完的奶嘴都要彻底清洁，像洗奶瓶一样清洗安抚奶嘴，并且最好每次用完后，都能消一下毒。另外，安抚奶嘴很容易破损老化，妈妈要经常观察，如果发现有破损或老化，要及时给宝宝更换新的奶嘴，以免宝宝把破损掉落的小颗粒吞进去。

❸ 给宝宝使用安抚奶嘴的时间和频率不要过高，妈妈还是尽力亲自安抚宝宝，只有在实在无能为力时，才用安抚奶嘴。正常情况下，宝宝长到6～9个月时，行动能力逐渐加强，在自己可以做到更多的事的情况下，就会自动戒掉安抚奶嘴。如果宝宝长到1岁时还不能戒掉，妈妈要尽量帮助宝宝戒掉安抚奶嘴，否则有可能造成宝宝将来牙列不齐。

如何防止宝宝睡偏头

宝宝出生后骨骼发育很快，容易受到外力的影响，从而使头部变形，也就是睡偏头。宝宝睡偏头之后，后脑勺头骨会一边突出一边扁平。

如何防止宝宝睡偏头

妈妈可以通过以下方法，防止宝宝睡偏头。

❶ 给宝宝选择软硬程度适中枕头，太软的枕头不能很好地稳定宝宝的头部，容易睡偏头，而太硬的枕头也有可能让宝宝睡成偏头。如果发现宝宝睡觉有把头偏向一侧的习惯，给他选枕头时，最好选择枕芯填充物可以流动的枕头，如干净的荞麦皮、稗草籽枕头。这样可以在宝宝睡觉的时候，头偏向哪侧，就把哪侧的填充物堆高，防止他再偏。

❷ 经常改变宝宝睡觉的姿势。天性让宝宝喜欢把头侧向妈妈所在的方向，所以妈妈可以经常与宝宝更换位置，这样宝宝的左右头骨就会受到较平衡的外力。

睡偏头了如何纠正

如果宝宝睡偏头了，妈妈也不要着急，在宝宝2岁之前，尤其是囟门闭合之前，睡偏的头是可以纠正过来的，妈妈可以参考以下做法。

❶ 用小米做一个枕头，小米相对于其他填充物能够更好地固定宝宝的头部，并让宝宝头部比较突出的一侧比较多地受力，慢慢就可以纠正过来。

❷ 妈妈多待在宝宝头部比较突出的一边，这样宝宝就会经常让突出的一边多受力，也可以纠正偏头。

❸ 经常帮宝宝按摩头后部较突出的一边的头骨，因为宝宝此时头骨较软，按摩对纠正宝宝偏头是有一定效果的。

❹ 如果宝宝的头型偏得较严重，妈妈可以给宝宝量身定制一个塑性头盔，塑性头盔是依照宝宝的理想头型定制的，可以让宝宝突出部分不再生长，并给扁平处留心较大生长空间，这样就会纠正宝宝的偏头。但是这种头盔的制作一定要遵从医生的指导，不然会伤害宝宝。

温馨提醒

对宝宝的头型不要太苛求

妈妈只要采取适当的方法让其自然生长就能让宝宝拥有一个漂亮的头型，但是如果宝宝的头型实在无法纠正了，妈妈也不要太介意，头型对宝宝的健康是没有影响的，只是不够美观，当宝宝长大后，只要给他修剪适合的发型，这个缺点就可以掩盖。

选用安全的婴幼儿用品

宝宝的皮肤发育还不成熟，仅在皮肤表面有一层酸性保护膜保护皮肤并防止致病菌感染，所以在给宝宝清洁护理肌肤的时候，要使用温和的产品，尽量不要破坏这层保护膜。

给宝宝洗护注意点

❶ 给宝宝洗澡、洗头，最好用不含香精、不含皂质、无泪配方的婴儿专用沐浴产品，这样在给宝宝做清洁时，就不会破坏宝宝天然的酸性保护膜。洗完澡后，给宝宝涂上粉质细腻、不含杂质的爽身粉，爽身粉可以很好地吸收宝宝身上的湿气，令宝宝感到干爽，并能预防宝宝长痱子或尿布皮炎。

❷ 给宝宝洗脸最好用清水，宝宝3个月后，可以在洗完脸后擦上婴儿专用、不含酒精的润肤露。

❸ 宝宝的皮肤色素层较薄，如果要带宝宝外出时，先要给宝宝擦上婴儿专用的防晒霜，以免紫外线太强，晒伤宝宝皮肤。

❹ 在夏季，宝宝容易受到蚊虫叮咬，蚊虫叮咬不但会让宝宝不舒服，还容易传播疾病，所以妈妈在夏季还要给宝宝涂上婴儿专用的防蚊露。

❺ 宝宝汗腺发育不成熟、皮肤温度调节功能不完善，在夏季还特别容易长痱子，如果宝宝长了痱子，妈妈还要为宝宝选择婴儿专用痱子粉涂擦。

妈妈护理时动作要轻、慢、柔

宝宝的皮肤角质层发育还不成熟，真皮层较薄，很容易因为摩擦受损，一旦受损也很容易被致病菌感染，因此妈妈在给宝宝清洁时，动作要轻柔，尽量不要擦伤宝宝皮肤。

❶ 给宝宝洗脸或洗澡时，要用纯棉的、柔软的毛巾，妈妈的动作也要轻柔。

❷ 给宝宝洗澡或洗脸的水不要太热或太凉，在36～38摄氏度即可。如果太冷对宝宝皮肤刺激会很大，而太热的水会洗掉宝宝身上的防护油脂，使宝宝皮肤干燥。

❸ 给宝宝做清洁的次数不能太过频繁，否则容易破坏宝宝皮肤表面的保护膜并使宝宝皮肤失水太多，从而感觉干燥。最好是一天早晚各洗一次脸，夏天可以一天或两天洗一次澡，冬天可以一周洗一两次澡。

3个月的宝宝可使用枕头

枕头可以给宝宝的颈椎适当的支持，让宝宝在睡眠时，呼吸顺畅，肌肉放松，同时，一个合适的枕头还能帮宝宝塑造一个漂亮的头形。

宝宝长到3个月时，会学会抬头，这时候宝宝的脊柱颈椎段也开始生理性地向前弯曲。此时，该给宝宝使用枕头了，不过，有的宝宝睡觉会不知不觉离开枕头，这可能是宝宝还不需要枕头，妈妈不要强迫，因为这时宝宝的头还是比较大，脊柱弯曲度不深，只要宝宝不觉得不舒服，可以不用枕头。可以过一段时间再试试，如果宝宝觉得睡在枕头上更舒服，就不会撇开枕头睡了。

给宝宝选枕头注意的点

❶ 给宝宝选枕头，不能太软也不能太硬。太软的枕头不能很好地支撑颈椎，与宝宝的皮肤接触的面积也较大，所以不利于血液循环和透气，还有可能影响宝宝呼吸。枕头如果太硬，容易使宝宝颈部肌肉疲劳，长期使用，还会造成宝宝头骨变形，影响美观。

❷ 枕芯最好是天然植物材料制成的。宝宝的皮肤柔嫩敏感，给他选枕头时，枕

芯最好是绿色纯天然的，像干净的荞麦皮、稻壳、稗草籽、茶叶等，这些材料做成的枕芯软硬适中，且吸汗透气性好。另外，给宝宝用的枕芯最好经常拿到太阳底下晾晒，并且每年都更换一次，以保持枕芯的干净和松软。

③ 枕套最好是纯棉的。宝宝在睡觉时，头会不自觉地动来动去，与枕头的摩擦较大，而且宝宝睡觉的时候，头会出大量汗，所以，给宝宝用的枕套最好是纯棉的，纯棉枕套柔软，不会伤害宝宝的皮肤，透气吸汗性也最好。另外，枕套很快就会被宝宝的汗水和口水弄脏，需要妈妈经常清洗。

④ 枕头的高度、大小要适合宝宝。给宝宝选枕头时，还要注意规格尺寸，枕头的长度以与宝宝肩膀宽度相等为宜，宽度以与宝宝头部长度相等为宜，3～4个月的宝宝用1～2厘米高的枕头即可，6个月以后才需要用3～4厘米高的枕头。

温馨提醒

亲自动手给宝宝做一个枕头

在宝宝需要用枕头的时候，妈妈不妨亲自动手为他做一个。枕芯可以用旧的棉质衣服裁成，然后填充上泡过晒干的茶叶或菊花，或者是稗草籽，但是针脚要尽量细密，免得填充物漏出伤到宝宝。做好后，买一个漂亮的纯棉枕套套上即可。

不要给宝宝捏鼻梁

妈妈不要给宝宝人为捏鼻梁，因为宝宝出生后，鼻梁基本上都是塌的，如果不是遗传原因，宝宝在长大后，大约在囟门闭合之后，骨骼就会开始加速生长发育，塌鼻梁就会慢慢得到改观，到青春期后才能慢慢定型。

人为捏挺宝宝的鼻梁对宝宝有一定的危害。

捏鼻梁容易损伤宝宝鼻腔

宝宝的鼻梁骨是软骨组织，且鼻腔黏膜娇嫩、血管丰富，如果经常人为捏宝宝的鼻梁，很容易损伤宝宝的鼻腔黏膜和血管，降低宝宝鼻腔的防御功能，容易让宝宝的鼻腔受到感染。

捏鼻梁容易导致宝宝中耳炎

宝宝的耳咽管较粗、较短、较直，如果经常给宝宝捏鼻梁，很容易使宝宝鼻腔中分泌物逆行进入耳中，从而引发中耳炎。

捏鼻梁容易眼睛不适

给宝宝捏鼻梁时，宝宝的眼睛会追看你的手，这样很容易造成宝宝对眼或者习惯性地频繁眨眼。

宝宝塌鼻梁，有可能是疾病

如果发现宝宝鼻梁过低，且体格发育较慢、智能发育也较落后的时候，有可能是疾病所致，妈妈要带宝宝及时就医，而不是随便地捏鼻梁。

所以，不管宝宝鼻梁如何，都不要随便捏宝宝的鼻梁，还是让他自己自由成长为好。

如何给宝宝清理眼屎鼻屎

宝宝在出生2～3个月时，内眼角每天都会有眼屎分泌出来，这是因为睫毛的生长刺激形成的。此外，宝宝如果鼻屎太多，会影响宝宝的正常呼吸，妈妈只要为宝宝清理干净即可，一般到宝宝长到1岁时，这种现象就会消失。

怎么给宝宝清理眼屎

妈妈可以用下面的方法为宝宝清理眼屎：用干净的毛巾沾着温水为宝宝擦拭——用毛巾一角包住示指，由内往外轻轻擦拭宝宝的眼角，然后换另一个眼角再擦拭一遍，直到干净。切忌用一个毛巾角反复擦拭多遍，这样容易感染宝宝眼睛。

但是，如果宝宝的眼屎特别多，多得几乎使宝宝睁不开眼，有可能是宝宝感染了结膜炎或患有鼻泪管堵塞等疾病，妈妈要及时带宝宝去医院看医生。另外，当宝宝上火时，眼屎也会增多，妈妈要适当为宝宝降火。

怎么给宝宝清理鼻屎

妈妈可以用下面的方法给宝宝清理鼻屎。

❶ 如果宝宝的鼻屎比较湿，可以用一张纸巾对折两三下，伸到宝宝的鼻腔里，把宝宝的鼻屎带出来即可。

❷ 如果宝宝的鼻屎较干，可以给宝宝鼻腔里先滴一滴生理盐水或香油，让鼻屎软化，然后再用棉签挑出来即可。

❸ 如果宝宝的鼻屎较深，可以往宝宝的鼻腔里滴一滴温水或奶液，然后用纸巾搓成条伸入宝宝鼻腔逗引宝宝打喷嚏，等鼻屎来到鼻腔较浅的地方，就可以用棉签或纸巾带出来了。

观察宝宝的大小便，监测健康

妈妈可以通过观察宝宝的大小便了解宝宝一部分的身体状况。

观察宝宝尿液了解宝宝健康

正常情况下，宝宝在2个月到1岁这段时间，每天排尿量为400～500毫升，排出的尿液颜色清亮、透明或微微发黄，无异味。如果宝宝的尿液出现异常，妈妈需要注意宝宝是否患有疾病。

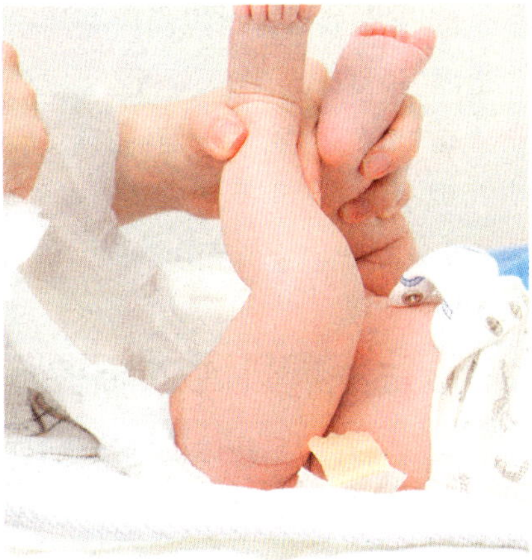

❶ 宝宝如果排尿量较少，尿液发黄，同时喝水量较少，出汗量较大或者发热，妈妈不用着急，只需给宝宝大量补水即可；如果宝宝尿色发黄，且伴有腹泻或呕吐，这说明宝宝的水分已大量排出体外，妈妈要及时带宝宝看医生，不然，宝宝可能会脱水。

❷ 如果在夏天，宝宝尿布上出现少量粉红色小颗粒，妈妈不要紧张，这是因为尿中的尿酸结晶形成的，少量出现属于正常现象。

❸ 尿液变白，如果在冬季宝宝尿液变白，绝大多数是正常情况，这是因为宝宝尿中的含钙物质遇冷时在尿液中沉淀所致；但是当宝宝尿液发白，同时伴有发热等其他症状时，妈妈需要带宝宝就医，有可能宝宝尿液发白是因为其中含有大量脓性物质。

❹ 宝宝尿液如果发红，很有可能是血尿，通常是宝宝身体出现问题的信号，有可能是尿路感染、尿道畸形或者肾脏疾病，妈妈要及时带宝宝就医。

❺ 宝宝如果尿频，但尿量没有增加，有可能是宝宝患有某些疾病，妈妈需要带他就诊。

❻ 宝宝的尿液在排出后6小时，会腐败变质，有氨气味道，这是正常的，如果宝宝刚排出的尿就有异味，有可能生病了，妈妈要带他看医生。

观察宝宝大便了解宝宝健康

正常情况下，母乳喂养的宝宝大便呈金黄色糊状，偶尔伴有乳凝块，有酸味，每天排便2～3次；人工喂养的宝宝大便呈淡黄色，大多能成形，其中含乳凝块较多，臭味较大，每日1～2次。混合喂养的宝宝大便情况接近人工喂养的宝宝，但大便颜色偏黄，质地较软。在宝宝添加辅食之后，大便性状就会渐渐接近成人，每天一次。如果宝宝的大便性状突然发生了改变，有可能是宝宝健康发生问题的讯号，妈妈要特别注意。

❶ 宝宝如果排便次数较少，且大便干结，就是便秘了，妈妈可以给宝宝多喂一些水，并且在辅食中加入一些稀的菜泥、果泥等。

❷ 宝宝大便如果呈绿色，且带有大量黏液，说明宝宝没吃饱。

❸ 宝宝如果排出蛋花汤样大便、豆腐渣样大便、水样大便，有可能患有肠炎；如果大便呈暗红色果酱样，有可能是肠套叠；宝宝如果排出的是洗肉水样血便，并有特殊腥臭味，有可能是急性出血性坏死性肠炎，妈妈要带宝宝及时就医。

❹ 宝宝如果排出灰白色大便，有可能患有肝胆疾病，也有可能是牛奶摄入过多而糖摄入过少。

⑤ 宝宝如果排出黑而发亮的柏油样大便，说明宝宝有消化道出血的情况，如消化道溃疡、息肉、钩虫病等。

⑥ 如果宝宝大便表面沾有血丝，说明宝宝可能有直肠息肉。

观察宝宝大小便情况是监测宝宝健康的便捷途径，宝宝大小便如果出现异常，但妈妈无法确定宝宝有无疾病时，要及时带宝宝看医生。

带宝宝户外晒太阳要注意什么

晒太阳可以活化体内的维生素D，促进宝宝对钙的吸收。但是不当的晒太阳方法有可能起不到应有的作用，还会伤害宝宝。因此妈妈带宝宝晒太阳时，需要注意以下事项。

① 可以带宝宝在上午的9～10点或下午的4～5点外出晒太阳。上午9～10点，阳光中的红外线强，紫外线偏弱，可以促进新陈代谢。下午4～5点的阳光可以促进肠道对钙、磷的吸收，并促进骨骼发育。最好不要带宝宝在上午10点到下午4点晒太阳，因为此阶段阳光中的紫外线最强，容易伤害宝宝皮肤。

② 带宝宝晒太阳时间要循序渐进，一开始每次晒15分钟，然后慢慢延长，一直到1个小时。

③ 给宝宝晒太阳时，可根据气候情况穿衣，但要尽量多地暴露皮肤，这样才能让宝宝吸收尽量多的紫外线，达到晒太阳的目的，所以不要在晒太阳的时候让宝宝穿太多衣服，更不要戴口罩、手套。如果担心宝宝晒伤，可以在宝宝暴露的皮肤上擦拭防晒霜。

④ 晒太阳前，最好不要给宝宝洗澡，因为宝宝皮肤中含有的7-脱氢胆固醇是合成活性维生素D 的材料，洗澡会减低皮肤中这种物质的含量，间接降低了阳光促进人体钙吸收的作用。晒太阳后，可以给宝宝擦一些润肤露，以防宝宝皮肤干燥。

⑤ 带宝宝晒太阳时，不要让宝宝的脸正对着阳光，可以戴一顶有帽檐的帽子来遮阳，以免宝宝眼睛受到太强烈的刺激。

如果宝宝在晒太阳时，出现皮肤变红、出汗过多、脉搏加速时，有可能是中暑了，要立即停止晒太阳，并给宝宝采取一些降温措施。

温馨提醒

隔着玻璃晒太阳效果不好

如果想让宝宝晒太阳，最好是到室外去，因为在阳光透过玻璃照射进室内的时候，其中的紫外线50%~70%都会被玻璃阻挡在外，宝宝晒这样的阳光，起到的作用微乎其微。

怎样给宝宝拍百日照

如何选择为宝宝拍照的影楼

宝宝的身体功能发育不完善，且免疫力较低下，因此在选择为宝宝拍照的影楼时，环境是否干净、卫生并且安静，是否有儿童专用摄影器材，道具是否安全都是需要考虑的因素。

❶ 在拍照前，妈妈可以先到影楼考察一下，选择店面空间较大，通风良好，温度恒定（最好在26摄氏度以上），最好还设有宝宝专门玩耍的地方的影楼。

❷ 拍照时，需要用到灯箱，但宝宝所用的灯箱必须是宝宝专用的柔光灯箱，亮度比成人所用低一半，以免伤害眼睛。

❸ 在宝宝拍照过程中，影楼通常会提供几套衣服，还会配合相应玩具，这些衣服玩具都是公用的，因此为宝宝选择的影楼最好有专门的衣服、玩具消毒设备。另外，宝宝坐着的地板、椅子等是否经常消毒也是需要考虑的因素。

❹ 最好有专业人士陪宝宝玩，让宝宝放松心情，这样宝宝在拍照的过程中会比较快乐，配合度也较好，能拍出更漂亮的照片。

拍摄过程要注意的细节

❶ 让宝宝熟悉环境。在宝宝刚到影楼时，有可能会害怕，妈妈可以抱着宝宝到处看看，并跟摄影师和工作人员认识熟悉一下，这样可以让宝宝心情放松。

❷ 慎用闪光灯。宝宝的眼睛发育尚未成熟，十分脆弱，闪光灯的强光刺激有可能会伤害宝宝的视力，因此宝宝拍照时，最好不要用闪光灯，尽量采用自然光，如果必须用到闪光灯，灯光不要直射宝宝的眼睛，可以偏到一侧或上方。

❸ 注意保暖。宝宝拍照时，影楼可能为了好看会多备几套衣服，但建议妈妈不要频繁更换，尤其是在室外拍照时，以免宝宝着凉感冒。

拍照的时间选择

给宝宝拍照，时间选择也很重要，只有在宝宝状态最好的时候，才能拍出最漂亮的照片。

❶ 宝宝一般是在睡醒之后的一个小时内兴奋度最高，因此妈妈可以在宝宝睡着之后去影楼，这样就可以在宝宝醒后的最佳状态下，开始拍照。

❷ 为宝宝拍照时，最好不要选择周末，周末影楼较繁忙，来往人员较多，环境嘈杂、空气污浊，不适合宝宝长时间逗留。

在拍摄过程中，妈妈要以宝宝快乐为重点，如果宝宝烦躁哭闹，不肯配合，也不要勉强，可以先哄哄，等宝宝平静了再拍。

如何提高宝宝免疫力

宝宝身体免疫系统还不完善，对各种致病菌的抵抗力很低，建议妈妈采用以下方法养育宝宝，可以让宝宝少生病。

多进行室外活动

经常带宝宝到室外活动，可以让宝宝接受更多光照和呼吸更多新鲜空气，有助于增强宝宝体质。另外，周围环境的变化，会给予宝宝神经系统一定的刺激，增强宝宝的适应力。如果不能到户外活动，最好保持室内通风良好，否则室内空气不流通，有害致病菌繁殖，会增加宝宝感染的概率。

让宝宝充分休息

优质睡眠对宝宝很重要，在睡眠中，宝宝的身体活力会迅速恢复，从而减轻免疫系统的负担，反之，如果宝宝常常劳累，免疫力也会随之下降。因此，2～4个月的宝宝每天都要保证睡眠16个小时以上，在他睡觉的时候，尽量不要去打扰。

让宝宝心情愉快

心情愉快也可以增强人体免疫力，因此妈妈尽量适时满足宝宝的需求，并采取多种方法让宝宝快乐。在宝宝醒着的时候，可以通过聊天、按摩、玩具逗引等方式多逗笑宝宝；另外此时的宝宝看到别的宝宝时，心情会很愉快，因此可以让他多接触。

宝宝日常生活规律

在宝宝的衣着上：当气温变化需要加减衣物时，建议最好循序渐进，不要突然增加太多或突然减少太多，这样可以训练宝宝拥有一定的环境适应能力和对气温变化的耐受性。在宝宝的饮食上：妈妈要给宝宝全面的营养，在给宝宝添加的辅食中，多摄入蛋白质，蔬菜、水果和粗粮都要有适量的摄取，多给宝宝喝水，另外，也可以食用一些具有增强免疫力功能的奶粉。经常给宝宝清洁，洗手、洗脸、洗澡可以减少致病菌侵袭宝宝的概率，让宝宝少生病。

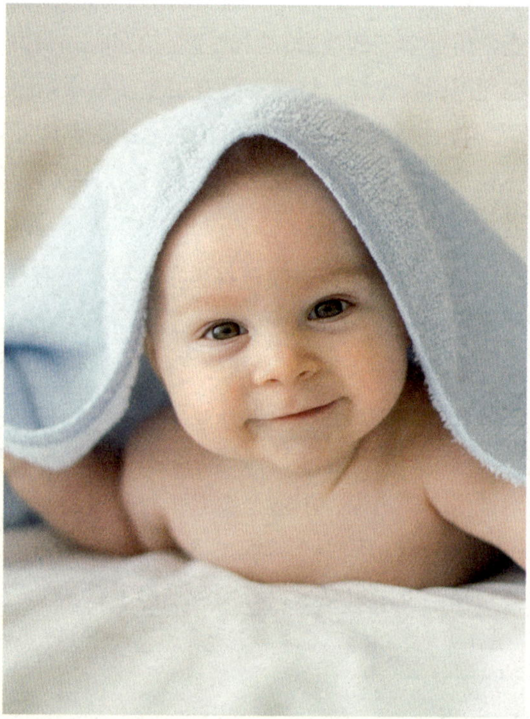

少用药尤其是抗生素

宝宝如果生病了，建议遵循

“能不用药就不用药，能用轻药就不用重药”的原则，像轻微的感冒流涕，不要急着打针输液，可以给宝宝多喝水或吃小儿感冒药；轻微发热时，尽量多用物理法降温，少用退热药物，尤其少用激素类药物退热（激素有可能抑制宝宝的淋巴发育和分化，降低宝宝免疫力）；另外，宝宝反复出现呼吸道感染时，尽量少用或不用抗生素，抗生素有可能伤害宝宝脆弱的免疫系统，还会使宝宝体内产生抗药性。宝宝需要就医的时候，妈妈可以跟医生沟通，尽量少用会伤害宝宝免疫力的药物。

给宝宝定时接种疫苗

妈妈要遵照医生的指导，定时地为宝宝接种疫苗，激活宝宝自身的免疫系统，保卫宝宝健康。

宝宝自己的免疫系统到6岁时，就能彻底建立并完善，所以在这之前宝宝多病时，妈妈无须过分忧虑，有问题及时就医即可。

智能开发

允许宝宝吮吸手指

宝宝3个月后，会经常把手放在嘴里吮吸，宝宝吮吸手指是智力发育的结果，这说明宝宝对自己身体控制能力加强了，手指的动作反过来还会刺激宝宝神经，促进大脑发育，因此这是宝宝生理与心理的双重需要，妈妈不要强行干预。

宝宝为什么爱吸手指

❶ 有些宝宝吃奶比较急，在吃饱之后，吮吸的欲望还没有满足，还有些宝宝的吮吸欲望本身较强，吮吸手指可以弥补宝宝这种欲望得不到满足的失落感。

❷ 宝宝吮吸手指的过程，也是学习和玩耍的过程，通过吮吸手指，刺激舌头和手指，他会得到双重的体验。

❸ 吮吸手指也有稳定情绪的作用，当宝宝孤单寂寞的时候，就会用这种方法安慰自己。

太频繁吮吸手指怎么应对

宝宝吮吸手指，如果太过频繁，也会对宝宝造成一定的伤害，妈妈可以适当调整宝宝的行为。

❶ 妈妈要经常清洁宝宝的手，以免宝宝多次把手放进嘴里时，把致病菌也带进去。另外，宝宝在吮吸手的时候，口唇周围经常会湿漉漉的，妈妈还要经常为宝宝擦拭口唇周围，保持干燥，以防长湿疹。

❷ 爸爸妈妈要经常陪伴宝宝，减少他孤单寂寞的感觉，吮手指的概率就会减少。

❸ 给宝宝手里放一些玩具，转移他的注意力，这样也会减少他吮手指的概率。

❹ 给宝宝准备几个安抚奶嘴，在宝宝需要的时候，给他吮吸，也会减少宝宝吮吸手指的概率。

宝宝吮吸手指的习惯一般在一岁以后，就会戒掉，所以妈妈也无须过虑，这是宝宝成长的必经阶段。

放开宝宝的手脚，让其自由活动

绑缚手脚不利于宝宝骨骼发育，也不利于他神经系统的发育，如果绑缚不当，还有可能造成宝宝骨骼畸形。

绑缚手脚不利于宝宝发育

宝宝出生后的4个月内，生长速度非常快，四肢从无意识的反射性动作逐渐向有意识的自主动作过渡，这都得益于他四肢不断地挥舞锻炼，四肢的锻炼也促进了各项神经功能的发育，使宝宝的动作协调性越来越好。如果绑缚了宝宝的手脚，宝宝就失去了这些锻炼的机会，手脚的能力无从体现，有可能长大后活动灵活性欠佳，或身体各部分动作的协调性较差。另外，宝宝被绑缚后，全身血液循环会受到影响，生长速度随之减慢。还有，宝宝出生后一段时间内，会延续在母体内时的姿势，关节、骨骼都有基本的状态，如果强行绑缚有可能伤害宝宝的关节和骨骼。因此建议不要绑缚宝宝的手脚，让其自由活动，才能更好地发育。

如何避免宝宝罗圈腿或抓伤自己

宝宝的腿是否罗圈与出生后是否绑缚没有直接关系，除了遗传因素、软骨营养障碍外，都可以预防。

❶ 及时给宝宝补钙。缺钙是造成宝宝罗圈腿的主要原因，妈妈可以多关注宝宝体内的必需元素情况，及时调整。

❷ 不要让宝宝过早学站立或走路，也不要太频繁地让宝宝用学步车，同时避免宝宝一次性站立或行走时间太长，否则会增加宝宝骨骼的压力，让宝宝腿部无法承受从而变成罗圈腿。

❸ 不要给宝宝穿太硬的鞋子，太硬的鞋子会让宝宝行走困难，腿部承受的力量增大，从而变成罗圈腿。

另外，为防止宝宝抓伤自己，可以经常修剪宝宝的指甲，每周剪1～2次即可，这样就不用绑住宝宝的手。有的妈妈怕宝宝抓伤自己而给宝宝戴手套或缠纱布，这也是不妥当的，因为这么做，宝宝的手部可接受的刺激减少，敏感性会降低，神经、大脑等与手部相关的发育也会受影响。

宝宝的手脚除了任其自由活动外，建议妈妈适时加强肢体的运动开发，多给宝宝按摩四肢或做被动操，让宝宝的体格和智力得到更有效地成长。

温馨提醒

如何发现宝宝罗圈腿

让宝宝仰卧，把宝宝的双腿轻轻拉直，并向中间靠拢。正常情况下，宝宝的腿在此时，双腿膝盖和脚踝是并拢的，如果有间隙，尤其当间隙超过10厘米时，妈妈应该带宝宝到医院检查、治疗并进行矫正。

用色彩刺激宝宝视力发育

此时的宝宝，眼睛对周围事物的关注度有很大的提高，常常可以跟着移动的物体移动眼球。这时候，妈妈可以通过以下的方法刺激宝宝视力发育。

黑白色刺激

宝宝此时仍然对于黑白色比较敏感，因此妈妈可以准备黑白色类似靶心的图片给宝宝观看，并上下左右地缓慢移动图片，让宝宝的眼睛跟着移动。

三原色刺激

此时，宝宝对对比度强烈的颜色也较敏感，红色、绿色、蓝色这三种颜色纯度高，容易识别，让宝宝经常接触这三种颜色的图片或玩具，可以对宝宝的大脑产生强烈的刺激。另外，宝宝此时还分不清橙、紫等颜色，但也可以给宝宝看，看到后，他的大脑仍然会产生明显的兴奋。

多样化刺激

妈妈和宝宝平时穿用的衣物色彩要尽量多样，黑白彩色都不要少，色调最好明暗俱全，灰暗色调和明亮色调都备一些，这样可以给宝宝丰富多样的颜色刺激 。如果宝宝长时间地看一种颜色或色调，容易造成视觉迟钝。另外，可以在宝宝的床周围布置悬挂一些颜色丰富的饰品，让宝宝较多时间接触这些色彩。

用智能机器人启发宝宝的听力和智力

妈妈可以为宝宝选一个智能机器人，给宝宝播放音乐、故事等等，加强对宝宝听力和智力的刺激。

如何使用呢？以播放音乐为例，给宝宝播放音乐时，可以多选择不同种类的，如自然声音、轻音乐、交响乐、男女声演唱等不同形式均可尝试。注意观察宝宝的表情，当音乐发生变化时，可以看到宝宝的表情也会发生变化，妈妈可以根据宝宝的表现，为宝宝多播放一些他喜欢的音乐。但当宝宝表现出不耐烦的表情，这表示他听烦了或不喜欢，最好将音乐换掉或停掉。

在放音乐的时候，妈妈可以根据音乐的节奏或旋律做出不同的表情或动作，宝宝会把这两者联系起来。另外，妈妈还可以在放音乐的时候，跟着音乐的节奏为宝宝做被动操，久而久之，宝宝的身体就会与节奏协调起来，每当听到音乐响起，就会跟着手舞足蹈。

培养双手抓握能力，增强敏感性

宝宝此时的双手已经有较大的自主活动能力，妈妈可以因势利导，锻炼宝宝的抓握能力，让他的潜能得到更多的激发。

按摩宝宝的手，增强敏感性

当宝宝仰卧时，妈妈可以把宝宝的手打开，一根一根地按摩宝宝的手指，重点按摩宝宝的手指尖，这里分布着大量的末梢神经，按摩可以有效刺激宝宝神经。然后按摩宝宝的手背、手心，增加宝宝手部肌肉力量。

用玩具刺激宝宝的抓握能力

在训练刚开始时，可以给宝宝一些方便抓握的玩具，放在他的手心，他握住后，再轻轻抽出来，然后再放入宝宝手心，他会认为在玩要，所以很配合会不断地抓握。到第四个月时，宝宝能同时双手动作，这时候，妈妈可以给一些较大的玩具，鼓励他双手一起抱持；另外在这时，宝宝手指开始分工，可以给宝宝面前放线绳之类的东西，训练宝宝用拇指与其他四指的配合动作。

加强宝宝手部力量

在宝宝用奶瓶喝水或喝奶时，尽量让他自己双手捧着，妈妈从旁协助即可。宝宝四个月时，可以尝试把你的手指塞到的他的手心，宝宝此时如果力量足够，他会紧紧握着你的手指，让你拉他坐起来。以后每当你把手指塞到他手心的时候，他都会急切地想坐起来。

训练宝宝手部能力时，给宝宝抓握的东西不要太细小，以免宝宝吞食，伤害宝宝食管、口腔或造成窒息。

温馨提醒

不要给宝宝看浅颜色物体

尽量不要给宝宝看像粉红、粉蓝、自然色等这些颜色，因为2～4个月的宝宝对浅颜色还没有分辨能力，如果经常看这些颜色，容易造成宝宝视觉混淆。

5～8个月，小家伙出牙了

宝宝发育详解

5个月的宝宝

性别	身高（厘米）	体重（千克）	坐高（厘米）	头围（厘米）	胸围（厘米）
男宝宝	63.20～68.60	6.30～8.20	43.57	43.10	43.40
女宝宝	61.50～66.70	5.80～7.50	42.30	41.90	42.05

肢体：5个月的宝宝，腿部力量明显增强，如果大人扶着他，可以在床上或大人腿上不断跳动或静止站立两秒钟以上。手的抓握能力也有显著提高，能稳稳地抓住身旁的玩具，还能两手分工，一手拿一个。

语言能力：此时的宝宝会在看到熟悉的人时，出声对其打招呼或呼唤，让别人注意到他。另外，在高兴的时候，会模仿大人发声，偶尔发出“baba”或“mama”的声音。

视觉、听觉：宝宝长到5个月时，眨眼的频次有所增加。能够比较准确地判断物体的远近距离，可以准确地拿到身边的玩具，并送到眼前玩耍。能够很准确地确定声音的来源，当别人叫他的时候可以迅速把头转到声音来源的方向。

嗅觉、味觉：宝宝在辅食添加的过程中，味觉发育越来越敏感，会坚决拒绝他不喜欢的食物。

情感：宝宝此时已能分辨出熟悉的人和陌生人，会主动地亲近父母，当看到陌生人时，有可能害怕并啼哭，会把手臂伸向父母，要求抱抱。如果他正在玩的玩具被强行拿走，会大哭表示不满，直到再给他玩具才会停止哭泣，不过他并分不清这个玩具是不是之前被抢走的玩具。

6个月的宝宝

性别	身高（厘米）	体重（千克）	坐高(厘米)	头围(厘米)	胸围(厘米)
男宝宝	65.10～70.50	6.90～8.80	44.16	44.32	44.06
女宝宝	63.30～68.60	6.30～8.10	43.17	43.20	42.86

肢体：宝宝长到6个月时，如果把他扶起来，他能把手放在身前，支撑着床坐一会，如果后背有依靠，就可以较稳当地坐着，自己能够迅速熟练地由仰卧位翻到俯卧位，并抬高臀部试图爬行。手能做准确的动作，如果把毛巾遮在他脸上，他可以迅速准确地拿开，还能把玩具从一只手里放到另一只里。头颈部可以自由随意地活动，仰卧时，经常会把脚塞到嘴里吮吸。

语言能力：宝宝此时与人说话的欲望特别强烈，可以发出的音节也更加丰富，而且会把某些音节连起来说，父母可以缓慢连贯地跟宝宝说一些话让宝宝学习。

视觉、听觉：随着头部的自如转动，此时的宝宝视野有了很大的扩展，接受的视觉刺激更多。听觉灵敏度也非常高了，已经接近成人，而且能记住声音，哭闹时，即使没见到妈妈的人，只要听到妈妈的声音也会变得安静，当听到特别的声音如小狗叫，会到处寻找。当听到音乐时，会随着音乐晃动四肢，虽然动作节奏不一定协调，但宝宝会非常兴奋。

嗅觉、味觉：宝宝辅食添加的种类越来越多，口味偏好也越来越明显，可能会与父母的口味一致，喜欢某些口味，而坚决拒绝某些口味。

情感：6个月的宝宝与人交流的欲望特别强烈，会主动对别人“咿呀”着说话，人多的时候，兴奋程度明显提高。记忆力也有明显的进步，如果玩具掉落了，会四处寻找。看到喜爱的人或玩具会手舞足蹈，而看到陌生人会表现出害怕并藏在妈妈的怀里。

7个月的宝宝

性别	身高（厘米）	体重（千克）	坐高(厘米)	头围(厘米)	胸围(厘米)
男宝宝	66.70～72.10	7.40～9.30	44.70	45.00	44.60
女宝宝	64.80～70.20	6.80～8.60	43.80	43.70	43.50

肢体：7个月的宝宝没有支撑也可以稳稳当当地坐着了，脊柱挺得很直，腾出了两只手自由玩耍，两手都有玩具的时候，会把双手的玩具交碰在一起，还经常会把玩

具塞到嘴里品尝。俯卧时，经常只有手脚着地，而臀部高高抬起，这是在为爬行做着准备。

语言能力：宝宝此时已经能发出明确的音节，像“baba”“mama”“nana”等，语言的学习进入敏感期，父母说话的语气、语调及表情都可能被宝宝模仿，因此父母要多和宝宝说话，并保持快乐积极的状态，强化训练宝宝的语言能力。

视觉、听觉：此时的宝宝能熟练辨别远近和空间不同，当妈妈从远处走来的时候，随着妈妈的接近，宝宝会越来越兴奋。当玩具突然不见时，宝宝会四处寻找，如果这时拿给他，他会表现得非常兴奋。另外，这阶段的宝宝能把声音和声音所表达的意思联系起来了，听到“妈妈”这个词后，会到处找妈妈，听到“喝奶了”这句话，就会用眼睛到处搜寻奶瓶。

情商：宝宝开始明显地依赖妈妈，哭闹的时候，可能只有妈妈才能安抚。会伸手去接别人递过来的玩具，对自己不喜欢的东西会坚决抵抗，大哭大闹。自己喜欢的人要离开时，会表现出不快。

另外，从第七个月开始，宝宝的体重和身高的增长速度已经不像前几个月那么迅猛，逐渐慢下来，但每个月都会稳定增长。

8个月的宝宝

性别	身高（厘米）	体重（千克）	坐高（厘米）	头围（厘米）	胸围（厘米）
男宝宝	68.30～73.60	7.80～9.80	45.28	45.74	45.13
女宝宝	66.40～71.80	7.20～9.10	43.98	45.20	45.46

肢体：8个月的宝宝，大多已经可以爬行，爬行速度非常快，手脚协调能力越来越好。手可以做到更精细的动作，可以把很细小的东西，比如绿豆，用两只手指捏起来送进嘴里。能从俯卧位转到仰卧位或半坐位。

语言能力：宝宝在8个月时，语言能力持续提高，与别人的对话越来越多，常常模仿别人说话，与人一唱一和来回交流。

视觉、听觉：宝宝能从别人的表情上和语气上分辨人的心情，如果怒视他，他会撇嘴或哭，如果大声训斥，会哭得很伤心；相反，如果温柔地看着他，对他轻言细语，他就会非常高兴。

情感：会笔直地把手伸到喜欢的人的方向要求抱，另外他还会逗弄别人，比如他先伸出手，要求抱，但当别人去抱的时候，他就突然收回手转过头去，并开心地笑，这样的游戏会一直重复到他腻了为止。

喂养指导

5个月开始可以给宝宝断夜奶

到了宝宝5个月的时候，妈妈可以准备给宝宝断夜奶了。

断夜奶对宝宝的好处

5个月的宝宝，随着胃肠道功能不断地健全，消化酶逐渐产生，对食物的消化吸收利用率也有所提高，同时因为辅食的添加，使宝宝摄入食物的能量密度提高了很多，这些都为宝宝断夜奶准备好了物质基础。

人体的正常生物钟是白天进食活动、夜间休息，给宝宝断夜奶可以调整他的生物钟逐渐向这个规律靠拢。另外，当宝宝在夜间处于深度睡眠时，生物钟就会调节他体内的生长激素分泌，宝宝深度睡眠时达到高峰，所以夜间睡眠时段是宝宝生长的高峰期。反之，宝宝如果经常需要在夜间吃奶，睡眠多次被打断，生物钟紊乱，生长激素的分泌就会受到影响，从而影响宝宝的生长。所以建议妈妈从宝宝5个月起，就尝试为宝宝断夜奶。

如何给宝宝断夜奶

给宝宝断夜奶，不能急躁，需要循序渐进，把宝宝夜间吃奶的时间提前或者推后。刚开始给宝宝断奶时，可以将晚上最早一次喂奶时间提前，如果平常是晚上12点喂一次，可以将晚上12点的一次提前到晚上11点半，并将前半夜的喂奶时间推后，将2～3点的喂奶时间推后，到3～4点。慢慢再将晚上11点半的喂奶向前推半个小时，而3～4点向后推半个小时，这样每天夜间喂奶时间各向前后推半个小时，逐渐把宝宝每天吃奶时间集中到每天早上6点到晚上9点这一段时间。这个过程需要比较长的时间，妈妈不要着急，大概到宝宝6个月时，吃夜奶的习惯就会戒掉。

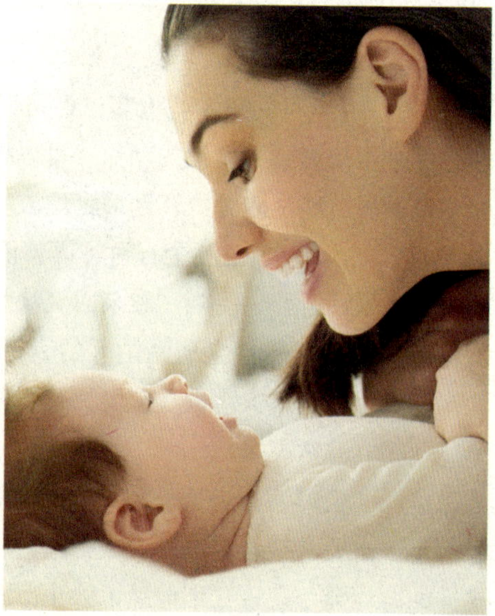

宝宝刚开始断夜奶时，可能会不适应，到了吃奶的时间就会习惯性地醒来，妈妈这时候可以安抚一下宝宝，或者喂点水，让宝宝继续睡。这个过程需要妈妈的耐心和决心，尽量延长宝宝在夜间吃奶的时间间隔，不要宝宝一闹就喂奶，这样就会很难戒掉夜奶。

婴儿营养米粉是宝宝的第一餐辅食

2001年以前，大多数科普资料建议宝宝4~6个月时开始添加辅食，到2005年，世界卫生组织和国际母乳协会等权威组织都建议在6个月开始给宝宝添加辅食，现在大部分观点也偏向于在宝宝6个月以后再加辅食。

很多妈妈都早早给宝宝囤好了添加辅食的米粉、勺子、小碗等，第一次给宝宝尝试奶水之外的食物时，妈妈和宝宝都会感觉很新鲜。为了打好以后有关吃饭事宜的基础，妈妈要注意以下几个方面。

喂第一餐辅食重点注意

要是专门为宝宝做的食物：第一顿辅食一定要是专门给宝宝做的适合他吃的食物，而不要在大人吃饭的时候随随便便给宝宝尝试点，比如很多人会用筷子蘸点菜汤喂宝宝，这种做法就很不可取。婴儿本身的味觉不那么敏感，对味道清淡的辅食接受是没有问题的，一旦给了大人食物，让他的味觉提前发育，以后再要让他接受清淡的辅食就比较困难了。

进食过程要愉快：第一次给宝宝吃辅食的时候，一定要是愉快的，如果宝宝不肯吃，妈妈千万不要强迫他吃，这次不吃可以过两天再尝试；另外要注意温度，别烫到宝宝；还有喂食节奏不要太紧凑，要等宝宝咽下一口再喂一口，以免呛到。第一次吃辅食的愉快体验会让宝宝以后吃辅食更加顺利。

要有仪式感：固定一个吃辅食的地方，比如让宝宝坐在婴儿餐椅上，给宝宝戴上围兜，把碗和勺子摆在餐盘上，这样以后妈妈在做这套程序，他就会想到该吃辅食了。

第一餐辅食要喂婴儿米粉

婴儿米粉的营养构成非常合理，是以大米为主要原料，加入钙、磷、铁等矿物质和维生素等加工制成的补充食品，尤其是宝宝需要的铁质非常丰富。

让宝宝爱上辅食的小妙招

刚开始喂宝宝辅食的时候，宝宝可能会对食物恐惧，从而反复吐出来，妈妈可以耐心一点，喂几次宝宝就会适应。

勾起宝宝的食欲

宝宝如果想吃，看到你拿着小勺、小碗就会很兴奋，同时嘴会自动张开，如果不想吃，就会把头转开，闭上嘴，或者用手推开小勺。宝宝如果不想吃，妈妈不要强求，可以设法引起他的食欲，比如作势把小碗里的饭放到自己口里，然后大动作咀嚼，引诱宝宝看你，这样勾起宝宝的食欲后再喂，就会很轻松。另外，可以让宝宝自己拿着勺子，妈妈握着宝宝的手从旁协助，这对宝宝来说很新鲜，他会配合你完成进食的动作。

用小勺、小碗、杯子等喂辅食

给宝宝喂辅食时，最好用小勺、小碗或杯子，这样可以让宝宝接触奶瓶以外的餐具，并且能慢慢适应。在开始添加辅食时，可以用小勺从宝宝的嘴角喂进去，以免他用舌头推出来，但是，动作要轻柔，不要伤到宝宝的嘴，使他对小勺产生抵触情绪。宝宝适应后，每次喂辅食，他就会自动张开嘴。

喂固体食物或半流质食物时，需要用小勺把辅食送到宝宝的嘴边，与宝宝的嘴保持同一水平位，等宝宝嘴张开后，把小勺送入宝宝嘴中，抬高小勺柄，让食物自动流入宝宝嘴里即可。喂流质食物，可以用小碗或杯子，把杯子或碗送到宝宝嘴边，让宝宝低头自然含住碗沿或杯沿，然后稍稍倾斜碗或杯子，让宝宝能够自然吸到食物即可，千万不能让碗或杯子中的食物高过宝宝的嘴，以免引起呛咳。

给宝宝吃一些生水果、蔬菜

宝宝长牙后，能够咀嚼一些较硬的东西，可以尝试给宝宝一些生的水果、蔬菜，让他啃咬，这样可以锻炼宝宝的咀嚼能力。但给宝宝吃生水果或蔬菜时，一定要洗净。水果、蔬菜可以整个地交给宝宝，既可以当玩具，锻炼宝宝的抓握能力，也可以当食物，为宝宝增加营养，另外还可以增加宝宝的认知，当宝宝把这些放入嘴中的时候，会新奇地发现与其他玩具不同的味道。

观察宝宝的大便，改进喂养方式

宝宝添加辅食后，大便的性状逐渐与成人相似或相同，颜色金黄，能够成型，呈软条状，有轻微的臭味，但较成人大便味道轻。

大便次数

这一阶段的宝宝一般每天排便1～2次，有的宝宝会习惯2天排便一次，如果超过3天才排一次，有可能是宝宝便秘了，这时候的大便干硬，且宝宝排便时显得痛苦费力。添加了辅食的宝宝便秘，有可能是摄入的蛋白质过多，而碳水化合物较少导致的，或者是宝宝的食量太小，食物余渣太少，排泄物较少且其中的水分也较少，在肠道内留置时间太长导致的。妈妈除了调整摄入营养的比例外，还要鼓励宝宝多吃，另外多给宝宝喝水、菜汁或果汁，还要适当减少过于干硬的食物的摄取。此外，宝宝如果只是排便间隔时间长，但大便性状正常，仍不能算便秘，妈妈不必着急。

如果宝宝排便次数突然增加，且变稀，很可能是宝宝腹泻，在排除疾病原因外，需要减少油脂的摄入，以减轻宝宝肠道负担。

大便性状

宝宝大便的不同性状说明了宝宝饮食的合理程度：大便如果呈深棕色水样，并带有泡沫，味道酸臭，说明宝宝摄入淀粉和糖类食物过多，不能充分消化吸收，滞留在肠道中过长时间导致了发酵；如果宝宝大便臭味较浓，且大便量较多，说明宝宝摄入的蛋白质过多；如果宝宝大便发亮，有油腻感且味道腥臭，说明宝宝摄入的脂肪过多。妈妈可以根据宝宝的大便性状合理调节宝宝的饮食比例。另外，如果宝宝大便里有少量没有消化的食物，妈妈不要担心，宝宝虽然没有消化完，但还是吸收了部分营养。

用试纸检测宝宝大便

宝宝如果腹泻，pH试纸可以帮助妈妈检测宝宝大便，从而初步确定宝宝腹泻原因。正常情况下，母乳喂养的宝宝大便呈酸性，pH值常小于5.5，奶粉喂养的宝宝大便呈中性或弱碱性，pH值在6～8，测试结果与标准值对比，如果pH值小于6，宝宝腹泻可能是受凉、饮食不当引起，如果pH值大于7，有可能是感染导致。

15道营养辅食食谱推荐

米粉

材料：米粉1匙。

做法：

1.米粉放入已消毒的杯子中，倒入3～4匙温水（70~80摄氏度）。

2.静置30秒，用匙或筷子搅拌，调成糊状。

功效：大米是谷类食品中最不容易引起过敏且最容易被消化吸收的食物。

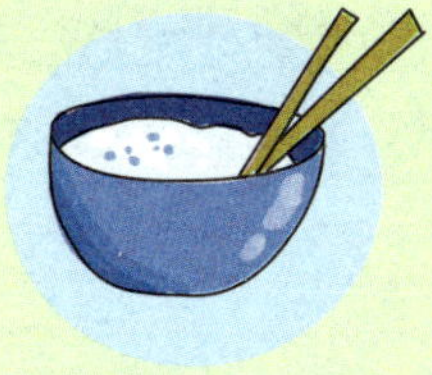

胡萝卜泥

材料：胡萝卜半根。

做法：

1.把胡萝卜洗净，去除根须。

2.放入蒸锅内隔水蒸熟蒸烂，取出晾凉捣烂成泥。

功效：胡萝卜味甘性平，有健脾助消化之功，可以加强肠道蠕动，对防治消化不良引起的腹泻有很好的功效。

苹果泥

材料：新鲜苹果半个（100克左右）。

做法：

将苹果洗净，切成两半，用干净的不锈钢小勺将果肉刮下来，直接喂给宝宝吃。

功效：可以为宝宝补充维生素和钙、磷等矿物质，还可以帮宝宝预防佝偻病、缺铁性贫血等矿物质缺乏引起的疾病。

小米粥

材料：小米30~50克。

调料：红糖少许。

做法：

1.将小米用清水淘洗干净。

2.放到锅里，加上适量的水煮成稀粥。

3.倒入碗中后加入红糖，拌匀，取上层的米汤喂给宝宝。

功效：此粥可为宝宝提供丰富的维生素和矿物质。

鲜玉米糊

材料：新鲜玉米半个。

做法：

1.用刀将洗干净的新鲜玉米的玉米粒削下来，放到搅拌机里绞成浆。

2.用干净的纱布进行过滤，去掉渣。

3.将过滤出来的玉米汁放到锅里，煮成糊糊即可。

功效：玉米含有钙、镁、硒、维生素（A、E）、卵磷脂、氨基酸等30多种营养素，能帮助宝宝增强免疫力，促进大脑细胞的发育。

鱼肉蛋黄粥

材料：鱼肉10克，生鸡蛋黄半个，白米饭半碗。

做法：

1.锅置火上，放入白米饭，加入适量清水，煮至烂。

2.新鲜鱼洗净，去刺，剁碎。

3.待米饭煮烂后加入鱼肉，稍煮一下，将生鸡蛋黄打散淋在粥上，搅拌至煮熟即可。

功效：鸡蛋黄含有维生素D，可促进钙的吸收。

蔬菜豆腐泥

材料：嫩豆腐200克，荷兰豆20克，胡萝卜10克，生鸡蛋黄半个。

做法：

1.将胡萝卜去皮，与荷兰豆汆烫后，切成极小的块。

2.锅置火上，倒入1小杯水，将嫩豆腐边捣碎，边加进去，煮到汤汁变少，成泥状。

3.最后将蛋黄打散加入煮熟即可。

功效：豆腐中含有植物雌激素，可保护血管内皮细胞，经常食用可有效减少血管系统被氧化破坏。

肝泥

材料：鸡肝（牛肝或猪肝也可以）50克，猪瘦肉50克。

做法：

1.将鸡肝和猪肉洗净，去掉筋、皮，放在砧板上，用刀或边缘锋利的不锈钢汤匙按同一方向以均匀的力量刮出肝肉泥。

2.将肝肉泥放入碗内，加入少量的冷水和盐搅匀。

3.将调好的肝肉泥放到蒸笼里蒸熟，或者直接加到粥里和米一起煮熟即可。

功效：鸡肝维生素A和铁的含量特别高，猪瘦肉含有丰富而全面的B族维生素，此菜不但能给宝宝补充足够的铁，还能较全面地补充维生素。

枣泥

材料：红枣3~6枚。

做法：

1.红枣洗净，倒入锅中加水煮烂（约20分钟）。

2.将煮得烂熟的枣捞出置于盆中，剥皮去核，碾成枣泥。

功效：枣含有丰富的维生素C、优质蛋白质、必需氨基酸、脂肪、果糖、葡萄糖、胡萝卜素、维生素B_1、维生素B_2、烟酸及矿物质等，具有健脾胃、养血益气等作用，婴儿常食可强健身体，促进生长发育。

香蕉泥

材料：香蕉1/5根。

做法：

将香蕉剥去外皮，切成小块，用勺碾成泥，直接喂给婴儿即可，若婴儿接受情况不太顺利，可加少许温开水稀释。

功效：香蕉口感香甜，富含碳水化合物、淀粉、多种维生素、矿物质，尤其适合作为有肠胃问题的婴儿的断乳食物，能帮助消化，调理便秘。

苹果泥

材料：苹果1/4个。

做法：

1.将苹果洗净，去皮，切成碎丁，加入少许清水。

2.上锅蒸20~30分钟，取出用勺子碾碎成泥状。

功效：苹果泥营养丰富，含有丰富维生素、胡萝卜素和多种矿物质及果酸，可为婴儿补充钙、磷等营养素，预防佝偻病，对婴儿的缺铁性贫血也有较好的防治作用。

鱼泥

材料：净鱼肉（鳕鱼、小黄鱼等均可）50克。

做法：

1.将收拾干净的鱼肉研碎。

2.用干净的纱布包住碎鱼肉，挤去水分。

3.将鱼肉放入锅内，加适量清水，将鱼肉煮软即成。

功效：鱼泥软烂，味鲜，富含蛋白质、不饱和脂肪酸及维生素，婴儿常食能促进发育，增强体质。

三色肝末

材料：猪肝25克，胡萝卜、番茄、 菠菜叶、洋葱各10克，肉汤适量。

做法：

1. 将猪肝洗净切碎；洋葱剥去外皮切碎；胡萝卜洗净切碎；番茄用开水烫一下，剥去皮切碎；菠菜择洗干净，取叶切碎待用。

2. 把切碎的猪肝、洋葱、胡萝卜放入锅内加肉汤适量煮熟，最后加入番茄、菠菜，继续煮片刻即成。

功效：补充维生素A、E和丰富的钙、铁等，可有效防治宝宝贫血。

红薯粥

材料：大米30克，红薯10克。

做法：

1.大米洗净；红薯洗净，去皮，切小薄丁。

2.大米和红薯一起倒入锅内，加适量水（一般加10倍水）煮沸，换小火再煮25~30分钟，至粥烂。

功效：含有膳食纤维、胡萝卜素、多种维生素及矿物质，其所含蛋白质比大米和面粉多，营养价值很高，婴儿便秘吃几次红薯粥即可好转，尤其在干燥的秋冬季，红薯粥对婴儿身体很有好处。

南瓜粥

材料：大米30克，南瓜20克，牛奶1匙。

做法：

1.大米洗净；南瓜洗净，去皮，切块。

2.南瓜蒸熟，大米放入锅中煮成烂粥。

3.将南瓜加入粥中拌匀，加入牛奶调匀。

功效：含β胡萝卜素，能帮助激素正常分泌，可增强婴儿免疫力，对改善秋燥症状大有好处。南瓜营养价值较高，含丰富的碳水化合物，较易消化吸收，适合用来制作断乳食物，除煮粥、蒸食外，还可做成汤、糊。

日常护理

宝宝出牙时期要注意什么

宝宝从6个月开始，就会开始长牙，宝宝在出牙时，一般没有痛感，但有些宝宝可能会有烦躁情绪，需要妈妈安抚并保证宝宝的口腔和牙齿健康。

宝宝出牙时期的注意事项

宝宝出牙时，妈妈需要多注意以下事项。

❶ 在这个阶段，尽量不要给宝宝太甜的饮料或果汁，里面含有的糖分对宝宝刚刚萌出的牙齿会造成伤害。

❷ 当宝宝烦躁时，妈妈可以用干净的手指或纱布，轻轻摩擦宝宝的牙床，这样可以缓解他的不适。

❸ 宝宝出牙时，可以给他用磨牙棒或吃磨牙饼干，但是磨牙棒的使用的频率不宜太高，如果频繁使用，有可能使宝宝牙列不齐。

❹ 有少数宝宝在牙将出未出之际，牙龈会红肿发炎，或出现小伤口，这时妈妈要注意清洁宝宝的口腔，以免感染。

护理宝宝的口腔和牙齿卫生

在宝宝的牙即将萌出时，就可以按时每天清洁口腔和牙齿了，但清洁时，妈妈的动作一定要轻柔，避免用力太猛，擦破宝宝牙龈，引起感染。

❶ 与成人一样，宝宝也应该每天刷两次牙，早晚各一次，晚上的一次尤其重要。因此，最好每天都在睡前为宝宝清洁一次口腔和牙齿，并在每次进食之后用清水漱口。

❷ 给宝宝刷牙，可以把纱布缠绕在手指上或直接购买可以套在手指上的乳牙刷，沾上温开水，轻轻擦拭宝宝的牙龈、舌头和口腔，每个部位擦拭1～2次，不要来回反复地擦。此时的宝宝还不适宜用牙膏，因为宝宝的吞咽控制能力不强，很容易将牙膏吞入腹中。

另外，宝宝长牙的时候，口水会比较多，妈妈要经常为宝宝擦拭，以免口唇周围被口水长时间浸染，引起皮疹。

上班妈妈的哺乳建议

大多数妈妈在返回工作岗位之后，由于种种原因很难再继续对宝宝进行母乳喂养，因此对宝宝的喂养需要重新做出调整。

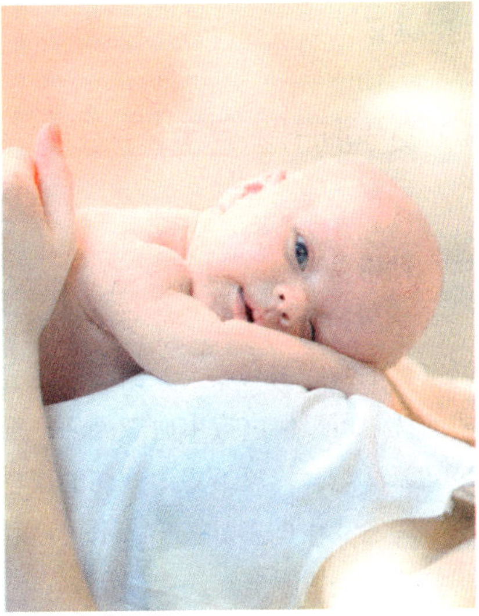

返回职场的注意事项

妈妈返回职场后，大多数不能再继续纯母乳喂养，妈妈可以在上班前母乳喂养一次，下班后和睡觉前也母乳喂养，其他时间人工喂养，但这需要有一个适应过程，要慢慢过渡，妈妈不可太急躁。

❶ 如果继续让宝宝吃母乳，妈妈需要准备吸奶器和多个奶瓶，在工作开始前3周，练习使用吸奶器吸出奶水用奶瓶喂给宝宝。

❷ 返回职场的第一天是宝宝出生后，妈妈与宝宝分开最久的一次，对妈妈和宝宝都是一次考验，因此妈妈在恢复工作的第一天甚至整个一周，工作时间要尽量短，尽量不要加班，以争取与宝宝相处更多的时间。

❸ 妈妈如果决定在返回职场后纯人工喂养宝宝，在上班前两周需要开始回奶，可以用药物，也可采用减少喂奶次数和缩短喂奶时间自然回奶，否则需要忍耐疼痛、任由奶发胀，直至其胀回。在此同时让宝宝逐渐习惯奶粉。

如何使用吸奶器

使用吸奶器时，可以一切按照给宝宝哺乳时的感觉进行。

❶ 妈妈要尽量保持精神愉快，饮食规律，营养均衡，以免影响母乳的质量。

❷ 吸奶时洗净双手按摩一会乳房，吸奶器的压力以接近宝宝吸吮的程度为好，尽量让自己感觉舒服，如果感觉乳房或乳头疼痛，要每天晚上用热毛巾敷一下乳房。

❸ 每次吸奶的时间选在宝宝平时哺乳的时间，一次吸奶不要超过20分钟。

如何储存母乳

妈妈在上班时的奶水用吸奶器吸出来后，需要按照以下的方法储存和给宝宝食用。

❶ 吸奶器要选小巧轻便的，如果公司没有冰箱，就要用带有冷藏功能的吸奶器，吸奶器和容器每次用完之后都要仔细清洗消毒。

❷ 每次吸出的母乳放在有盖的容器里，并要在容器外面标识精确的时间，冷藏时间不要超过24小时，冷冻的也最好在一周内喝完，不要让宝宝吃过期的母乳。挤出的母乳放进冰箱之前不要装得太满，也不要把盖子拧得太紧，以免容器冷冻胀裂。

❸ 在给宝宝喂冷藏奶时，可用温水浸泡容器，隔水温热，不可直接加热，一次温热后，如果没有吃完，需要扔掉，不可再次冷藏饮用。如果是喂冷冻母乳，需要先用冷水解冻或放在冷藏室慢慢解冻后，再温热饮用。

如何护理宝宝的头发

给宝宝勤洗头、勤梳头、保证营养均衡和多晒太阳，才能让宝宝头发健康生长。

勤洗头

宝宝的新陈代谢快，头发如果长期不洗，头皮上就会积存大量油脂和汗液，并刺激宝宝毛囊，引起发炎。因此，宝宝要经常洗头，最好每天一次，洗头时，水流和妈妈的抚触可以促进宝宝血液循环，加速头发营养供给，使头发迅速生长。但是，洗发用品要注意，建议不要用碱性的或含有皂基的洗发液，最好是温和无刺激的婴儿专用品。洗发动作也需要轻柔，不可使劲大圈揉搓宝宝头发，以免打结，只要用手指肚呈指梳状轻轻按摩宝宝头皮即可。

勤梳头

为宝宝准备专用的梳子，最好是比较软的塑胶梳子，梳齿也要光滑圆钝。不定时地梳理宝宝头发，这样可以刺激宝宝头皮血液循环，促进头发生长。梳头时，要顺着头发的纹理，并保持均匀的速度和力道。

保证睡眠和营养

另外，要想让宝宝头发浓密黑亮，保证宝宝的睡眠充足、营养均衡也是必不可少的，因为头发作为身体的一部分，同样需要生长激素的刺激和营养的滋养。还有多晒太阳对宝宝拥有好头发也有助益，因为阳光可以促进宝宝头部皮肤血液循环，增加头发毛囊营养。

尽量少给宝宝剃光头

传统认为，宝宝头发稀疏时，把头发剃光，让头发重生，就可以使头发浓密，这种做法对宝宝其实比较危险。

❶ 宝宝的头部皮肤脆弱，很容易在剃头时，轻微损伤头皮毛孔，但是从外观上用肉眼看不出来，无法及时处理，如果这时候，剃刀不干净或者头部皮肤不清洁，很容易引起感染。

❷ 如果在夏季剃光宝宝的头发，宝宝的头部皮肤失去保护，很容易受到阳光的直射而晒伤。

所以，给宝宝理发时，只需剪短即可，既让宝宝利落凉爽，也不会让宝宝头部皮肤失去保护。

宝宝睡眠禁忌

优质睡眠是宝宝的成长需要，如果养成了不良的睡眠习惯，不但让妈妈非常劳累，更不利于宝宝的成长。

宝宝不宜吃着奶入睡

有的宝宝总是在吃着奶的时候才能入睡，边吃边睡时，宝宝的胃肠道兴奋反应会降低，食物的消化吸收率随之降低，宝宝的健康就会受影响。因此，不宜让宝宝吃着奶入睡，如果他吃奶时睡着了，妈妈可以捏他的耳朵或下巴，逗引他继续吃，如果仍然不醒，就把他放到床上睡。

不宜抱着宝宝睡

有的妈妈因为怕宝宝放在床上会受惊就抱着宝宝睡，这样不但妈妈劳累，宝宝也睡不好。抱着睡的时候，宝宝的肌肉骨骼不能得到有效地放松，睡眠较浅，在睡醒之后仍然有可能劳累、烦躁。因此，在宝宝睡着后，最好把他放回床上让他自己睡。

不宜给宝宝穿太厚或盖太多睡

宝宝容易着凉，因此很多妈妈都喜欢给宝宝穿厚衣服或盖厚被子睡觉，其实这样做不但让宝宝四肢受到限制，不能自由活动，同时，容易让宝宝燥热出汗，睡不踏实，烦躁易醒。在宝宝睡觉时，只要给宝宝穿着贴身内衣裤，再盖上稍厚的被子即可。另外，此时的宝宝经常会踢被子，妈妈可以把他放在睡袋里，再盖上小被子。

不宜让宝宝睡在太冷的环境中

宝宝睡觉时，也不能感觉太冷，妈妈可以摸摸宝宝的手脚，如果宝宝的手脚冰冷，必须加被子，否则容易让宝宝着凉感冒。

不宜在宝宝刚睡醒就抱起

有的妈妈在宝宝每次醒来哼唧两声就即刻抱起，这种做法也不可取，宝宝睡醒后需要舒展一下胳膊腿，赖一会床清醒清醒。还有的时候，宝宝睁开眼并不是睡醒了，过一会还会睡着，如果这时抱起，很可能打断宝宝睡眠，让宝宝不满。最好等到宝宝要求抱时再抱。

不宜在宝宝睡觉时长时间开空调

宝宝睡觉的房间不宜长时间开空调，尤其在夜里，开1～2小时即可，温度在28摄氏度以上。另外，开空调和风扇的时候，出风口尽量不要直接对着宝宝。还有，开空调时，空气较干燥，最好在房间里放置一个加湿器。

宝宝睡觉环境不宜太安静

宝宝出生后有许多需要适应的事物，其中一项就是嘈杂的环境，在宝宝睡觉时，不必要保持绝对安静，只要正常的嘈杂度即可。如果宝宝长期睡在非常安静的环境里，就会很敏感，并很容易受到惊吓。

宝宝怎么过夏天

宝宝长痱子怎么办

夏季天气炎热时，很多宝宝都会长痱子，勤洗澡是解决这一问题的有效方法。如果不给宝宝洗澡，而是频繁擦汗，很容易使毛孔堵塞，痱子横生。

给宝宝洗澡，可以每天洗1～2次澡，如果宝宝特别多汗，可以洗3次。洗澡的时候，水温在32～35摄氏度，如果温度太高，无法达到散热的作用。

一天中，最多只能用一次沐浴液，以免用得太多，洗掉宝宝身上的油脂，使宝宝肌肤干燥。洗澡后，可以在宝宝皮肤褶皱较多的地方，如腋下、腹股沟等地方扑上爽身粉，但不要扑太厚，太厚也会堵塞毛孔，使宝宝长痱子。

宝宝怎么吹空调

宝宝吹空调时，时间不宜过长，最好每次不要超过2个小时，也不宜温度过低，最好在28摄氏度以上。另外，开空调时，不宜让风口正对着宝宝，还要经常开窗通风换气，最好还能在空调房内安装一个加湿器，以免空气过分干燥。如果宝宝需要从有空调的地方到没有空调的地方，可以先在门口待一会，而需要从没有空调的地方进入到有空调的地方，可以给宝宝披一件长衣服，这样可以让宝宝在冷暖环境转化中，有适应缓冲的过程，以免刺激太大，使宝宝感觉不适或生病。

夏天宝宝的衣着、盖被

夏天宝宝要穿得宽松透气，棉质、麻质或丝质的衣服，尿布最好也用棉质的，让宝宝的身体能够比较顺畅地散热，防止中暑。在天气炎热的时候，可以只给宝宝穿背心短裤，但是都要护住肚子。宝宝睡觉的时候，不能穿得太多，或盖得太厚，但也不能图凉快而脱光衣服或不盖被子，要特别注意不要让宝宝的肚子着凉，可以给宝宝穿上小肚兜，盖上毛巾被。此外，宝宝的头发如果较长、较浓密，会影响散热，需要适当剪短。

避免宝宝被蚊虫叮咬

蚊虫叮咬，不但让宝宝又痛又痒，还有可能传染致病菌，因此，尽量不要让宝宝被蚊虫叮咬。防止蚊虫叮咬，传统有效的办法是点蚊香或者搽防蚊药水，但是对宝宝来说，这两者最好不要经常用，它们的毒性虽小，但还是会造成一定伤害，以不用或少用为好。

❶ 给宝宝的小床上挂上蚊帐是防止蚊虫叮咬的比较稳妥的办法。在每次放宝宝上床前，要先帮他检查一下，并赶走蚊虫。另外，在夜里安抚宝宝的时候，需要注意不要让蚊虫趁机进入蚊帐。

❷ 在蚊虫多的时候，尽量不要带宝宝外出，如果需要外出时，可以给宝宝穿上长袖的衣服和长裤，在衣服外面涂一些防蚊药水，防止蚊虫靠近。

宝宝被蚊虫叮咬后的处理方法

宝宝被蚊虫叮咬后，又痛又痒，就会常常用手抓挠，造成进一步感染。妈妈要尽量缓解宝宝的不适，并防止宝宝抓破皮肤。

❶ 宝宝痛痒不适、烦躁不安时，可以给宝宝涂抹专用的止痒药水，炉甘石洗剂、清凉油都可以。

❷ 有的宝宝皮肤比较敏感，被蚊虫叮咬后，症状比较严重，需要带宝宝去医院治疗，遵医嘱服用消炎药并清洗、消毒叮咬部位，涂抹消炎药膏。

❸ 宝宝在不舒服时，会伸手去抓挠，抓破后容易引起继发性感染，因此妈妈需要剪短宝宝的指甲，以免宝宝抓伤皮肤。

乱亲乱捏宝宝脸蛋会导致流口水

宝宝的脸蛋光滑圆润，常常让人忍不住去亲或捏，这是大人对宝宝喜爱的表达，宝宝也可能会在别人做这样的动作时，表示出开心。但是这样的动作对宝宝的健康没有好处，严重时，有可能会导致宝宝流口水，或患上口腔溃疡、腮腺炎。

宝宝的脸颊皮肤下面有一种特殊的脂肪组织——颊脂垫，颊脂垫在让宝宝的脸看上去胖嘟嘟的同时，在宝宝吮吸、咀嚼时，还起到协调上腭、双颊、嘴唇和舌头的作用，如果大人经常捏或扭，或者大力亲吻宝宝的脸颊，容易使颊脂垫受伤，从而造成宝宝爱流口水的毛病。

另外，在宝宝的脸颊上还分布着腮腺和腮腺管，如果大人经常大力亲吻或扭捏宝宝的脸，腮腺和腮腺管就会被一次次撕拉、挤压，从而导致受伤，使宝宝患上腮腺炎。

还有，大力扭捏宝宝的脸颊时，还有可能伤及宝宝的口腔黏膜，导致宝宝口腔黏膜发炎。

所以，大人这个看似表达爱意的动作，其实是在伤害宝宝，建议妈妈尽量不要让别人随便捏或大力亲吻宝宝的脸蛋。

开始给宝宝把尿

妈妈可以在这个阶段适当为宝宝把尿，为1岁以后的大小便训练做准备，但最好不要太频繁，这样对宝宝没有好处。

观察宝宝小便规律

细心的妈妈通过长时间与宝宝相处，会总结出一些宝宝生活规律，包括排尿。妈妈如果找到了宝宝排尿的规律，可以为宝宝把尿。但是如果没有掌握规律，因为担心宝宝尿湿，就频繁把尿，长期下去，可能造成宝宝尿频。另外这样做会引起宝宝反感，在正式训练尿便的时候，产生反抗抵触情绪。

夜里是否应该为宝宝把尿

夜里是否为宝宝把尿、换尿布，都要以保证宝宝的睡眠质量为前提条件。有的宝宝在把尿、换尿布的时候，仍然可以安静睡眠，不受影响，妈妈就可以放心为宝宝把尿、换尿布。但如果宝宝很容易醒来，且很难再重新入睡，在这样的情况下，只要宝宝没有不适感，也没有尿布皮炎，最好不要给宝宝在夜间把尿或换尿布，让宝宝安静睡眠即可。

给宝宝把尿的方法

这一阶段的宝宝脊柱可以挺直，能端坐，因此妈妈可以让宝宝的上半身靠在自己的身上，双手托着宝宝的臀部，分开他的双腿让他小便，嘴里可以发出“嘘嘘”的声音逗引宝宝排尿，也可以为宝宝买专用的漂亮的便盆，让宝宝坐在上面，妈妈护住就可排尿。

宝宝把尿哭闹怎么办

如果每次给宝宝把尿，宝宝会哭闹、打挺，妈妈需要检查一下，如果是女宝宝，看一下是否有尿道口发炎；如果是男宝宝，要看一下是否包皮过长，有必要时需要就医治疗。但如果宝宝自己排尿时很安静，只有把尿时会哭，说明宝宝不喜欢把尿，妈妈就不要强迫宝宝了。大小便训练可以在1岁以后进行，即使2岁宝宝尿床也是正常情况，妈妈不可操之过急。

温馨提醒

该不该穿开裆裤呢

理论上讲，开裆裤对宝宝健康不利，因为开裆裤使宝宝的外阴部和臀部裸露在外面。在宝宝能坐会爬之后，所处的环境较多变且较复杂，很容易被不洁物侵袭，尤其是女宝宝，便容易患上尿道炎、膀胱炎或泌尿系统感染等。但是此时的宝宝尿便较多，穿满裆裤也不方便，外出时，可以给宝宝用纸尿裤，再穿上满裆裤，在家时，可以穿开裆裤，但是要用尿布护住宝宝的裸露部位。

智能开发

开发宝宝的探索求知能力

宝宝天生好奇心强，而在会爬之后，视野扩大了很多，认识和接触的事物越来越多，更激发了他的好奇心和探索欲，所以宝宝在醒着的时候，会一刻不停地学习、探索，父母要多鼓励，不要打消宝宝的积极性。

宝宝在这一阶段认识世界主要是通过摸、看、尝来实现的，所以宝宝看到自己感兴趣的东西，总是第一时间拿在手里，看一下，然后直接送到嘴里品尝，可以说这是宝宝认识事物的“三部曲”，是他认识事物的途径。所以父母不要强行阻止宝宝的这类行为，如果宝宝多次被阻止，不但失去了认识世界的途径，挫败感也会加强，对世界的探索兴趣就会随之降低。妈妈这时候需要做的事，就是尽量保持宝宝周围的东西干净清洁。

妈妈可能经常会发现，宝宝对玩过一段时间的玩具会兴趣缺乏，经常会有喜新厌旧的表现，这是宝宝求知的需要，所以要经常给宝宝更换玩具，以激发宝宝的好奇心。这时，可以给宝宝添加一些可拆分的玩具，妈妈当着宝宝的面拆开，然后再组合，看宝宝会不会好奇地盯着看，也可以添加电子玩具，玩给宝宝看，看他是否想模仿。另外，宝宝吃饭的用具也可以经常更换，杯子、奶瓶、小勺循环着用，你会发现每次给宝宝使用新的餐具，他的食欲都会很好。

提高宝宝手眼协调能力

当宝宝进入6个月后，手部动作目的性已经非常明显，能把看到的玩具准确地抓到眼前玩耍，父母可以与宝宝玩一些游戏，训练宝宝的手眼协调能力。

给宝宝摸、看不同质地、不同形状的物体。每次给宝宝穿衣服时，可以告诉宝宝他今天穿的是什么颜色，拿到他眼前给他看一下，并抓着他的手让他摸一下衣服，告诉他这是什么质地，如红色的柔滑的丝绸、黄色的柔软的棉布等；也可以在给他洗手时，让他把手直接放在水盆里，感觉一下水和水温；玩具选择圆形、方形，软的、硬的等不同款式、不同质地，让宝宝看，并摸着感受，不断丰富手眼的感觉。

妈妈可以拿着玩具递给宝宝，在宝宝伸手拿取的时候，突然改变位置，促使宝宝的手眼跟着迅速变化，追着玩具移动。但在移动几次之后就要让宝宝拿到，以免宝宝感觉沮丧，从而哭闹。

宝宝手部动作越来越精细，到8个月时，能够比较轻松地捡起豆子等小物件，妈妈可以经常跟宝宝做这样的游戏，准备两个罐子，把捡起的豆子放到罐子里，看宝宝会不会模仿你也拿起豆子放到罐子里。

宝宝经常会把双手互相交握在一起，但是是无意识的，妈妈可以教宝宝拍手，如果宝宝不会，可以两手分别拿着宝宝的手交碰，宝宝会很惊奇地看着自己的手，如果能配合着唱儿歌，宝宝会很高兴做这个游戏。

把饼干放在宝宝的面前，再放一碟芝麻酱，你可以给宝宝做示范，拿饼干蘸点芝麻酱放到嘴里，看他会不会模仿。

训练宝宝可以随时随地进行，不要刻意，也不要急躁，如果宝宝一时对你的训练不理睬或不耐烦，也不要着急，可以换一种方式再试试。

温馨提醒

注意家居安全

宝宝的手部动作精细，可以准确地碰触他感兴趣的事物，可能把手放到热汤碗里，拿筷子捅伤嘴，把手指插到电插孔里，等等，妈妈要让这些可能会对宝宝造成伤害的物品远离宝宝。

练习婴儿操

在这一阶段，在被动操的基础上逐渐加入主动操，妈妈只起辅助作用即可。婴儿操的步骤如下。

第一步： 准备活动。在准备活动中，妈妈要按摩放松宝宝的肌肉以免在做操时拉伤宝宝肌肉。

1. 按摩宝宝手臂。一手握住宝宝手腕，另一只手从手腕按摩至肩膀，为一个四拍。
2. 按摩宝宝腿部。一手握住宝宝脚踝，另一只手从脚踝按摩到大腿，为一个四拍。

❸ 按摩宝宝胸腹部。让宝宝仰卧，手心向下打圈按摩宝宝胸腹部，为一个八拍。

第二步：上肢运动。

❶ 妈妈握住宝宝的双手手腕置于身侧，侧平举双臂——屈肘，双手置于胸前——双臂上举——还原，为一个四拍，重复4次。

❷ 妈妈握住宝宝双手手腕置于身侧，侧平举双臂——屈肘，双手置于胸前——双臂由内向外旋绕两周，为一个八拍，重复4次。

第三步：下肢运动。

❶ 握住宝宝双脚踝，屈伸左腿——屈伸右腿——屈膝，腿部由内向外环绕两周，为一个八拍，重复4次。

❷ 握住宝宝双脚掌，左踝关节由内向外旋绕4次，再由外向内旋绕4次为一个八拍，右踝关节由外向内旋绕4次，由内向外旋绕4次，为一个八拍，共重复4次。

第四步：全身运动，充分锻炼宝宝的自主能力。

❶ 让宝宝仰卧，双手抓紧妈妈两手示指，妈妈提拉，帮助宝宝坐起，再拉着站起，然后还原，重复4次。

❷ 宝宝俯卧，妈妈两手托住宝宝双肘，使宝宝成为跪立，然后再成为站立，还原后，重复4次。

❸ 让宝宝后背靠妈妈胸部站立，妈妈环抱宝宝腰腹部，扶住宝宝膝部，让宝宝弯腰捡拾玩具，重复4次。

❹ 让宝宝后背靠妈妈胸部站立，妈妈环抱宝宝腰腹部，另一手托住宝宝臀部，让宝宝蹲下站起，重复4次。

❺ 大人双手放在宝宝腋下，托着宝宝让宝宝跳跃数次。

带宝宝做婴儿操时，可以放一些节奏鲜明的音乐配合刺激宝宝的感官发育。做操动作要轻柔，宝宝如果烦躁不肯配合，不要强迫，可以等他安静时再做，每次做完之后，都要赞美宝宝，鼓励他，这样宝宝会很开心，下次运动锻炼也会很配合。另外，宝宝如果生病身体较虚弱，可以暂缓，等到疾病痊愈以后再继续即可。

引导宝宝学爬学坐

如何引导宝宝学坐

宝宝学坐经历的时间比较长，需要父母经常锻炼，并好好保护。

❶ 宝宝4个月时，就可以让宝宝靠在大人的怀里练习坐了，在宝宝5～6个月时，头和脊背可以直立，用双手撑着床，可以坐一会，但是这时的脊柱和背部肌肉力量还不够，不能支持他稳稳当当坐着，需要给宝宝靠枕头或靠垫锻炼坐立。在宝宝7个月时，就可以坐稳了，但是他能安静坐着的时间不长，妈妈可以在他的面前放玩具引诱

他，让他够取玩具，以延长他坐的时间。

❷ 当锻炼宝宝练习坐时，可以让宝宝离开柔软的床垫，而坐在较坚硬的地板上，这样宝宝能够坐得更稳，也更有安全感。

宝宝在这个阶段虽然会坐，但是还不能很好地控制平衡，当他把头转向左后方或右后方时，身体会失去平衡而倒地，大约需要到10个月时，才能在坐着时自如转动身体。

如何引导宝宝学爬

宝宝在6～7个月时，在俯卧位，四肢可以托起全身，常常会手脚着地，抬起臀部，开始准备爬行，到第8个月，手脚学会互相协调配合，就开始爬行了。宝宝爬行可以锻炼宝宝的平衡能力，并能促进宝宝的大脑发育，实现大脑对手、眼、脚的协调控制。

❶ 在宝宝俯卧的前方放玩具，诱导宝宝去够取，宝宝会努力向前，但因为手脚不能协调，前进会很困难，妈妈可以多加鼓励，并用手推宝宝的双脚。

❷ 父母互相配合，一人用毛毯横过宝宝的腰腹部，提着毛毯的两头，另一人用手推宝宝的右手左脚，前进一步后，再推左手和右脚，让宝宝慢慢体会手脚的协调。

❸ 宝宝爬累了，妈妈可以顺势帮宝宝从俯卧位转到坐位，让宝宝体会翻身坐起的感觉，让他爬和坐交替，锻炼腰部的肌肉。

温馨提醒

谨防宝宝受伤害

宝宝会爬行之后，妈妈除了要注意不要让宝宝掉下床外，还需要把家里可能会对宝宝造成伤害的物品收好，如玻璃制品、化妆品等；并随手关闭房间门，以免夹伤宝宝的手；在床的周围、窗体玻璃前、楼梯口等宝宝容易掉下的地方装上围栏。

提高宝宝记忆力的小游戏

妈妈可以通过一些小游戏，提升宝宝的记忆力。

❶ 让宝宝寻找消失不见的玩具。把宝宝正在玩的玩具当面藏起来，诱导宝宝去寻找，然后突然拿出来，看宝宝会不会很兴奋；也可以把玩具放在手里，然后翻转手，看宝宝会不会扳动你拿玩具的那只手；或者把玩具放在一只手里后，两只手都藏到身后，再拿出来放在他眼前，看他还能不能分辨哪只手里有玩具。

❷ 给宝宝看妈妈的照片，告诉他这是妈妈，然后把照片与其他纸张混合，看宝宝能否从里面找出照片。

❸ 妈妈可以准备一个杯子，扔一个铃铛到杯子里，发出响声，过一会把杯子放在宝宝面前，铃铛交给宝宝，看宝宝会不会也把铃铛扔到杯子里去。

❹ 把一个玩具当着宝宝的面用毛巾盖上，再拿开毛巾，盖上毛巾后交给宝宝，看宝宝会不会也把毛巾拿开。

游戏多种多样，妈妈可以随时开发利用身边物品，训练宝宝，宝宝开始可能并不能好好配合，即便如此，这些动作仍然会给他的大脑不同的刺激，同样能提高他的记忆力。

训练宝宝记忆力时的注意事项

妈妈在训练宝宝的记忆力时，语言、表情、感情如果相互配合，效果会更好。

❶ 看着宝宝的眼睛：妈妈做游戏时，要经常看着宝宝的眼睛，尤其是对宝宝发出指令的时候，这样可以提高宝宝的注意力，使记忆力训练达到事半功倍的效果。

❷ 玩游戏时，游戏中的事物，最好让宝宝全方位的感受，比如游戏中用到的玩具，妈妈可以让宝宝摸摸、看看，然后告诉宝宝玩具的质地、玩具的名字、玩具的玩法等，这样宝宝接受的信息比较集中，宝宝需要用到的感官较多，记忆效果更好。

❸ 每次需要宝宝记忆的时候，最好能提前呼唤宝宝，宝宝在听到你叫他的时候，兴奋度会瞬间提高，这样记忆效果也较好。

训练宝宝的记忆需要不断地重复，如果宝宝暂时可以记住了，这个游戏可以隔几天或一周后再进行一次。

为宝宝挑选益智玩具

这个阶段如果能为宝宝添加一些专门益智的玩具，更能激发宝宝的好奇心和求知欲，但这些玩具材质最好天然、健康，在日常玩耍后，还要仔细清洁、消毒，以免影响宝宝健康。

如何为宝宝挑选玩具

为这一阶段的宝宝挑选玩具不要太复杂，有声响、颜色鲜艳即可，可以适当添加可拆分的玩具，无论什么玩具，质量最重要。

❶ 因为宝宝喜欢把玩具放在嘴里咬，因此首先玩具的材质以自然为好，这样不会危害宝宝健康；其次，玩具要耐久，能经得起宝宝的多次摔打；还要触感好，结构圆润，不易藏污纳垢。一般来说木质和无毒塑胶材质比金属和绒毛玩具好（绒毛玩具掉毛会刺激宝宝）。另外，玩具不能太重，宝宝如果长时间玩耍，容易拉伤肌肉。

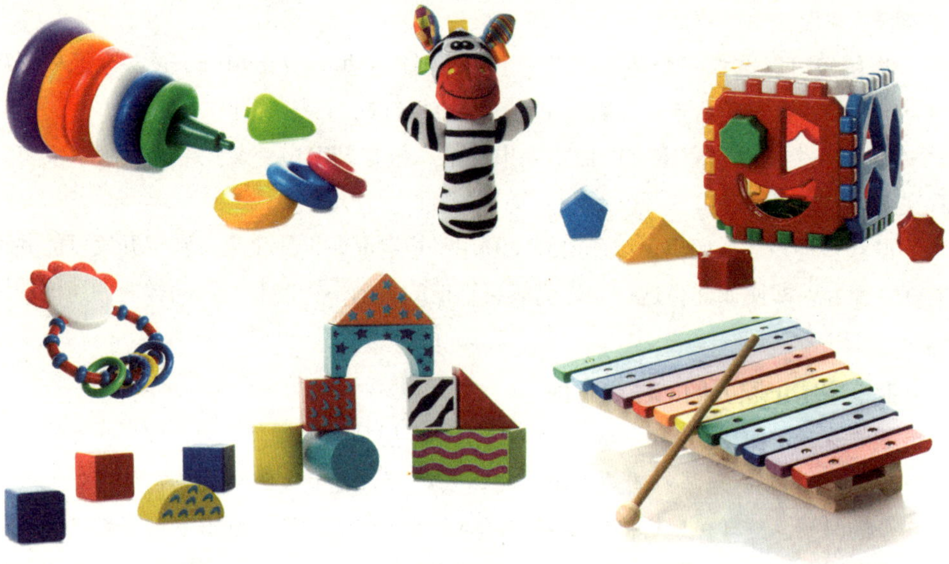

❷ 给宝宝的玩具一定要安全，选玩具时，最好有安全标识，另外要避免玩具中有太小的配件，也不要有锐利棱角。

宝宝的玩具要注意清洗、消毒

宝宝的玩具要经常清洗、定时消毒，并且收纳到固定的地方。

❶ 宝宝的玩具在初次玩耍之前一定要好好清洗消毒，因为在玩具制造、包装的过程中，会沾染一些细菌，如果不清洗、消毒，很容易感染宝宝。另外，玩具最好能每周都清洗消毒一次。塑胶玩具用洗涤剂浸泡20～30分钟，木质玩具和电子玩具可以用75%的酒精擦拭表面，绒毛玩具可以放在阳光下暴晒4～6小时，让紫外线充分杀菌。

❷ 清洁玩具时，不可用抹布直接擦拭，有可能越擦越脏，最好用宝宝专用的洗涤剂、消毒剂清洗、消毒一次，之后用大量流动的清水冲洗，以免洗涤剂或消毒剂残留，伤害宝宝，清洗之后，可以放在阳光下晾晒至干。另外，如果给宝宝准备了磨牙棒等玩具，清洗消毒时，需要更加严格，最好像清洗、消毒奶瓶一样进行。

❸ 为宝宝准备专用的玩具收纳工具，并且把不同用途的玩具分开存放，如户外的玩具，在回家之后，可以放在门口的篮子里，不要带到屋里去，更不要与其他玩具接触，以免户外带回的灰尘和细菌感染宝宝。

开启宝宝语言能力

宝宝这时候对声音非常敏感，妈妈重复过几次的话语，宝宝能在较大限度上了解其中的意思，并储备在大脑里，为他的语言能力打基础，宝宝听得越多，将来的语言能力越强，所以要多跟宝宝说话，让他多听。

交谈前先吸引宝宝的注意力

宝宝如果被别的事物吸引，对你说的话不理睬，就达不到训练的目的，因此谈话前需要先吸引宝宝注意。如果宝宝不理你，可以用响铃等东西发出声音或者用夸张的声音学习小动物的叫声，逗引他注意你。在跟宝宝说话时，也需要一直用眼睛直视着宝宝的眼睛，这样就可以一直保持他对你的高度注意。

利用所有机会与宝宝交谈生活中的所有细节

与宝宝谈话时，尽量让他切实感受你所说的内容，所以可以多说他身边的可以看得到的事物，如他的衣服、他的玩具，妈妈要给出明确的名称，多次强化后，宝宝会在心里对这些事物和它们的名字留下印象。

语言与动作、表情相结合

对宝宝说话时，把语言与相关动作结合起来，如教宝宝挥手的时候，跟他说“再见”。多次重复后，你说再见的时候，宝宝会挥手，说明他已经理解了这个单词的意义，这可以为他以后说话做很好的单词储备。同时在说话的时候，尽量让宝宝看到你的脸，并放慢语速，在他面前做出各种张嘴、吐舌的动作，再配合相应的表情，引导宝宝模仿你的动作和表情。

语言要简单

跟宝宝说话的内容和语言要简单，宝宝如果始终无法理解你说话的意义，就会失去倾听的兴趣，因此可以把简单的单词重复多说几遍。另外，可以给宝宝听童谣，可以放CD，也可以由你亲自唱给他听，童谣的节奏鲜明，语速较慢，很适合宝宝倾听并模仿。

高度关注宝宝说的话

当宝宝“咿呀”发声时，也需要妈妈给予高度的关注，如果妈妈能附和模仿他的语言，就等于认同了宝宝的说话能力，这会让宝宝表达的欲望增强，对他发展语言能力有很好的刺激作用，并可以让宝宝喜欢表达。

面对面跟宝宝交流

如果你想让宝宝对你的话有反应，必须跟他面对面地交谈，因为此时的宝宝对语言的认识还停留在面对面的交流上，如果你避开宝宝的眼睛说话，宝宝很可能认为你不是在跟他说话，从而对你不理不睬。另外，如果宝宝很安静，在你看着他时，他也没有表现出兴奋，说明他想静一会，不想跟你交谈，那你就最好不要打扰他了，只有在他表现兴奋时，与他谈话才能取得较好的效果。

9～12个月，宝宝断奶期

宝宝发育详解

9个月的宝宝

性别	身高（厘米）	体重（千克）	坐高(厘米)	头围(厘米)	胸围(厘米)
男宝宝	69.70～75.00	8.20～10.20	45.60	46.00	45.60
女宝宝	67.70～73.20	7.60～9.50	44.60	45.20	46.50

肢体：进入第9个月，宝宝不但可以坐稳，而且可以坐着转身了，如果旁边有护栏等依仗，还可以拉着站起，再坐下。此时，宝宝的爬行速度很快，并能在爬行中自由地转向任何方向。手指的灵活性也进一步提高，可以单独伸出示指去抠东西，所以这时家里的电插孔最好有安全防护，以免宝宝把示指伸进插孔触电。

语言能力：宝宝这时候能听懂妈妈对他说的大部分话，并且会回答，如果妈妈用语言制止他的行为，宝宝会做出明确的反应，停下动作，并扁嘴以示不满。

视觉、听觉：此时，宝宝喜欢自己制造一些声音，拿着玩具去敲击其他东西，如果能发出声音，他会很兴奋地一直持续这样的动作，能够分辨高音和低音，敲出的声音越大越开心。另外，这时候的宝宝已经有意识地用眼睛寻找事物，准确找到他喜欢的玩具或食品。

情感：宝宝此时产生了初步的自我意识，喜欢自己动手，吃饭时，会与妈妈抢小勺，与大人的交往也更加密切，会通过手的动作或表情、语言等表达他的需求，也会制造机会逗引大人与他玩耍，如反复地把玩具扔到地上让大人去捡拾。另外，宝宝此时的能动性加强，常常会自己脱掉袜子或帽子，在妈妈为他穿衣服时，会主动配合，如果他做某件事情受到夸奖会很高兴，并一再重复去做。比较特别的是，他听到别的宝宝哭，也会跟着哭。

10个月的宝宝

性别	身高（厘米）	体重（千克）	坐高(厘米)	头围(厘米)	胸围(厘米)
男宝宝	71.00～76.30	8.60～10.60	46.92	46.09	45.99
女宝宝	69.00～74.50	7.90～9.90	46.03	44.89	44.89

肢体：10个月的宝宝能够独立站起来，如果有人在前面引导，会猛然向前跑两步，但平衡性较差，当站立一段时间后，会害怕地再坐下。双手能够分工合作，会把两只手上的玩具放在一只手里，腾出一只手去玩别的玩具。

语言能力：宝宝10～12个月是模仿力最强的时候，所以这段时间大人要多教宝宝说话，为他的语言能力奠定好基础。10个月的宝宝，会主动叫妈妈，这时他的语言能力处于词和句子的萌芽时期，经常会重复一些词语，并能够理解大人反复说的话，会按照妈妈的吩咐去完成一个动作，比如他会听妈妈的话去拿某件东西。这时候大人如果多跟宝宝说话，有利于他积累更多的词汇。

视觉、听觉：宝宝在此时，能够很准确地靠声音定位，无论你在哪个方向叫他，或发出奇怪的声音，宝宝都能准确地把头转到声音所在方向，无论是前后左右，还是上下。

情商：宝宝对周围事物的关注度达到了空前的程度，在新鲜的地方，会安静地到处看，收集信息。另外，此时的宝宝表现出了明显的占有欲，不愿给别的宝宝玩自己的玩具，也不让妈妈抱别的宝宝。还有，宝宝现在能感觉到妈妈的情绪，并与妈妈同喜同悲，还喜欢与人交往，经常会盯着陌生人看，但当陌生人看他时，他会感到害怕。

11个月的宝宝

性别	身高（厘米）	体重（千克）	坐高(厘米)	头围(厘米)	胸围(厘米)
男宝宝	72.20～77.60	8.90～11.00	47.80	46.30	46.37
女宝宝	70.30～75.80	8.20～10.30	46.70	45.30	45.30

肢体：宝宝在11个月时，大人拉着宝宝的双手，宝宝就能够慢慢走路了，但平衡性仍然不好，走的时候，会前后左右地摇晃。

语言能力：宝宝的模仿力仍然很强，并且非常喜欢模仿大人说话，开口时，往往会整串整串地发出大量音节，并且试图用语言回答问话或提出要求，当语言不足以表达时，会用动作代替，如他不想吃的时候，会使劲摇头。

情感：宝宝此时的自我意识进一步发展，更加依恋妈妈，也能够更加准确地执行妈妈的指令。他还会绕开或挪开阻碍他的东西，去拿到自己想要的东西，如果在这个过程中，遇到困难，就会大声哭闹，这是表示他遇到了挫折，感到很痛苦，需要妈妈为他排解困难。

12个月的宝宝

性别	身高（厘米）	体重（千克）	坐高(厘米)	头围(厘米)	胸围(厘米)
男宝宝	73.40～78.80	9.10～11.30	48.46	46.50	46.80
女宝宝	71.50～77.10	8.50～10.60	47.41	45.40	45.80

肢体：这时的宝宝站起后，能够独立走几步，并且能在站着的时候弯腰捡拾东西或与人挥手说再见，还可以蹲下再站起。平衡感也有了进步，走路时晃动的幅度变小，大人如果拉着宝宝的一只手，宝宝就可以与大人并排前行，但另一只手会高高举起，这有利于保持他的平衡。

语言能力：宝宝会说的话更多了，除了“爸爸”“妈妈”之外，能够说出大概5个以上经常教的单词，并在说话的时候有动作或表情配合，如叫“妈妈”的时候，会眼睛看着妈妈，把手伸向妈妈所在的位置，说“抱抱”的时候，把两只手打开做拥抱状。

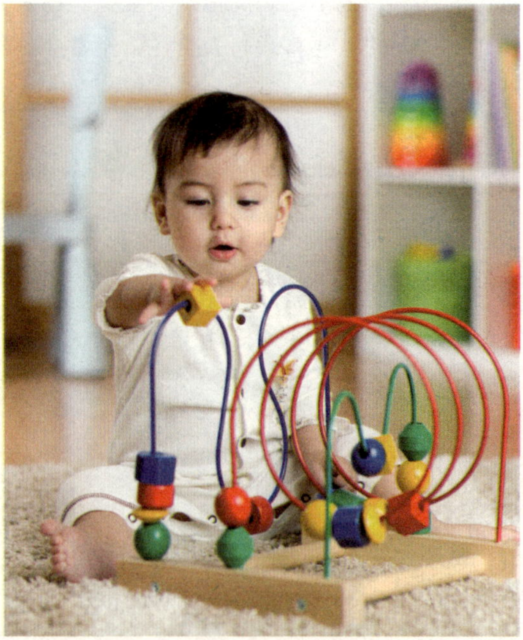

情感：宝宝害怕的东西越来越多了，尤其对自己没见过、没经历过的事物更加害怕。如果宝宝之前没有玩过会动的玩具，突然间一个玩具动起来，宝宝会表现得非常紧张。有的宝宝会非常害怕绒毛的玩具，妈妈可以引导宝宝逐渐熟悉这些陌生事物，减少他的恐惧情绪。宝宝对妈妈的依恋依旧，另外，还有了一些自己独特依恋的东西，如某个玩具、某件用品，睡觉时需要有这些东西陪着才能安心。

喂养指导

9～12个月宝宝一日饮食

宝宝此时的母乳摄入量会逐渐减少，进食辅食的种类和次数，以及数量需要逐渐增加，妈妈可以参考以下食谱为宝宝制作每日饮食计划。

早上6点，母乳哺喂20分钟或配方奶200毫升。

早上10点，蛋黄稠粥200毫升或一个蒸蛋，配50克蔬菜泥。

稠粥做法：大米、小米各30克，加适量水熬至浓稠软烂，鸡蛋煮熟剥去蛋白，将蛋黄捣成泥加入粥中，晾温即可喂食。

蒸蛋做法：一个蛋黄打散，按1∶1的比例加入清水，隔水蒸8分钟即可。

蔬菜泥做法：南瓜20克、菠菜40克、土豆20克。洗净后将南瓜、土豆切小丁，菠菜切成碎片，上锅蒸熟烂，捣成泥状，用滤网滤除菜筋，拌入少量盐和3克植物油，放温即可喂食。（在喂食1～2个月蔬菜泥后，其中的蔬菜碎片、土豆小丁、南瓜小丁可以保留蒸熟时的样子直接喂食）。

下午1点，鱼蓉面条200毫升，配50克芹菜豆腐泥。

鱼蓉面条做法：鱼蓉20克，面条50克，放入锅中煮至软烂，加入少许盐，放温喂食。

豆腐泥做法：30克豆腐、30克芹菜，一起放入开水中煮至芹菜熟烂，捞出后，将芹菜捣成泥状，去掉菜筋，与豆腐搅拌成泥，拌入10克芝麻酱及少量盐即可喂食。

下午5点，配方奶200毫升。

晚上9点，母乳喂养或配方奶200毫升。

在每两餐之间喂宝宝喝水或果汁，每次120克左右，鲜果汁需要按照1∶1的比例加入开水稀释后喂食。妈妈可以根据宝宝的食量和喜好灵活调整辅食的材料和做法，注意多变化蔬菜的种类，并随着宝宝的长大，加大咀嚼的难度。

选择合适的时机为宝宝断母乳

给宝宝断母乳，最好选择春季或秋季，而不要在冬季或夏季。夏季和冬季，气候条件较差，宝宝的体质和抗病能力相应较弱，夏季断母乳，宝宝失去母乳供应的同时，也失去了母乳中的大量抗体，所以很容易出现腹泻、感冒、发热等症状，还有可能中暑，另外，夏季宝宝的肠胃消化吸收能力较弱，食欲较差，对辅食营养吸收不佳，较容易造成营养不良；冬季断奶，宝宝容易情绪不良，精神紧张，从而睡眠不稳，这也会导致宝宝的免疫力低下，容易发热、感冒等。因此，如果宝宝应该断母乳的时机在夏季或冬季，可以适当延长几个月母乳喂养，等到凉爽的春季或秋季再断。

另外，宝宝身体不适的时候，不宜断母乳，需要等宝宝身体康复之后再进行。

断母乳方式宜温柔

给宝宝断母乳时，要讲究方式方法，以不伤害宝宝的感情和健康为好。

用温柔的方式断母乳

给宝宝断母乳，提倡自然断母乳法，而尽量避免强行隔离，因为强行隔离会让妈妈和宝宝都承受相当的痛苦，还会让宝宝产生严重的情绪波动，大哭大闹，对宝宝的身心健康不利。

❶ 给宝宝断母乳用自然断母乳法：断母乳时，妈妈可以逐渐地延长两次哺乳的时间间隔，减少对乳腺的刺激，慢慢地，宝宝吃母乳的习惯就会改变，而乳汁分泌的量也会减少，这是一个缓慢适应的过程，对妈妈和宝宝的伤害都较小。在断母乳期间，每天都要保证宝宝有500毫升以上的乳类摄入量，另外，辅食的数量和种类可以逐渐添加上去，这一阶段辅食由之前的品尝味道逐渐向果腹充饥的功能转化，渐渐变成主食。

❷ 有的宝宝有恋乳的心理，对吮吸乳头有较强烈的欲望，并且把吃母乳当作与妈妈亲近的一条途径，通过吃母乳获得心理安慰和安全感，这样的宝宝断母乳时，会有焦虑和烦躁的表现，为了纠正宝宝的这种心理，可以多用杯子、勺子等用具养成宝宝新的进食习惯，逐渐解除宝宝的恋乳心理。

❸ 建议妈妈不要采取强行与宝宝隔离，或在乳头上涂抹刺激味道的方法来断奶，这样会给宝宝强烈的不安全感，感觉被妈妈拒绝和遗弃了。相反的，在断母乳的时候，妈妈不但不应该疏远或拒绝宝宝，还应该多和宝宝相处，给宝宝更多的安全感——为宝宝做辅食、陪宝宝做游戏、跟宝宝谈话，这样宝宝就会明白断母乳并不是妈妈对他的拒绝或是遗弃，只是一个必需的过程。

断乳期宝宝适合吃的辅食

为宝宝做辅食时，一方面需要照顾到宝宝的咀嚼吞咽和胃肠消化能力，让辅食软、烂，另一方面还需要荤素搭配，让营养丰富全面。

宝宝辅食要求

在断乳期，宝宝的食物需要容易咀嚼和消化，同时，也不能一味地要求易咀嚼、易消化，因为这一时期的辅食是宝宝从婴儿期过渡到幼儿期的过渡食品，除了满足宝宝的营养需求外，还需要锻炼他的咀嚼、吞咽能力，因此在后期可以逐渐增加种类，慢慢放宽精细度，让宝宝逐渐接触一些需要力量咀嚼的食物。

❶ 断乳期的宝宝食物需要软、烂，如软米饭、烂面条、米粥、米粉等，膳食中荤素、米面、粗细比例得当。每天最少吃三种素菜，两种荤菜。荤菜可以是蛋黄、鱼虾、瘦肉、动物内脏等，素菜可以选豆腐、绿叶蔬菜、水果等。蛋黄可以隔天吃一个，同一种肉类需要隔2天以上吃一次，一次可吃10～30克，蔬菜、豆腐每天都可以吃，量也能逐渐增加，每次吃50～100克。

❷ 在宝宝9个月时，会有明显的口味偏好，容易偏食，为避免宝宝偏食造成营养不良，做辅食时，可以把几种食材混合起来，如荤素混合，小米粥里加入蛋黄泥，烂面条里加入肉末，或者包馄饨、饺子等，花样多变，可以提高宝宝的食欲，防止宝宝因偏食造成营养缺陷。

❸ 宝宝断奶之后，每天还要有500毫升以上的乳类摄入量，辅食可以在两次乳类食物之间添加，并且要适时为宝宝喂水或果汁，每次120克，果汁需要与开水按1∶1的比例稀释。

不宜宝宝吃的食物

宝宝在断奶期，可以多尝试一些食物，但是他的肠胃此时还不适应太刺激的食物，因此不要给宝宝吃辛辣的辅食，以免宝宝上火或腹泻。另外还有一些食物不适宜此时的宝宝食用。

❶ 有些海鲜不适合宝宝吃：乌贼、章鱼、鲍鱼。

❷ 还有一些蔬菜较难消化，也不适合宝宝吃：牛蒡、藕。

❸ 巧克力、奶油蛋糕、果酱等食品甘甜可口，宝宝很喜欢吃，但是不可太多，吃太多容易影响宝宝的健康，造成宝宝龋齿、肥胖、营养不良等疾病。

还有一些食物人工加工过度，如着色、腌制等，不好消化，且其中容易残留污染物质，最好不要给宝宝吃。另外，给宝宝的辅食尽量清淡，盐和糖要少放，只要稍微有味道即可。

培养宝宝良好的饮食习惯

宝宝进餐要定时定点

宝宝每天的进餐时间一定，早餐可以在7～8点，然后每隔3～4个小时，喂食一顿。宝宝如果在饭点未到时饿了，可以喂他喝一些水或果汁，到饭点时再吃正餐。宝宝每次吃饭的时间不要拖得太长，最好能在30～40分钟喂完，时间太长宝宝的注意力不集中，肠胃兴奋度也会降低，不利于营养吸收。定时定点的饮食，可以在宝宝的身体内形成条件反射，使宝宝在进餐时，能保持高度的注意力和兴奋度。

宝宝的饭量要充足

宝宝每一餐的量要充足，不要让宝宝吃不饱，但也不能让宝宝吃太饱，吃不饱或吃太饱都很容易打乱进餐规律，迫使下一顿进餐时间提前或延后。

多吃正餐，少吃零食

宝宝的饮食尽量少零食，因为他的食量本身很小，如果吃零食尤其是餐前半小时吃零食，会降低宝宝在吃正餐时的食欲，久而久之使宝宝营养不良。

进餐心情愉快

妈妈要设法让宝宝在进餐时心情愉快，不要训斥宝宝。如果进餐给宝宝留下了不好的印象，以后宝宝会对进食产生厌恶抵触情绪，妈妈以后的喂食就会很困难。

怎样判断宝宝营养是否达标

在目前的情况下，最多见的营养不良是营养摄入比例不当导致的。营养不良在宝宝的身体发育和情绪上都会有所表现，妈妈仔细观察就可发现。

如何判断宝宝营养过剩

妈妈可以判断的依据有以下两点。

❶ 宝宝的体重和身高。宝宝体重和身高需要经常测量，从这两点上可以判断出宝宝营养是否充足，一般如果宝宝的体重在标准体重的75%~85%，就可视为轻度营养不足，需要多摄入蛋白质和能量，而判断营养过剩，世界卫生组织有一个7~12月龄婴儿的标准体重公式可以作为依据，如下：

标准体重（克）=出生体重（克）+月龄×500

如果，宝宝的体重在标准体重110%~119%，就可以说是超重了，有些营养过剩。需要减少蛋白质和能量的摄入。

❷ 皮下脂肪厚度。妈妈可以用中指和示指相隔3厘米放到宝宝的腹部，按下后捏起皮肤，用尺子测量，1厘米左右为正常，如果超出太多，就有可能是营养过剩了。

如何判断宝宝营养比例不当

营养如果摄入比例不当，宝宝在身体和情绪上会有相应的表现，妈妈需要注意。

❶ 宝宝情绪变化：宝宝如果缺铁会反应迟钝、表情麻木，可以适当多吃水产品、肉类、乳制品、畜禽血、蛋黄等高铁食品；如果缺维生素B会惊恐不安，可以进食一些豆类、动物肝脏、核桃、土豆等B族维生素含量丰富的食物对宝宝很有好处；如果情绪烦躁多变，有可能吃甜食过多，应适当减少甜食的摄入；宝宝如果固执胆

小，难以安抚，有可能缺乏维生素A、维生素B、维生素C或钙，可以适当多吃动物肝脏、鱼虾类、乳制品、蔬菜、水果等食物。

❷ 宝宝行为异常：宝宝如果不喜欢与人交流，动作笨拙，有可能缺乏维生素C，在食物中适当添加富含此类维生素的食物，如番茄、橘子、苹果、白菜和莴苣可以补充宝宝所缺；如果夜间磨牙、易惊醒，往往缺乏钙，应及时增加绿色蔬菜、乳制品、鱼肉松、虾皮等；如果宝宝的情商发育滞后，行为较同龄宝宝幼稚，有可能是体内氨基酸缺乏，需要适当增加高蛋白质食品如瘦肉、豆类、乳制品、蛋。

温馨提醒

肥胖不等于营养过剩

营养过剩会导致宝宝肥胖，但并不是所有肥胖宝宝都是营养过剩，有一部分宝宝肥胖是因为体内某种营养素缺乏导致的。当宝宝偏食、挑食或妈妈喂养不当，宝宝某些微量元素会缺乏。这些微量元素的不足，使体内脂肪不能正常代谢为能量排出，从而储存下来，变成了脂肪囤积。因此，宝宝肥胖的时候，妈妈不要单纯给宝宝节食减肥，还应该为宝宝做营养测定，以明确宝宝肥胖的真正原因。

14道营养辅食食谱推荐

蒸肉末

材料： 猪瘦肉50克。

调料： 水淀粉适量。

做法：

1.将猪瘦肉洗净，剁成细泥，盛入碗内。

2.加入水淀粉，用手抓匀，放置1～2分钟。

3.把放瘦肉的碗放入蒸锅，蒸熟即可。

功效： 猪瘦肉含有丰富的蛋白质、脂肪，铁、磷、钾、钠等矿物质，还含有丰富而全面的B族维生素，能给宝宝补充生长发育所需要的营养，并帮助宝宝预防贫血。

香煎土豆饼

材料： 土豆1个，西蓝花2朵，面粉50克，牛奶20毫升，植物油适量。

做法：

1.将土豆洗净，去皮，用擦菜板擦碎；西蓝花用开水汆烫。

2.将土豆、西蓝花、面粉、牛奶混合在一起，搅匀。

3.锅置火上，放油烧热，倒入混合好的原料，煎成饼即可。

功效： 土豆所含的粗纤维具有通便和降低胆固醇的作用，可以治疗习惯性便秘和预防血胆固醇增高。

小提示：

土豆一定要去皮，这个阶段的宝宝还无法顺利消化土豆皮。

虾仁金针菇面

材料：龙须面1小把，新鲜金针菇50克，虾仁20克，新鲜菠菜2棵，植物油适量。

调料：高汤、精盐适量。

做法：

1.将虾仁洗干净，煮熟，剁成碎末。

2.将菠菜洗干净，放入开水锅中汆烫2～3分钟，捞出来沥干水，切成碎末备用。

3.将金针菇洗干净，放入开水锅中汆一下，切成1厘米左右的小段备用。

4.锅内加入植物油，待油八分热时，下入金针菇，加入少许盐，翻炒至入味。

5.加入高汤（如果没有高汤也可以加清水），放入虾仁和碎菠菜，煮开，下入准备好的龙须面，煮至汤稠面软即可。

功效：可以为宝宝补充丰富的蛋白质、钙、铁、锌等营养素，除了促进宝宝的生长发育，还对增强宝宝的智力有良好的作用。

豌豆丸子

材料：肉馅50克，豌豆10粒，淀粉适量。

做法：

1.肉馅加入煮烂的豌豆、淀粉拌匀捏成团，甩打至有弹性，再分搓成小枣大小的丸状。

2.锅置火上，加入适量清水，烧开后放入丸子，煮1小时至肉软即可。

功效：豌豆富含不饱和脂肪酸和磷脂，有保持血管弹性、健脑和预防脂肪肝形成的作用。

核桃稠粥

材料：大米（或糯米）50克，熟核桃10克。

做法：

1.将大米淘洗干净，用冷水泡2个小时左右。

2.将熟核桃放到料理机里打成粉，拣去皮。

3.将大米连水倒入锅里，先用大火煮开，再用小火熬成比较稠的粥。

4.将核桃放到粥里，用小火煮5分钟左右，边煮边搅拌即可。

功效：核桃所含的不饱和脂肪酸对宝宝的大脑发育极为有益。

三色豆腐

材料：豆腐50克，胡萝卜1/4根（50克左右），新鲜虾仁30克，嫩菠菜叶20克，植物油适量。

做法：

1.将豆腐放到开水锅里汆烫一下，捞出来沥干水，用小勺捣成泥；虾仁洗干净，剁成碎末备用。

2.将胡萝卜洗干净，去掉皮和硬芯，切成碎末待用；菠菜叶洗干净，放到开水锅里汆烫2～3分钟，剁成碎末备用。

3.锅内加入植物油烧至八成热时，将胡萝卜末下到锅里，炒至半熟时，下入虾泥和豆腐泥，继续煸炒至八成熟。

4.加入碎菜炒至菜烂即可。

功效：含有丰富的营养素，能刺激宝宝的胃液分泌和肠道蠕动，增加食物与消化液的接触面积，帮助宝宝增强消化功能。

银鱼蒸蛋

材料：新鲜鸡蛋1个，银鱼50克，胡萝卜15克左右。

做法：

1.将胡萝卜洗净，去皮，切成极小的丁，放到开水锅中煮软。

2.将银鱼洗干净，捞出来沥干水，去除皮、骨，剁成碎末待用。

3.将鸡蛋洗干净，打到碗里，用筷子搅散。

4.将银鱼末加到鸡蛋里，搅拌均匀，放到蒸锅里用小火蒸10分钟左右，加入胡萝卜丁拌匀即可。

功效：银鱼肉质柔嫩、味道鲜美，营养丰富，鸡蛋羹口感嫩滑，两者搭配可为孩子补充蛋白质、铁等多种营养素。

肉松软米饭

材料：大米75克，鸡胸肉20克，胡萝卜1片。

做法：

1.将大米淘洗干净，加入150毫升水，放入锅中焖成比较软的米饭。

2.将鸡胸肉洗净，剁成极细的末，放到锅里蒸熟。

3.把炒锅烧热，不加油，把鸡肉倒到锅里炒干，再放到搅拌机里打成鸡肉松。

4.把制好的鸡肉松放在米饭上，加入少量的水，用小火再焖3～5分钟。

5.将做好的肉松米饭盛到小碗里，把胡萝卜切成花形，放在碗边上作装饰即可。

功效：鸡肉鲜香，米饭软烂，既能锻炼宝宝的咀嚼能力，又能为宝宝补充营养，促进宝宝的生长发育。

虾末菜花

材料：花椰菜50克，虾仁10克。

做法：

1.花椰菜洗净，掰成小朵，入沸水中煮软，捞出，切碎。

2.虾仁洗净，放入沸水中氽烫至熟透，捞出，剥皮，切为末。

3.将花菜与虾仁末搅拌均匀，喂给婴儿即可。

功效：这道菜口感细嫩，味甘鲜美，食用后很容易消化吸收，且花椰菜较一般蔬菜营养丰富，可促进婴儿生长，维持牙齿及骨骼正常，提高记忆力，还可防癌。

瘦肉番茄末

材料：番茄50克，猪瘦肉25克，油菜叶10克，植物油5克。

做法：

1.番茄洗净，用开水烫一下，去皮，切碎；油菜叶洗净，沸水里氽烫一下，捞出切碎。

2.猪瘦肉洗净，剁成碎末。

3.锅内加入植物油，烧热，下入肉末炒散，加入番茄翻炒几下，加入油菜，大火翻炒均匀即可。

功效：猪肉中富含铁、蛋白质等重要营养素，番茄可以为婴儿提供丰富的维生素，尤其是维生素C，三种食材互相搭配，可带来更高更全面的营养价值。

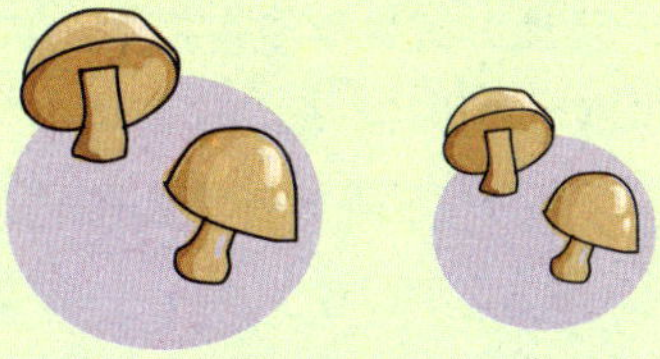

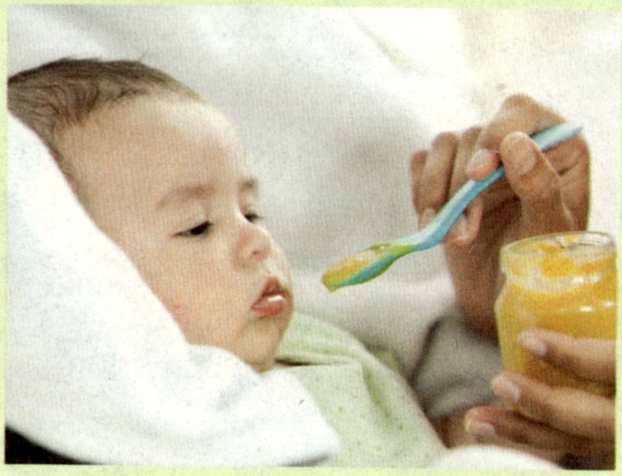

磨牙小馒头

材料： 面粉50克，牛奶100毫升，发酵粉适量。

做法：

1.将面粉、发酵粉、牛奶和在一起揉匀，静置5分钟左右。

2.将发好的面团再次揉匀，切成等量的5份，揉成小馒头的生胚。

3.静置5分钟，待馒头发至原来的1倍大，入蒸锅大火蒸15分钟即可。

功效： 小馒头的主要营养素是碳水化合物，此外还含有一定量的其他各种营养素。

肉末蒸鸡蛋

材料： 鸡蛋1个，肉末少许。

做法：

1.鸡蛋洗净，打在碗里，搅拌至起泡。

2.蛋液中加入肉末，拌匀。

3.将蛋液入蒸锅蒸熟即可给婴儿食用。

功效： 蛋类可以补充铁质的匮乏，且磷很丰富，而且蒸蛋羹能使蛋白质松解，肉末也含有丰富蛋白质和铁质，还能为婴儿提供适量钙质，二者搭配营养更佳，且利于婴儿消化。

香蕉牛奶布丁

材料： 香蕉1根，果冻粉2克，配方奶150毫升。

做法：

1.香蕉去皮，切成小丁备用。

2.果冻粉加入配方奶中拌匀，入锅以小火加热，至果冻粉完全溶解，过滤倒入模型中。

3.待布丁液半凝固时，将香蕉丁放入，完全冷却后，即可给婴儿食用。

功效： 配方奶粉中含有丰富的钙质，此时期的婴儿仍然很需要，在辅食中添加一些配方奶，不仅能增添美味，还能增加营养价值。香蕉配上柔软滑顺的布丁，容易入口，更可作为婴儿饭后的小点心。

香甜红豆泥

材料： 红豆50克，红糖少许，植物油少许。

做法：

1.红豆洗净，放入锅内，加适量清水，大火烧开，换小火煮烂成豆沙，盛出备用。

2.炒锅内放入植物油，烧热后加入红糖炒化，倒入豆沙，小火翻炒片刻即可。

功效： 红豆富含淀粉，具有高蛋白质、低脂肪的特点，含较多的膳食纤维，给婴儿补充营养的同时，还可通便，有益健康。

日常护理

给宝宝选择合适的围嘴、鞋子

选择围嘴

材质舒适：围嘴要贴着宝宝的颈部和下巴皮肤，因此质地要柔软，以摩擦较小、容易吸水的纱质和棉质较好，另外胶质的围嘴可以有效防止渗漏，也可以备一个在必要时候派上用场。

尺寸合适：围嘴的领口尺寸要适合宝宝，不能太紧或太松，太紧容易影响宝宝呼吸，太松容易渗漏。而围嘴的长度以盖住整个胸部为好，这样可以比较好地防止衣服脏污。

颜色鲜艳：围嘴的颜色、图案要鲜艳亮丽，这样容易让宝宝喜欢佩戴。

选购鞋子

材质软硬适中：宝宝学走路时，鞋子可以是布面、布底的，柔软舒适，且透气性好；在宝宝自己会走之后，可以穿有弹性的牛筋底或胶质底的鞋，舒适的同时，也可以缓解外来的伤害，避免硬物硌伤脚。

大小合适：宝宝的脚大概每3个月就会长0.5厘米，因此需要每3个月换一双鞋。鞋要大小合适，如果太大，不能很好固定脚，宝宝无法借力，容易造成足内翻或外翻，太小时束缚力太大也会使宝宝的脚变形。

穿脱方便：宝宝的鞋前头要宽敞，穿脱要方便，以免挤压宝宝的脚，另外鞋帮如果能高过脚踝最好，这样宝宝的脚踝也能得到较好的保护。

带宝宝出行的注意事项

不要让宝宝太疲劳

最好在出行前，就让宝宝休息好，另外旅行时间不要过长，车程以一个小时内为好，长途的旅行容易让宝宝疲劳，变得烦躁焦虑，使旅程格外辛苦。

带齐宝宝日用品

宝宝日常用品要带足够，换洗的衣物、纸尿裤、奶瓶、奶粉、开水、湿巾、毛巾、毛毯、护肤品、玩具、常规药品及酒精等，宝宝日常用到的物品均需带齐。

出行选择合适的交通工具

宝宝此时的肺部功能还不完善，不适宜搭飞机，因此出行时最好搭乘汽车或火车。坐车时，需要适当开窗通风，如果宝宝烦躁，妈妈可以多跟宝宝说话或玩游戏，也可以多准备一些玩具或宝宝喜欢的小点心安抚宝宝。

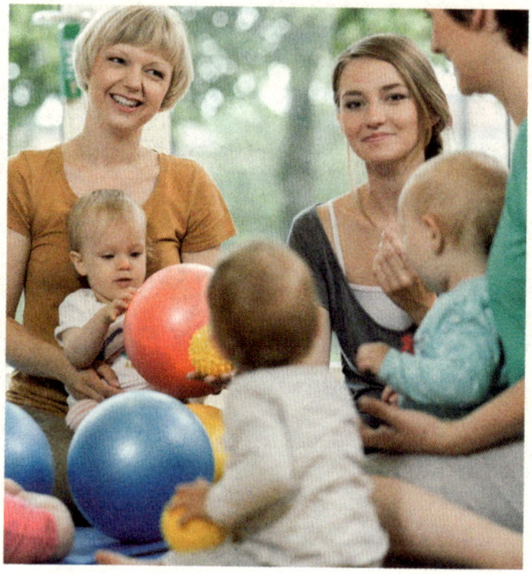

保持卫生

在外出时，宝宝的奶瓶等餐具，要多用开水冲洗，另外，尽量不要给宝宝吃饭店里的食物，宝宝很有可能因为不适应而生病。

避开人流高峰

宝宝需要长途旅行时，最好能避开人流高峰期，像国家规定节假日不宜宝宝旅行，此阶段人流拥挤、声音嘈杂，很容易让宝宝恐惧不安或感染疾病。

不要让宝宝离开你身边

长途旅行途中，接触的人和事比较多，为避免发生意外，父母要紧随宝宝，不要让陌生人抱宝宝，更不可让宝宝离开你的视线。

打造健康安全的居室环境

如何让宝宝在家里的活动健康、安全，成为摆在妈妈面前的一个新课题。

居室装修问题

宝宝经常居住活动的房间，最好能选择环保安全的装修材料，如果条件允许可以选择儿童专用产品。另外，油漆的颜色越鲜艳，其中重金属含量越高，所以以淡色为好。而壁纸可以选择颜色鲜艳，带有宝宝喜爱的卡通图案的。地板可以是柔和、安全的木质地板，但最好不要铺地毯，地毯很容易寄生螨虫等寄生虫，从而感染宝宝，而一些化纤地毯对易过敏体质的宝宝更加不适合。

家具摆设问题

宝宝此时行动能力增强，但规避危险的能力几乎为零，容易在活动中被桌子、椅子、门、花盆等家具弄伤。因此，宝宝的活动范围内，妈妈尽量少放一些家具，且家具不要有锐角、利刺、粗糙面等。而门对宝宝有着非凡的吸引力，如果不及时关闭，宝宝就会去玩弄，很容易夹伤手指，因此要记得随时关门。另外 ，一些小摆设和用具，如花瓶、剪刀、烟灰缸等都需要放在宝宝不易接触的地方，还有就是选用安全插座。

环境清洁问题

在居室清洁上，定时打扫、经常开窗通风即可。最重要的是不要让二手烟在居室里存留，如果家里有人吸烟，应在远离宝宝的阳台、门外等通风好的地方吸烟，使烟雾能够及时散去。

妈妈需要为了宝宝的安全健康付出很多，但宝宝的健康成长也为妈妈带来了很多惊喜，亲子之间的互动都是学习的过程，对宝宝和妈妈都很重要。

宝宝看电视的注意事项

宝宝的视网膜大概需要到12岁才能与成人相同，所以此时还比较脆弱，而电视中的色彩繁杂、明暗对比强烈、图形变化快，这对宝宝的视力是极大的挑战，太早看电视或者看电视时间太长，会导致宝宝视力下降。同时，电视的音频和机械声音也会影响宝宝的听力，看电视的时间多了，宝宝对周围和大人的声音会变得迟钝。所以，宝宝看电视不能太早，1岁之前不要看，1岁之后可以适当看一些。

宝宝看电视的注意事项

❶ 宝宝看电视时间不要太长，最多不要超过30分钟；距离不要太近，必须保持在1.5米以上；电视音量不要过大，需要在成人觉得合适的音量上再调低一点。

❷ 不要让宝宝在吃饭时看电视，以免分散宝宝注意力，养成不良的饮食习惯。

❸ 宝宝看电视时，妈妈要多跟宝宝交流谈话，可以让宝宝增加知识，也能避免宝宝对电视太投入而忽略与人的交流。

为避免将来宝宝太沉迷于电视，妈妈可以培养宝宝的兴趣多样化，让他尝试不同的活动如读书、听音乐、画画等。

让宝宝远离辐射和噪声

让宝宝远离辐射

电离辐射到底会对人体产生多大的危害，目前还没有定论，但是出于优育考虑，还是应尽量让宝宝远离辐射源。

家用电器：电视、音响、电脑、冰箱、微波炉、电磁炉、电热毯等。

通信设备：手机、传真机、对讲机等。

交通工具：飞机、电车等。

医疗器械：电子医疗设备、X线检查、CT检查等。

以上列举的都是宝宝可能遇到的辐射源，实际上，带有电线圈的物体都会产生辐射，尽量让宝宝少接触，不过妈妈也不要过于恐慌，家用电器的辐射一般都会在2米以内衰减，且不会对人体造成较大伤害，让宝宝保持适当距离即可。

让宝宝远离噪声

噪声能使听力慢慢减退，且这种伤害是不可逆转的，如果发生在宝宝身上，结果尤为严重，如果宝宝的听力下降，耳朵就不能将声音信息传递给大脑，因此听力不好的宝宝往往反应迟钝。父母可以从以下几个方面着手，为宝宝打造健康的听觉环境。

家庭环境： 一般家里都会有电视、音响、冰箱、空调、微波炉、果汁机等电器设备，会发出不同频率的噪声，在使用这些设备时，能调节音量的尽量调低，不能调节的电器在使用时，可以把宝宝转移到另外的房间。另外在购买时，要确保所有的产品在噪声方面都能够达到安全标准。

外在环境： 如果家庭外部环境比较嘈杂，父母可以通过更换家里的门窗，换上隔音效果更好的产品，适当减少噪声。还有，当户外有工地施工，常常发出高分贝的噪声时，需要给宝宝带上耳塞。

智能开发

引导宝宝站立和行走

宝宝初学站立时，需要有所依靠，妈妈可以为他创造条件，另外需要准备一些能够吸引宝宝的道具，使他产生站立行走的动力。

大人引导宝宝站立、行走

妈妈可以把宝宝的玩具拿在手里悬在宝宝的上方逗引宝宝去拿，宝宝在坐位拿不到时，就会考虑站起来。宝宝能站之后，妈妈就拿着玩具站在正前方吸引他，使他迈步向前。

利用家具让宝宝锻炼站立、行走

可以把宝宝放在沙发、茶几等低矮但稳固的家具旁边，宝宝会拉着这些家具站起来，并扶着家具来回行走，这是一个安全有效的锻炼方法。

如何给宝宝选书、看书

这一时期，给宝宝看书主要是培养宝宝看书的兴趣，并不是要增加多少知识，因此要选择宝宝喜欢的、耐久的书，这些书对宝宝来说既是书也是玩具。

如何给宝宝选书

因为宝宝喜欢把任何东西放到嘴里，也喜欢撕着玩任何东西，因此买书也有一定讲究。

书的款式： 宝宝的书需要色彩鲜明，图案突出，背景简单，形象真实，另外书页圆润，没有棱角。书的质地可以是纸质的，也可以是布质的，纸质书可以让宝宝更直观地感受书本纸张，布质的书手感较丰富，宝宝更喜欢，两种可以都准备一些。

书的内容： 此时宝宝的书，内容要简单，可以是小动物、水果、家具、人物等适合宝宝认知的写实图形，也可以是可爱的卡通图案或数字。

立体书：给宝宝看的书，最好能让宝宝直观地了解到更多的知识，有一种专为宝宝设计的阅读产品——立体书，这种书在相当程度上开发了书的价值，书中内容都是立体的，宝宝在看书的过程中，可以获得更多的知识，包括描述对象的结构、功能等，都会有直观的感受，比如书里的“衣柜门”可以打开，看到“衣柜里的”“抽屉”“挂衣杆”等。市场上的儿童产品种类层出不穷，父母可以多关注这方面的资讯。

如何培养宝宝读书的兴趣

宝宝的生活习惯几乎都是从大人处学来的，因此要想让宝宝喜爱读书，父母也需要做出好榜样。

亲子阅读：妈妈与宝宝一起读书，把宝宝抱在怀里，书放在两人面前，妈妈一边读文字，一边给宝宝讲解图画。这时候，妈妈可以教宝宝翻书，翻书的动作较精细，可以促进宝宝手眼协调。

全家读书营造气氛：一般读书气氛较浓厚的家庭的宝宝对书的兴趣也会较浓厚，因此可以发动全家都看书，宝宝看到家人都在看书，会主动模仿，慢慢就会培养出读书的兴趣。

宝宝撕书或咬书都不要强行制止他，但可以给他正确的引导。

适合此期宝宝的益智游戏

父母与宝宝玩游戏

父母可以跟宝宝玩躲猫猫的游戏，宝宝能爬会走，在寻找的过程中，反应能力和识别能力以及身体的灵活性都会得到锻炼。也可以把玩具扔到远处，要求宝宝捡回来，锻炼他动手能力和与别人合作的能力。还可以教宝宝玩用手指数数、指认眼睛、鼻子等游戏。

给宝宝买适合的玩具

此时的宝宝可以玩小汽车、小积木、小鸭子、洋娃娃等形象玩具，也可以玩数字、卡片等智力型玩具。形象玩具最好可以拆分，如小汽车门可以打开、小鸭子头可以转动、洋娃娃衣服可以穿脱，这样的玩具能更好地扩展宝宝的思维。数字、卡片型的玩具需要父母与宝宝一起玩，为宝宝讲解，否则这些玩具就只能发挥作为玩具的功能，而没有开发智力的效用。

此时宝宝的玩具数量不宜过多，玩具太多，宝宝就会随玩随丢，从而养成散漫的个性。玩具安全性仍需要排在第一位，要求材质安全、造型圆润，其次玩具最好耐用，因为此时的宝宝“破坏欲”强烈，总是喜欢摔打东西，脆弱的玩具使用寿命和安全系数都不高。

1～2岁，可以进行有效的亲子交流

宝宝发育详解

13～15个月的宝宝

性别	身高（厘米）	体重（千克）	头围（厘米）	胸围（厘米）
男宝宝	73.40～85.00	8.10～12.60	46.80	47.10
女宝宝	71.90～83.90	7.70～11.90	45.80	45.90

运动能力发展：宝宝在此阶段，大多数能够独立行走，偶尔会失去平衡，但能通过倒退几步稳定身体。如果大人牵着他的一只手，可以两步一个台阶的上楼梯。自己上楼梯，则会双手扶着栏杆抬脚，或手脚并用爬行，也能爬上沙发或椅子，然后转身坐下。如果大人扶着宝宝的双手，他能一只脚独立站立，而把另一只脚抬起。

手眼协调能力发展：宝宝在这一阶段已经不再用手抓饭，能够拿勺子喂自己了；也可以准确地把小东西放到瓶子里再倒出来，或者把筷子插到瓶里再抽出来，也可以把帽子放到头顶上；能够把笔握在手掌中画出线条；并能把两块积木摞起来或把四块积木排成一列；能够拖拽着小车子之类的玩具行走。

语言能力发展：此时的宝宝尽管发音不准确，但能够发出一些意有所指的词，与大人交流，比如不要的时候，会直接说“不”，接受别人东西的时候说“谢谢”。宝宝知道经常听的儿歌，在哪里会结束，并能与大人一起发出最后一个音。

认知能力发展：宝宝平时接触的东西，现在已经能指认不少。例如他能根据大人的要求指出鼻子、眼睛等2个以上的身体部位，能从图画中指出常见的物体如狗、水杯、帽子等，可以明确地指出哪个是红色；能辨识图形，准确地把一个拼图上的简单图案如圆形归位。

交往能力发展：宝宝现在能听懂大人对他一再重复的指令，并按照指令去做，如果妈妈要他把帽子拿过来，他会四处找帽子，并拿起来交给妈妈，或者按照妈妈的要求把帽子放到头上。宝宝此时会主动把自己的玩具交给别人玩，或者要求别人与他一起玩。当别人给他东西时，他会用表情或语言表示谢意。

16～18个月的宝宝

性别	身高（厘米）	体重（千克）	头围（厘米）	胸围（厘米）
男宝宝	75.20～88.00	8.60～13.20	47.40	47.80
女宝宝	74.40～86.40	8.20～12.50	46.20	46.70

运动能力发展：此时宝宝会跑了，但是动作不熟练，显得僵硬；走的时候，腿不再高高抬起，并能够在行走的过程中蹲下，再站起来继续走；在大人的辅助下，宝宝会双脚起跳。当想要拿到高处的东西，他会爬上沙发或椅子去够取，还会把球向远处扔，但往往掌握不了方向，甚至南辕北辙。另外，这时的宝宝可以倒退或改变行走方向来避开障碍物。

手眼协调能力发展：宝宝在此时，可以把瓶盖盖上，也能把帽子戴在自己头上，但一般都不能戴正；可以自己拿杯子喝水，喝完后再把杯子放回原位；可以用手翻书，厚页书一次一页，薄页书会一次翻几页，总是可以翻到自己喜欢的图画所在的页面；能搭四层积木。

语言能力发展：此时宝宝发音虽然仍不准确，但能够发出更多一些有意义的词，并能把2～3个词组合起来用，比如会要求“妈妈抱”，或准确告诉别人自己的名字，还能重复大人说的话的最后两个字。另外，此时的宝宝即使不在电视旁边，电视里播放儿童节目时，也会马上被吸引过来。

认知能力发展：此时的宝宝能把拼图上三种不同的简单图形归位，如圆形、方形和三角形，能分清不同人的东西，如自己的帽子、妈妈的衣服、爸爸的鞋等，可以用笔在纸上画出许多线条。对拉链、纽扣、扣眼等身边的小零件表现出浓厚的兴趣，总会不厌其烦地玩弄。

交往能力发展：此时的宝宝喜欢别人指挥自己做事，会帮妈妈或爸爸拿东西，如递食品、拿拖鞋等，也会把自己吃完饭的空碗交给妈妈，能按照大人的提醒大小便，白天基本上不会再尿裤子

19～21个月的宝宝

性别	身高（厘米）	体重（千克）	头围（厘米）	胸围（厘米）
男宝宝	78.00～90.80	9.00～13.90	47.80	48.40
女宝宝	76.90～89.30	8.60～13.20	46.70	47.30

运动能力发展：宝宝此时能双脚起跳，并连续跳几下，还能跟着音乐跳舞，并且能在大人的示范下做体操，会把脚尖踮起来够东西，能跨过10厘米左右的横杆。

手眼协调能力发展：宝宝手部动作越来越精细，会把线穿入扣眼；能向不同方向抛球；能持续地捡豆子放进瓶子里，过一会再倒出来，可以把积木搭到5～6层；能把纸对折2～3次；能够模仿画出直线。另外，宝宝此时可以自己脱鞋袜，并指出10个左右的身体部位。

语言能力发展：宝宝此时可以把4～5个字组合起来用，说出一个短句，但是舌根音、舌尖音或者翘舌音，对他来说比较困难，像把“哥哥”说成“dede”，把“兔兔”说成“dudu”等，还需要一段时间的锻炼，才能说准确。另外宝宝此时能够听懂简短的故事，并回答简单的问题。

认知能力发展：宝宝此时的求知欲很旺盛，总想把手边的东西拆开研究一番。并能分清方的、圆的、大的、小的、多的、少的等；对数字也有初步的认识，有了“1”的概念；知道一些基本的危险，会主动规避，如摸到烫的东西，会主动把手缩回来。

交往能力发展：当宝宝有要求时，而大人交代等一会，宝宝会安静地等待3～5分钟。另外，宝宝更喜欢随着大人做事了，并且善于察言观色，很容易从大人的脸上确定自己做的是对的还是错的。

22～24个月的宝宝

性别	身高（厘米）	体重（千克）	头围（厘米）	胸围（厘米）
男宝宝	80.90～94.90	9.70～14.80	48.20	49.40
女宝宝	79.60～93.60	9.20～14.10	47.20	48.20

运动能力发展：宝宝走、跑都很平稳了，速度节奏都可以自己掌握，还可以原地纵跳数下。另外，上楼梯、下楼梯都可以不用扶持，自己能独立完成，但速度较慢，宝宝也很小心。

手眼协调能力发展：此时，宝宝能够一页一页地翻书，并且用较正确的姿势握住笔，能把瓶盖盖到瓶子上并拧紧；搭积木时，可以搭到7层以上，且不易倒下来；能用手推球，使球滚动向前。另外，看书或电视时，会模仿书中或电视中角色的动作。

语言能力发展：宝宝此时可以说50个以上的词，发音比较清楚，但大人不一定都能听得懂。宝宝逐渐明白人称代词的意义，会说“我”代指自己，“你”代指对方。当大人指着他的身体部位问名称时，宝宝可以准确说出一部分。此外，宝宝能说出儿歌开头或结尾的一部分。

认知能力发展：宝宝明白别的宝宝也有名字，在叫小朋友的时候，会喊他的名字。能辨认方位，区分前后、里外、上下等。

交往能力发展：宝宝此时会与遇到的熟人打招呼，在大人教导下问好，分别的时候挥手说再见，接受别人东西后说谢谢等。另外，宝宝此时独立自主的意识开始萌芽，喜欢自己完成某件事，有时候因为不喜欢妈妈参与而把妈妈赶走，但喜欢和比自己大的宝宝玩。

喂养指导

1～2岁宝宝一日饮食

宝宝在1岁～1岁半，可以一日三餐，每天的早6点、中午12点和下午6点喂食，中间分别在上午9点和下午3点加两顿点心。1岁半至2岁时，可以改为一日三餐外加一顿点心，点心可以在下午3点添加。

此时的宝宝一天的食物总体来说就是牛奶250～500毫升、鸡蛋一个、肉类40～50克、谷类100克、豆类30～50克、蔬菜水果共计150～250克。可以按照一日三餐两点做如下安排。

早上6点，牛奶250毫升，面包20克。

早上9点，一个鸡蛋羹，苹果50克。

中午12点，软米饭一小碗，清蒸带鱼（带鱼30克），番茄炒肉末一份（瘦猪肉25克，番茄40克），虾皮紫菜豆腐汤一份（虾皮3克，紫菜5克，豆腐10克）。

下午3点，包子一个（面粉25克，猪瘦肉10克，洋葱10克），橘子50克。

下午6点，青菜面一碗（面条50克，油菜30克，胡萝卜丁10克）。

晚上10点，牛奶200毫升。

宝宝有时候会食欲不好，不愿吃饭，妈妈不要强迫或责骂宝宝，宝宝不想吃或许只是因为不饿，到下一顿时也许就会好好吃了。

温馨提醒

不要追着宝宝喂饭

宝宝一日三餐最好能跟大人在餐桌上一起用，另外两顿点心也要让宝宝安静坐下来慢慢吃。在宝宝离开餐桌后就不要再追着喂饭，这不利于宝宝的消化，也使宝宝对就餐秩序难以有清楚的认知，从而无法形成良好的饮食规律。

1～2岁宝宝饮食的原则与方法

宝宝饮食原则

❶ 少食多餐。宝宝此时可以定时定量地安排一日三餐，在每两餐之间加入一顿点心补充。点心可以是馒头片、饼干等耐咀嚼的食品，以此来锻炼宝宝的咀嚼力。

❷ 营养均衡丰富。宝宝的饮食中，营养需要均衡丰富，所以要荤素搭配，使宝宝能够摄入足够的碳水化合物、蛋白质和脂肪等营养素。

❸ 花样翻新，短期内不重复。宝宝在这一阶段暂时还不能形成很规律的饮食习惯，有时候食欲不太好，不肯吃饭，妈妈需要多花心思，为宝宝多准备菜式，短期内尽量不要出现重复的菜式，以便调动宝宝的积极性。

宝宝饮食的制作方法

宝宝此时的饮食可以把主食与蔬菜或肉食相混合，尽量利用蔬菜本身的色彩制作漂亮的饭菜，让宝宝喜欢。

❶ 多种食材混合。给宝宝做饭时，可以把蔬菜、主食、肉食混合，如把青椒切成细条炒熟软后，与饭拌匀喂食宝宝，或用瘦肉丁炒面条、猪肝煮粥、鱼汤泡饭等。多种食材的混合，可以使食物的观感更好、更漂亮，增加宝宝的食欲。

❷ 用健康的烹调方式。给宝宝的饮食，尽量多用蒸煮的方式，少用或不用煎、炸、烤等方式，以保持食材中营养素的最大利用率，减少有害物质残留。而宝宝饮食的用料，应尽量新鲜、干净，以免宝宝吃了不洁食物生病。

另外，如果发现宝宝不喜欢某些食物，可以减少供应次数和供应量，或者改变烹调方式，不要完全放弃，让宝宝慢慢适应。

适合1～2岁宝宝吃的食物

此时，他可以吃的食物种类已接近成人，只需要在食物的口感上加以注意，比成人食品软烂一些即可。

牛奶

牛奶仍然是此阶段宝宝的主要营养来源之一，宝宝每天最好要喝250毫升牛奶。牛奶是宝宝所需蛋白质的主要来源，还能为宝宝提供丰富的钙质。

混合食物

宝宝此时的饮食以混合食物为主，谷物、肉类、蔬菜、水果都需要合理摄入。每天最少吃4种蔬果，且不要全用水果代替蔬菜。适合宝宝吃的蔬菜有番茄、青椒、胡萝卜、油菜等，主食可以是软米饭、粥、馒头、馄饨、饺子、包子等，也可以适当加入粗粮，如玉米粥、黑米馒头等。荤菜方面，可以用瘦肉、鱼、猪肝、猪血、鸡蛋等，这些食材中蛋白质含量丰富，同时也是宝宝饮食中铁质的主要来源。

宝宝不宜吃的食物

宝宝此时不适宜吃过多纯糖或纯油脂的食品，如巧克力、冰淇凌、糖果、含糖饮料等，如果食用过多，会导致宝宝食欲下降，影响营养的摄入。

温馨提醒

2岁之前尽量给宝宝断母乳

宝宝如果过了1岁半，还没有断母乳，需要尽快断母乳，不然对宝宝的身体健康不利，因为宝宝会因为吃母乳而不肯好好吃正餐，而母乳此时已不能满足宝宝的需要，很容易造成宝宝营养不良。另外，吃母乳太长时间可能影响宝宝心理状态。

怎么吃有营养还不发胖

给宝宝的饮食，既要营养，还要健康。

不给宝宝食用过多糖类食品

糖果、含糖量较高的汽水、饮料、甜点、蛋糕等，不能给宝宝食用过多。宝宝摄入的糖分只能在饮食中添加，如加在牛奶中，其余时间尽量不额外补充。

不给宝宝食用过多高能量食品

肥肉、奶油、黄油、面包、蛋糕等食品，均属于高能量食品，不可给宝宝吃太多。补充蛋白质时，可以选用蛋白质含量高，但能量较低的食物，如少用猪瘦肉，多吃鱼肉、鸡肉等。

多食用膳食纤维含量高的食品

宝宝的饮食中可以多添加蔬菜、水果等膳食纤维含量高的食材，这有利于宝宝肠道健康，能够帮助宝宝把体内垃圾顺利排出。

但是，控制宝宝发胖不能极端地严格限制能量的摄入，因为宝宝的成长速度很快，需要较多的能量支持，妈妈需要适量供给。可以参考中国营养学会推荐的数据，为宝宝制作既营养又不会导致肥胖的饮食。

宝宝挑食偏食怎么办

妈妈在为宝宝准备食品的时候，有可能自然而然地选择自己喜欢的食材，下意识地排除不喜欢的，从而剥夺了宝宝的选择权利，使他失去了适应的机会；另外，大人有时候在餐桌上挑食、偏食或议论某种菜不好吃，被宝宝看到、听到，也会模仿着抗拒这种食物；还有宝宝不想吃的时候，妈妈强迫宝宝吃，给宝宝留下了不好的印象，使他对这种食物产生抗拒情绪。因此，父母及家人在饭桌上的言行需要注意，不要给宝宝做出不好的示范。

宝宝偏食后要积极应对

宝宝如果出现了偏食现象，妈妈一方面需要调整自己的饮食习惯，做到不挑食不偏食，另一方面，可以多花心思为宝宝准备色、香、味俱全的食物，调动宝宝的食欲。

❶ 多种食材巧妙搭配：可以通过颜色搭配、形状改变等引诱宝宝食用，如红色菜与绿色菜同煮，颜色鲜艳宝宝会喜欢；或者把蔬菜切成不同的形状，如三角块、菱形、花瓣形等等，让宝宝看看，逗引他吃；另外宝宝如果不喜欢炒菜，可以把菜做成馅、包饺子或包子等。方法有很多，妈妈可以慢慢摸索。

❷ 坚持不懈但不强迫：对宝宝偏食的毛病，父母不要强行纠正，更不要训斥，这样很容易引起宝宝反感，适得其反。但也不要轻易放弃努力，宝宝不喜欢吃的食物，可以在他饿的时候再喂，或再过一段时间试试，有时候宝宝的口味会发生改变，原本不喜欢吃的食物经过一段时间会变得爱吃。

❸ 适时鼓励宝宝的进步：宝宝偏食的毛病如果有所改进，父母要及时给予鼓励，这样宝宝很开心，为了得到更多鼓励，偏食的毛病就会慢慢改掉。

宝宝偏食是较普遍的现象，妈妈不要太懊恼，只要耐心引导，一般都可以纠正。

过度肥胖的宝宝怎么喂养

按照标准体重简易公式：标准体重（千克）=年龄×2+8来计算，如果超出标准体重的20%为超重。当然不能一概而论，还有些例外情况，如遗传因素影响着宝宝个子较高，所以体重较重等，妈妈可以在医院为宝宝做检查来判断。如果超重还要为宝宝检查一下是否有营养素缺乏的情况（某些营养缺乏也会导致肥胖），以便为宝宝科学减重。

超重宝宝如何喂养

宝宝如果只是单纯性的肥胖，饮食调整是主要的减重方法。

❶ 改变饮食习惯：宝宝的饮食习惯大多数都会受父母的影响，所以父母较胖的宝宝肥胖的概率也较高，超重的宝宝很可能是随着父母的饮食习惯摄入了太多高能量的食物（如肥肉、蛋糕、含糖饮料等），过食油炸、红烧食物，吃时狼吞虎咽，或吃完之后不活动，等等，从而变得超重。因此，宝宝超重后，这样的饮食习惯需要彻底改变。

❷ 改变饮食比例：宝宝超重后，饮食上的构成比例需要做出调整，增加蔬菜水果的摄入量，宝宝如果不喜欢吃蔬菜，可以在宝宝正饿的时候喂蔬菜。另外，有的宝宝食量较大，正常食量多出来的部分可以用蔬菜水果补足，碳水化合物和脂肪的摄入量要减少，尤其当谷物类食物添加了较多糖分时，尽量少食用。点心也尽量少用太甜的食材或米粉等，可以适当增加一些粗粮增强饱腹感。宝宝超重后，宝宝的活动量需要增加，妈妈要鼓励宝宝多动，还要经常带宝宝到户外走走。

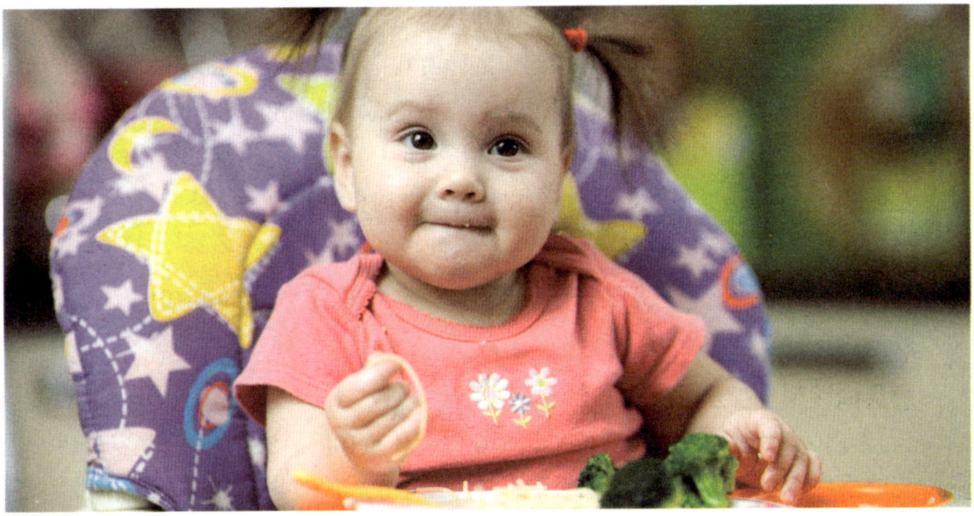

③ 不要纵容宝宝吃零食：宝宝如果食用太多零食，会影响食欲，因而很难形成规律健康的饮食习惯，而且零食一般都是营养单一的高能量物质，很容易让宝宝发胖，因此，不要纵容宝宝吃太多零食。零食尽量是健康食品，数量和品种都要控制好，可以是牛奶、豆浆、水果、坚果等，在正餐前2～3个小时食用，数量以不影响宝宝正餐食欲为好。

宝宝吃粗粮不宜多

宝宝适合吃的粗粮有玉米、荞麦、小米、高粱等，可以适当给宝宝吃一些，但不宜过多。如果食用太多粗粮，粗粮的优点会变成缺点，影响宝宝健康，因此粗粮只可作为补充，不可取代主食。

粗粮过多导致免疫力降低

粗粮中含有较多的膳食纤维，宝宝摄入的膳食纤维过多时，体内的蛋白质和脂肪的吸收利用率会降低，骨骼、心脏和血液会受到一定伤害，从而使宝宝免疫力降低。

粗粮过多阻碍矿物质的吸收

粗粮中不仅富含膳食纤维，还含有较多的植酸，如果食用太多，会阻碍宝宝对钙、铁、锌等矿物质的吸收，影响发育。

给宝宝吃粗粮时，可以作为点心添加或者在细粮中少量混合，这样可以避免粗粮摄入过多。

宝宝不爱喝水怎么办

宝宝很有可能不喜欢喝水，需要妈妈多想些办法让宝宝适当多喝水。

如何让宝宝爱上喝水

有的宝宝不喜欢喝水，妈妈可以跟宝宝做游戏，引导宝宝喝水，比如与宝宝玩干杯的游戏，或者比赛谁先喝完，也可以让宝宝跟爱喝水的宝宝一起玩，鼓励他向爱喝水的宝宝学习。另外，宝宝刚睡醒的时候和玩得正高兴时，心情很好，比较容易接受不喜欢的东西，而且比较缺水，妈妈可以抓住这些时机喂水。

白开水是最健康的水

给宝宝喝的水最好是白开水。夏季水温可以是室温，冬季在40摄氏度左右，不能太冷或太热，伤害了宝宝胃黏膜。

每天应该喝多少水

宝宝在1～2岁时，每天需要的水量是每千克体重100～150毫升，到2岁以后，是每千克体重110～140毫升。宝宝如果爱出汗，或正在感冒发热、腹泻等，需要适当增加饮水量。

养成餐桌上的好规矩

宝宝现在能听得懂父母说的话，但是自律能力较差，餐桌上也不例外，需要得到妈妈的正确指导，才能慢慢懂得遵守餐桌上的规矩和秩序。

就餐时，父母言传身教

宝宝的模仿能力很强，父母在餐桌上的所有表现宝宝都有可能效仿，因此父母必须做出好榜样，让宝宝明白餐桌上的规矩。如保持餐桌上自己一方天地的干净，夹菜时不挑挑拣拣，不在碗里放太多饭菜，口里有饭时不开口说话，不大声交谈，不边吃边看电视，等等。时间久了，宝宝会明白这些是餐桌规矩，也会遵守。

吃饭要在餐桌上解决

宝宝如果不吃了，要离开餐桌，妈妈不可以给宝宝递吃的，让他边吃边玩，也不要追着他喂饭，这样他就会逐渐明白吃饭这件事是要在餐桌上解决的。

不要轻易许诺或教训宝宝

宝宝不肯吃饭时，妈妈往往会用饭后甜点或饭后讲故事等方法引诱宝宝，让宝宝觉得饭后甜点和讲故事是奖励，比吃饭要好。还有的妈妈当宝宝不想吃饭时，就唉声叹气、愁眉苦脸，这让宝宝把吃饭当成了压力。这两种做法都不利于宝宝健康饮食习惯的形成，妈妈需要注意。

另外，父母最好不要在餐桌上教训宝宝，以免影响宝宝食欲。宝宝因此有了不良的记忆以后，可能对吃饭反感。而在饭桌上教训宝宝，也是给宝宝一个不好的认识，觉得在餐桌上是可以发火的。

14道营养食谱推荐

豌豆炒虾仁

材料：豌豆50克，虾仁50克，植物油适量。

调料：鸡汤、盐。

做法：

1.将豌豆洗净；虾仁用温水泡发。

2.炒锅置火上，放植物油，烧至四成热，放入豌豆煸炒片刻，再放入虾仁煸炒2分钟左右，倒入鸡汤。

3.待煨至汤汁浓稠时，放盐调味即可。

功效：能促进孩子生长发育及智力发育，具有明目作用，可有效预防贫血、甲状腺肿大、夜盲症。

五仁包子

材料：面粉500克，核桃100克，莲子25克、瓜子仁25克，松子仁、花生仁、熟黑芝麻各50克。

调料：白糖、豆油、发酵粉、食用碱各适量。

做法：

1.将面粉发酵后调好碱，逐个搓成小团子，擀成圆皮备用。

2.将核桃、莲子、瓜子仁切碎，和炒好的黑芝麻、松子仁、花生仁、白糖、豆油拌匀成馅。

3.面皮包上馅后，把口捏紧，然后上笼用急火蒸15分钟即可。

功效：五仁含有丰富的蛋白质、多种氨基酸，特别是人体必需的8种氨基酸，对孩子生长发育非常有益。

紫菜海米汤

材料：紫菜（干）10克，海米10克，鸡蛋1个，植物油适量。

调料：料酒、酱油、芝麻油、醋各适量。

做法：

1.将紫菜洗净，撕开；鸡蛋磕入碗中，搅成蛋液；海米洗净，加料酒浸泡10分钟。

2.锅置火上，放植物油烧热，放入酱油炝锅，随即放1碗水，放入紫菜、海米煮10分钟。

3.放入蛋液、醋，略加搅动，蛋熟起锅，淋入芝麻油即可。

功效：这道菜含有丰富的蛋白质和矿物质，尤其是钙的含量极为丰富，能防止孩子缺钙。

南瓜肉丁

材料：瘦肉、南瓜各150克，鸡蛋1个，山楂糕、葱、姜、植物油各适量。

调料：料酒、芝麻油、盐、酱油适量，清汤和水淀粉各少许。

做法：

1.将瘦肉洗净，切成丁，放入碗中，加入水淀粉、蛋清浆好；山楂糕、南瓜均切成丁；葱、姜洗净，切成末。

2.锅置火上，放油烧至六成热时，放入肉丁，炸至变白，放入南瓜丁、山楂糕丁，滑油半分钟，捞出，控净油。

3.锅中留底油，烧热，放入肉丁、南瓜丁、山楂糕丁、清汤、酱油、盐、葱、姜末、料酒、水淀粉，翻炒均匀，至汁芡浓稠，淋上芝麻油即可。

功效：健胃整肠，帮助消化，还可提高人体的免疫力，增强机体对疾病的免疫能力。

鱼蛋饼

材料：净鱼肉20克，鸡蛋1个，洋葱10克，黄油6克。

调料：番茄沙司适量。

做法：

1.鱼肉煮熟，放入碗内研碎成泥。将洋葱洗净，切成碎末备用。

2.将鸡蛋打入碗中，加入鱼泥、洋葱末调拌均匀。

3.将黄油放入平底锅中熔化，将拌好的馅料团成一个个小圆饼，放入锅中用小火煎。

4.盛入盘中，浇上番茄沙司即可。

功效：这道菜营养丰富，可以给宝宝补充优质蛋白质、钙等多种营养素，对宝宝的成长很有好处哦！

枣栗子粥

材料：大米50克，板栗5枚，红枣5枚，清水适量。

做法：

1. 提前将大米淘洗干净，用冷水泡1个小时左右，然后将大米连水倒入锅里，先用大火煮开，再用小火熬成比较稠的粥。

2.将红枣洗净，用开水烫一下捞出，去皮去核。

3. 将板栗去掉外皮，切成小块，放入锅中，加适量水煮熟。

3. 和红枣肉一起加入米粥中，上火煮开即可。

功效：这道菜含有丰富的微量元素，有益于宝宝的大脑发育。

白菜肉卷

材料：瘦猪肉50克，大白菜叶75克，鸡蛋1个，葱、姜末少许，花生油适量。

调料：芝麻油、盐各适量。

做法：

1.将猪肉洗净，放入绞肉机种绞碎，加入葱、姜末，打入鸡蛋，调入盐，滴入芝麻油，拌匀成馅。将白菜叶用开水烫一下备用。

2.将调好的馅放在摊开的白菜叶上，卷成筒状，切成小段。

3.放入盘中，上笼蒸30分钟即可。

功效：这道菜富含胡萝卜素、维生素B_1、维生素B_2、烟酸、维生素C、膳食纤维、蛋白质、脂肪、糖类及钙、磷、铁等营养素，可以为宝宝补充各种营养。

绿豆芽烩三丝

材料：绿豆芽25克，瘦猪肉25克，胡萝卜10克，豆腐干20克，干淀粉1小匙，植物油少许，高汤适量。

调料：盐少许。

做法：

1.将瘦肉、胡萝卜和豆腐干分别洗净切丝。瘦肉中加入少量盐、干淀粉，拌匀备用。绿豆芽洗净备用。

2.锅上火烧热，加入植物油烧至七成热，下入肉丝炒至半熟。

3.加入高汤，将绿豆芽、胡萝卜和豆腐干丝一起下锅，煮沸后再用小火煮2分钟即可。

功效：这道菜含有丰富的维生素及钙、铁、磷等矿物质，是帮宝宝保持营养均衡的好食物。

芙蓉银鱼

材料：鸡蛋2个，小银鱼20克，火腿末10克，青菜叶10克，牛奶、高汤、植物油各适量，水淀粉少许。

调料：盐少许。

做法：

1.将银鱼去头、去肠后洗净，沥干水,放入开水锅中汆熟，再次洗净，沥干水待用。将青菜叶洗净，切成细丝。

2.鸡蛋打入碗中，只取蛋清，倒入少许牛奶拌匀。

3.锅中加入植物油，用小火慢慢升温，同时将搅拌好的蛋清倒入冷油中轻轻搅拌，待油温升高，蛋清全部浮起，即可盛起待用。

4.锅中加入高汤、盐、银鱼和炒好的鸡蛋清，大火烧开。

5.撒入菜丝和火腿末稍煮，加水淀粉勾芡即可。

功效：可以为宝宝补充优质蛋白质、锌、碘等多种营养素，促进宝宝的生长发育。

营养鸡肝面

材料：卤鸡肝25克，小白菜25克，鸡蛋1个，番茄10克，儿童面条50克，高汤1大碗。

调料：盐、酱油各少许。

做法：

1.将卤鸡肝洗净，切成碎末备用。番茄、小白菜分别洗净，切小丁备用。鸡蛋打入碗中，用筷子搅散。

2.锅中加高汤煮开，下入面条、鸡肝末、番茄末煮开，加少许酱油、盐，再煮两分钟左右。

3.面条快熟时，将小白菜下入，用大火稍煮。

4.淋入鸡蛋液，再次煮至开锅即可。

功效：可以提供丰富的蛋白质、铁、维生素等营养，很适合宝宝。

荠菜溜鱼片

材料：嫩荠菜100克，净大黄鱼肉200克，植物油、高汤适量，水淀粉适量。

调料：盐、糖、料酒、芝麻油各少许。

做法：

1.将剔净鱼骨的大黄鱼肉切成3厘米宽、5厘米长、0.3厘米厚的鱼片，放入碗中，加入料酒、盐，腌10分钟左右。荠菜洗净切碎备用。

2.炒锅上火烧热，放少许植物油，用小火慢慢升温。

3.待油烧至四成热时，放入鱼片，煎至鱼片断生时取出，沥干油。

4.锅内留余油，加入切碎的荠菜略炒，加入高汤、盐、糖烧开。

5.投入鱼片稍煮，加水淀粉勾芡，滴上芝麻油即可。

功效：这道菜不但可以为宝宝补充钙、铁、磷等，还有清火润肺的功效，很适应1岁以上的宝宝。

滑炒鸭丝

材料：鸭脯肉150克，鸡蛋1个，水发冬笋5克，香菜少许，葱、姜丝适量，水淀粉1小匙，植物油少许。

调料：料酒、盐各少许。

做法：

1. 将鸭脯肉洗净，控干水，切成细丝，放入碗内，加入盐、蛋清、水淀粉，抓匀备用。将水发冬笋洗净，切成细丝。香菜只取嫩梗，洗净，切成3厘米左右的段备用。

2. 在另一个碗中放入适量料酒、盐、葱姜丝，调成味汁。

3. 锅置火上，放植物油烧至六成热，将鸭丝下锅，滑透后立即捞出。

4. 锅置火上，加油烧热，快速下入鸭丝、笋丝、香菜段翻炒几下，烹入味汁，颠翻数下，即可出锅。

功效：这道菜可以为宝宝补充优质蛋白质、脂肪、铁、钾、糖等多种营养素，促进宝宝的生长发育。

肉味蔬菜丁

材料：瘦猪肉50克，土豆75克，胡萝卜75克，净白菜帮80克，葱、姜末少许，高汤100克，水淀粉、植物油适量。

调料：盐、酱油各少许。

做法：

1.将土豆洗净去皮，切成1.5厘米方丁备用。胡萝卜、白菜帮分别洗净，切成1.5厘米方的丁备用。将瘦猪肉洗净，切成1.5厘米方丁，放入盆中，加入水淀粉、盐拌匀上浆。

2.锅中加植物油烧至八成热，将土豆丁与胡萝卜丁炸熟，捞出控油。

3.锅中留少许底油，下入猪肉丁滑散，捞出来控干油。

4.另起锅加少许植物油烧热，放入葱、姜末炝锅，下入白菜丁、肉丁煸炒几下，加入酱油、盐、高汤烧开。

5.下入土豆丁和胡萝卜丁，开锅后用水淀粉勾芡，即可出锅。

功效：这道菜味道鲜香，营养丰富。

双色蛋饺

材料：瘦猪肉300克，鸡蛋2个，葱末15克，生肥肉1块，水淀粉适量。

调料：盐、料酒、芝麻油各少许。

做法：

1. 将鸡蛋磕破，蛋清、蛋黄分别打入两个碗内，加入水淀粉、盐，用筷子打散拌匀。将瘦肉剁成肉末，加入葱末、料酒、芝麻油，调成馅。

2. 平底锅上火烧热，取一小块生肥肉在锅底擦出少许油，用小匙舀取蛋清倒入锅内，小火摊成薄薄的蛋皮。同样，将蛋黄舀入锅中摊成薄薄的黄色蛋皮。

3.在蛋皮中包上肉馅，做成一个个小蛋饺。

4. 将金银两色的蛋饺各放在盘子的一边，上笼蒸10分钟即可。

功效：这道菜可以提供丰富的卵磷脂、动物蛋白等营养，很适合这个阶段的宝宝哦。

日常护理

观察宝宝睡态判断健康状况

宝宝身体健康时的睡眠，呼吸均匀安静，头部微汗，睡醒后满足舒坦，如果宝宝睡眠状态出现了改变，很有可能是疾病前兆，父母需要勤观察宝宝的睡觉表现，如果发现异常，及时带宝宝检查治疗，以免病情加重。

呼吸系统疾病：宝宝入睡后，如果喜欢踢被子，并伴有颧骨发红、口舌干燥、喜冷怕热等现象，有可能患有感冒、肺炎、肺结核等疾病。

消化系统疾病：宝宝入睡后，如果反复折腾，并伴有口臭口干、口唇发红、腹胀、大便干燥等，多是消化不良，胃有积食导致的，有可能患有胃炎、胃溃疡等疾病。另外，宝宝睡觉时，如果身体弓起，用手捂住腹部，同时伴有腹泻，有可能患有肠炎。

耳朵炎症：宝宝入睡后，如果时常摇头，或用手抓耳朵，并伴有发热，有可能患有外耳道炎、中耳道炎、湿疹等疾病。

神经系统疾病：宝宝入睡后，如果常常四肢抖动，好像受到惊吓，如果不是在睡前受了强烈刺激或过度疲劳，有可能是睡眠障碍或神经系统病变引起。

扁桃体肥大：宝宝仰卧睡觉时，鼾声不断，且用口呼吸，有可能是扁桃体肥大导致。

穿开裆裤对宝宝不利

宝宝长到这个阶段在白天已经能根据大人的提醒大小便了，很少会有弄脏裤子的情形，因此要尽量少穿开裆裤。

开裆裤对宝宝健康不利

开裆裤把宝宝的臀部和外阴部完全暴露在外，而宝宝又比较好动，会到处走随便坐，难免接触到致病菌等，致病菌进入宝宝的阴部，尤其是女宝宝，很容易患上阴道炎、尿道炎、膀胱炎等疾病，或者被锐器扎伤、热气烫伤等。而男宝宝因为阴茎经常外露，就会下意识地玩弄，容易养成不良习惯。另外，开裆裤也不利于宝宝明白尿便的秩序。

开裆裤要尽量少穿

宝宝如果不能很好地控制尿便，有必要穿开裆裤，可以在家里穿，家里的环境、卫生状况相对好，可以减少感染的机会。如果宝宝需要外出，尤其需要到公共场合时，最好穿上满裆裤，担心尿便可以在裤子里面穿上纸尿裤。

在宝宝 1 岁以后，就可以减少开裆裤穿着次数和穿着频率了，到宝宝 2 岁时，基本上就不用再穿。

宝宝与宠物玩耍要防意外

宠物对宝宝有一些潜在的危险，因此妈妈需要注意以下事项。

父母陪在身边，以防意外

宝宝不会控制情绪，也不知道动作的轻重。如果单独放任宝宝与宠物玩耍，宝宝很容易失控，弄疼或弄伤宠物，使宠物发怒，反过来攻击宝宝，使宝宝受到惊吓或伤害，所以宝宝与宠物玩耍的时候，父母最好陪在身边。

培养宝宝的爱心

告诉宝宝宠物的习性，以保安全。宝宝与宠物玩耍时，告诉宝宝要轻轻地抚摸宠物，不要捏或拽，并让他明白如果他对宠物不好，宠物就会不喜欢他，他就会失去玩伴，这样可以减少宠物发怒的概率，让宝宝减少危险。

保持卫生

宠物比较容易携带致病菌，宝宝如果不注意卫生，很容易被感染，因此每次与宠物玩过之后，要让宝宝用肥皂洗干净手，并用流动的水冲洗。

另外，有的宝宝是过敏体质，猫、狗或小鸟的毛会引起宝宝不适，妈妈要注意不要让这些动物接触到宝宝，家里空间也最好不要存在这些动物的毛。

训练宝宝自行大小便

为宝宝准备漂亮的便盆，穿易脱的衣服

妈妈在选择便盆时，要考虑到宝宝的喜好，无论颜色还是花纹尽量选择他喜欢的，然后告诉他便盆的作用，宝宝会很愿意尝试，训练大小便就容易很多。另外，宝宝一般都是大小便较急的时候才上厕所，加上手部动作不熟练，很容易来不及脱裤子，不但裤子会尿湿，宝宝也会产生挫败感，因此妈妈要为宝宝准备易穿脱的裤子，最好裤腰部是松紧带的裤子。

让宝宝模仿成人上厕所，锻炼穿脱裤子

宝宝的知识积累主要还是通过模仿获得，因此，可以在成人上厕所时，让宝宝在旁边观察，女宝宝观察妈妈，男宝宝观察爸爸，宝宝有了这样的经验以后，会慢慢熟悉上厕所的方法。另外，父母需要教会宝宝脱裤子，比如告诉他把双手从身体两侧插入裤腰，拉开松紧带，然后弯腰把裤子退到膝盖或脚腕处等，可以将动作分解来锻炼。刚开始时，父母协助，让宝宝完成最后一个动作，慢慢发展到他自己完成全部动

作。而在训练的初期，还要教会宝宝对父母表达他要上厕所的要求，以方便父母对宝宝的协助和训练。

每当宝宝自行解了大小便，妈妈都要鼓励，偶尔一两次尿湿了裤子，也不要责备。另外，此时仍然要关注宝宝的大小便，以实时监测宝宝的健康情况。

智能开发

培养1～2岁宝宝的自理能力

宝宝在这一阶段大脑控制能力和手部的精细动作越来越强，妈妈可以训练宝宝部分自理能力了。

自己吃饭

宝宝自己吃饭主要用到手腕的能力和大脑的协调能力，可以在这段时间多做这方面的锻炼，如让宝宝用铲子铲沙子、用勺子喂娃娃，把杯子里的豆子倒出来等游戏。同时，每次吃饭时，给宝宝碗里放入适量的饭菜让宝宝自己用勺子舀起放入嘴里，刚开始可能不准确，但经过几次努力，宝宝会将勺子送进到嘴里，即使饭已经洒落，妈妈也要及时表扬。

自己刷牙

宝宝练习刷牙时，可以先用牙刷套，套在手指上练习，主要锻炼动作，不用牙膏，刷完后，用清水漱口。刷牙是手、眼、嘴的协调动作，宝宝刚开始时，不好掌握，可以让他先观察大人的动作，也可以对着镜子练习。刚开始自己刷不干净，需要妈妈再重新刷一次。

穿脱衣服

训练宝宝穿脱衣服时，需要先学会脱衣服，可以先从内衣裤、短袖衣裤等弹性较好、容易脱的衣服开始，妈妈可以从旁协助，帮他分解动作，并教宝宝活动关节配合，然后留下脱衣服的最后一两个环节让宝宝自己完成，慢慢发展到完成全部动作。

收拾自己玩具

宝宝的玩具总是扔得到处都是，妈妈可以带领宝宝一起收拾，告诉宝宝玩具要有固定的收纳地方，玩过的玩具要归位等，让宝宝养成自觉收拾玩具的习惯。

妈妈还可以邀请宝宝参与你的家务活动，宝宝出于好奇，会很积极，这样可以锻炼他的生活能力。另外，宝宝自己上厕所的能力也是这一阶段需要训练的，前面已经有详细介绍，这里不再赘述。

适合此阶段宝宝的益智游戏

宝宝在此阶段，能够听懂妈妈的大部分话，因此对玩益智游戏的兴趣大大增加，妈妈可以开动脑筋，设计一些游戏，或者即兴利用手边的道具与宝宝玩乐。宝宝游戏运动时，最好有成人在旁边守护，帮助宝宝保持平衡，以免宝宝重心不稳，跌倒摔伤。以下游戏方法可供参考。

不倒翁游戏

父母把宝宝放在身前，让宝宝面对父母坐好，父母做示范，身体向前后左右倒伏，再抬起，并在口中念不倒翁的儿歌，然后把宝宝的身体向前后左右四个方向推倒，让宝宝自己爬起来，锻炼他腰腹部力量。

吊环游戏

爸爸抓着宝宝的双手手腕，用力摇晃，使宝宝的身体向前后左右摆动，以此来锻炼宝宝手臂的力量。

平衡木游戏

用砖头垒砌成一长条，让宝宝双臂伸展，站在上面，可以双脚站立与单脚站立轮换进行，然后慢慢行走，锻炼平衡力，或者让宝宝跨越砖头，锻炼腿部力量。

走楼梯游戏

可以利用家里的书报杂志等为宝宝垒砌台阶，让宝宝攀上跳下，锻炼他身体的协调能力。

气球游戏

父母拿着气球，悬在宝宝上方，鼓励宝宝跳高去拍打气球，锻炼宝宝的腿部力量和全身动作的协调性，也可以把气球扔给宝宝，让他用脚踢或用手滚着玩。

配合游戏

妈妈可以准备大一点的螺丝和螺母，在宝宝的面前把他们组合起来，然后拆开混合在其他玩具里，鼓励他重新找到并装配起来，或者找一截丝带和几个带孔的玩具，让宝宝用丝带把玩具穿起来，宝宝在游戏过程中能锻炼到精细动作能力，还能学会思考。

倾倒填充游戏

把宝宝的玩具用大的盒子装起来，盖上盖子，交给宝宝，鼓励宝宝打开盒子，找出玩具，宝宝会反复地开关盒子，拿出玩具再放进去，感受空间的区别。或者把套杯给宝宝，让宝宝把小的都拿出来，然后再放进去，感受大与小的区别。

捉迷藏游戏

妈妈可以把宝宝的玩具或用具藏到家里不同的地方，如枕头下、被子里、衣袋里等，鼓励宝宝去寻找，如果找不到，妈妈可以给予提示，让他不断尝试，游戏中宝宝的判断力和推理能力会逐步形成。

每一个游戏宝宝都会乐此不疲地玩很久，妈妈有时会疲于应付，但无论如何都尽量留在宝宝身边照看，以免发生意外。

早教要尊重宝宝个性

不同性别的宝宝早教有所差别

因为天性有差别，男宝宝和女宝宝在早教的方式上可以有差别。例如，给女宝宝买她更喜欢的洋娃娃，而男宝宝则是小汽车、皮球等，跟女宝宝说话总是说眼前正在进行或发生着的事情，以顺应她的感性思维方式，而跟男宝宝说将来会发生的事，也是顺应了他的抽象思维能力较强的特性。但是，如果一味强调这种性别差异，坚决不许男宝宝玩洋娃娃，女宝宝不能碰足球等，就会限制宝宝的个性发展，对宝宝的成长不利。

尊重宝宝个性

在宝宝的早教上，尊重宝宝个性比强调他的性别更有益，宝宝喜欢什么，愿意玩什么，父母要尽量尊重宝宝的选择。如果女宝宝想踢足球，说明她精力旺盛，如果男宝宝喜欢花，说明他有审美能力，这都是宝宝的个性发展成果，值得高兴。同时，女宝宝玩偏男性游戏时，她的竞争意识得到加强，而男宝宝玩偏女性游戏时，情感变得丰富，可以让宝宝的个性更完善，也能让宝宝的知识更丰富。父母在这些方面最好不要限制，使宝宝失去很多发展的可能性。

早教是充分开发宝宝潜力的方式，因此可以不加限制，应让宝宝充分发挥。

亲近大自然有利于认知能力发展

宝宝亲近大自然的好处

大自然有着无可比拟的丰富色彩、触感、声音、味道等，宝宝如果多接触大自然，可以得到强烈的感官刺激，有利于他感觉、认知能力的发展。而且大自然空间广阔，给了宝宝充足的活动天地，在带来愉快的心情的同时，能够充分激发他的好奇心和求知欲。同时，自然中清新的空气、温暖的阳光，可以增强宝宝的身体免疫力。因此，父母可以尽量创造机会让宝宝多接触大自然。

如何让宝宝亲近大自然

宝宝亲近大自然，可以不拘形式，到公园、郊外或者田园都可以。让宝宝感受不同的质地，如沙地、水流、草坪；感受不同的地形，山坡、湖泊、瀑布等；感受野外的小动物，找找蝴蝶、蜜蜂等；认识不同的植物，花朵、麦穗等，让宝宝与大自然充分融合，培养他开放、开朗、勇敢、坚毅的性格和健康的审美情操。

但是，此时宝宝身体温度调节能力尚不完善，不要带宝宝到气候条件太极端的地方，如特别热或特别冷、光线特别刺眼的地方。另外妈妈要为宝宝准备合适的衣物，根据气温变化随时增减。

让宝宝和其他孩子一起玩耍

当宝宝与小朋友一起玩时，妈妈可以提供帮助，并解决争执。

教导宝宝与别人相处

鼓励宝宝与小朋友一起玩时，要给宝宝带一些玩具，让他与小朋友交换着玩，当宝宝愿意把自己的玩具给小朋友玩，小朋友也会乐于接受一个新伙伴，并把他的玩具也给宝宝玩，宝宝慢慢会明白与别人相处是要平等付出的。

教导宝宝遵守游戏秩序

宝宝在游戏中，经常会出现抢玩具的情形，为避免争执可以多准备一份，但是更多的是要告诉宝宝玩具不能独占，可以大家一起玩，也可以轮流玩，让每个人都玩到，在等待的时候，安抚宝宝“一会儿就轮到你玩了”。

创造同性游戏机会

宝宝虽然还没有性别概念，妈妈可以为他创造机会，让他多与同性小朋友相处。

尊重宝宝个性

有的宝宝可能非常喜欢与别人一起玩耍，有的宝宝则更喜欢独自玩耍，或者只喜欢同一两个小朋友玩耍，妈妈要尊重宝宝的这种个性，不要强制宝宝与更多的小朋友更多次地接触，以免让宝宝产生逆反心理，更不愿与人接触。

宝宝在一起玩耍可能经常会爆发冲突或争执，妈妈不要太在意，因为他们还不具备调和矛盾的能力，这是必须经过的阶段。有冲突时，只需把他们暂时分开就好，不要过分责备。

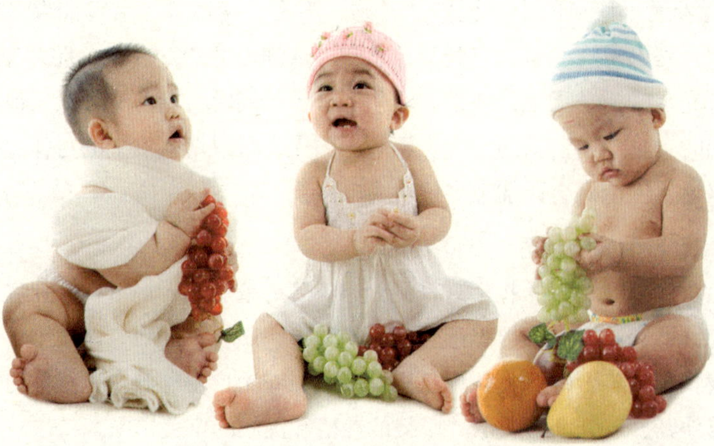

2～3岁，飞速成长

宝宝发育详解

2岁至2岁半的宝宝

性别	身高（厘米）	体重（千克）	头围（厘米）	胸围（厘米）
男宝宝	88.90～95.80	12.10～15.30	48.80	50.20
女宝宝	87.90～94.70	11.70～14.70	47.70	49.10

运动能力发展：在这个阶段，宝宝能够不用任何人扶持，也不用扶着栏杆等，自行熟练地双脚交替上下楼梯，并且会从最后一级台阶上双脚起跳蹦下，也能单脚跳出1～2步。另外，宝宝能够抬起一只脚踢球或用手把球扔出1米远。而且，此时的宝宝还能独自走平衡木。

手眼协调能力发展：宝宝现在可以穿脱简单的衣服了，尤其是前开口的衣服，能解开衣服上的扣子和拉链，能够自己上厕所，能熟练脱掉鞋和袜子。另外，此时的宝宝还能用正确的姿势握住铅笔画横线和竖线，能把积木搭8层高。

语言能力发展：宝宝此时会通过语言提出要求和表达情感，并运用代词，如"妈妈我饿了""我爸爸呢？"等，语言中也会出现数字和单位，如"给我一块饼干"，只是还不能准确配套物品与量词。宝宝此时可以完整地背诵儿歌，还能说出家庭部分成员的名字和自己的大名，知道几种水果的名字。

交往能力发展：此时的宝宝希望能够与父母一起做事，能和小朋友一起玩，并渴望外出。但是，此时的宝宝非常任性，经常我行我素，很难听从父母的话。另外，他还喜欢藏起来，让别人找。

认知能力发展： 宝宝现在能说出身体各部分的名称，分清手指、手心和手背，分辨性别，能准确指出图画书中的部分内容。另外，此时的宝宝具备了一些联想力，会把相似的东西联想在一起。

另外，宝宝的牙齿将在这一阶段出齐，共20颗。

2岁半至3岁的宝宝

性别	身高（厘米）	体重（千克）	头围（厘米）	胸围（厘米）
男宝宝	91.10～98.70	13.00～16.40	49.58	50.40
女宝宝	90.20～98.10	12.60～16.10	48.33	49.20

运动能力发展：宝宝此时能自由控制自己的平衡，能骑儿童自行车，能单脚连续蹦跳，能踢球、拍球，能翻越障碍、走S线等。

手眼协调能力发展：没有纽扣的衣服，宝宝现在会自己穿脱，只是有时候会把正反和左右弄混。另外，他还会使用剪刀，能够用笔画出方形或圆形，可以搭起9层高的积木，而且吃饭已经很熟练，很少洒落。

语言能力发展：宝宝此时掌握了超过200个词汇，经常用短句与人交流，发音越来越清晰、准确，但有可能会把人称代词混淆，说反话，把“我”说成“你”，另外，还会频繁使用礼貌用语。

交往能力发展：宝宝此时，渐渐学会与人相处，能与人分享玩具，互动游戏，并且能够主动接近别人，用语言交谈，说出他的用意。

认知能力发展：能说出几种颜色的名字，知道自己的性别、年龄，能够数到10，做5以下的加法，会把不同功能的物品分类。

喂养指导

2～3岁宝宝一日饮食

此时，宝宝每天的主食和蔬菜、肉食等都有所增加，主食100～200克，豆制品15～25克，肉、蛋50～75克，蔬菜100～150克，水果100～150克，牛奶最好每天都能摄入250毫升，下面的方案可以作为参考。

早上8点，牛奶250毫升、鸡蛋1个、面包2片。

中午12点，米饭50～75克、鸡丁烩豆腐、鲫鱼黑豆汤。

鸡丁烩豆腐做法：鸡肉40克切丁，豆腐20克切丁，放入开水锅汆烫1分钟捞出，然后炒锅里放约5克植物油，香葱少许爆香，加水，放入鸡丁和豆腐，煮至鸡丁熟烂，放少许盐调味即可。

排骨黄豆汤做法：鲫鱼30克，双面煎成金黄，与黄豆10克一起放入煲里，加水煮熟调味即可。

下午3点，烤馒头片3片，苹果100克。

下午6点，小馄饨20个（约100克）。

小馄饨配料：芹菜50克，猪瘦肉20克。

妈妈可以为宝宝设计菜谱，只要荤素搭配、营养充足即可。

2～3岁宝宝的饮食原则

宝宝咀嚼能力、吞咽能力、食欲等都有所增强，可以把他的饮食规律向成人模式做进一步靠拢。

别给宝宝吃太软的食物

宝宝6～8个月是锻炼咀嚼肌的关键时期，如果耽误了，也可以随后补上。到2～3岁时，增加饼干、馒头片、苹果片等硬质食物，正餐食物也不可太软，否则宝宝会拒绝需要卖力咀嚼的食物，含着饭不咽，吃粗糙食物时硬吞、呕吐等。不但父母喂养困难，宝宝健康也受影响，容易患牙病、智力发育迟缓等疾病。

饮食规律向成人模式靠拢

宝宝的饮食可以按照一日三餐安排，饮食的结构还是要荤素搭配，保证营养均衡丰富，每天至少要有5种以上不同的蔬菜、水果。如果宝宝特别活跃，消耗量较大，可以在下午添加一顿点心，点心最好量少质精，可以混合几种食材制作，并避免高糖高脂肪，食量和添加时间以不影响他晚餐食欲为好。

粗粮正式开始添加

粗粮可以正式出现在宝宝的食物中，可以选择玉米、红薯、薏米等，但还不能完全单独食用，可以按照1∶5的比例，把粗粮与细粮混合做成主食食用。

尊重宝宝自主能力

宝宝通过一段时间的锻炼，会逐渐有能力自己吃饱饭，并且也不会洒落太多饭菜，妈妈此时需要放手让宝宝自己动手，只需帮他夹菜，如果他想自己夹，也可以让他尝试。宝宝吃饱了想离开餐桌，就让他自己离开，不要再劝宝宝多吃，更不要追着喂饭。

宝宝在餐桌上不但要吃饱，还要吃好，因此妈妈尽量不要败坏宝宝在进食时的快乐情绪，经常赞扬宝宝，让他把吃饭当成愉快的事，并喜欢上吃饭。

适合宝宝的食用油

妈妈可视情况为宝宝选择适合的食用油。

大豆油：大豆油含丰富的卵磷脂和不饱和脂肪酸，有利于宝宝增强记忆力和保持血液畅通。大豆油适宜低温烹调，温度小于200摄氏度，才能最大限度地留住营养。

花生油：花生油含有人体必需的亚油酸、亚麻酸等多种人体必需脂肪酸，能促进宝宝生长发育和增强免疫力，而花生油中含锌量是食用油类中最高的，有助于宝宝智力发育，另外其中的卵磷脂和胆碱对宝宝智力开发也是益处颇多。

核桃油：核桃油中含丰富的磷脂，能促进宝宝智力发展。核桃油可以直接食用，也可以低温烹制。

芝麻油：芝麻油有促进血液循环的功效，且润肠功能独特，有利于改善宝宝便秘，而其中丰富的维生素E和亚油酸，也很容易被人体吸收。芝麻油可以直接食用。

橄榄油：橄榄油中的不饱和脂肪酸、矿物质和维生素均很丰富，具有很高的营养价值，且初榨橄榄油在加工过程中没经过任何化学处理，营养成分保持了天然的状态，较适合宝宝食用。

温馨提醒

先放菜再淋油

我们通常的炒菜方式是先热油，再放入菜炒制。给宝宝做菜时，可以调换顺序，先放菜，然后在菜里淋入少许油。淋油可以将油装在小喷壶中喷淋。这样，既能保证美味，也不会破坏油脂营养，更能控制好用油量。

怎么吃可以给宝宝补脑

宝宝在2~3岁时，需要食用一些健脑食物，以促进脑发育。

摒除不利于脑部发育的食品

在非自然条件下栽培和饲养的动植物产品，营养很难保证优质，且很难保持自然状态，不能提供给宝宝应有的营养，因此建议少吃或不吃。而人工加工过的食品，含有色素、防腐剂、香料等化学物质，这些物质可引起变态反应直接危害宝宝脑细胞，扰乱注意力，所以也尽量少吃。另外，宝宝最好不要吃腌制食品，腌制食品中也含有化学物质，容易损害宝宝脑健康。还有，宝宝也不能吃皮蛋，皮蛋含有少量的铅，容易侵害脑神经，影响智力发育。

根据宝宝的体质选择合适的补脑食品

其实人的大脑同其他身体部位一样，主要需要蛋白质、糖类、脂肪、维生素、矿物质等基本营养素，因此合理的营养才是提高宝宝大脑发育的根本途径。除此之外，可以为宝宝补充一些健脑食物，但不同体质的宝宝补充也有不同的侧重。

1. 如果宝宝脾胃虚弱，并表现出萎靡不振，反应迟缓，可以吃苹果、红枣、花生、核桃、松子、胡萝卜、山药、鱼、虾等，健脾益胃又补脑。

2. 如果宝宝易腹胀积食，并且肥胖，稍动即累，可以吃红豆、冬瓜、竹笋、洋葱、山楂、鲤鱼、泥鳅等，化湿燥脾的同时补脑。

3. 如果宝宝易水肿，皮肤较黑且粗糙，反应迟钝、语言含糊，可以吃紫菜、山药、动物肝脏、动物血、核桃、瓜子、黑芝麻、黑豆、山楂、栗子等，可以活血补脑。

4. 如果宝宝出汗不止，易生病，可以吃黄花菜、萝卜、荔枝、大枣、芝麻、桃仁、牛奶、鸡、鸭、鱼、蛋、豆制食品等，可以补气健脑。

总之，补脑不是千篇一律的，妈妈需要考量宝宝的体质，根据他的特点为他选择补脑食品。

怎么吃水果更营养

宝宝每天都需要补充一定量的新鲜水果，但水果的食用方法得当与否，对其营养是否能够被最好利用和宝宝身体是否能够受益有很大影响。

不能用水果制品代替新鲜水果

水果制品，包括果汁、水果罐头、果脯等，都是加工食品，会加入一些防腐剂，色素等化学物质，不利宝宝健康。而且，果汁中纤维素很少，果脯中维生素少，含糖量高，水果罐头含糖量也很高，因此不宜用这些水果制品来代替新鲜水果。

吃水果需讲究时机

水果与某些食物相克，需要错开时间食用，如吃海鲜后两小时后再吃水果，喝牛奶前后一个小时内，不吃水果，这样可以避免营养素浪费，或肠胃不适。

吃水果削皮为好

一般可以连皮吃的水果，果皮的营养比果肉的营养价值更高，但是果皮易残留有较多农药、催熟剂等，很难清洗干净，因此建议宝宝的水果，还是削皮吃为好。

水果以本地或附近产地为好

水果的价值很大一部分在于新鲜，远途水果尤其是进口产品，由于在包装运输过程中耗费了太多时间，且采摘时间提前，营养价值较附近和本地的产品要低一些。

另外，水果中某些营养素如维生素和蔬菜中的营养素有相同之处，但并不能用水果代替蔬菜，水果中无机盐和膳食纤维含量比蔬菜少，促进肠道蠕动和增强无机盐摄入的效果不如蔬菜，而且，水果代替蔬菜会使水果的摄入量增大，导致果糖摄入过多，加重消化负担。

过敏体质宝宝吃水果要先脱敏

宝宝如果是过敏体质，第一次食用水果时，可以先做脱敏处理尝试，如把水果削皮切块，加热，使致敏成分分解破坏，然后给宝宝食用，观察宝宝是否有过敏现象。宝宝如果过敏严重，需要放弃食用。

19道营养食谱推荐

赛螃蟹

材料：鸡蛋6个，鲜鱼肉250克，蛋清1个，植物油适量，水淀粉40克，高汤125克。

调料：盐15克，料酒20克，白醋20克。

做法：

1.将鸡蛋打入盆内，搅匀；鱼肉去骨、刺，切成1厘米方丁，放入盆内，加入少许料酒、盐抓匀，然后加入蛋清、水淀粉上浆。

2.锅内放适量植物油（要略多一些，便于炸），烧温至五六成热，放入搅匀的鱼肉丁，滑透捞出，控净油，放入蛋盆内。

3.另置一锅，放油烧至四成热，把蛋液、鱼肉一起下入锅内煸炒，成形时加入高汤，小火稍炖即可收汤，加入白醋出锅即成。

功效：高蛋白质、低脂肪，可提高孩子免疫力，促进孩子生长发育。

牛肉烧土豆

材料：牛肉150克，土豆100克，葱、姜末各少许，植物油适量。

调料：盐少许。

做法：

1.将牛肉洗净，切成小方块；土豆洗净，去皮，切成滚刀块。

2.锅置火上，放植物油烧热，放入牛肉煸炒，加入葱、姜末，并加入开水（浸过肉块），加盖用小火炖。

3.炖至肉快烂时，加入盐、土豆，再炖至肉、土豆酥烂而入味时即可。

功效：牛肉的蛋白质含量高达20%，是猪肉的2倍，且包含人体必需氨基酸，营养非常全面，有利于促进孩子生长发育。

茄子汤

材料：嫩茄子半个。

调料：海带清汤1碗。

做法：

1.将茄子用微波炉烤一下，然后去皮，并捣碎。

2.将茄子放入锅内，加入海带清汤，用中火煮至熟即可。

功效：茄子能去热解痛，是口腔炎的特效食品，还具有通便止咳的功效，在夏天的蔬菜中，以茄子的去热效果最好。

肉馅苦瓜

材料：苦瓜1条，猪肉馅100克，鸡蛋1个，红椒1个，面粉、水淀粉、植物油适量。

调料：盐、酱油各适量。

做法：

1.将苦瓜洗净，切成2厘米段，去瓤，放入锅中，加冷水煮熟后，沥干水分。

2.肉馅剁成泥，加鸡蛋、面粉、水淀粉、盐调成馅，再把肉馅塞入苦瓜段中，用水淀粉封两端。

3.锅置火上，放植物油烧热，放入苦瓜，炸至表面呈淡黄色捞出，竖放在碗里，加入酱油，上笼蒸熟，红椒（切细）放锅中炒熟。

4.将蒸苦瓜的原汁倒入油锅烧开，加水淀粉、盐勾芡，苦瓜翻扣于盘中浇汁，用红椒点缀即可。

功效：这道菜可以生津止渴、消暑解热、去烦渴，还能刺激胃液大量分泌，有利于消化和增进食欲。

肉炒冬瓜

材料：瘦猪肉100克，冬瓜250克，植物油、葱、姜末各适量。

调料：酱油、盐各适量。

做法：

1.猪肉洗净，切片；冬瓜洗净，去皮，挖净瓤，切片。

2.锅置火上，放植物油烧热，放入葱、姜末爆香，放入肉片煸炒至变色，加入酱油、盐，搅拌均匀。

3.再放入冬瓜煸炒，待冬瓜软熟，用水淀粉勾芡，出锅即可。

功效：这道菜营养丰富且有消痰利湿、解毒宽胸、清热祛风、舒心益颜等功效。

宫保豆腐

材料：豆腐400克，炸花生仁50克，清汤、植物油、葱段、水淀粉各适量。

调料：料酒、白糖、干辣椒、花椒粒、盐、酱油各适量。

做法：

1.将干辣椒切段；将清汤、白糖、水淀粉、盐、醋、酱油放入一只碗内调成味汁待用。

2.炒锅置火上，放植物油烧至七成热，放入豆腐（切块），炸至金黄色，捞出控油。

3.炒锅留底油，放入干辣椒、花椒粒炸至棕黄色，去掉花椒，再放入豆腐、葱段、料酒，加入调味汁，收汁亮油，放入花生仁炒匀，起锅装盘即可。

功效：豆腐可帮助消化、增进食欲，而且对牙齿、骨骼的生长发育也颇为有益，是非常适合幼儿的食品。

莴笋炒香菇

材料：莴笋250克，水发香菇30克，植物油、水淀粉适量。

调料：白糖、盐、酱油、胡椒粉各适量。

做法：

1.将莴笋去皮，洗净，切片；香菇去蒂，洗净，切片。

2.锅置火上，放植物油烧热，放入莴笋片和香菇片，煸炒几下，加入酱油、盐、白糖，炒至入味后放入胡椒粉，用水淀粉勾芡，翻几下出锅即可。

功效：莴苣含有大量植物纤维素，能促进肠壁蠕动，通利消化道，帮助大便排泄。

甜椒炒绿豆芽

材料：甜椒2个，绿豆芽100克，植物油适量。

调料：料酒、盐、醋各少许。

做法：

1.将甜椒去蒂、籽，洗净，切成细丝；绿豆芽去杂，洗净，沥干水。

2.炒锅置火上，放植物油烧热，放入甜椒煸炒，烹入料酒，淋入少许醋，然后放入绿豆芽，加入盐调味，继续煸炒至熟，起锅装盘即可。

功效：这道菜常吃可以起到清肠胃、解热毒、洁牙齿的作用。

香甜如意卷

材料：面粉400克，温水200克，干酵母、食用碱适量。

调料：白糖50克。

做法：

1. 在面粉中加入干酵母，用温水和成面团，放到温暖的地方发酵。

2. 面团发好后，用温水将碱化开，倒入面团中，加入适量干面粉和白糖揉匀，稍微饧一会儿。

3. 将面团擀成长方片，刷上一层油，再撒上少许干面粉，卷成圆筒状，切成10段，折成花状的卷。

4. 用干净的布盖住稍醒。

5. 待蒸锅上气后，将如意卷生胚码入笼屉内，旺火蒸20分钟即可。

功效：这道菜可增强食欲，开胃消食。

阳春面

材料：挂面30克，鸡蛋1个，葱花少许，植物油适量，高汤2大匙，清水适量。

调料：酱油、芝麻油、盐适量。

做法：

1. 锅中加清水烧开，下入面条煮熟，盛入碗中。将鸡蛋打入碗中，用筷子搅散。

2. 锅中加植物油烧热，将蛋液倒入锅中，摊成薄薄的蛋皮，晾凉后切成细丝。

3. 锅中加高汤烧开，加入葱花、蛋丝、酱油、盐稍煮，滴入芝麻油、浇在面条上即可。

功效：这道菜可养胃消食，很适合消化不良的宝宝。

胡萝卜炒肉丝

材料：瘦猪肉50克，胡萝卜100克，葱、姜末少许，植物油20克，水淀粉适量。

调料：盐、酱油、料酒、醋、芝麻油各少许。

做法：

1. 将猪肉去筋，切成细丝，放入碗中，水淀粉和少许盐腌5~10分钟。将胡萝卜洗净，切成细丝。

2.炒锅上火烧热，加入植物油，待油稍温时下入肉丝滑散盛出。

3.另起锅加油烧热，加入葱、姜末炝锅，下入胡萝卜丝，炒至断生。

4.加入肉丝翻匀，然后加入盐、醋、酱油、料酒，炒至菜熟。

5.淋入芝麻油，即可出锅。

功效：这道菜营养丰富，可以为宝宝补充维生素A、蛋白质、铁等营养素，很适合1～3岁的宝宝食用。

鱼肉胡萝卜羹

材料：鳕鱼肉50克，胡萝卜1/3根，洋葱1/3个，高汤适量。

调料：盐少许。

做法：

1.将鳕鱼肉洗净切碎，或用搅拌机打成茸。胡萝卜、洋葱分别洗净，切成碎末。

2.锅中加高汤烧开，将鱼肉和蔬菜一起放进去煮。

3.至蔬菜熟烂时，加少许盐调味即可。

功效：这道菜有保护宝宝的心血管系统、帮宝宝预防心血管疾病的功效，是宝宝们的理想营养食物。

白菜枸杞猪骨汤

材料：猪棒骨2根，新鲜白菜叶适量,姜片、葱段、大枣、枸杞、橘子皮各少许。

调料：米醋适量，盐少许。

做法：

1.将棒骨洗净敲碎,挑出骨头渣，放进开水锅中焯一下，捞出备用。

2.砂锅内加凉水，放入棒骨、姜片、葱段、大枣、枸杞、橘子皮，大火煮开，加入少许醋，改用小火煮1.5至2个小时。

3.放入白菜叶，加入盐，煮开即可。

功效：这道菜有养胃生津、除烦解渴、利尿通便、清热解毒之功，还是很好的补钙食物。

牛奶蜂蜜饼干

材料：面粉200克，黄油20克，牛奶30克，发酵粉少许。

调料：蜂蜜适量。

做法：

1.将面粉放入盆中，加入发酵粉、牛奶，用温水和成面团。

2..将黄油放入蜂蜜中搅开，加入面团中揉匀。

3.将面团擀成0.5厘米厚的片，切成一个个小长方形，用叉子扎些孔。

4.在表面刷上牛奶，放入预热好的烤箱内，以250摄氏度炉温烘烤至焦黄即成。

功效：这道菜可以为宝宝补充葡萄糖、果糖、钙等营养素。

鸡蛋面片

材料：面粉100克，鸡蛋1个，葱花少许，高汤2大匙。

调料：芝麻油、酱油各适量。

做法：

1. 将面粉放在一个大碗内，打入鸡蛋，用蛋液将面粉和成面团。

2. 将揉好的鸡蛋面团擀成薄薄的圆片，再用刀切成小面片。

3. 锅中加入高汤烧开，下入面片煮软。

4. 撒入葱花，滴入芝麻油和酱油即可。

功效：这道菜富含蛋白质、碳水化合物、维生素、钙、铁、磷、钾、镁等营养素，且容易消化，是很受宝宝们欢迎的主食。

全麦吐司沙拉

材料：全麦吐司1片，熟鸡肉30克，鲜蘑菇、圣女果、生菜等各色蔬菜适量。

调料：蛋黄沙拉酱1匙。

做法：

1.将吐司切成1厘米方丁，或用手撕成小片。

2.将鲜蘑菇洗净，煮熟后切成小薄片。生菜洗净，撕成小片。圣女果洗净，切成片。

3. 将熟鸡肉切成小碎丁备用。

4.将所有材料放入一个大碗中混合，淋上蛋黄沙拉酱即可。

功效：清爽无油，营养丰富，补充多种维生素。

黑木耳炒黄花菜

材料：黑木耳（干）5克，黄花菜（干）40克，葱花5克，水淀粉、植物油、高汤各适量。

调料：盐少许。

做法：

1.将黑木耳泡发，去根洗净，撕成小片。黄花菜用冷水泡发，洗净，挤去水分，切成小段。

2.锅中加植物油烧热，下入葱花煸香，放入木耳、黄花菜煸炒几下，加入高汤，炒至木耳、黄花菜熟。

3.加盐，用水淀粉勾芡即可。

功效：含有丰富的蛋白质、铁、磷、B族维生素等促进大脑发育的营养素，有益于宝宝的智力发育。

红烧鱼面筋

材料：净青鱼肉150克，水发木耳5克，山药30克，鸡蛋1个，葱段、姜片适量，水淀粉适量，植物油300克，鲜汤适量。

调料：酱油、芝麻油、黄酒、糖各少许。

做法：

1. 将剔净青鱼肉切条，放入搅拌机中绞成泥状，加鸡蛋、水打匀。黑木耳、山药切丁备用。

2. 锅中加油烧至四成热，将搅拌好的鱼茸用小汤勺舀入油中，炸成金黄色的鱼面筋，捞出控油。

3. 锅中留少许底油，放入葱、姜爆香，加入鲜汤、酱油、黄酒、糖烧开。

4. 倒入炸好的鱼面筋、黑木耳、山药煮熟。

5.用水淀粉勾芡，淋上芝麻油即可。

功效：富含优质蛋白质、铁、磷等营养素，可以促进宝宝的生长发育。

南瓜黄桃派

材料：南瓜250克，干炸粉2包，黄桃3个，淀粉适量，植物油500克（实耗30克左右）。

调料：糖少许。

做法：

1.将南瓜去皮洗净，煮熟后捣成泥，加入干炸粉拌匀。

2.将黄桃去皮切成小丁，煮熟，加入少量淀粉和糖拌成糊。

3.锅中加油烧热，用小勺舀起南瓜泥放入锅中炸黄。

4.将炸黄的南瓜泥装入盘中，浇上黄桃糊糊，再配上烫熟的蔬菜叶子即可。

功效：含有碳水化合物、维生素、钙、磷、铁等营养素，很适合宝宝吃。

日常护理

怎样纠正宝宝吃手的习惯

如果宝宝2岁以后仍然爱吃手，妈妈需要用心帮宝宝戒掉。

宝宝长期吃手不利于牙列齐整和个性发展

宝宝如果在2岁以后仍然习惯性吃手，手指容易脱皮、肿胀甚至感染，对身体健康不利，更严重的是吃手会导致宝宝牙列不齐，长出龅牙的可能性也更高。另外，吃手的宝宝安全感较差，性格内向、敏感，也更容易产生紧张、焦虑、自卑、抑郁等不良情绪，影响宝宝的心理健康，使宝宝很难与别人相处融合，所以如果发现宝宝经常吃手，需要给予适当引导和帮助，让宝宝戒掉这个不良习惯。

不要给宝宝手上涂抹刺激性药水

有的妈妈为戒掉宝宝吃手的习惯，在宝宝手上涂黄连、紫药水等有刺激性气味的药物，然而事实证明这样做效果并不大，停止涂药水的时候，宝宝照样会吃手。另外，涂药物对宝宝心理和生理影响都不好，更强化了他的挫败感和孤独情绪，而且药物吞到口里，或透过皮肤进入血液，对健康不利，所以尽量避免这样的做法。

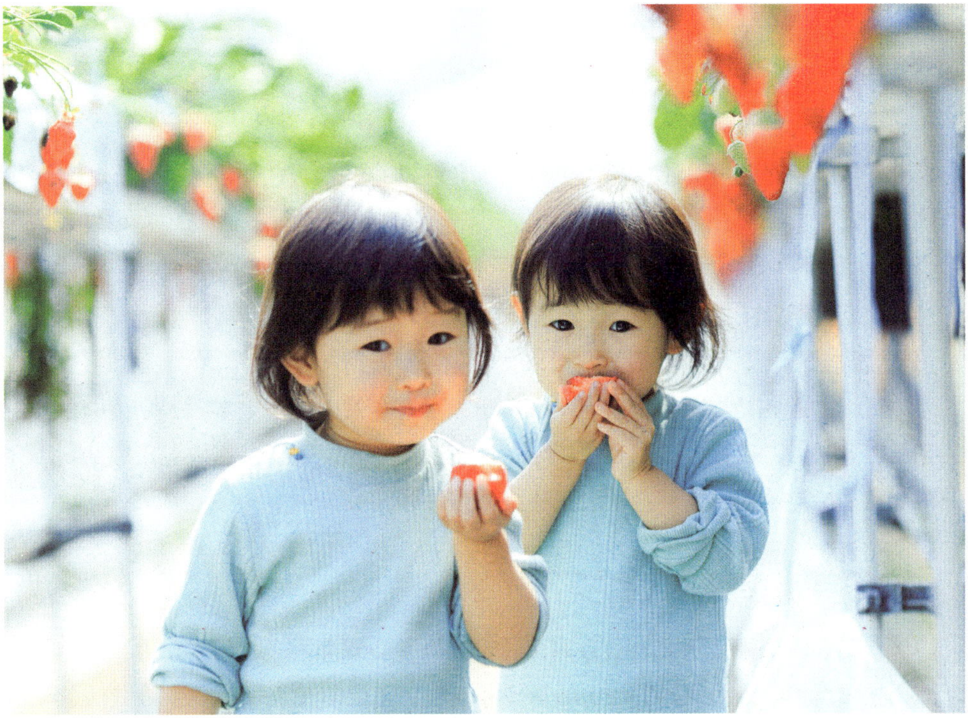

帮宝宝戒掉吃手习惯的方法

一般来说宝宝此时吃手仍是安慰自己的方法，说明他没有得到充分的关爱，父母对他太严厉或相处时间太少，使他缺乏安全感，所以建议父母此时不可责备宝宝，可以给宝宝更多的爱护，多与宝宝接触，多亲亲或抱抱宝宝，给宝宝讲故事，陪宝宝玩游戏，当宝宝的安全感、幸福感和满足感得到提升，自信心就会建立，不再那么敏感，自然就会戒掉吃手的习惯。另外，宝宝能够听懂大人的话，妈妈可以告诉他吃手对健康的危害，或跟他谈论某个小朋友吃手不可爱，让他判断对错，或者多给宝宝安排任务，让他有事可做，从而忘掉吃手。

另外，强行制止宝宝吃手，很难取得好效果，往往适得其反，可以多鼓励宝宝接触新鲜事物，探索新领域，转移他的注意力以使他扩大视野，强大心灵。

让宝宝学会自己刷牙

宝宝在2岁半时，妈妈可以带领宝宝一起刷牙，并指导宝宝使用正确的刷牙方法。

选择可爱的牙具

首先，宝宝的牙具颜色和款式最好带有儿童特色，颜色鲜艳，带卡通图案或造型，以唤起宝宝刷牙的兴趣。其次，牙具要适合宝宝的口腔，牙刷刷头小，及成人用品的1/2即可，刷毛软；再次，刷柄适合宝宝抓握，大约是成人的2/3；最后，牙膏可以是带水果味的水晶状产品。

手把手教刷牙动作

宝宝刷牙时，动作很难协调，妈妈可以手把手教宝宝，用大拇指和手心，与其余四指相对握住牙刷柄，挤上豌豆大小的牙膏，先漱一次口，湿润口腔，然后手臂抬高与嘴处在同一水平高度，指尖用力，开始刷牙，动作要轻柔，牙缝上下刷，咬合面来回刷，刷完外面刷里面，最后刷咬合面，每一个牙刷覆盖面刷一个八拍，可以边刷心里边数。也可以让宝宝观察大人刷牙动作，或对着镜子练习。

刷牙后多次漱口

宝宝刷牙后，教他用水多漱几次口，以免牙膏残留。

刷牙后，妈妈检查一下宝宝有没有刷干净，并且及时表扬宝宝："牙齿刷得又白又亮！"这样，可以让宝宝喜欢上刷牙，宝宝如果不喜欢刷牙，妈妈可以跟他玩刷牙的游戏，如给洋娃娃刷牙，全家人比赛刷牙，等等。

培养宝宝良好的卫生习惯

宝宝有良好的卫生习惯，被致病菌感染的概率会减少很多，相当于为自己的健康增加了一个保护伞，因此妈妈需要尽量教导宝宝，让他形成良好的卫生习惯。

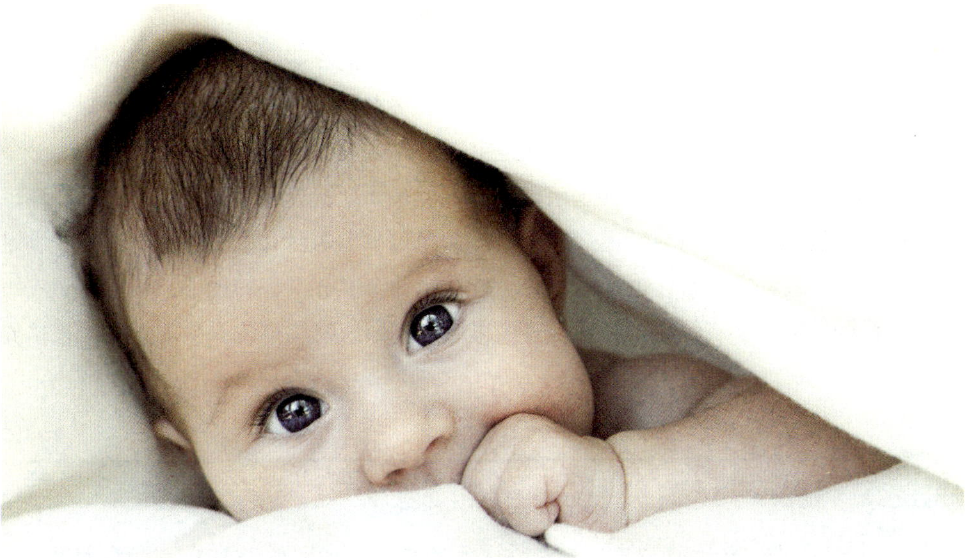

如何培养宝宝的卫生习惯

宝宝良好的卫生习惯，不是朝夕之间可以形成的，因此培养要有耐心，不断重复训练，强化教育。首先要跟宝宝讲清卫生与疾病的关系，让他认识到卫生的重要性，如果宝宝生病了，可以借机教育，有事半功倍的教育效果。然后，每天都由妈妈或爸爸亲自带领宝宝进行规律的个人卫生清洁，形成习惯，宝宝就容易遵守。

另外，言传还要身教，在教育宝宝讲卫生的同时父母要以身作则，要求宝宝做到的，父母也尽力做到，否则宝宝会有样学样，父母的言语教导就无法起到作用。

给宝宝自己选择衣服的机会

在这个阶段，衣服的选择、搭配不是妈妈一个人的事，因为此时的宝宝有了自己的审美情趣和审美能力，尽管未必符合大人的眼光，妈妈要给宝宝自己选择衣服的机会。

让宝宝自己选衣服

宝宝此时动手能力增强，能够独立穿衣，所以经常会自己找衣服穿，这是他独立性增强的体现，而且，他想通过自己决定穿什么衣服来确认自己的能力，获得成就感。

另外，宝宝的记忆力和对周围事物的关注度增强了，他之所以拒此择彼，可能是因为他看到了别的小朋友这么穿，所以他也想试试。这是宝宝思维能力、认知能力、动手能力和个性意识发展的综合效果，值得高兴。

所以宝宝即使不愿意穿妈妈为他准备的衣服，而是自己选择，尽管有时不伦不类，也不要强行制止，要允许他有这样的行为，并在这样的活动中，慢慢引导他形成健康的审美观念。

巧妙应对宝宝择衣行为

宝宝自己选衣服时，念头可能很怪，有时候搭配的衣服非常可笑，有时候季节颠倒，有时候一天换好几次衣服，这都是因为他喜欢衣服本身或者换衣服的过程，并不会考虑其他问题，妈妈可以引导，告诉宝宝正确的穿衣方式。

无伤大雅的情况下，可以让宝宝随便穿，但是要把握分寸，以免宝宝过于任性，妈妈可以通过一些方式引导宝宝选衣服，比如同时拿出两套衣服，让宝宝选择，满足他的成就感；或者把不想让他穿的衣服，放在高处宝宝够不着的地方；或者在买衣服时，选择好搭配的款式颜色。另外，还可以跟宝宝做给娃娃搭配衣服的游戏，来培养宝宝的穿衣意识。

温馨提醒

宝宝崇拜卡通英雄

宝宝此时能看懂动画片，一些卡通人物成了宝宝的崇拜对象，这些卡通人物一般都有着勇敢、善良、智慧等特征，妈妈选择宝宝用品时，可以把带有这些卡通形象的物品作为考虑对象，宝宝有这些喜欢的卡通形象陪伴会很开心。

让宝宝长个子的方法

骨龄、实际年龄和身高三者结合，可以预测出宝宝成年后的身高，因此可以带宝宝定期做骨龄检查和身高预测，做成档案，适时监测宝宝的身高，如果骨龄有异常可以通过系列检查发现原因并及时治疗，可以避免错过宝宝最佳生长时期。

宝宝的身高70%来自父母遗传，另外30%可以通过后天锻炼获得改善，父母可以培养宝宝良好的生活习惯，以利于他长高。

多运动

运动有利于长高，尤其是纵向弹跳性的运动，如跳高、跳远、悬垂等，适度且间断的弹跳或悬垂可以压缩和伸展生长板，刺激它生长，使宝宝拥有高个子。因此，父母可以多陪宝宝做运动，鼓励他多跳、多跑，比如拿着他喜欢的玩具要他跳起来够取，或握住他的双手手腕使他悬空，但是运动要适量，要劳逸结合，以免适得其反。

形成规律的作息习惯

身体长高与身体内激素分泌有关，尤其是生长激素，而生长激素在夜间睡眠时分泌最为旺盛，因此要让宝宝形成良好的作息习惯，至少在晚上11点前上床睡觉。

另外，有些疾病也会导致个子矮小，父母发现异常要及时带宝宝就医。

提高宝宝的抗寒能力

饮食增强宝宝抗寒能力

体内某些营养素的缺乏会使宝宝产生寒冷的感觉，可以适当为宝宝补充维生素和矿物质。

维生素：维生素A能增强人体抗寒性，维生素C可以提高人体对寒冷的适应性，因此多吃富含维生素A的动物肝脏、胡萝卜、南瓜等及富含维生素C的蔬菜、水果等食物可以增强宝宝抗寒能力。

矿物质：人体内某些矿物质可以促进人体产热，缺乏容易产生寒冷的感觉，缺铁时，含铁血红蛋白不能输送足够的氧气，体内产热就会不充分，从而怕冷，所以适量补充铁可以增强抗寒能力；另外，甲状腺激素具有生热效应，而碘是甲状腺激素合成的基本原料之一，多补充碘也是增强抗寒能力的一个方法。

选择一家合适的幼儿园

幼儿园的选择，需要父母谨慎。

幼儿园环境健康，设备安全

宝宝在入园以后，大部分时间都待在幼儿园，因此幼儿园的环境要好，包括通风良好、光线充足、色调柔和等。幼儿园的设备要丰富安全，桌椅、玩具要符合宝宝的特征，材质柔和、造型圆润，没有锐角、没有钢铁等硬质配件，另外，地面最好是木板，活动场地以草地为最好，园舍最好在底楼或平房，有台阶的地方有护栏保护等。

幼儿园教学理念符合宝宝特征

宝宝此时虽然能记住一些知识，但还不必天天学习文化知识，他主要的工作还是玩耍和游戏。因此给宝宝选的幼儿园，应主要以通过游戏、音乐、绘画等使宝宝达到德、智、体、美、劳的全面开发和发展为目的，这样可以避免宝宝上学时感觉腻烦。

幼儿园与家庭联系密切

好的幼儿园有一整套与家庭保持密切联系的方案，让家长可以及时了解宝宝的表现，也让幼儿园可以了解宝宝在家时的状况，这样家庭和幼儿园连成一体，有利于培养宝宝的良好性格和习惯。

总之，选择幼儿园时，可以多走几家看一下，质量优良的同时兼顾方便性，离家近比较好，可以带领宝宝独自走回去，增强他的独立性和安全感。

可以让宝宝插班

新生儿集体入园，都是同样的情况，难免互相影响，一起啼哭，老师也较烦躁，很难给每一个宝宝合适的安抚，有时插班对宝宝可能也有利，因为此时其他宝宝已经习惯，情绪稳定，宝宝受到的负面情绪影响较少，老师情绪好，时间较充裕，可以给新入园的宝宝特别的照顾，让宝宝克服陌生感，顺利度过新生期。

送宝宝入园前的准备工作

带宝宝参观幼儿园

妈妈可以在宝宝准备上幼儿园之前，带宝宝参观一下幼儿园，看看别的宝宝玩游戏，或玩玩幼儿园的大型玩具，然后告诉他在幼儿园里，可以学到很多本领，交很多好朋友，并且很快就会长得和哥哥姐姐一样大，让他对幼儿园生活产生向往之情。

告诉宝宝准备上幼儿园了

上幼儿园之前，明确告诉宝宝准备上幼儿园了，并交代宝宝日后的作息规律，几点去幼儿园，几点接回家，让他明白不是把他放在幼儿园不管了。并且在谈论这些的时候，发出感慨："宝宝长大了，都可以上幼儿园了！"让他感觉自豪，从而激发出他的勇气。

结交幼儿园小朋友

宝宝上幼儿园前，最好能结交一两个同班的小朋友，让他在入园后，有小朋友一起玩，减少一些陌生感，就不会太抗拒幼儿园。

家人心态积极健康

因为宝宝从没离开过家庭，刚入幼儿园时，家人难免担心，担心宝宝吃不好饭，被人欺负或玩耍磕碰等，如果此类情绪在宝宝面前不经意流露出来，宝宝就会敏感地认为幼儿园里很危险，不愿意去了，所以家人心态要积极，相信宝宝和幼儿园。

另外，妈妈平时说话不要用幼儿园来威慑宝宝，如"等到了幼儿园，让老师好好收拾你"之类的话，会让宝宝害怕幼儿园，从而产生抗拒情绪。

宝宝不愿意去幼儿园怎么办

宝宝不愿意去幼儿园，妈妈不必逼迫宝宝，慢慢找出原因，安抚好宝宝再送即可。

放慢脚步，找出原因

宝宝如果已经去了一段时间的幼儿园，之后不愿意去了，妈妈不要强迫，可以先安抚宝宝，然后跟老师沟通，了解宝宝的抗拒原因，宝宝不去幼儿园不是无理取闹，妈妈处理时，态度一定要温和，让宝宝明白妈妈和家人依然爱他，上幼儿园只是长大后必需的过程。

如果宝宝因为受了老师的批评不想去了，妈妈可以指出宝宝错误所在，让宝宝自己认识错误，并告诉他只要不犯错，老师就不会批评了，等等。

让宝宝恢复安全感

宝宝离开家庭后，失去了全家人的包围，面对陌生的环境，容易产生不安全感，并且会认为妈妈抛弃了自己，妈妈需要做一些尝试。

❶ 妈妈可以跟宝宝约定接他的时间，让宝宝因为和妈妈有一个约定而感到自己长大了，激发勇气，然后准时或早一点去接他，让他产生信任感。

❷ 妈妈可以帮宝宝在幼儿园里交一个好朋友，这样宝宝就不会太孤独，想念妈妈的感觉就不会那么强烈，并且能在幼儿园树立一个依恋对象，宝宝会为了见到好朋友而喜欢幼儿园。

❸ 每天都要规律地接送宝宝，不可太晚，以免让宝宝有被遗弃的感觉。

❹ 每次接回宝宝，都询问他在幼儿园的趣事，他在叙述中，也会找到乐趣，喜欢上幼儿园，等宝宝讲述完后，再次强调他已经长大了，可以很好地适应幼儿园的生活，以此鼓励他。

帮宝宝解决入园后的社交障碍

帮助宝宝克服社交障碍，幼儿园与家庭要尽量多沟通，并尽量采取温和的鼓励方法引导教育宝宝。

不合群

不合群的宝宝往往是因为在家庭生活里习惯了以自我为中心，家人都围着自己转的生活方式，因此在进入幼儿园后，不能与别的小朋友友好相处，不能共享玩具，因而被别的小朋友排斥。遇到这样的情况时，父母要告诉宝宝只有他好好待别人，别人才能好好待他，并且在以后的生活中，改变与宝宝相处的方式，与宝宝做朋友，注意在相处中的平等、民主等因素，让宝宝慢慢明白并适应。

攻击性强

宝宝攻击性强很可能是受了父母的影响，父母在生活中的相互攻击或者和宝宝在游戏中的假意攻击行为，让宝宝以为攻击是一种可以用并且好玩的相处方式，从而常常不知轻重地用这种方式和小朋友相处。因此，父母需要告诉宝宝这种方式是不对的，被他攻击的小朋友会感觉疼、会伤心等。家庭生活要尽量温和有礼，让宝宝耳濡目染良性行为，从而降低攻击性。

离群独处

宝宝离群独处，主要是因为对环境较陌生，出现这种情况父母暂时还不需要太担心，只需要多鼓励宝宝，等宝宝熟悉环境后，一般都会慢慢融入其他小朋友的。如果过了一段时间仍然如此，妈妈可以跟老师沟通，拜托老师能单独与宝宝游戏，等宝宝进入状态之后，让别的小朋友加入，慢慢让宝宝与别的小朋友交往，克服陌生恐惧感即可。

智能开发

适合2～3岁宝宝的图书

给宝宝买的书可以具有以下特点。

情节简短，图画生动

宝宝这时喜欢一遍一遍地看同一本书，却并没有耐心看完一本较厚的书，因此给宝宝买的书，情节不能太长太复杂，宝宝会因为始终等不到结果，觉得没完没了而失去耐心。另外，在读书的时候可以鼓励宝宝学习临摹书里的图画，因此书的图画要尽量生动，但线条要简洁，也可以直接购买涂色的书让宝宝用笔填色。

寓教于乐

宝宝可能不在意妈妈的话，但是读书时书里的情节他可以牢牢记住，因此妈妈可以购买寓教于乐的图书，借机教育宝宝，让宝宝学习书里的宝宝吃饭、洗脸、懂礼貌等，会起到很好的效果。另外，可以购买融合了认字和数数、做加法等益智内容的书。

语言生动，易于朗读和记忆

宝宝能够接上大人说的话，或重复最后一两个字，朗朗上口的语句方便宝宝记忆，也更容易激发宝宝开口说话的动力，因此给这一阶段的宝宝买书时，语句不要太长，以5～6个字一句的儿歌形式为最佳。

2～3岁宝宝的益智游戏

宝宝玩游戏时，大人最好能参与，适时地给予引导，让宝宝在学中玩，玩中学。

复述模仿

每次给宝宝念完儿歌或故事，让宝宝也讲一遍，妈妈可以在宝宝每一页难以开始的时候，给予启发引导，宝宝就可以顺利说下去，不过此时宝宝发音不清，有可能谁都听不懂，连妈妈都很勉强，但不要笑话宝宝，鼓励他一直讲下去。

智力拼图

宝宝此时的拼图可以是稍微复杂的卡通人物、餐具等，让宝宝先看一遍完整的拼图，然后拆出来，拿出单独的部件问问宝宝是什么，再对号放进去，对号入座的时候，不要急躁，让宝宝慢慢摸索，放完之后，再确定一下刚才提问的那个部件。

数字游戏

准备一碗豆子，妈妈提出需要的数量，让宝宝抓出来，数字可以由少到多，但不必要按顺序，每数对一次，就奖励一朵小红花。

过家家

宝宝此时喜欢模仿成人世界的事，可以为宝宝买一些炊具、餐具、牙刷等日常生活类的玩具，让宝宝正确使用各种工具，准确说出工具的作用。

引导宝宝对性别正确认知

2～3岁的宝宝对性别只是有一个外观上的认识，在这个阶段，父母需要正确引导宝宝对性别的认知。

让宝宝认识性器官

宝宝在注意到自己长了鼻子、嘴巴的同时，也会注意到自己的性器官，有时候还会玩弄，父母不要强行阻止宝宝，可以及时跟宝宝解释，让宝宝明白性器官与身体其他部位是没有不同的，都是身体一部分，以免他过分好奇。另外，父母可以让宝宝跟着同性大人一起洗澡，让他观察男性与女性的不同，从而减少好奇心。

让宝宝认同自己的性别

宝宝一般都会明白自己是男孩还是女孩，但是仅仅知道，还不明白性别的意义，在这个过程中，父母是最好的榜样，宝宝可以从妈妈身上认识女性角色，从爸爸身上认识男性角色。可以告诉宝宝他与爸爸或妈妈是一样的，等长大了，也可以做跟爸爸或妈妈一样的事，让他相信自己的性别优势，并且还要理解性别不同，但重要性是一样的，没有高下之分，以免宝宝否定自己的性别，男宝宝羡慕花裙子，女宝宝羡慕可以站着小便等。

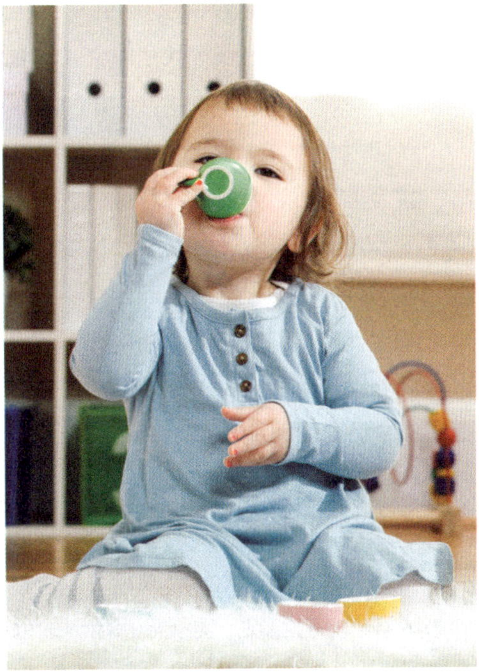

另外，不要让宝宝长期处在单一性别的环境中，父母都非常重要，尤其是父亲，需要多跟宝宝接触。

不要给宝宝“反串”着装

有的大人可能因为想要男孩，却生了女孩，或想要女孩生了男孩，因此给宝宝穿上体现大人愿望的衣服，男宝宝穿裙子，女宝宝打扮成假小子，看似宝宝还不懂事，其实这些都会对他们的心理产生一些不良影响，让宝宝对自己的性别认知发生混乱，进而否定自己的性别，为日后生活带来困惑。

训练宝宝的认知能力

认识性别

妈妈与宝宝看图书时，可以为宝宝讲解，根据图书内容告诉宝宝女性、男性，并发生联想，让宝宝说出妈妈、宝宝、爸爸的性别，外出路上遇见的人也可以是教材。

认识职业

宝宝此时可以记住父母在哪里上班，做什么工作，这时也可以告诉宝宝别人的职业，尤其一些着装特殊的人群，如警察、医生等。

认识文字

这时候也可以教宝宝认汉字，由简到难，最好运用形象的方法，把汉字与实物联系起来，如“羊”字头上长着两只角，“口”像嘴巴张开的样子等，这样宝宝容易记忆，而且会慢慢形成自己独特的记忆方法。

认识数字

宝宝此时可以数数，从1数到10，在宝宝熟练之后，就可以加大难度，教宝宝从11数到20，并且让他理解数字的含义，玩游戏时，跟宝宝说“给我两块积木”“给我三张纸”等，并让他比较数量的相同或多、少等。

认知颜色

宝宝此时可以辨认5～6种颜色，在日常生活中可以加强训练，如叫他把黄色的衣服拿过来，把蓝色的鞋子放进鞋盒等。

认识门牌

宝宝此时能记住自己家的门牌，可以先教宝宝记住家住几楼几单元哪个门，当宝宝可以准确说出来以后，再教宝宝记住所在的街道名称、小区名称等，直到他可以完整说出自己家的地址。

发现并引导宝宝的兴趣

宝宝此时的兴趣爱好、兴趣表现可能不明显，所以父母需要在这方面增强意识，细心观察，一有发现，就积极行动，加以引导和培养。

发现并尊重宝宝的兴趣

宝宝的天性是爱玩，他们的兴趣也隐藏在玩中，因此父母只有进入他的游戏中，以他的眼光看待游戏，才能真正找到他的兴趣所在。所以，当宝宝玩游戏时，尽管有时具有破坏性，父母尽量不要强行干预，不要说“不行”，可以从旁观察，宝宝反复多次玩的玩具或方法中就有他的兴趣，另外，宝宝的兴趣可能跟父母的喜好一致，当宝宝要跟你做同样的事时，比如握笔写字，不要把他当做一种简单的模仿，可以当成兴趣来培养。如果宝宝没有表现出特别的兴趣。可以多准备各式玩具，扩大他的视野，然后仔细观察总结，以便发现培养。

兴趣不一定要有用

宝宝的兴趣如果能与时代相合，成为将来安身立命的基础当然好，但是父母在培养宝宝兴趣时，不能以此为唯一目的。其实兴趣只是宝宝寻找快乐、发泄情绪的途径，只要能让宝宝快乐安宁就是好的，所以培养才能最好以宝宝的兴趣为基础，无论是舞蹈、钢琴还是绘画，只要宝宝不喜欢就不要强迫他练习。

培养宝宝的才能

无论天赋还是才能都是需要后天不断培养才能有所成就的，因此当发现宝宝兴趣时，不但要维护，还要恰当引导，否则宝宝会因为无法发现新乐趣而终止这种爱好，或一直维持原状，毫无进步。比如，当宝宝喜欢拆玩具时，可以跟宝宝在拆开后，研究一番，然后再组装起来；如果宝宝喜欢音乐就多放一些音乐让他听，教他掌握节奏、韵律等；宝宝喜欢写字，可以让他多观察父母写字，并准备足够的材料让宝宝自己动手写；等等。

宝宝的才能培养需要坚持不懈地努力，在他遇到困难想退缩时，还要加以鼓励。

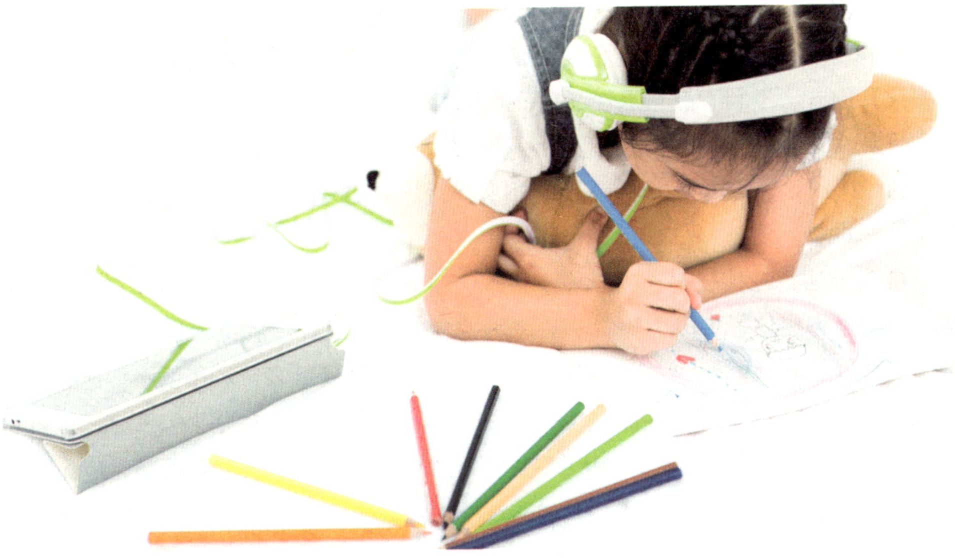

婴幼儿常见疾病食疗与护理

小儿发热

一般感冒常会发热2～4天，如果宝宝精神状态好、进食正常则不必太担心。但需注意有无恶化或发生并发症的情形，如婴幼儿出现哭闹不停、反应差、高热不退甚至抽搐等，应尽快就诊。发热以病毒和细菌感染最常见，如呼吸道、胃肠道、泌尿道感染等。除发热外，还伴有各系统的症状。而小婴儿各系统的伴随症状不典型，可能只有厌食、吐奶、腹泻等现象，所以年龄越小的宝宝发热越要尽快去看医生。

怎么吃

蜜饯黄瓜

黄瓜1～2根，去瓤洗净，切成条块，加少量水煮沸后捞出，趁热加入蜂蜜100克调匀煮沸即可。每日数次，食用量根据宝宝的食量来定。这道食疗方有清热解毒的作用，适用于小儿夏季发热。

怎么护理

❶ 减少衣被：发热时切记不要给孩子穿过多的衣服、盖太厚的被子。这种传统“捂汗”的方法不利于散热退烧，反而会因过热导致高热惊厥。对于许多小婴儿来说，只要减少衣被就能使体温降低。

❷ 多喝水：有助于发汗散热，此外水有调节温度的功能，可使体温下降及补充机体丢失的水分。

❸ 按摩法：2岁以上的宝宝发热，父母可以帮其按摩。先搓小儿的脚心，把热往脚下引，把脚搓热了再搓小腿，小腿搓热了再搓手、手臂、后背，最后是小儿的耳朵。按摩时要轻、要慢、要多喂宝宝喝水。如果宝宝还持续发热可用温水帮他擦身，用毛巾把宝宝身体擦热、擦红，给宝宝的身体散热；如果宝宝还是手脚发凉，说明宝宝受寒较重，可连续给宝宝多喝几次生姜红糖水。需要提醒各位父母的是，应先喝葱姜红糖水再按摩。

❹ 冷敷法：这个方法简便易行，用以稍凉的毛巾（约25摄氏度）擦拭额头脸部，毛巾变热后再用冷水浸后重新敷用。不过对婴幼儿不可用冰袋或冰枕，以免一下子把局部的温度降得太快，反而会引起更大的问题。

❺ 全身温水拭浴或泡澡：将孩子衣物解开，用温水（约37摄氏度）毛巾搓揉全身或泡澡，可使皮肤血管扩张，增加散热；另外水份由体表蒸发时，也会散失一部分热量。

❻ 温酒精拭浴：酒精擦浴，将75%酒精与温水1：1或1：2勾兑成温酒精为37～40摄氏度，放在小碗中。擦浴时将门窗关好,用纱布或柔软小毛巾蘸碗中的酒精,擦患儿手心、脚心、腋窝和上臂内侧和大腿根部，再擦拭四肢及背部。不能直接用酒精擦拭，而且此法不适于1岁以内的婴儿。

小儿咳嗽

❶ 感冒引起的咳嗽：伴随宝宝感冒产生，多为一声声刺激性咳嗽，好似咽喉瘙痒；不分白天黑夜，不伴随气喘或急促的呼吸。此时一般不需特殊治疗，不宜喂止咳糖浆、止咳片等止咳药，更不要滥用抗生素，可多喂宝宝一些温开水。如果疑似流感，应立即就医。

❷ 冷空气刺激性咳嗽：咳嗽初为刺激性干咳，痰液清淡，不发热，没有呼吸急促和其他伴随症状。对于这种宝宝应在痊愈后经常到户外活动，即使是寒冷季节也应坚持，只有经受过锻炼的呼吸道才能够顶住冷空气刺激。

❸ 咽喉炎引起的咳嗽：咳嗽时发出“空、空”的声音，不会表述的宝宝常表现为烦躁、拒哺。此时应及时就医，明确诊断后对症治疗。

❹ 过敏性咳嗽：持续或反复发作性的剧烈咳嗽，多呈阵发性发作，宝宝活动或

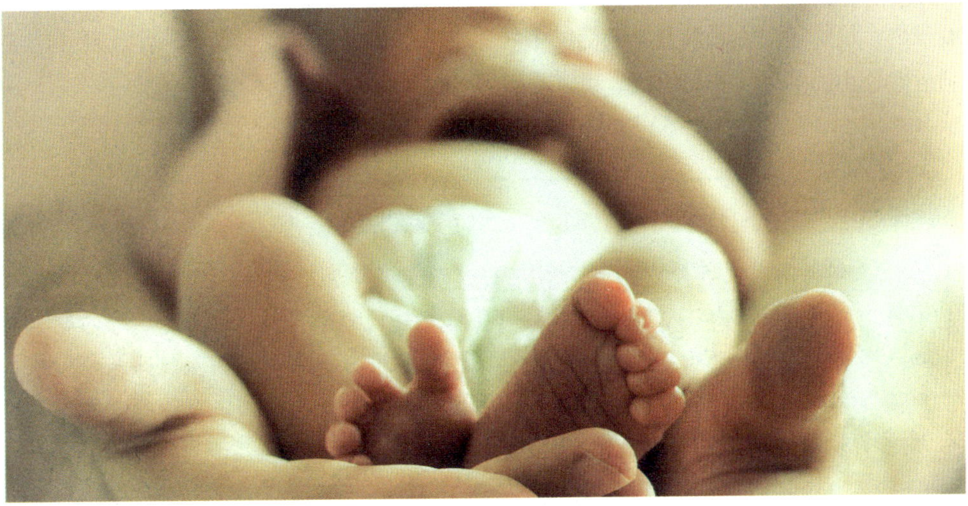

哭闹时咳嗽加重，夜间咳嗽比白天严重。对家族有哮喘及其他过敏性病史的宝宝，咳嗽应格外注意，及早就医诊治，明确诊断。

⑤ 气管炎性咳嗽：多见于年龄稍大的宝宝，主要由呼吸道感染引起，早期有感冒症状，如发热、打喷嚏、流涕、咽部不适。病理性咳嗽应及时就医。

怎么吃

香油姜末炒鸡蛋（适用于风寒咳嗽）

鸡蛋1个打入碗中，打散备用。炒锅中放入一小匙香油，香油烧热后放入姜末少许，稍微在油中过一下，将鸡蛋液倒入锅中炒匀即可。宝宝风寒咳嗽及体虚咳嗽时，每晚让宝宝在临睡前趁热吃一次。

怎么护理

可以用加湿器增加宝宝居室的湿度，帮助宝宝祛除肺部的黏液，尤其是夜晚能帮助宝宝更顺畅地呼吸。别忘了每天用白醋和水清洁加湿器，避免灰尘和致病菌的聚集。

咳嗽的宝宝喂奶后不要马上躺下睡觉，以防止咳嗽引起吐奶和误吸。如果出现误吸呛咳时，应立即取头低脚高位，使宝宝头朝下，轻拍背部，鼓励宝宝咳嗽，通过咳嗽将吸入物咳出。

热水袋中灌满40摄氏度左右的热水，外面用薄毛巾包好，然后敷于宝宝背部靠近肺的位置，这样可以加速驱寒，能很快止住咳嗽。这种方法对伤风感冒早期出现的咳嗽症状尤为灵验。

多喝温热的饮料可使宝宝黏痰变得稀薄，缓解呼吸道黏膜的紧张状态，促进痰液咳出。最好让宝宝喝温开水或温的牛奶、米汤等，也可给宝宝喝鲜果汁，果汁应选刺激性较小的苹果汁和梨汁等，不宜喝橙汁、西柚汁等柑橘类的果汁。

温馨提醒

夜间抬高咳嗽宝宝的头部

头部抬高对大部分由感染而引起的咳嗽是有帮助的，如果宝宝入睡时咳个不停，可将其头部抬高，咳嗽症状会有所缓解。因为平躺时，宝宝鼻腔内的分泌物很容易流到喉咙下面，引起喉咙搔痒，致使咳嗽在夜间加剧，而抬高头部可减少鼻分泌物向后引流。还要经常调换宝宝睡的位置，最好是左右侧轮换着睡，有利于呼吸道分泌物的排出。

小儿流感

流感比较典型的症状有高热、头痛、咳嗽、全身酸痛、疲倦无力、咽痛等，流感发热时的体温比普通感冒要高，一般以38.5～39摄氏度甚至到40摄氏度的高热为主，一般来讲，宝宝越小发热时体温越高，高热可以导致宝宝脱水、惊厥等，有时还伴有呕吐和腹泻等消化道症状。还有的宝宝表现为急性喉炎，气管、支气管炎，出现声音嘶哑、犬吠样咳嗽、喘息、喉中痰鸣。

怎么吃

银花饮

将银花20克、山楂10克放入砂锅内，加水适量，置急火上烧沸，5分钟后取药液1次，再加水煎熬1次取汁，将两次药液合并，放入蜂蜜250克搅拌均匀即成。每日3次，或随时饮用，可有效防治宝宝流感。

陈皮姜粥

取陈皮10克、生姜10克，连同大米50克，加水适量，大火煮开后，以微火慢煲成粥，每天进食两小碗，对于肠胃不适的流感宝宝特别有益。

怎么护理

充分休息。保证宝宝充分休息，避免到公共场所，减少传播机会。

室内通风。宝宝的居室应阳光充足，经常通风换气，保持空气新鲜。

多饮水，清淡饮食。让患流感的宝宝多饮白开水，促进体内毒素的排出。并多吃清淡、易消化、有营养的半流质或流质饮食。平时多给宝宝补充维生素C，可以减少感染流感的机会。

温馨提醒

给宝宝注射流感疫苗

宝宝是流感疫苗的主要接种对象。3岁以上的宝宝只需接种一次，剂量为0.5毫升；6月龄～3岁则需接种2次，每次0.25毫升。接种流感疫苗的最佳时间为9～10月。注射后7～15天才能产生保护性抗体，一定要防患于未然，抢在流感到来前半个月时接种，预防宝宝被感染。

小儿风寒感冒

小儿风寒感冒一般表现为怕冷、发热较轻、无汗、鼻塞、流清涕、喷嚏、咳嗽、痰白清稀、头痛、喉痒、舌苔薄白等症状。

怎么吃

红糖姜汤

生姜1片加水煮沸，加红糖15克趁热服。生姜药性辛温，能祛风散寒。适合1岁以上的宝宝服用。

香菜黄豆汤

取新鲜香菜30克洗净，黄豆10克，洗净后，先将黄豆放入锅内，加水适量，煎煮15分钟后，再加入新鲜香菜30克同煮15分钟后即成。去渣喝汤，一次或分次服完，服时加入少量食盐调味，每天1剂，适合1岁以上的宝宝。

怎么护理

不到1岁的宝宝喝红糖水。红糖水性温，可以祛寒。

1岁以上的宝宝可以在红糖水里加一片一元钱硬币大小的生姜，3岁以上加两片。

晚上临睡前给宝宝用温水泡泡脚，直到宝宝的额头微微出点汗，大概15分钟就可以。泡完小脚后，多喝些温开水，尽早上床休息，可有效驱寒。

温馨提醒……

宝宝穿得相对少一些可以防感冒

宝宝处在生长发育过程中，新陈代谢特别旺盛，加上宝宝喜欢运动，如果穿得过多就容易出汗，出汗时毛孔大开，若遇到冷风，很容易造成感冒。而宝宝适当地少穿一些，感觉有些冷，全身的毛孔都是收缩、紧闭的，运动后也不容易出汗。由于毛孔都处在紧闭状态，冷风很难入侵体内，对身体的伤害不是太大。

小儿风热感冒

小儿风热感冒的症状表现为：发热重、头胀痛、咽喉肿痛、有汗、鼻塞、流脓涕、咽部红肿、咳嗽、痰黄而稠、口渴、舌质红、舌苔薄黄、脉搏比平常快等。

怎么吃

梨粥

鸭梨3个切碎，水煎半个小时后，去汁，与大米适量煮粥，趁热给宝宝食用。

怎么护理

风热感冒的宝宝发热较重，要及时补充水分，充足的水分还能使鼻腔的分泌物稀薄一点，容易清洁。

对于感冒，良好的休息是至关重要的，尽量让宝宝多睡一会，适当减少户外活动，别将宝宝累着。

让宝宝多吃一些含维生素C丰富的水果和果汁。

鸡汤可以减轻感冒的症状，不妨煲点鸡汤让宝宝喝上一点。

奶制品可以增加黏液的分泌，可以适当减少食用。对于食欲下降的宝宝，妈妈应当准备一些易消化的、色香味俱佳的食品。

宝宝患了风热感冒，不能吃姜、红糖、肉桂、大茴香、小茴香、羊肉、牛肉、大枣、桂圆、鸡蛋、荔枝等食物。否则会助长热势，使病情向坏的方向发展。

小儿暑热感冒

小儿暑热感冒病症特点是发热、身倦无汗、骨节酸痛、头晕、头胀、口渴喜饮，同时会伴有恶心呕吐、腹泻等症状，小便短而黄、舌苔黄腻。

怎么吃

麦冬粥

将麦冬15克洗净，放在砂锅内，加水上火煎出汁，取汁；锅内加水，烧沸，加入洗过的粳米100克煮粥，煮至半熟，加入麦冬汁和冰糖，再煮沸成粥即可。

绿豆汤

绿豆煎汤加糖适量饮服。

怎么护理

给患病的宝宝多喝绿豆汤、冬瓜汤等具有清火作用的食品。

给患病的宝宝喝大量温开水，也可在水中加少量的盐。只有大量喝水，多解小便，身体里的热才会随着尿排出，宝宝的体温才会下降。

发病期间忌食油腻甜食。并应注意夜间不能长时间用电扇、空调降温，避免再受夜寒。如果体温过高可以在26～28摄氏度的室内洗温水澡。

生姜红糖水不能用于暑热感冒。

小儿鹅口疮

鹅口疮是一种由霉菌（白念珠菌）引起的口腔黏膜感染性疾病。患儿口腔布满白色物质，形状如“鹅口”，因此叫“鹅口疮”。新生儿多由产道感染，妈妈的乳头或者橡皮奶头也都是感染的来源。主要表现为在牙龈、颊黏膜或口唇内侧等处出现乳白色奶块样的膜状物，呈斑点状或斑片状分布，严重者会在口腔黏膜表面形成白色斑膜，并伴有灼热和干燥的感觉，部分伴有低烧的症状，甚至有可能造成吞咽和呼吸困难。患有此病的宝宝经常哭闹不安，吃东西或者喝水时会有刺痛感，所以宝宝经常不愿意吃奶。

怎么吃

莴笋叶红枣汁

莴笋叶6克，红枣3枚，用水煎服，每日1～2次。

玫瑰花生白扁豆姜汁

玫瑰花6克，生姜2片，白扁豆6克，用水煎服，每日1～2次。

怎么护理

用消毒药棉蘸2%的小苏打水擦洗口腔，擦洗的时候动作要轻，再用制霉菌素涂在患处，每天3～5次。

如果宝宝是母乳喂养，在喂奶之前，妈妈应该用清水洗净双手，并用温湿的毛巾清洁乳头；如果使用奶瓶给宝宝喂奶，那么事先将奶瓶和奶嘴进行煮沸消毒。

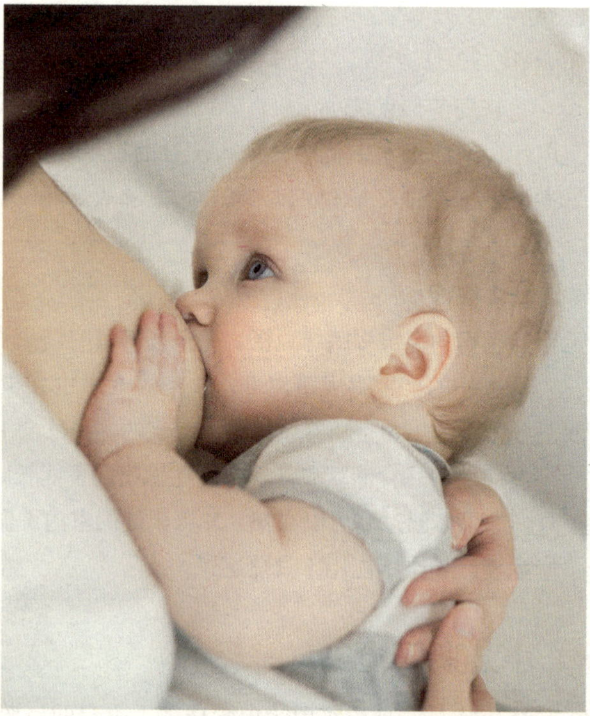

宝宝用过的食具必须单独消毒，再清洗，再煮沸消毒。宝宝用过的其他物品也要经常清洗或消毒。

平时注意宝宝的口腔卫生，给宝宝喂食以后帮助宝宝清洁口腔，如果宝宝年龄小，可以用温湿的纱布清洁口腔，如果宝宝年龄大一些，则可以让宝宝用水漱口。

小儿湿疹

中医认为，湿疹与宝宝体质有关，多由喂养不当，内生湿毒，外受风邪引起。如注意喂养，在宝宝1岁左右断奶后，湿疹可逐渐痊愈。

湿疹初起，宝宝两颊皮肤干燥，并生出密集的丘疹；丘疹可逐渐变为水疱，同时有水液渗出，湿烂，渗水干燥后结成大片黄色结痂。少数患儿除脸颊外，也可蔓延到额头、颈部、肩部，甚至躯干、四肢等处。

怎么吃

玉米须心汤

玉米须15克，玉米心30克，冰糖适量。先煎玉米须、玉米心，去渣取汁，加冰糖调味饮用，每日一次，可连服5～7天。

怎么护理

避免接触可疑过敏原：如对牛奶过敏的宝宝，应予母乳喂养。也可以用其他代乳品替代，避食奶油、奶酪、冰淇淋等乳制品。对鸡蛋过敏的宝宝，尽量不吃鸡蛋或其他蛋制品。对尘螨过敏的宝宝，避免使用地毯，尽量将旧报纸、杂志及其他容易积尘的物品移出室外，不给宝宝玩棉花、羽毛等填充的玩具。对动物羽毛、皮屑过敏的宝宝，家中不要养宠物。

宝宝内衣应宽大，并用纯棉制品，尽量不穿真丝、纯毛及化纤制品。

搔抓、摩擦、肥皂洗、热水烫及不适当的外用药刺激常使湿疹加重，应予避免。小婴儿无自理能力，为防止其搔抓，可用约束带将其上肢固定在床上。

过热会增加痒感，并使湿疹加重，所以不要给患儿穿过多的衣服，夜间也不要盖得太厚。

在宝宝湿疹发作期间，饮食宜清淡，少吃鱼、虾、蟹等高蛋白质食物及辛辣食物，以免加重病情。

小儿腹泻

妈妈要仔细观察宝宝的排便规律，偶尔一次的稀便不用过于担心，但如果宝宝的排便规律突然改变——比平时次数更多，便稀，呈黄绿色泡沫状，那就可能是腹泻了。从治疗角度讲，对于非感染性腹泻，要以饮食调养为主；对于感染性腹泻，则要在药物治疗的基础上进行辅助食疗。

怎么吃

怀山药粥

大米50克洗净，浸泡30分钟备用；锅内加入适量清水、烧开，加入大米烧开，再加入怀山药细粉20克，一起煮成粥即可。此粥有健脾的功效，适宜于小儿慢性腹泻者食用。山药含有淀粉酶、多酚氧化酶等物质，有利于脾胃消化吸收功能。

苹果汤

将苹果切碎加水250毫升和少量食盐，再加一平勺的白糖，煎汤饮，适用于1岁以内的宝宝。较大的幼儿可以直接吃蒸熟的苹果肉。苹果中的果胶能吸附毒素和水分，鞣酸具有收敛作用，均可有效缓解宝宝腹泻。

怎么护理

母乳喂养的宝宝，继续母乳喂养，鼓励多进食易消化食物。

合理喂养，添加辅食应逐步进行，尽量避免夏季断奶。

停止进食高脂肪和难以消化的食物，以减轻宝宝的胃肠负担，逐渐恢复消化功能。

注意补充维生素和电解质。切忌滥用抗生素。

避免长期滥用广谱抗生素。广谱抗生素的长期应用会导致肠道菌群紊乱，使腹泻加重或迁延不愈。

进食无膳食纤维、低脂肪的食物能使宝宝的肠道减少蠕动，同时营养成分又容易被吸收。所以患病宝宝的膳食以软、烂、温、淡为原则。

宝宝腹泻过程中会感到不适，要尽可能地抱他、安慰他，同时要保持小屁屁的干爽，防止腹泻引起的红肿过敏。

小儿便秘

幼儿一天一次大便属于正常，但有的小儿2～3天解一次大便，而且大便质软量多，也属正常。但宝宝大便干硬，排便时哭闹费力，次数比平时明显减少，有时4～5天甚至6～7天排便一次，就是发生便秘了。

便秘的发生常常由于消化不良或脾胃虚弱引起，过多地食用鱼、肉、蛋类，缺少谷物、蔬菜等食物的摄入也是一个重要原因。因牛乳中酪蛋白含量过多造成大便干燥坚硬，难以排出，人工喂养的宝宝更容易发生便秘。

为了防止宝宝便秘，要让宝宝多吃含膳食纤维丰富的蔬菜和水果，如芹菜、韭菜、萝卜、香蕉等，以刺激肠壁，使肠蠕动加快，粪便就容易排出体外；同时要注意多给宝宝饮水。清晨起床后给宝宝饮温开水1杯，可以促进肠蠕动；平时炒菜时多加烹调油，利用脂肪的润滑作用，也有助于缓解便秘。由于宝宝肠道功能尚不完善，一般不宜用泻药治疗，否则容易引发肠道功能紊乱。

怎么吃

蜂蜜土豆汁

土豆2个去皮洗净，切碎后用榨汁机将土豆榨成土豆汁，将榨好的土豆汁放入锅里，用小火煮，当土豆汁变得黏稠时，加入适量蜂蜜，搅拌均匀即可。土豆能健脾和胃、通利大便，适宜于脾胃虚弱便秘的小儿食用。

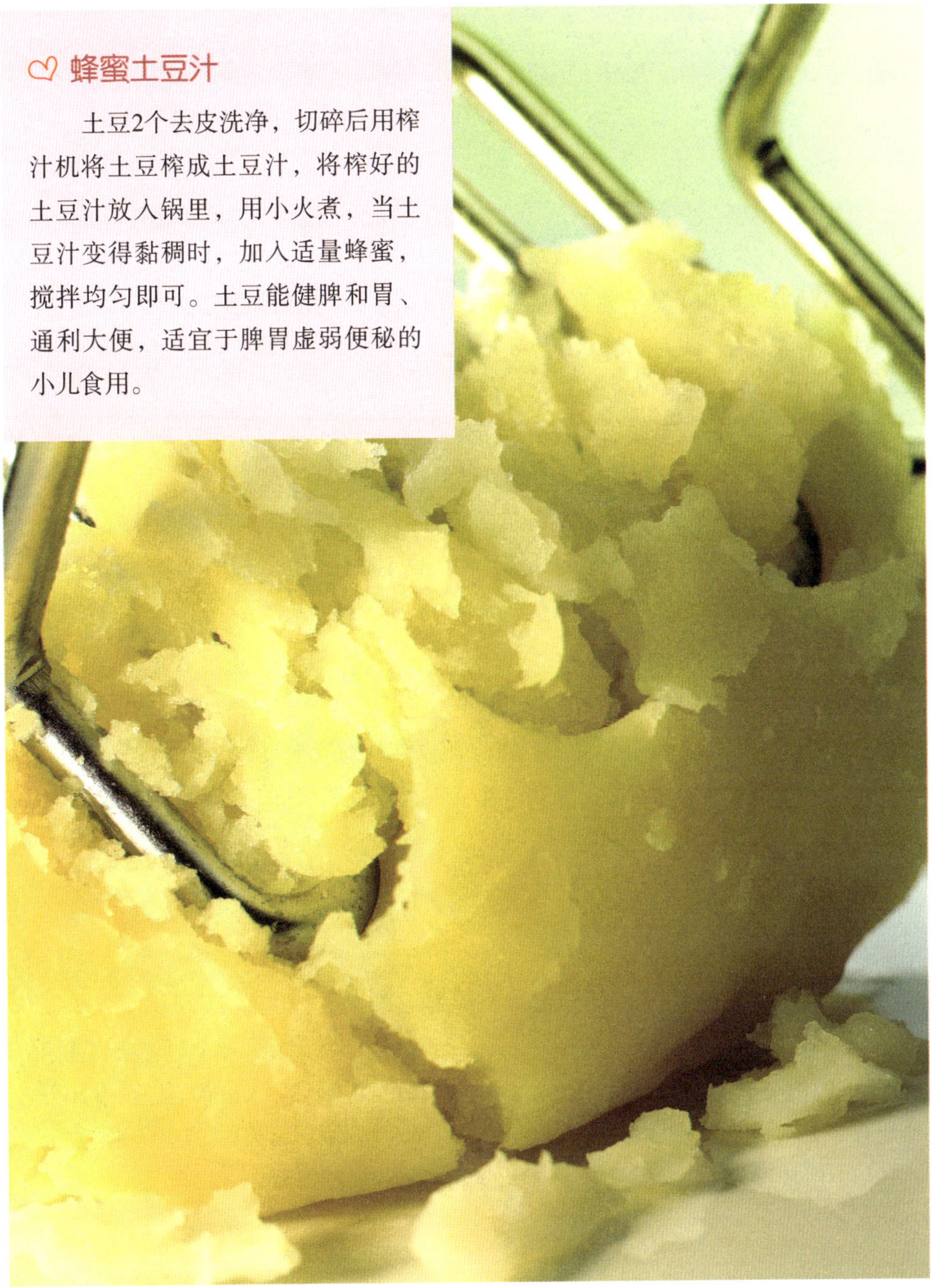

红薯木耳粥

红薯1个去皮切成小块，黑木耳30克分别用温开水泡软，洗净；将黑木耳、红薯一起放入锅内煮熟，放入白糖即可，给宝宝趁热服用。红薯经过蒸煮后，部分淀粉发生变化，与生食相比可增加40%左右的食物纤维，能有效刺激肠道的蠕动，促进宝宝排便。

怎么护理

人乳喂养的婴儿发生便秘较人工喂养儿少。如果出现便秘，可在人乳喂养的同时加橘子汁、糖或蜂蜜。牛乳喂养的婴儿发生便秘，可酌减牛奶总量，在牛奶内增加糖量至8%，还可以加橘子汁、菠萝汁、枣汁或白菜水，以刺激肠蠕动。

食物中鱼、肉、蛋与谷物的比例要适当，多吃蔬菜和水果，可以让孩子吃一些玉米面和米粉做成的食物。

按摩可有效缓解宝宝便秘。右手四指并拢，在孩子的肚脐周围按顺时针方向轻轻推揉按摩。这样不仅可以帮助排便而且有助消化。

家长采取正确的引导有助于宝宝养成按时排便的习惯，从而减少便秘发生。

在宝宝不想排便时，千万不要强制排便，也不要让孩子长时间蹲坐便盆。

小儿上火

宝宝上火三大特点就是“吃不进”“受不了”“拉不出”，常常表现为：发热、口腔溃疡/糜烂、厌食、便秘，还有眼红、眼屎多、嘴唇干裂、嗓子干涩、口臭、腹胀、腹痛，因此宝宝烦躁易怒、易哭。小儿上火需要妈妈细心呵护，捕捉“火气冲天”症状，当好宝宝贴身的“消防员”。

怎么吃

苦瓜冰糖汁

新鲜苦瓜洗净去籽、捣茸，用干净纱布包裹，取汁50毫升，加上适量冰糖频频喂服，不拘时间。

绿豆饮

绿豆60克，白菜心2～3个，将绿豆洗净放小锅内煮至将熟时加入白菜心，再煮20分钟，然后取汁顿服，每天1～2次，在宝宝上火早期食用效果更好。

怎么护理

做菜时注意增加莲藕（以水煮服或稀饭煮藕疗效最好）、萝卜、苦瓜等食物；适当增加西瓜、梨、葡萄柚、柚子、椰子、橘子、硬柿子、山竹、番茄等寒凉性水果及苹果、葡萄、柳橙、木瓜、草莓、樱桃、桑葚等平性水果的摄入；减少龙眼、荔枝、芒果、榴莲等热性水果的摄入。

控制宝宝的零食，特别要少吃高油、高糖的精致化加工食品。

鸡蛋、瘦肉、鱼、豆类等优质蛋白要充足供应，但动物性蛋白质应尽量选择脂肪少的，不可太油腻。在烹调中，多使用清炖、清蒸等方法。

少给宝宝吃辛辣刺激性食物，保持大便不干燥，小便不混浊。

可给1岁以上的宝宝常吃绿豆粥、荷叶粥或绿豆汤、莲子汤（不去莲心）。

小儿汗症

小儿汗症是指在安静状态下，宝宝全身或局部出汗过多，甚至大汗淋漓，出汗后有形寒、疲乏等现象。中医将白天无故出汗称为“自汗”，夜间睡眠出汗、醒后停止出汗称为“盗汗”。无论自汗或盗汗，多与体质虚弱有关，均可以通过饮食来调理。

怎么吃

核桃莲子山药羹

核桃300克，莲子300克，黑豆150克，山药粉150克，分别研压成粉后均匀混合，加入米粉适量，每次1～2匙，拌在牛奶或稀饭中煮熟成羹，每日2次。

黄芪红枣汤

黄芪6克，红枣10枚，加水适量，文火煎煮1小时，每日一剂，分2～3次服食，连服10天。对自汗效果很好。

黑豆圆肉大枣汤

黑豆30克，桂圆肉10克，红枣30克，洗净放砂锅内，加水适量，用文火煲1小时左右，一天内分2次服完，连服15天为一疗程。

泥鳅汤

泥鳅150～200克，以热水洗去鱼身黏液，剖腹去内脏，用适量油煎至黄焦色，加水适量，文火煮至汤浓，加适量盐，饮汤。对宝宝盗汗有很好的效果。

怎么护理

平时可以多给宝宝吃一些糯米、小麦、红枣、核桃、莲子、山药、百合、蜂蜜、泥鳅、黑豆、胡萝卜等益气养阴的食品。

小儿自汗，平时不要多吃寒凉生冷的食物；小儿盗汗，平时应该少吃辛热煎炒上火的食物。

平时宜多做体能训练，适当地晒晒太阳、户外活动，都能增强宝宝体质。

容易出汗的宝宝应该勤换衣物，并保持皮肤清洁与干燥，汗后应避免直接吹风。

家长坚持和中医师配合来调理小儿虚弱体质，以达到改善健康的目的。

小儿厌食症

小儿厌食症是指小儿较长时间食欲不振或食欲减退，见食不贪甚至拒食，是一种慢性消化功能紊乱综合症，大多数小儿厌食症不是由于疾病引起，而是由于不良的饮食习惯、不合理的饮食制度、不佳的进食环境及家长和宝宝的心理因素造成的。

怎么吃

山药糯米粥

山药30克，糯米50克，文火煮成稠粥，每日1次。长期服用能达健脾之功，适用于脾胃虚弱型小儿厌食。

醋溜白菜

把大白菜嫩帮100克切成菱形块；锅置火上，放油烧至七成热时，放入白菜块熘一下后取出；锅内留少许油，放入花椒、葱段、姜片炸至深紫色，捞出不要。放入白菜、料酒、酱油、盐、白糖和适量清水，烧沸后烹入醋，用水淀粉勾芡，出锅装在盘里。

怎么护理

注意食物的色、香、味、形及营养搭配，防止蛋白质过高或甜食过多。食物的种类和制作方法要经常变换，以增加食欲。

培养小儿按时进食、不偏食、不挑食等良好的饮食习惯，如两餐之间不要吃过多的零食，不要边看电视边吃饭等。

保持良好的生活习惯，适当增加体格锻炼有利于促进食欲。

注意进餐时的精神卫生，避免不良刺激，尤其是家长不要强迫宝宝进食而要耐心鼓励。应在良好、愉快的气氛中进餐，家长不要在此时责备或批评宝宝。

去除病因是治疗厌食的根本，患有急慢性感染或消化系统疾病要及时治疗，营养缺乏应予补充，如锌缺乏可给硫酸锌或葡萄糖酸锌口服，营养不良性贫血者应补充铁剂、维生素B_{12}及叶酸。

教育宝宝夏季冷饮要适量，不宜过量。

小儿伤食

“口气”最能反映宝宝的消化状况。消化正常的宝宝口气很淡，也没有异味；而消化不良时，乳食积滞，往往先发生口臭，特别是早晨刚刚醒来时，如果宝宝口臭、口酸，就是乳食停滞的表现。有这种现象时，可以给宝宝减食或停食一顿，以利于肠胃功能的恢复。

如果父母不能正确地喂养，什么都给宝宝吃，使宝宝饮食的质和量不当，损伤了肠胃，宝宝就会出现肚子胀、吐奶、厌食、舌苔厚腻、上腹部饱胀、大便稀且有酸臭味等伤食的表现。

怎么吃

蜜饯山楂

将山楂500克洗净，去掉果核，放入砂锅内，加入适量水，煮至呈糊状时加入蜂蜜3大匙，搅拌均匀后，稍煮片刻，收汁即可。适量食用可健胃消食，增加食欲。

蜂蜜萝卜

白萝卜500~1 000克洗净后，切成条状或丁状；在锅内加入清水，烧开后，把萝卜放入再烧，至煮沸后即可捞出萝卜，把水沥干，晾晒半日，再把它放入锅内，加入蜂蜜150~200克，以小火烧煮，边煮边调拌，调匀后，取出萝卜晾凉即可，于饭后嚼食30~50克。

怎么护理

给宝宝喂食脱脂奶、米汤、胡萝卜汤等；已断母乳的幼儿可以吃些粥、豆腐乳、肉松、蛋花粥、面条等，同时可服用一些助消化药，帮助宝宝消化。

宝宝一旦出现伤食症状，就不要再喂食高能量、不易消化的脂肪类食物了，否则会加重伤食反应。最好能禁食1~2餐。

小儿疳积

小儿疳积是一种脾胃消化功能障碍引起的慢性营养性疾病，多是由于进食不规律导致脏腑失养、饮食减少、形体消瘦形成的。最早出现的症状是体重减轻，消瘦，皮下脂肪减少，皮肤毛发干涩、弹性小，面色焦黄，精神不振，活动减少，肌肉无力。

怎么吃

怀山莲子汤

将怀山药、莲子（去心）、芡实各30克洗净；猪瘦肉100克在沸水锅中稍烫，除去血腥味，切成块备用；锅中加油，先入葱、姜炒香，再下入猪肉和酱油、盐，烧沸，下入怀山药、莲子、芡实，用文火炖30分钟即可。

山楂山药汤

山楂9克，山药15克，白糖25克，煎汤代茶，每日1剂，连服1周。本方适用于脾虚疳积之症。

怎么护理

改变不合理的饮食习惯，哺乳定时定量，饮食应易于消化，营养丰富，添加辅食掌握先稀后干、先素后荤、先少后多的原则，让宝宝的肠胃有个适应的过程。

对宝宝表现出的偏食、挑食等倾向要采取适当的方式引导纠正。母乳不足时，应用牛奶、羊奶或代乳品混合喂养。

保证宝宝睡眠充足，培养良好的饮食习惯，防止挑食、偏食，不要过多地吃零食。

经常带宝宝到屋外，利用天然条件，呼吸新鲜空气，多晒太阳，常开展户外活动及体育锻炼，增强体质。

积极预防治疗各种传染病及感染性急病，特别是肺炎、腹泻，保证胃肠道正常消化吸收功能，腹泻时不应该过分禁食或减少进食，腹泻好转即逐渐恢复正常饮食。

定期检查宝宝各项生长发育指标，如身高、体重、乳牙数目等，早期发现宝宝在生长发育上的偏离，尽早加以矫治。

温馨提醒

宝宝不宜喂养“太过”

引起小儿疳积的主要原因是父母喂养不当，主要是没有良好的饮食习惯、饥饱无规律、过分食用肥腻的食物、过多地吃冷食等，导致食积内停，形成疳积。

小儿流涎

婴幼儿正处于生长发育阶段，唾液腺尚还不完善，加上半岁左右处于出牙期，且婴儿口腔浅，唾液的分泌略有增加，不会调节口腔内过多的液体，这时流口水是正常现象。而病理性流涎原因大致有两个方面：一方面是人们喜爱捏压幼儿颊部，导致腺体机械性损伤。腮腺有损伤的宝宝，唾液的分泌量和流涎现象大大超过正常；另一方面患有口腔疾病，如口腔炎、黏膜充血或溃烂或舌尖部、颊部、唇部溃疡等也可导致宝宝流涎。因此，如果宝宝突然大量流口水，就应去医院明确诊断。

此外有些妈妈母乳喂养宝宝到15个月以上才断奶，然后才给宝宝添加辅食，这样的宝宝脾胃就比较虚弱，容易发生消化不良，流涎的发生率较高。

怎么吃

山药慈姑糊

山药粉20克、鲜慈姑30克、捣烂如泥、红糖适量（以甜为度），加白开水调成糊状，煮服。每日分2次，连服5天为一疗程。

怎么护理

由于小儿的唾液常呈酸性，对皮肤有刺激作用，尤其是小婴儿的皮肤娇嫩，颏、下颌等部位经常受浸泡常引起皮肤发红甚至糜烂。因此，为了保护宝宝这些部位的皮肤，应该经常用温水洗净、擦干并涂上护肤霜。

如果小儿流涎不止，胸前总是湿漉漉的，甚至结块发硬，会给宝宝带来不适。应常更换围涎巾，注意清洁，保持宝宝衣物干燥，尤其是在冬季。

与小儿嬉戏时不要随便捏弄宝宝的面颊部，以免刺激唾液腺而加重流涎。

对已懂事听话的孩子要及时教他怎样下咽口水。

小儿水痘

小儿水痘是由水痘带状疱疹病毒引起的，发病的宝宝会有轻微发热、不适、食欲欠佳等与感冒类似的症状，然后身上会出现小红点，由胸部、腹部开始，再扩展至全身。小红点变大，成为有液体的水疱。一两天后，水疱破裂，结成硬壳或疙瘩。新的小红点不断分批出现，并重复同一过程。

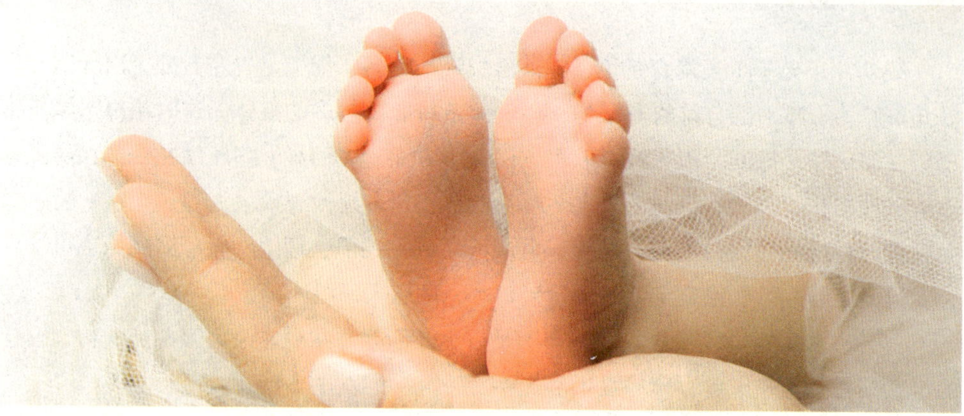

怎么吃

金银花甘蔗茶

金银花10克，甘蔗汁100毫升。金银花水煎至100毫升，兑入甘蔗汁代茶饮。以常服之。每日1剂，7~10天为1疗程。

怎么护理

生水痘后，要给宝宝吃富有营养易消化的食品，同时，要多喝开水和果汁水。

预防宝宝受凉感冒，注意衣物和用具的清洁消毒，讲究卫生。

剪短宝宝指甲，以免皮肤抓伤，并勤用肥皂给宝宝洗手，以减少手上致病菌量。

穿着宽松的衣服，以免压迫伤口引起感染及不适。

待水痘伤口完全结痂脱落后，还要再带宝宝去复诊，检查有无其他后遗症存在。

为预防水痘传染，应将宝宝隔离至皮疹全部结痂为止，对接触过水痘患者的孩子最好也要隔离观察3周。

小儿鼻出血

由于多种疾病可以导致鼻出血，宝宝如果经常出现鼻出血，应该积极就医，找出病因，治疗原发病。出血发生时，要立即止血，以免出血过多，导致贫血。食疗可以起到辅助作用。

怎么吃

生藕荸荠萝卜汤

生藕、荸荠、萝卜各250克，去皮切碎加水煮汤，婴儿喝汤，大点的宝宝可以吃藕、荸荠、萝卜，随汤服食，也可连吃数天。有预防和缓解作用。

藕汁蜜糖露

鲜藕榨汁80毫升，鲜白茅根榨汁80毫升，蜂蜜15毫升。以上物料调匀内服，每日1～2次。

空心菜白萝卜蜂蜜露

空心菜120克，白萝卜500克，蜂蜜 50克。将空心菜、白萝卜捣烂绞汁，蜂蜜调匀，分2次服，每日1次。

藕节西瓜粥

鲜藕榨汁250毫升，西瓜榨汁250毫升，粳米100克，共煮粥，熟时加适量白糖服用，每日1～2次。

怎么护理

平时多吃新鲜蔬菜和水果，并注意多喝水或清凉饮料补充水分，有助于避免宝宝发生鼻出血。鲜藕、荠菜、白菜、丝瓜、芥菜、蕹菜、黄花菜、西瓜、梨、荸荠等都是有利于止血的果蔬。

秋天要多给宝宝补水，比如食疗方中的秋梨汤、柿子汁、荸荠水等应经常饮用，或多吃水果和蔬菜，必要时可服用适量维生素C、A和B_2。

在饮食上挑食、偏食、不吃青菜等不良习惯，也可以造成因维生素的缺乏而致鼻出血，应均衡营养，养成宝宝良好的饮食习惯。

发生过鼻出血的宝宝不要多吃煎炸、肥腻，以及虾、蟹、鸡等食物。

在给孩子洗脸时，用清水洗一洗孩子的鼻腔前部，注意不要把水弄到鼻腔深部，以防呛水。经常用棉签蘸婴儿润肤油或润肤露擦拭宝宝鼻腔前部。

有的宝宝有用手抠鼻孔的不良习惯，鼻黏膜干燥时很容易将鼻子抠出血。平时应教育宝宝不要用手挖鼻孔。

预防感冒和其他呼吸道疾病。如果宝宝患了感冒、扁桃体炎、肺炎或腮腺炎等传染病，都会导致鼻黏膜的血管充血肿胀，甚至造成毛细血管破裂而出血。因此，一旦宝宝患上这些疾病应及时治疗。

如果宝宝经常莫名其妙地鼻出血一定要去医院检查。

温馨提醒

宝宝鼻出血的应急处理方法

1. 让宝宝取坐位，头稍前倾，尽量将血吐出。

2. 用拇指、示指捏住宝宝双侧鼻翼，也可用干净的棉球、纱布、手绢填塞鼻孔止血，同时用凉毛巾敷额头及鼻部，也有利于血管收缩、止血。

经过上述处理，一般多在数分钟内止住出血，如果十几分钟仍不止血，则应送医院诊治。

小儿扁桃体炎

扁桃体炎是小儿的常见、多发病。急性扁桃体炎发病较急，主要症状有恶寒、发热、全身不适、扁桃体红肿、吞咽困难且疼痛等。咽部疼痛所造成的刺激会使某些儿童发生呕吐及（或）咳嗽。慢性扁桃体炎症状较轻，常感到咽喉部不适，有轻度梗阻感，有时影响吞咽和呼吸。

怎么吃

萝卜青果饮

鲜白萝卜一个，青果10个，冰糖少许，煎水代茶饮，日服 2 次。有清热消肿功效，缓解扁桃体红肿发炎。

百合炖香蕉

百合5克，去皮香蕉2个，冰糖适量，加水同炖，服食之。养阴清肺，生津润燥。

怎么护理

患病宝宝的饮食要清淡，吃容易消化的食物，采取少食多餐的方式进餐。可吃乳类、豆制品、蛋类等高蛋白食物，适当多吃富含维生素C的食物，如香蕉、苹果、梨、西瓜、石榴、无花果、荸荠、红枣汤等食品。

不要给患病的宝宝吃油腻、黏滞和辛辣刺激的食物，如姜、辣椒、大蒜、油条等，冷饮也要少吃。

保持口腔清洁，吃东西后要漱口。

小儿腮腺炎

大多数患病宝宝，以耳下肿大和疼痛为最早出现的表现，少数患病宝宝，表现为在腮腺肿大的1～2天前，出现发热、头痛、呕吐、食欲不佳等全身不适症状，继而出现一边或两边耳下的疼痛，即腮腺肿起来。肿大的腮腺以耳垂为中心，逐渐向周围扩大，边沿不清，皮肤表面也不红肿，但摸上去却有些发热，伴有疼痛和弹性感。由于张嘴时有疼痛感，所以宝宝不愿吃饭。腮腺肿大在2～3天时达到高峰，一般持续4～5天会逐渐消退，全身不适症状也随之减轻，整个发病过程为1～2周。

怎么吃

黄花菜粥

鲜黄花菜50克（干品20克），粳米50克，食盐适量。将黄花菜加水适量煎煮，入粳米煮粥。吃菜喝粥，每日1次。

荸、藕、茅根饮

荸荠、藕、茅根等量煎水饮。

三豆粥

绿豆60克，赤小豆50克，黄豆30克，粳米100克，红糖30克。将豆浸24小时，与粳米同煮，豆烂熟粥成，加红糖食之，每日1剂，分1~3次服完。每日2剂，连服7日。

绿豆菜心粥

绿豆60克，白菜心2个，粳米50克。将绿豆、粳米洗净，加水适量，煮烂成粥前加入白菜心，再煮20分钟。每日2次，连吃4日。

怎么护理

因为腮腺炎使宝宝张口出现疼痛，因此宝宝食欲差，为了促进宝宝尽快痊愈，妈妈要给宝宝的饮食进行精心调理，要准备些便于咀嚼吞咽的流质食物，如米汤、藕粉、橘子水，新鲜的水果汁，蔬菜汁、西瓜汁、梨汁、甘蔗汁、胡萝卜汁及牛奶、鸡蛋花汤、豆浆等。

有些食物具有清热解毒功能，如绿豆汤、藕粉、白菜汤、萝卜汤等，可适量做给宝宝吃。多饮温开水、淡盐水，保证充足的水分，以促进腮腺管口炎症的消退。

进食酸性食物时会增加腮腺的分泌，使疼痛加剧，因此不可给宝宝吃酸性食物和饮料；不要给宝宝吃辛辣食品和海鲜、牛、羊、肉等高能量食物。还要避免让其闻油烟和吃煎炒食品。

温馨提醒

接种腮腺炎疫苗

接种流行性腮腺炎活疫苗后可对幼儿起到良好的保护作用。当前我国卫健委批准使用的流行性腮腺炎疫苗有3种，其中冻干流行性腮腺炎活疫苗在宝宝满8个月时就可以接种，一般在1岁后接种。采取上臂外侧三角肌附着处进行皮下注射，接种后反应轻微，少数小儿会在接种后6～10天有发热现象，不超过2天就会自愈，不需要任何处理，接种的局部一般无不良反应。

婴幼儿意外伤害与急救

头部受伤怎么急救

宝宝头部受伤，无论是刀伤、撞伤还是动物抓伤，尤其当伤口处于头发中时，都应及时就医，不要自行清洗上药了事，因为头发中的伤口很难清洗干净，很容易受到感染。另外，宝宝的头部受到撞击时，即使轻微的碰撞也可能导致脑震荡，从而导致一系列并发症，因此宝宝头部撞伤更不可忽视，需要仔细观察宝宝的表现。如果没有表现出明显的不适，可以继续观察，如果出现脸色发白、头痛、眩晕症状，并且表现得比平常嗜睡，最好及时送往医院做检查治疗。

烫伤怎么急救

妈妈一时照顾不到，宝宝就会把手伸到热汤、热水里，或触碰炉火、打翻热水瓶而烫伤自己。还有的宝宝，洗澡时，妈妈放了热水，还来不及放冷水时，就急不可待地爬进浴盆，从而造成烫伤。

宝宝烫伤时，如果伤处有衣服包裹，需要立即脱掉，但是为防止摩擦造成烫伤的皮肤脱落，留下伤疤，最好将衣服剪开后轻轻剥下。

当宝宝烫伤较轻微时，只是皮肤发红，或起了水疱，可以立即用冷水浸泡20分钟，降温消肿，一般2～3天后烫伤就会好转。但是降温不要直接用冰块放在伤处，那样容易使宝宝皮肤组织冻伤，也不要涂抹牙膏、油膏等，以防感染或散热不佳。

如果烫伤较严重，出现溃烂、皮肤发白、发硬、发黑等现象，不要自行处理，可以用消毒纱布包裹，尽快送宝宝去医院就医，以免感染。

溺水怎么急救

家里的浴盆、马桶，室外的水池、游泳池等地，都是引发宝宝溺水的隐患，而且当水深超过5厘米时，就有可能让宝宝发生溺水。因此宝宝在家里的时候，家里存有水的容器要尽量装上盖子，在给宝宝洗澡时，也最好不要随便走开。在宝宝外出时，要尽量让他远离水池等有水的地方。当宝宝溺水时，要尽快拨打急救电话求救，同时自己可以先实施一些急救措施。

发现宝宝溺水时，要及时把他救出离开水面，解开衣服，然后大人单脚蹲立，让宝宝打横趴在你的大腿上，头下垂，然后用手帮助他清除口腔及鼻腔里的异物，并轻轻拍击他的后背，促使他吐出口腔、呼吸道和胃里呛入的水。

宝宝如果没有了呼吸或心跳，需要及时进行人工呼吸和胸外按压心脏，进行心肺复苏。但是在人工呼吸前，一定要注意先清理出口腔和鼻腔的异物。

宠物抓咬怎么急救

家里如果养着宠物，宝宝很可能在与宠物玩耍时被抓伤或咬伤。如果被抓伤，可以按照正常外伤的方法处理，消毒清洗，如果被咬伤，需要及时就医，并注射狂犬疫苗。

宝宝被咬伤后，可以用力挤压伤口，把血挤出来，然后用浓度较高的肥皂水浸泡冲洗伤口，最后用清水彻底冲干净。伤口部位的水擦干净后，再用碘伏擦洗伤口，以减少被狂犬病毒感染的可能。

伤口做了简单处理之后，要尽快带宝宝打狂犬疫苗，即使咬伤宝宝的动物没有狂犬病也应该注射，以防万一。而在宝宝注射狂犬疫苗期间，最好不要让他吃刺激性食物，如浓茶、咖啡、辣椒、葱、蒜等食物。

锐器伤害怎么急救

宝宝被锐器伤害，如刀子割伤、剪子扎伤、碎玻璃划伤等，是比较常见的意外伤害，父母可以学习一些轻微伤害的处理方法。

宝宝受到锐器伤害时，如果伤口较小、浅，可以用肥皂水冲洗伤口，用消毒纱布包好即可，此后可以每天清洗一次，并保持伤口清洁干燥，一般7~10天伤口都会痊愈。如果伤口较深，出现外翻，或伤口较长，不易合拢等，可以先用干净的纱布按压伤口止血，然后带宝宝就医，必要情况下需要对伤口进行缝合。

另外，宝宝的伤口包扎之后需要定期换纱布、消毒，父母注意观察宝宝的伤口愈合情况，如果出现红肿、疼痛加重、发热或者有渗液出现，有可能是感染导致，需要再次就医，如果宝宝的伤口一直不愈合，有可能伤口里面还存有异物，如沙子、碎玻璃等，需要医生检查后取出来。

夹伤怎么急救

宝宝的手指夹伤是最常见的夹伤现象，各种门、抽屉、窗户等都可能造成夹伤。在宝宝手指夹伤时，父母可以采取一些措施为宝宝减轻伤害。

宝宝手指夹伤时，如果有出血现象，可以用压迫止血法先止血，然后消毒，再用厚纸板或塑料片固定夹伤部位，并用三角巾固定手臂，以免宝宝用力时再次损伤。如果手指变成紫色或出现肿胀，有可能已经骨折，需要及时送医治疗。另外当伤口出血不止时，可以将手指抬高，超过心脏位置，这样能帮助止血和减轻疼痛。

骨折、脱臼怎么急救

宝宝的骨骼柔韧性较好，一般不容易发生骨折，除非是非常激烈的活动，但脱臼情况较常见。当宝宝发生骨折或脱臼时，需要先进行急救。

宝宝骨折，如果骨头穿破皮肤，血流不止，可以用毛巾等按压止血，并及时送医院救治。在紧急救治时，不可自作主张移动宝宝的骨头，以免造成再次损伤。宝宝骨折如果是闭合性的，父母不容易看出，就需要观察宝宝有无以下症状：剧烈疼痛，并且不敢用力；伤处出现肿胀、皮肤变色；伤处压痛明显，如果有，就可基本确定骨折，可以先用木板等固定宝宝的受伤部位，然后带宝宝就医。固定宝宝骨折部位时，应避免用绳子、胶带、橡皮圈等长时间缠绕，以免造成血液循环不畅，进而组织坏死。

宝宝脱臼最多见的是手臂，一般是大人用力拉扯导致，脱臼后，宝宝在活动的时候，会下意识地保护脱臼的手臂，从而常常是一只手玩耍，父母这时应该意识到宝宝可能脱臼了，可以用三角巾或布条固定宝宝的手臂，然后送医治疗，如果宝宝的手臂无力下垂，且疼痛感明显，更需要及时就医，并避免移动宝宝的手臂。

扭伤怎么急救

宝宝在运动、游戏时，用力不当或身体失衡，都有可能造成扭伤，扭伤一般都发生在关节，如脚踝、膝关节、手腕等，当关节扭伤时，适当的处理可以减轻疼痛并促进伤处恢复。

扭伤发生后，伤处会肿胀，并且疼痛感明显，这时可以用枕头等物品垫高伤处，然后用冰袋或冷毛巾冷敷20分钟，让冷水刺激，促使受伤部位的血管收缩，从而减轻局部充血，防止皮下继续出血，并降低新陈代谢，以减少代谢产物对神经的刺激，然后用绷带扎紧伤处，避免伤处不经意活动，从而再次受到伤害。冷敷可以每间隔3～4小时进行一次，在24小时后，改为热敷，也可以用有活血化瘀的中药包敷或进行按摩，以促进血液循环。

另外，如果伤处有变形，且一周后肿胀不消，疼痛依旧，有可能是发生了骨折，需要去医院检查、处理。

异物卡喉怎么急救

异物卡在喉咙里，导致窒息是宝宝比较常见容易致命的意外，因此父母尽量不要让宝宝接触容易导致窒息的细小物件，如纽扣、瓶盖、花生等，除此之外，还要学会一些急救的措施。

当宝宝被异物卡喉时，首先要让宝宝把嘴张开，如果能够看到异物就可以用手或镊子把异物取出，或者刺激宝宝咳嗽或呕吐，帮助排除异物。如果异物看不见，可以用海姆立克急救法，让宝宝趴在你的腿上，使其头部下垂60度，用力拍击他的后背帮助异物排除，也可以站在宝宝的身后，用双手使劲按压宝宝腹部，用强大的冲击力，使异物喷出。在你做这些的同时，还要让家人拨打急救电话求救。

如果异物取出后，宝宝没有了呼吸和心跳，需要立即进行人工呼吸和心肺复苏，一直到医护人员赶到或宝宝能够自主呼吸为止。

吞食异物或中毒怎么急救

宝宝吞食异物，有可能造成卡喉，也有可能造成食管不适，因此在宝宝不适时，首先要确定宝宝到底吃了什么，然后根据情况进行处理。

宝宝吞食异物，如果卡在食管上，会引起吞咽困难、拒绝进食、恶心、呕吐等症状，并且觉得疼痛，这时不要鼓励宝宝呕吐或咳嗽，因为这样做有可能加重病情，最好及时带他去医院救治。

如果宝宝吞食了过量药物、洗洁精、化学物品等具有一定毒性的物品，可以给宝宝喝大量水稀释，如果宝宝出现了病态，如呼吸困难，一定要及时拨打急救电话，送宝宝到医院救治。

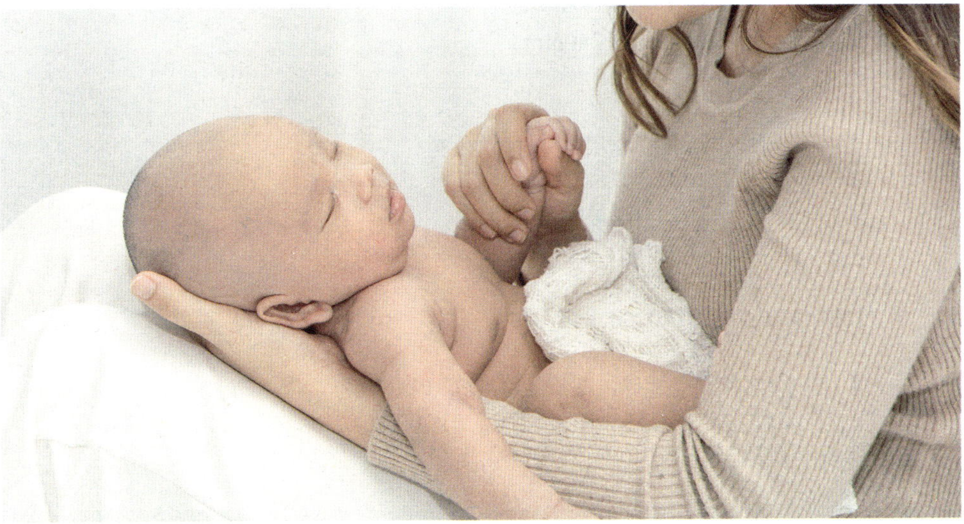

图书在版编目（CIP）数据

优孕 胎教 育婴 / 陈宝英主编. -- 成都 : 四川科学技术出版社, 2021.9
（护航生命早期1000天系列）
ISBN 978-7-5727-0248-8

Ⅰ. ①优… Ⅱ. ①陈… Ⅲ. ①妊娠期－妇幼保健－基本知识②胎教－基本知识③婴幼儿－哺育－基本知识 Ⅳ. ①R715.3②G61③TS976.31

中国版本图书馆CIP数据核字(2021)第176922号

护航生命早期1000天系列
HUHANG SHENGMING ZAOQI 1000 TIAN XILIE

优孕 胎教 育婴
YOUYUN TAIJIAO YUYING

主　　编　陈宝英
出 品 人　程佳月
责任编辑　梅　红
封面设计　北极光书装
责任出版　欧晓春
出版发行　四川科学技术出版社
　　　　　地址：四川省成都市槐树街2号　邮政编码：610031
　　　　　官方微博：http://weibo.com/sckjcbs
　　　　　官方微信公众号：sckjcbs
　　　　　传真：028-87734035
成品尺寸　170mm × 240mm
印　　张　25
字　　数　500千
印　　刷　河北环京美印刷有限公司
版　　次　2021年9月第1版
印　　次　2021年9月第1次印刷
定　　价　58.00元

ISBN 978-7-5727-0248-8

本社发行部邮购组地址：四川省成都市槐树街2号
电话：028-87734035　邮政编码：610031
版权所有 翻印必究